U0381131

护理操作规范与护理管理

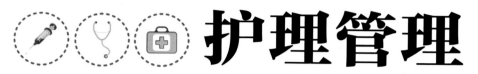

主编 焦 娜 等

上海科学普及出版社

图书在版编目（CIP）数据

护理操作规范与护理管理／焦娜等主编. —上海：
上海科学普及出版社，2024. 6. —ISBN 978-7-5427
-8777-4

Ⅰ. R472-65

中国国家版本馆CIP数据核字第2024M9E730号

统　　筹　张善涛
责任编辑　黄　鑫
整体设计　宗　宁

护理操作规范与护理管理
主编　焦　娜　等
上海科学普及出版社出版发行
（上海中山北路832号　邮政编码200070）
http://www.pspsh.com

各地新华书店经销　　山东麦德森文化传媒有限公司印刷
开本 787×1092 1/16　印张 21.25　插页 2　字数 544 000
2024年6月第1版　　2024年6月第1次印刷

ISBN 978-7-5427-8777-4　定价：198.00元
本书如有缺页、错装或坏损等严重质量问题
请向工厂联系调换
联系电话：0531-82601513

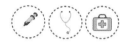

编委会

主　编

焦　娜　　张瑞娟　　胡志强　　李风瑶
吴丽华　　康晓庆　　康风燕

副主编

程晓梅　　周志丽　　惠晓燕　　张露露
王　静　　宋国琴　　陆海艳　　李文文

编　委（按姓氏笔画排序）

王　静（鄄城马爱云医院）
李风瑶（山东省庆云县人民医院）
李文文（菏泽市成武县残联医院）
吴丽华（鄄城马爱云医院）
宋国琴（溧阳市人民医院）
张瑞娟（枣庄市市中区人民医院）
张露露（聊城市东昌府区妇幼保健院）
陆海艳（河北省秦皇岛市青龙满族自治县中医院）
周志丽（山东省德州市第七人民医院）
胡志强（巨野县北城医院）
康风燕（泰安市岱岳区妇幼保健院）
康晓庆（高密市姜庄镇卫生院）
惠晓燕（新疆石河子大学第一附属医院）
程晓梅（宁阳县第二人民医院）
焦　娜（邹平市中医院）

前 言
FOREWORD

护理工作作为医疗卫生服务的重要组成部分,直接关系到患者的生命安全和身心健康。随着医学科学技术的进步和医疗模式的转变,护理工作的内涵和外延也在不断扩展和深化。护理操作规范既是保障护理工作质量和安全的基础,又是护理工作规范化和标准化的体现。在日常工作中,护理人员需要执行大量的操作,包括基础护理、专科护理、急救护理等。这些操作的准确性和规范性直接影响到患者的治疗效果和康复进程。因此,制定和实施护理操作规范,对于提高护理人员的操作技能、减少护理差错和事故、保障患者安全具有重要意义。在编写过程中,编者充分参考了国内外最新的护理研究成果和实践经验,并且结合我国护理工作的实际情况,对各项护理操作进行了详细的讲解,旨在为广大护理人员提供一本科学、实用、易于掌握的操作参考书。

本书的编写以当前临床护理工作的实际需要为基点,以循证护理证据为依据,全面系统地讲解了常见病的护理问题。在结构层次方面,本书首先介绍了护理管理和基础护理操作技术,随后讲解了临床各科室疾病的护理;在内容方面,简单阐述了常见病的病因、临床表现、诊断和治疗,重点介绍了疾病的护理评估、护理诊断和护理措施。在编写过程中,编者既重视护理操作的规范性和标准化,又注重护理管理的创新性和实效性。同时,编者还充分考虑了我国护理工作的实际情况和特殊需求,力求使本书更具针对性和可操作性。本书表述浅显易懂,适合各级医院临床护士及医学院校护理专业师生阅读使用。

由于参编人数较多,文笔不尽一致,加上篇幅和水平有限,书中难免会存在不足之处,殷切希望读者予以批评指正,也欢迎读者在使用本书的过程中提出宝贵的意见和建议。

《护理操作规范与护理管理》编委会

2024 年 3 月

目 录
CONTENTS

第一章 护理管理

第一节 管理理论引入护理管理

护理管理学是管理科学在护理事业中的具体应用,是一门系统而完整的管理分支学科。它结合护理工作的特点,研究护理的规律性,在实现护理学科目标中提供一种重要手段及根本保证。在大量的护理实践中,护理人员要运用科学管理方法,组织执行护理职责、完成护理任务,因此,它也是护理中基本的重要的工作内容。

一、概述

联合国世界卫生组织(WHO)护理专家委员会认为:"护理管理是发挥护士的潜在能力和有关人员及辅助人员的作用,或者运用设备和环境、社会活动等,在提高人类健康中有系统地发挥这些作用的过程。"我国台湾出版的《护理行政管理学》提出:"护理管理是促使护理人员提供良好护理质量之工作'过程'。"美国护理专家吉利斯(Gillies)认为:护理管理过程应包括资料收集、规划、组织、人事管理、领导与控制的功能。他认为卓越的护理管理者若能具备规划、组织、领导、控制的能力,对人力、财力、物力、时间能做最经济有效的运用,必能达到最高效率与收到最大效果。

护理管理是以提高护理质量和工作效率为主要目的的活动过程。管理中要对护理工作的诸输入要素,进行科学的计划、组织、领导、控制、协调,以便使护理系统达到最优运转,放大系统的效能,为服务对象提供最优的护理服务输出,并同时得到工作人员的提高发展和一定的研究成果。

二、护理管理的任务

护理管理是应用现代管理理论,紧密结合我国卫生改革的实际和护理学科的发展,研究护理工作的特点,找出其规律性,对护理工作中的人员、技术、设备及信息等进行科学的管理,以提高护理工作的效率和效果,提高护理质量。所以,护理管理的任务:①向人们提供最良好的护理。②应用科学化的管理过程。

中国的护理管理学经过了前20多年的建立和发展阶段,已经有所成就,但距离国际先进管理理论和在实践中的应用仍有很大差距。目前,我国护理管理面临的任务仍很艰巨。今后应进一步加快步伐,加强科学研究,并将研究成果推广、应用到卫生改革和医院改革的实践中。主要研究方向可考虑:①我国卫生改革的发展形势和护理管理的环境特点。②我国护理管理实践中的成功经验和存在问题。③研究、学习现代护理管理的理论、经验和技能并加以运用。④结合我国实际,考虑护理管理发展战略和策略。⑤发展、完善具有中国特色的护理管理学科。

三、护理管理研究范围

根据管理学的研究内容和特点,凡护理学研究的领域或护理活动所涉及的范围都是护理管理学的研究范围。

美国护理专家 Barbara J Stevens 博士提出了一个护理管理模型(图 1-1)。

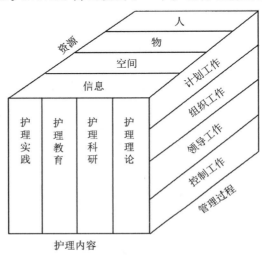

图 1-1　护理管理模型

该模型表示护理管理作为一个过程所涉及的范围。护理实践、护理教育、护理科研、护理理论都是管理应研究的部分。人、物、空间、信息是管理的要素,主要的资源。人力资源包括工作人员的数量、智力和类型,物质资源包括仪器、设备、物资和工程应用技术,空间资源包括建筑设计布局和规模,信息资源将提供社会和环境对护理服务的影响及反映等。

四、护理管理的特征

现代护理学已经发展为一门独立学科,护理服务的模式也发生了很大变化。护理服务面对的是人的健康和生命,它不同于工业、农业、商业等其他专业,有自己的学科特点。护理管理需要结合护理工作的实际特点和适应其规律性,因此要研究护理学科的特点,注意在实践中与之相适应。护理管理除具有一般管理学的特点外,还有以下特征。

(一)护理管理要适应护理作为独立性学科的要求

现代护理学综合应用了自然科学、社会科学、行为科学方面的知识,帮助、指导、照顾人们保持或重新获得体内外环境的相对平衡,以达到身心健康、精力充沛。护理工作有与医师协作进行诊断、治疗的任务,但主要是要独立地进行护理诊断和治疗人们现存的和潜在的健康问题的反应,有区别于医疗实践,工作有相对独立性。由于医学模式的转变,促使护理工作发展得更具有独立性、规律性的特点,这就要求在管理中应加以适应。例如,对患者的分类与护理、工作人员的分工与培养教育及质量管理,都应适应整体护理模式的需要与采取护理程序的方法,管理体制和管理方法均需要适应独立性的要求。

(二)护理管理要适应护理与多专业集体协作的协同性要求

医院工作是多种专科技术人员和医护、医技分工协作的单位。护理工作需要与各级医师协作对患者进行诊断、治疗,同时与手术、理疗、药房、放射、其他各种功能检查等医技科室及后勤服务部门工作有密切的联系。大量的护理质量问题与各方协同操作、协调服务有关,需要与各方面加强协同管理,以便更好地发挥整体协调与合作功能。

(三)护理管理要适应专业对护士素质修养的伦理性要求

由于护理职业主要工作对象是患者,面对的是人的健康与生命,是服务性很强的工作。因此对护士素质修养提出了特殊的要求。①安心本职,有良好的医学道德,树立革命的人道主义精神。②要有高度的责任感和认真细致的工作作风。③业务技术上要精益求精,严格操作规程和严谨的科学态度。④仪表整洁、举止大方,使患者感到亲切、信赖、安全并能充分合作。培养和保持护士的良好伦理道德和素质修养是护理管理建设的重要内容之一。

(四)护理管理要适应护理工作的科学性和技术性的要求

现代护理理论和实践的不断发展,新技术、新知识的引入,加强了护理的科学性、技术性。由于护理是为人类健康服务的工作,尤其是临床护理是以患者为中心,具有较强的科学性、技术性和脑力劳动特征,要求护理管理中重视护理业务技术管理;加强专业化、信息化建设;通过继续教育和建立学习型组织,提高人员业务水平和终身学习的自觉性与能力;并培养一批专业带头人才;还要注意培养护理人员工作的责任心、主动性及创造精神。

(五)护理管理要适应护理人员人际沟通广泛性的要求

护理工作在医院内需要与各方协作,因此,与各部门广泛交往,与医师、后勤人员、患者及家属和社区人员的人际关系及沟通技巧尤为重要。培养护理人员良好的人际沟通技巧、准确表达能力与符合专业要求的礼仪也是护理管理建设的重要内容。

(六)护理管理要适应护理工作的连续性、时间性和性别特点的要求

护理工作连续性强,夜班多,操作技术多,接触患者密切,精神紧张,工作劳累,生活很不规律。

时间性对护理工作也非常重要。患者较多时要分清轻重缓急,治疗时要分清药物的时间性,所有治疗、护理必须按时间进行。没有时间概念也就没有护理质量。

护理人员中妇女又占绝大多数,身心均有特殊性,且一般在家庭中负担较重。

护理管理者实施管理措施时,一方面必须十分重视保证临床工作的连续性、时间性、重视护理效果和质量,另一方面也要重视适当解决护理人员各种困难,保证愉快、安心工作。

(七)护理管理要适应护理工作的安全性的要求

患者到医院首先需要在安全的基础上进行诊疗,保证护理安全性是护理管理的重要特点。护理工作中危险因素很多,经常会遇到一些突发或危机事件,造成大量患者同时就诊或住院,需要紧急抢救及护理。护理操作多和工作环节多,也容易发生护理差错和事故,或出现医疗护理纠纷等。这些都需要管理中加强控制,时时处处把关,保证患者的治疗正确、及时、彻底、安全、有效。遇到危机情况,则需加强危机管理。

(八)护理管理综合性和实践性的特点

管理本身即有综合性和实践性,需综合利用有关的知识和理论。护理管理又是以管理学作为基础,在实践中还具有护理学科多种影响因素。例如,基层护理管理者决策时,需综合考虑各方面影响因素。①医院内外环境因素:包括政策、法律、风俗习惯、地理位置、建筑条件、设备设施等。②组织机构因素:包括现行体制要求、自己的权限、成员编制数量及选择补充渠道、薪资和培训等管理措施、信息系统等。③组织目标宗旨:包括质量要求、工作效率、社会效益等。④人员状况:包括护理人员学历、经历、价值观、内聚力、工作动机及积极性等素质。⑤任务技术因素:包括医院任务的种类、计划、医疗护理技术水平、工作程序、要求的身体条件等。可见,实践中要综合考虑多方面因素,运用多方面业务和知识。

护理管理的实践性,即需要理论结合我国目前护理实践加以应用,积累自己的管理经验,增加对实际情况的切身体验。不断提高工作艺术性。

(九)护理管理广泛性的特点

护理管理涉及的范围广泛,包括行政管理、业务管理、教学管理、科研管理、信息管理等多方面广泛的内容。由于管理内容广泛,要求管理人员应具有相关的管理理论和较广泛的知识。

在医院内,几个层次护理管理人员各有自己的管理职责。护理副院长、护理部正副主任的职责主要是建立全院性的护理工作目标、任务和有关标准,组织和指导全院性护理工作,控制护理质量等;科护士长主要是组织贯彻执行上层管理部门提出的决策、任务,指导和管理本部门护理管理人员及所管辖的护理工作;基层护士长主要是管理和指导护士及患者工作;护士作为管理者也都有参与管理患者、管理病房、管理物品等职责,进行一定的管理活动。所以,护理中参加管理的人员较广泛。由于以上特点,要求护理管理知识的普及性及广泛性。

(胡志强)

第二节 SWOT 分 析

一、SWOT 分析模型简介

SWOT 分析法又称态势分析法,20 世纪 80 年代初由美国旧金山大学的管理学教授韦里克提出,经常被用于医疗机构战略制订、竞争对手分析等场合。在现在的战略规划报告里,SWOT分析已经成为众所周知和必用的分析工具。SWOT 分析包括分析医疗机构的优势(strength)、劣势(weakness)、机会(opportunity)和威胁(threats)。因此,SWOT 分析实际上是对医疗机构内外部条件各方面内容进行综合和概括,进而分析组织的优劣势、面临的机会和威胁的一种方法。通过 SWOT 分析,可以帮助医疗机构把资源和行动聚集在自己的强项和有最多机会的地方。

二、SWOT 分析模型内容

优劣势分析主要是着眼于医疗机构自身的实力及其与竞争对手的比较,而机会和威胁分析将注意力放在外部环境的变化及对医疗机构的可能影响上。在分析时,应把所有的内部因素(即优劣势)集中在一起,然后用外部的力量来对这些因素进行评估。

(一)机会与威胁分析(OT)

随着经济、社会、科技等诸多方面的迅速发展,特别是世界经济全球化、一体化过程的加快,全球信息网络的建立和医疗消费需求的多样化,医疗机构所处的环境更为开放和动荡。这种变化几乎对所有医疗机构都产生了深刻的影响。环境分析成为一种日益重要的医疗机构的职能。环境发展趋势分为两大类：一类表示环境威胁；另一类表示环境机会。环境威胁指的是环境中一种不利的发展趋势所形成的挑战，如果不采取果断的战略行为，这种不利趋势将导致医院竞争地位受到削弱。环境机会就是对医院行为富有吸引力的领域，在这一领域中，该医院将拥有竞争优势。

（二）优势与劣势分析（SW）

每个医疗机构都要定期检查自己的优势与劣势，这可通过医疗机构或医疗机构外的咨询机构都可利用"医疗机构经营管理检核表"的方式检查医疗机构的营销、财务、服务和组织能力等，每一方面都要按照强弱进行等级划分。两个医疗机构处在同一医疗服务市场，或者说它们向同一患者群体提供服务时，如果其中一个医疗机构有更高的服务能力或服务潜力，这个医疗机构就比另外一个医疗机构更具有竞争优势。换句话说，竞争优势是一个医疗机构超越其竞争对手的能力，这种能力有助于医疗机构战略目标的实现。竞争优势实际上说明一个医疗机构比其竞争对手有更强的综合优势，但是实际上医疗机构更希望明确在哪一方面具有优势，因为可以扬长避短。

（三）SWOT 分析步骤

（1）确认当前的战略是什么。

（2）确认医疗机构外部环境的变化。

（3）根据医疗机构资源组合情况，确认医疗机构的关键能力和关键限制。

（4）按照通用矩阵或类似的方式打分评价。

（5）把识别出的所有优势分成两组，是与行业中潜在的机会有关，还是与潜在的威胁有关。用同样的办法把劣势分成两组：一组与机会有关；另一组与威胁有关。将结果在 SWOT 分析图上定位或者用 SWOT 分析表，将刚才的优势和劣势按机会和威胁分别填入表格，形成 SWOT 战略方针，见图 1-2、1-3。

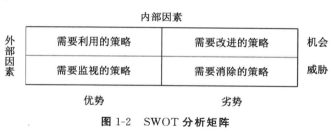

图 1-2　SWOT 分析矩阵

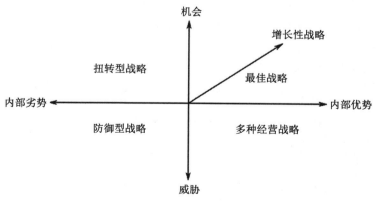

图 1-3　SWOT 分析结果的实施战略

三、使用方法及注意事项

(一)成功应用 SWOT 分析法时应注意

(1)进行 SWOT 分析的时候必须对医院的优势与劣势有客观的认识。

(2)必须区分医院的现状与前景。

(3)必须全面考虑各种情况。

(4)必须与竞争对手进行比较,优于或劣于竞争对手的方面。

(5)保持 SWOT 分析法的简洁化,避免复杂化与过度分析。

(6)SWOT 分析法因人而异。

(二)整体观念

由于医疗机构是一个整体,而且竞争性优势来源十分广泛,所以,在做优劣势分析时必须从整个价值链的每个环节上,将医疗机构与竞争对手做详细的对比。如果一个医疗机构在某一方面或几个方面的优势正是该行业医疗机构应具备的关键成功要素,那么,该医疗机构的综合竞争优势就强些。衡量一个医疗机构及其服务是否具有竞争优势,只能站在患者角度上,而不是站在医疗机构的角度上。

(三)局限性

与很多其他的战略模型一样,SWOT 模型也带有时代的局限性。以前的医疗机构可能比较关注成本、质量,现在的医疗机构可能更强调组织流程。SWOT 没有考虑到医疗机构改变现状的主动性,医疗机构是可以通过寻找新的资源来创造医疗机构所需要的优势,从而达到过去无法达成的战略目标。

(吴丽华)

第三节 品 管 圈

一、品管圈的简介

品管圈(quality control circle,QCC)是由日本石川馨博士所创。指同一工作现场、工作性质相似的人员自发进行品质管理所形成的小组,这些小组作为全面质量管理环节中的一环,在自我启发、相互启发的原则下,活用各种统计工具,以全员参与的方式不断进行维护改善自己工作现场的活动。通过轻松愉快的现场管理方式,使护理人员自发地参与管理活动,在工作中获得满足感与成就感。

二、品管圈的主要内容

(一)组圈

由工作目标相同、场所相同、性质相同的 3～10 人组成品管圈,选出圈长。圈长通常由班、组长或部门主管、技术骨干担任。圈名由圈员共同商讨决定,最好选择富有持久性及象征性工作性质和意义的名字。

（二）选定主题

在充分了解、掌握部门工作现场问题的基础上，选定主题。工作现场的问题大致有效率问题、服务问题、品质问题等。选定主题应该慎重，要考虑其共通性，是圈能力可以解决的，可以数据量化，可以收到预期效果并且符合主要目标方针的主题。

（三）拟定活动计划

主题选定后，应拟定活动计划，事先拟定计划表对品管活动能否顺利推行并取得显著成效具有十分重要的作用。计划表可以周为单位来拟定，在实施过程中，如发现实际与计划有出入或停止不前，应立即找出问题所在并及时加以改进。在拟定计划表时应明确各步骤具体负责人，在活动推进过程中，需明确标注实施线，且计划线应在实施线之上。

（四）现况把握与分析

对工作现场进行调查分析，分析需用数据说话，这种数据的客观性、可比性、时限性，通过数据整理，分层分析，找到问题的症结。针对存在的问题进行原因分析，对诸多原因进行鉴别，找到主要原因，为制订策略提供依据。

（五）制订活动目标并解析

设定与主题对应的改善目标，目标要明确，最好用数据表示目标值并说明制订目标值的依据。

（六）检查对策

确定对策，用5W2H做法，具体为做什么（what）；为什么做（why）；谁来做（who）；何地进行（where）；何时（when）；如何做（how）；成本如何（how much）。讨论出的改善计划内容应包括改善项目主题、发生原因、对策措施、责任人、预定完成时间。

（七）实施对策

拟定具体的实施方法，实施前召集相关人员进行适当培训。实施过程中，负责专项责任的圈员应该负担起交到的责任，并控制过程中正确的做法。小组成员严格按照对策表列出的改进措施计划加以实施。每条对策实施完毕，应再次收集数据，与对策表中锁定的目标进行比较，检查对策是否彻底实施并达到要求。

（八）确认成效

把对策实施后的数据与实施前的现状及小组置顶的目标进行比较，计算经济效益，鼓舞士气，增加成就感，调动积极性。

（九）标准化

评价活动效果，优秀或良好者应保持下去，并将实施方案标准化，写成标准操作程序，并经有关部门确定。已经标准化的作业方法，要进行认真培训，并确定遵守，确保活动收获成效。

（十）检讨与改进

据实评价活动开展过程中每个步骤的实施效果，分析其优缺点，总结经验，探讨今后应努力的方向，为下一圈活动的顺利推行提供经验。

三、使用方法及注意事项

（1）品管圈已广泛应用于病房管理、专科护理、健康教育等护理质量管理的层面，实现了护理质量管理以物为中心的传统管理模式向以人为中心的现代管理模式的转化，体现并强调了全员、全过程、全部门质量控制的全面质量管理理念，对促进护理人才队伍发展亦有重要实践意义。

（2）推行以单位为主的品管圈是护理人员作为改善护理工作问题常用策略,通过活动的不断改进,提升医疗护理水平。品管圈方法的应用,提高了全员质量意识,充分调动了基层护理人员的积极性,开发了管理潜能,引导他们在临床工作中以护理质量为核心,以满足患者需求为导向,发现及寻求方法解决工作中的一些实际问题,包括工作流程的改进、相关制度的落实、质量监控的方法、护理程序的应用、护理表格的制作等。通过品质改善活动,提高管理效益和执行力,提高护理质量。

（3）在护理质量管理过程中成功推行品管圈活动的关键是准确把握问题点。来自临床一线工作现场的问题点往往很多,以手术室护理质量管理为例,常见的护理质量相关的问题,手术体位安全摆放、术后标本正确处置等,当圈员从不同角度提出问题后,如何准确把握关键问题,确保品管圈活动能顺利推行并收获实效,受限需要把问题整理分类,从各个角度加以分析,确定上述哪些是将来可能解决的,哪些是当下亟需解决的,哪些是潜在问题;其次是要考虑问题的共通性;同时要兼顾圈能力,对上述问题的把握能定量化,可用数据表示;并且要评估项目实施的预期效果。只有通过这样严谨的流程确定的问题点,才是关键问题点,只有准确把握好关键问题点才能为品管圈活动顺利推行打下坚实基础。

（惠晓燕）

第四节　PDCA　循　环

一、PDCA 循环简介

PDCA 循环又称戴明循环（Deming cycle）。20 世纪 20 年代美国著名统计学家有"统计质量控制之父"美名的沃特·阿曼德·休哈特,率先提出"计划—执行—检查（plan-do-see）"的概念,后由美国质量管理专家戴明发展成为计划—执行—检查—处理（plan-do-check-action）的 PDCA 模式,又被称为"戴明环"。PDCA 循环是计划、执行、检查、处理 4 个阶段的循环反复的过程,是一种程序化、标准化、科学化的管理方式,是发现问题和解决问题的过程。作为质量管理的基本方法,广泛应用于医疗和护理领域的各项工作中。

PDCA 循环的优点:①适用于日常管理,既适用于个人的管理,也适用于组织或团队管理。②PDCA 循环是发现问题、解决问题的过程,会随着一个问题的解决,随之产生新的变化演变出新的问题,也就可以是问题得到不断持续的改进和提高。③适用于项目管理,在护理管理中特别适用于护理专项管理工作的改进,包括护理质量管理、护理人力资源管理等方面。④有助于持续改进和提高,因此也适用于护理服务的改进或护理新技术的研发和应用,如护理服务流程的不断改进,护理服务质量的不断提高。

二、PDCA 循环的主要内容

PDCA 循环是一个质量持续改进模型,包括持续改进与不断提高的 4 个阶段 8 个步骤。①计划阶段:第 1 步分析质量现状,找出存在的质量问题;第 2 步分析产生质量问题的原因或影响因素;第 3 步找出影响质量的主要因素;第 4 步针对影响质量的主要原因研究对策,制订相应的管理或措施,提出改进计划和行动方案,并预测实际效果。②实施阶段:将预定的质量计划、目标、措施及分工要求等,予以实施,成为 PDCA 循环的第 5 步。③检查阶段:根据计划要求,对实际执行情况进行检查,将实际效果与预计目标进行比较,寻找和发现计划执行中的问题并进行改进,作为 PDCA 循环的第 6 步。④处理阶段:对检查结果进行分析、评价和总结,具体分为两个步骤,第 7 步把结果和经验纳入有关标准和规范中。巩固已取得的成绩,防止不良结果再次发生。第 8 步把没有解决的质量问题或新发现的质量问题转入下一个 PDCA 循环,为制订下一轮循环计划提供信息。处理阶段通过总结经验,巩固成绩,工作结果标准化;提出尚未解决的问题,转入下一个循环。原有的问题解决了,又会产生新的问题,问题不断出现又被不断解决,使得PDCA 循环周而复始地不停运转,使得管理问题得到不断改善和完善。

三、使用方法及注意事项

(1)PDCA 循环作为科学的工作程序,是一个有机的整体,缺少任何一个环节都不可能产生预期效果,工作都很难得到改善。PDCA 循环作为科学的管理方法,是用于护理管理的各项工作和环节。对于循环过程的各个循环彼此联系,相互作用。护理质量管理作为医院质量管理的子循环,与医疗、医技、行政、后勤等部门的质量管理的子循环共同构成医院质量管理的大循环。各护理单元或护理服务项目又是医院护理质量体系中的子循环,这些大小循环相互影响,相互作用,整个医院的质量取决于各个子系统、各部门和各个环节的质量,而这些子系统、各个部门和环节又必须围绕医院的总的质量目标协同行动,因此,医院作为大循环是小循环的依据,小循环又是大循环的基础。PDCA 循环将医院各系统、各部门、各项工作有机地组织起来,彼此影响和促进,持续改进和提高。

(2)PDCA 循环是一个持续改进型,需要不断改进和完善,阶梯式、螺旋式提高,每次循环的结束,都意味着新的循环的开始,使管理的效果从一个水平上升到另一个水平。

(3)应用 PDCA 循环 4 个阶段 8 个步骤来解决质量问题时,需要收集和整理信息,要采用科学的方法进行数据分析,用数据说话,用事实说话。最常用的排列图、因果图、直方图、分层法、相关图、控制图及统计分析表七种统计方法,以数理统计为理论基础,科学可靠、直观地可以使PDCA 循环建立在坚实的问题提出和分析的基础上。统计方法与 PDCA 循环关系见表 1-1。

表 1-1 统计方法与 PDCA 循环关系表

阶段	步骤	主要方法
P	1.分析现状、找出问题	排列图、直方图、控制图
	2.分析各种影响因素或原因	因果图
	3.找出主要影响因素	排列图,相关图
	4.针对主要原因,制订措施计划	回答"5W1H"(why、what、where、when、who、how)
D	5.执行、实施计划	
C	6.检查计划执行结果	排列图、直方图、控制图
A	7.总结成功经验,制订相应标准	制订或修改工作规程,检查规程及有关规章制度
	8.把未解决或新出现问题转入下一个 PDCA 循环	

(王 静)

第二章　基础护理操作技术

第一节　铺　床　法

　　病床是病室的主要设备,是患者睡眠与休息的必须用具。患者,尤其是卧床患者与病床朝夕相伴,因此,床铺的清洁、平整和舒适,可使患者心情舒畅,增强治愈疾病的自信心,并可预防并发症的发生。

　　铺床总的要求为舒适、平整、安全、实用、节时、节力。常用的病床:①钢丝床,有的可通过支起床头、床尾(二截或三截摇床)而调节体位,有的床脚下装有小轮,便于移动。②木板床为骨科患者所用。③电动控制多功能床,患者可自己控制升降或改变体位。

　　病床及被服类规格要求:①一般病床,高 60 cm,长 200 cm,宽 90 cm。②床垫,长宽与床规格同,厚 9 cm。以棕丝制作垫芯为好,也可用橡胶泡沫,塑料泡沫作垫芯,垫面选帆布制作。③床褥,长宽同床垫,一般以棉花作褥芯,棉布作褥面。④棉胎,长 210 cm,宽 160 cm。⑤大单,长 250 cm,宽 180 cm。⑥被套,长 230 cm,宽 170 cm,尾端开口缝四对带。⑦枕芯,长 60 cm,宽40 cm,内装木棉或高弹棉、锦纶丝棉,以棉布作枕面。⑧枕套,长 65 cm,宽 45 cm。⑨橡胶单,长85 cm,宽 65 cm,两端各加白布40 cm。⑩中单,长 85 cm,宽 170 cm。以上各类被服均以棉布制作。

一、备用床

(一)目的
铺备用床为准备接受新患者和保持病室整洁美观。

(二)用物准备
床、床垫、床褥、枕芯、棉胎或毛毯、大单、被套或衬单及罩单、枕套。

(三)操作方法
1.被套法

(1)将上述物品置于护理车上,推至床前。

(2)移开床旁桌,距床 20 cm,并移开床旁椅置床尾正中,距床 15 cm。

（3）将用物按铺床操作的顺序放于椅上。

（4）翻床垫,自床尾翻向床头或反之,上缘紧靠床头。床褥铺于床垫上。

（5）铺大单,取折叠好的大单放于床褥上,使中线与床的中线对齐,并展开拉平,先铺床头后铺床尾。①铺床头:一手托起床头的床垫,一手伸过床的中线将大单塞于床垫下,将大单边缘向上提起呈等边三角形,下半三角平整塞于床垫下,再将上半三角翻下塞于床垫下。②铺床尾:至床尾拉紧大单,一手托起床垫,一手握住大单,同法铺好床角。③铺中段:沿床沿边拉紧大单中部边沿,然后,双手掌心向上,将大单塞于床垫下。④至对侧:同法铺大单。

（6）套被套:①S形式套被套法（图2-1）。被套正面向外使被套中线与床中线对齐,平铺于床上,开口端的被套上层倒转向上约1/3。棉胎或毛毯竖向三折,再按S形横向三折。将折好的棉胎置于被套开口处,底边与被套开口边平齐。拉棉胎上边至被套封口处,并将竖折的棉胎两边展开与被套平齐（先近侧后对侧）。盖被上缘距床头15 cm,至床尾逐层拉平盖被,系好带子。边缘向内折叠与床沿平齐,尾端掖于床垫下。同上法将另一侧盖被理好。②卷筒式套被套法（图2-2）。被套正面向内平铺于床上,开口端向床尾,棉胎或毛毯平铺在被套上,上缘与被套封口边齐,将棉胎与被套上层一并由床尾卷至床头（也可由床头卷向床尾）,自开口处翻转,拉平各层,系带,余同S形式。

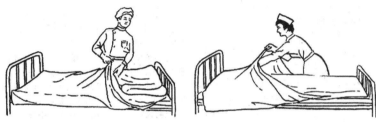

图2-1　S形式套被套法

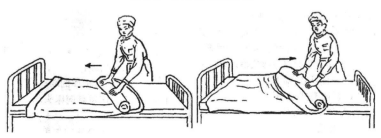

图2-2　卷筒式套被套法

（7）套枕套,于椅上套枕套,使四角充实,系带子,平放于床头,开口背门。

（8）移回桌椅,检查床单,保持整洁。

2.被单法

（1）移开床旁桌、椅,翻转床垫、铺大单,同被套法。

（2）将反折的大单（衬单）铺于床上,上端反折10 cm,与床头齐,床尾按铺大单法铺好床尾。

（3）棉胎或毛毯平铺于衬单上,上端距床头15 cm,将床头衬单反折于棉胎或毛毯上,床尾同大单铺法。

（4）铺罩单,正面向上对准床中线,上端与床头齐,床尾处则折成斜45°,沿床边垂下。转至对侧,先后将衬单、棉胎及罩单同上法铺好。

(5)余同被套法。

(四)注意事项

(1)铺床前先了解病室情况,若患者进餐或做无菌治疗时暂不铺床。

(2)铺床前要检查床各部分有无损坏,若有则修理后再用。

(3)操作中要使身体靠近床边,上身保持直立,两腿前后分开稍屈膝以扩大支持面增加身体稳定性,既省力又能适应不同方向操作。同时手和臂的动作要协调配合,尽量用连续动作,以节省体力消耗,并缩短铺床时间。

(4)铺床后应整理床单及周围环境,以保持病室整齐。

二、暂空床

(一)目的

铺暂空床供新入院的患者或暂离床活动的患者使用,保持病室整洁美观。

(二)用物准备

同备用床,必要时备橡胶中单、中单。

(三)操作方法

(1)将备用床的盖被四折叠于床尾。若被单式,在床头将罩单向下包过棉胎上端,再翻上衬单作25 cm的反折,包在棉胎及罩单外面。然后将罩单、棉胎、衬单一并四折,叠于床尾。

(2)根据病情需要铺橡胶中单、中单。中单上缘距床头50 cm,中线与床中线对齐,床缘的下垂部分一并塞床垫下。至对侧同上法铺好。

三、麻醉床

(一)目的

(1)铺麻醉床便于接受和护理手术后患者。

(2)使患者安全、舒适和预防并发症。

(3)防止被褥被污染,并便于更换。

(二)用物准备

1.被服类

同备用床,另加橡胶中单、中单两条。弯盘、纱布数块、血压计、听诊器、护理记录单、笔。根据手术情况备麻醉护理盘或急救车上备麻醉护理用物。

2.麻醉护理盘用物

治疗巾内置张口器、压舌板、舌钳、牙垫、通气导管、治疗碗、镊子、输氧导管、吸痰导管、纱布数块。治疗巾外放电筒、胶布等。必要时备输液架,吸痰器、氧气筒、胃肠减压器等。天冷时无空调设备应备热水袋及布套各2只、毯子。

(三)操作方法

(1)拆去原有枕套、被套、大单等。

(2)按使用顺序备齐用物至床边,放于床尾。

(3)移开床旁桌椅等同备用床。

(4)同暂空床铺好一侧大单、中段橡胶中单、中单及上段橡胶中单、中单,上段中单与床头齐。转至对侧,按上法铺大单、橡胶中单、中单。

（5）铺盖被。①被套式：盖被头端两侧同备用床，尾端系带后向内或向上折叠与床尾齐，将向门口一侧的盖被三折叠于对侧床边。②被单式：头端铺法同暂空床，下端向上反折和床尾齐，两侧边缘向上反折同床沿齐，然后将盖被折叠于一侧床边。

（6）套枕套后将枕头横立于床头，以防患者躁动时头部碰撞床栏而受伤（图2-3）。

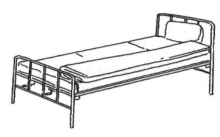

图2-3　麻醉床

（7）移回床旁桌，椅子放于接受患者对侧床尾。

（8）麻醉护理盘置于床旁桌上，其他用物放于妥善处。

（四）注意事项

（1）铺麻醉床时，必须更换各类清洁被服。

（2）床头一块橡胶中单、中单可根据病情和手术部位需要铺于床头或床尾。若下肢手术者将单铺于床尾，头胸部手术者铺于床头。全麻手术者为防止呕吐物污染床单则铺于床头。而一般手术者，可只铺床中部中单即可。

（3）患者的盖被根据医院条件增减。冬季必要时可置热水袋两只加布套，分别放于床中部及床尾的盖被内。

（4）输液架、胃肠减压器等物放于妥善处。

四、卧有患者床

（一）扫床法

1.目的

（1）使病床平整无皱褶，患者睡卧舒适，保持病室整洁美观。

（2）随扫床操作协助患者变换卧位，又可预防压疮及坠积性肺炎。

2.用物准备

护理车上置浸有消毒液的半湿扫床巾的盆，扫床巾每床一块。

3.操作方法

（1）备齐用物，推护理车至患者床旁，向患者解释，以取得合作。

（2）移开床旁桌椅，半卧位者，若病情许可，暂将床头、床尾支架放平，以便操作。若床垫已下滑，须上移与床头齐。

（3）松开床尾盖被，助者翻身侧卧背向护士，枕头随患者翻身移向对侧。松开近侧各层被单，取扫床巾分别扫净中单、橡胶中单后搭在患者身上。然后自床头至床尾扫净大单上碎屑，注意枕下及患者身下部分各层应彻底扫净，最后将各单逐层拉平铺好。

（4）助患者翻身侧卧于扫净一侧，枕头也随之移向近侧。转至对侧，以上法逐层扫净拉平铺好。

（5）助患者平卧，整理盖被，将棉胎与被套拉平，掖成被筒，为患者盖好。

（6）取出枕头，揉松，放于患者头下，支起床上支架。

（7）移回床旁桌椅，整理床单位，保持病室整洁美观，向患者致谢意。

（8）清理用物，归回原处。

（二）更换床单法

1.目的

（1）使病床平整无皱褶，患者睡卧舒适，保持病室整洁美观。

（2）随扫床操作协助患者变换卧位，又可预防压疮及坠积性肺炎。

2.用物准备

清洁的大单、中单、被套、枕套，需要时备患者衣裤。护理车上置浸有消毒液的半湿扫床巾的盆，扫床巾每床一块。

3.操作方法

（1）适用于卧床不起，病情允许翻身者（图2-4）：①备齐用物推护理车至患者床旁，向患者解释，以取得合作。移开床旁桌椅，半卧位患者，若病情许可，暂将床头、床尾支架放平，以便操作。若床垫已下滑，须上移与床头齐。清洁的被服按更换顺序放于床尾椅上。②松开床尾盖被，助患者侧卧，背向护士，枕头随之移向对侧。③松开近侧各单，将中单卷入患者身下，用扫床巾扫净橡胶中单上的碎屑，搭在患者身上再将大单卷入患者身下，扫净床上碎屑。④取清洁大单，使中线与床中线对齐。将对侧半幅卷紧塞于患者身近侧，半幅自床头、床尾、中部先后展平拉紧铺好，放下橡胶中单，铺上中单（另一半卷紧塞于患者身下），两层一并塞入床垫下铺平。移枕头并助患者翻身面向护士。转至对侧，松开各单，将中单卷至床尾大单上，扫净橡胶中单上的碎屑后搭于患者身上，然后将污大单从床头卷至床尾与污中单一并丢入护理车污衣袋或护理车下层。⑤扫净床上碎屑，依次将清洁大单、橡胶中单、中单逐层拉平，同上法铺好。助患者平卧。⑥解开污被套尾端带子，取出棉胎盖在污被套上，并展平。将清洁被套铺于棉胎上（反面在外），两手伸入清洁被套内，抓住棉胎上端两角，翻转清洁被套，整理床头棉被，一手抓棉被下端，一手将清洁被套往下拉平，同时顺手将污棉套撤出放入护理车污衣袋或护理车下层。棉被上端可压在枕下或请患者抓住，然后至床尾逐层拉平后系好带子，掖成被筒为患者盖好。⑦一手托起头颈部，一手迅速取出枕头，更换枕套，助患者枕好枕头。⑧清理用物，归回原处。

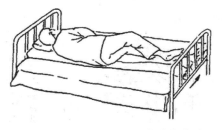

图2-4 卧有允许翻身患者床换单法

（2）适用于病情不允许翻身的侧卧患者（图2-5）：①备齐用物推护理车至患者床旁，向患者解释，以取得合作。移开床旁桌椅，半卧位患者，若病情许可，暂将床头、床尾支架放平，以便操作。若床垫已下滑，需上移与床头齐。清洁的被服按更换顺序放于床尾椅上。②2人操作。一人一手托起患者头颈部，另一人一手迅速取出枕头，放于床尾椅上。松开床尾盖被，大单、中单及橡胶中单。从床头将大单横卷成筒式至肩部。③将清洁大单横卷成筒式铺于床头,大单中线与床中线对齐,铺好床头大单。一人抬起患者上半身(骨科患者可利用牵引架上拉手,自己抬起身躯),将污大单、橡胶中单、中单一起从床头卷至患者臀下,同时另一人将清洁大单也随着污单拉至臀部。④放下上半身,一人托起臀部,一人迅速撤出污单,同时将清洁大单拉至床尾,橡胶中单放在床尾椅背上,污单丢入护理车污衣袋或护理车下层,展平大单铺好。⑤一人套枕套为患者枕好。一人备橡胶中单、中单,并先铺好一侧,余半幅塞患者身下至对侧,另一人展平铺好。⑥更换被套、枕套同方法一,两人合作更换。

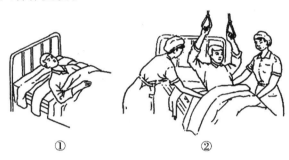

①　　　　　　　　　　　　②

图 2-5　卧有不允许翻身患者床换单法

(3)盖被为被单式更换衬单和罩单的方法:①将床头污衬单反折部分翻至被下,取下污罩单丢入污衣袋或护理车下层。②铺大单(衬单)于棉胎上,反面向上,上端反折 10 cm,与床头齐。③将棉胎在衬单下由床尾退出,铺于衬单上,上端距床头 15 cm。④铺罩单,正面向上,对准中线,上端和床头齐。⑤在床头将罩单向下包过棉胎上端,再翻上衬单作 25 cm 的反折,包在棉胎和罩单的外面。⑥盖被上缘压于枕下或请患者抓住,在床尾撤出衬单,并逐层拉平铺好床尾,注意松紧,以防压迫足趾。

4.注意事项

(1)更换床单或扫床前,应先评估患者及病室环境是否适宜操作。需要时应关闭门窗。

(2)更换床单时注意保暖,动作敏捷,勿过多翻动和暴露患者,以免患者过劳和受凉。

(3)操作时要随时注意观察病情。

(4)患者若有输液管或引流管,更换床单时可从无管一侧开始,操作较为方便。

(5)撤下的污单切勿丢在地上或他人床上。

(宋国琴)

第二节　鼻　饲　术

一、鼻饲目的

对不能由口进食者或者拒绝进食者,提供足够的热量和蛋白质等多种营养素和药物,以满足其对营养和治疗的需求。

二、操作流程

(一)评估

(1)患者的病情及治疗情况,是否能承受插入导管的刺激。

(2)患者的心理状态与合作程度,既往是否接受过类似的治疗,是否紧张,是否了解插管的目的,是否愿意配合和明确如何配合插管。

(3)患者鼻腔黏膜有无肿胀、炎症,有无鼻中隔偏曲,有无鼻息肉等。

(二)操作

(1)清洁鼻孔,戴手套,测量插管长度(自前额发际到剑突的长度),必要时以胶布粘贴做标记,相当于 45~55 cm。

(2)润滑胃管前段,左手托住胃管,右手持胃管前端,沿一侧鼻孔缓缓插入,到咽喉部时(约 15 cm),嘱患者做吞咽动作,同时将胃管送下至所需长度,暂用胶布固定于鼻翼。

(3)抽吸胃液,若有胃液证实胃管是在胃中,将胃管用胶布固定于面颊部。

(4)注入少量温水,再注入流质,注毕以少量温水冲洗胃管,提起胃管末端使水进入胃内。

(5)折胃管开口端,用纱布包好,夹子夹紧,再用别针固定于枕旁。

(三)为昏迷患者插胃管

插管前应先撤去患者枕头,头向后仰,可避免胃管误入气管,当胃管插入 15 cm 时,将患者头部托起,使下颌靠近胸骨柄,以增大咽喉部通道的弧度,便于胃管顺利通过会厌部缓缓插入胃管至预定长度。

(四)确认胃管在胃内的方法

(1)连接注射器于胃管末端进行抽吸,抽出胃液。

(2)置听诊器于患者胃部,快速经胃管向胃内注入 10 mL 空气,能听到气过水声。

(3)将胃管末端置于盛水的治疗碗内,无气泡逸出。

三、并发症的预防及处理流程

(一)腹泻、腹痛

腹泻患者大便次数增多,部分呈水样便,肠鸣音亢进,部分患者有腹痛。

1.处理

(1)及时清理,保持肛周皮肤清洁干燥。

(2)腹泻严重者,遵医嘱应用止泻药物,必要时停用。

(3)菌群失调患者,可口服乳酸菌制剂。

2.预防

(1)鼻饲液现用现配,配制过程中防止污染。

(2)营养液浓度适宜,灌注的速度不能太快,温度以 37~42 ℃最为适宜。

(二)胃食管反流

胃潴留腹胀,鼻饲液输注前抽吸胃液可见潴留量>150 mL,严重者可引起胃食管反流。

1.处理

(1)鼻饲前常规检查胃潴留量,>150 mL 时应暂停鼻饲。

(2)协助患者进行腹部环形按摩,促进肠蠕动。

(3)胃潴留的重病患者,遵医嘱给予甲氧氯普胺,加速胃排空。

2.预防

(1)每次鼻饲量不超过 200 mL,间隔时间不少于 2 小时。

(2)鼓励患者床上及床边活动,促进胃肠功能恢复。

(3)进行腹部环形按摩,促进肠蠕动。

(4)鼻饲前常规检查胃潴留量,＞150 mL 时应暂停鼻饲。

(三)血压下降、休克

胃出血胃管内可抽出少量鲜血,出血量较多时,患者排柏油样便,严重者血压下降,脉搏细速,出现休克。

1.处理

(1)出血量小者,可暂停鼻饲,密切观察出血量。

(2)出血量大者,可用冰盐水洗胃,减轻出血。

2.预防

(1)鼻饲前抽吸力量避免过大,以免损伤胃黏膜引起出血。

(2)胃管位置适当,固定牢固,躁动不安的患者遵医嘱适当使用镇静剂。

(四)呛咳、气喘、呼吸困难

胃食管反流、误吸在鼻饲过程中出现呛咳、气喘、心动过速、呼吸困难的症状,严重者肺内可闻及湿性啰音和水泡音。

1.处理

(1)出现反流误吸,立即帮助患者清除误吸物,必要时进行吸引。

(2)告知医师,根据误吸程度进行对症处理。

2.预防

(1)鼻饲时床头应抬高,避免反流误吸。

(2)选用管径适宜的胃管,匀速注入。

(3)管饲前后半小时应禁止翻身扣背,以免胃受机械性刺激而引起反流。

(4)管饲前应吸净气管内痰液,以免吸痰时腹内压增高引起反流。

四、注意事项

(1)插管动作应轻稳,特别是在通过食管 3 个狭窄处时。

(2)须经鼻饲管使用药物时,应将药片研碎,溶解后再灌入。

(3)每次鼻饲量不超过 200 mL,间隔时间不少于 2 小时,温度 39～41 ℃。

(4)长期鼻饲者,应每天进行口腔护理,胃管应每周更换(晚上拔出),第二天清晨再由另一鼻孔插入。

(陆海艳)

第三节 洗 胃 术

一、适应证

一般在服毒后 6 小时内洗胃效果最好。但当服毒量大、所服毒物吸收后可经胃排出,即使超过 6 小时,多数情况下仍需洗胃。对昏迷、惊厥患者洗胃时应注意保护呼吸道,避免发生误吸。

二、禁忌证

(1)腐蚀性毒物中毒。
(2)正在抽搐、大量呕血者。
(3)原有食管胃底静脉曲张或上消化道大出血病史者。

三、洗胃液的选择

对不明原因的中毒应选用清水或生理盐水洗胃,如已知毒物种类,则按医嘱选用特殊洗胃液。

(一)胃黏膜保护剂

对吞服腐蚀性毒物者,可用牛奶、蛋清、米汤、植物油等保护胃肠黏膜。

(二)溶剂

脂溶性毒物(如汽油、煤油等)中毒时,可先口服或胃管内注入液状石蜡 150～200 mL,使其溶解而不被吸收,然后进行洗胃。

(三)吸附剂

活性炭是强力吸附剂,能吸附多种毒物。但不能很好吸附乙醇、铁等毒物。因活性炭的效用有时间依赖性,因此应在摄毒 60 分钟内给予活性炭。活性炭结合是一种饱和过程,需要应用超过毒物的足量活性炭来吸附毒物,应注意按医嘱保证给予所需的量。首次 1～2 g/kg,加水 200 mL,可口服或经胃管注入,2～4 小时重复应用 0.5～1.0 g/kg,直至症状改善。

(四)解毒剂

解毒剂可通过与体内存留的毒物发生中和、氧化、沉淀等化学反应,改变毒物的理化性质,使毒物失去毒性。

(五)中和剂

对吞服强腐蚀性毒物的患者,可服用中和剂中和,如吞服强酸时可用弱碱(如镁乳、氢氧化铝凝胶等)中和,不要用碳酸氢钠,因其遇酸可生成二氧化碳,使胃膨胀,造成穿孔的危险。强碱可用弱酸类物质(如食醋、果汁等)中和。

(六)沉淀剂

有些化合物可与毒物作用,生成溶解度低、毒性小的物质,因而可用作洗胃剂。乳酸钙或葡萄糖酸钙与氟化物或草酸盐作用,可生成氟化钙或草酸钙沉淀;生理盐水与硝酸银作用生成氯化银沉淀;2%～5%硫酸钠可与可溶性钡盐生成不溶性硫酸钡沉淀。

四、洗胃的护理

(1)严格掌握洗胃的适应证、禁忌证。

(2)解释洗胃的目的、必要性和并发症,使患者或家属知情同意并签字。

(3)取头低脚高左侧卧位。

(4)置入胃管的长度:由鼻尖经耳垂至胸骨剑突的距离,一般为50~55 cm。

(5)中毒物质不明时,应选用温开水或生理盐水洗胃,强酸、强碱中毒禁忌洗胃。

(6)水温控制在35 ℃左右,过热可促进局部血液循环,加快吸收;过冷可加速胃蠕动,从而促进毒物排入肠腔。

(7)严格掌握洗胃原则:先出后入、快进快出、出入基本平衡。应留取首次抽吸物标本做毒物鉴定。每次灌洗量为300~500 mL,一般总量为25 000~50 000 mL。需要反复灌洗,直至洗出液澄清、无味为止。

(8)严密观察病情,洗胃过程中防止误吸,有出血、窒息、抽搐应立即停止洗胃,通知医师。

(9)拔胃管时,要先将胃管尾部夹住,以免拔胃管过程中管内液体反流入气管内。

(10)洗胃后整理用物,观察并记录洗胃液的量、颜色及患者的反应,同时记录患者的生命体征。严格清洗和消毒洗胃机。

(李文文)

第四节　导　尿　术

一、目的

(1)为尿潴留患者解除痛苦;使尿失禁患者保持会阴清洁干燥。

(2)收集无菌尿标本,作细菌培养。

(3)避免盆腔手术时误伤膀胱,为危重、休克患者正确记录尿量,测尿比重提供依据。

(4)检查膀胱功能,测膀胱容量、压力及残余尿量。

(5)鉴别尿闭和尿潴留,以明确肾功能不全或排尿功能障碍。

(6)诊断及治疗膀胱和尿道的疾病在医学教育网搜集整理,如进行膀胱造影或对膀胱肿瘤患者进行化学治疗(简称化疗)等。

二、准备

(一)物品准备

治疗盘内:橡皮圈1个,别针1枚,备皮用物1套,一次性无菌导尿包一套(治疗碗两个、弯盘、双腔气囊导尿管根据年龄选不同型号尿管,弯血管钳一把、镊子一把、小药杯内置棉球若干个,液状石蜡棉球瓶一个,洞巾一块)。弯盘一个,一次性手套一双,治疗碗一个(内盛棉球若干个),弯血管钳一把、镊子两把、无菌手套一双,常用消毒溶液:0.1%苯扎溴铵(新洁尔灭)、0.1%氯己定等,无菌持物钳及容器一套,男患者导尿另备无菌纱布2块。

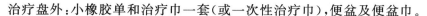

治疗盘外:小橡胶单和治疗巾一套(或一次性治疗巾),便盆及便盆巾。

(二)患者、护理人员及环境准备

患者了解导尿目的、方法、注意事项及配合要点。取仰卧屈膝位,调整情绪,指导或协助患者清洗外阴,备便盆。护理人员应衣帽整齐,修剪指甲,洗手,戴口罩。环境安静、整洁、光线、温湿度适宜,关闭门窗,备屏风或隔帘。

三、评估

(1)评估患者病情、治疗情况、意识、心理状态及合作度。

(2)患者排尿功能异常的程度,膀胱充盈度及会阴部皮肤、黏膜的完整性。

(3)向患者解释导尿的目的、方法、注意事项及配合要点。

四、操作步骤

将用物推至患者处,核对患者床号、姓名,向患者解释导尿的目的、方法、注意事项及配合要点。消除患者紧张和窘迫的心理,以取得合作:①用屏风或隔帘遮挡患者,保护患者的隐私,使患者精神放松。②帮助患者清洗外阴部,减少逆行尿路感染的机会。③检查导尿包的日期,是否严密干燥,确保物品无菌性,防止尿路感染。④根据男女性尿道解剖特点执行不同的导尿术。

(一)男性患者导尿术操作步骤

(1)操作者位于患者右侧,帮助患者取仰卧屈膝位,脱去对侧裤腿,盖在近侧腿上,对侧下肢和上身用盖被盖好,两腿略外展,暴露外阴部。

(2)将一次性橡胶单和治疗巾垫于患者臀下,弯盘放于患者臀部,治疗碗内盛棉球若干个。

(3)左手戴手套,用纱布裹住阴茎前1/3,将阴茎提起,另一手持镊子夹消毒棉球按顺序消毒,阴茎后2/3部-阴阜-阴囊暴露面。

(4)用无菌纱布包裹消毒过的阴茎后2/3部-阴阜-阴囊暴露面,消毒阴茎前1/3,并将包皮向后推,换另一把镊子夹消毒棉球消毒尿道口,向外螺旋式擦拭龟头-冠状沟-尿道口数次,包皮和冠状沟易藏污,应彻底消毒,预防感染。污棉球置于弯盘内移至床尾。

(5)在患者两腿间打开无菌导尿包,用持物钳夹浸消毒液的棉球于药杯内。

(6)戴无菌手套,铺洞巾,使洞巾与包布内面形成无菌区域。嘱患者勿移动肢体保持体位,以免污染无菌区。

(7)按操作顺序排列好用物,用镊子取液状石蜡棉球,润滑导尿管前端。

(8)左手用纱布裹住阴茎并提起,使之与腹壁呈60°,使耻骨前弯消失,便于插管。将包皮向后推,右手用镊子夹取浸消毒液的棉球,按顺序消毒尿道口、螺旋消毒龟头、冠状沟、尿道口数遍,每个棉球只可用一次,禁止重复使用,确保消毒部位不受污染,污棉球置于弯盘内,右手将弯盘移至靠近床尾无菌区域边沿,便于操作。

(9)左手固定阴茎,右手将治疗碗置于洞巾口旁,男性尿道长而且又有三个狭窄处,当插管受阻时,应稍停片刻嘱患者深呼吸,减轻尿道括约肌紧张,再徐徐插入导尿管,切忌用力过猛而损伤尿道。

(10)用另一只血管钳夹持导尿管前端,对准尿道口轻轻插入 20～22 cm,见尿液流出后,再插入约 2 cm,将尿液引流入治疗碗(第一次放尿不超过 1 000 mL,防止大量放尿,腹腔内压力急剧下降,血液大量滞留腹腔血管内,血压下降虚脱及膀胱内压突然降低,导致膀胱黏膜急剧充血,发生血尿)。

(11)治疗碗内尿液盛 2/3 满后,可用血管钳夹住导尿管末端,将尿液导入便器内,再打开导尿管继续放尿。注意询问患者的感觉,观察患者的反应。

(12)导尿毕,夹住导尿管末端,轻轻拔出导尿管,避免损伤尿道黏膜。撤下洞巾,擦净外阴,脱去手套置弯盘内,撤出臀部一次性橡胶单和治疗巾置治疗车下层。协助患者穿好裤子,整理床单位。

(13)整理用物。

(14)洗手,记录。

(二)女性患者导尿术操作步骤

(1)操作者位于患者右侧,帮助患者取仰卧屈膝位,脱去对侧裤腿,盖在近侧腿上,对侧下肢和上身用盖被盖好,两腿略外展,暴露外阴部。

(2)将一次性橡胶单和治疗巾垫于患者臀下,弯盘放于患者臀部,治疗碗内盛棉球若干个。

(3)左手戴手套,右手持血管钳夹取消毒棉球做外阴初步消毒,按由外向内,自上而下,依次消毒阴阜、两侧大阴唇。

(4)左手分开大阴唇,换另一把镊子按顺序消毒大小阴唇之间—小阴唇—尿道口—自尿道至肛门,减少逆行感染的机会。污棉球置于弯盘内,消毒完毕,脱下手套置于治疗碗内,污物放治疗车下层。

(5)在患者两腿间打开无菌导尿包,用持物钳夹浸消毒液的棉球于药杯内。

(6)戴无菌手套,铺洞巾,使洞巾与包布内面形成无菌区域。嘱患者勿移动肢体保持体位,以免污染无菌区。

(7)按操作顺序排列好用物,用镊子取液状石蜡棉球,润滑导尿管前端。

(8)左手拇指、示指分开并固定小阴唇,右手持弯持物钳夹取消毒棉球,按由内向外,自上而下顺序消毒尿道口、两侧小阴唇、尿道口,尿道口处要重复消毒一次,污棉球及弯血管钳置于弯盘内,右手将弯盘移至靠近床尾无菌区域边沿,便于操作。

(9)右手将无菌治疗碗移至洞巾旁,嘱患者张口呼吸,用另一只弯血管钳夹持导尿管对准尿口轻轻插入尿道 4~6 cm,见尿液后再插入 1~2 cm。

(10)左手松开小阴唇,下移固定导尿管,将尿液引入治疗碗。注意询问患者的感觉,观察患者的反应。

(11)导尿毕,夹住导管末端,轻轻拔出导尿管,避免损伤尿道黏膜。撤下洞巾,擦净外阴,脱去手套置弯盘内,撤出臀部一次性橡胶单和治疗巾置治疗车下层。协助患者穿好裤子,整理床单位。

(12)整理用物。

(13)洗手,记录。

五、注意事项

(1)向患者及其家属解释留置导尿管的目的和护理方法,使其认识到预防泌尿道感染的重要性,并主动参与护理。

(2)保持引流通畅,避免导尿管扭曲堵塞,造成引流不畅。

(3)防止泌尿系统逆行感染。

（4）患者每天摄入足够的液体，每天尿量维持在 2 000 mL 以上，达到自然冲洗尿路的目的，以减少尿路感染和结石的发生。

（5）保持尿道口清洁，女患者用消毒棉球擦拭外阴及尿道口，如分泌物过多，可用 0.02% 高锰酸钾溶液冲洗，再用消毒棉球擦拭外阴及尿道口。男患者用消毒棉球擦拭尿道口、阴茎头及包皮，1～2 次/天。

（6）每周定时更换集尿袋 1 次，定时排空集尿袋，并记录尿量。

（7）每月定时更换导尿管 1 次。

（8）采用间歇性夹管方式，训练膀胱反射功能。关闭导尿管，每 4 小时开放 1 次，使膀胱定时充盈和排空，促进膀胱功能的恢复。

（9）离床活动时，应用胶布将导尿管远端固定在大腿上，集尿袋不得超过膀胱高度，防止尿液逆流。

（10）协助患者更换体位，倾听患者主诉，并观察尿液性状、颜色和量，尿常规每周检查一次，若发现尿液混浊、沉淀、有结晶，应做膀胱冲洗。

（李文文）

第三章　呼吸内科疾病护理

第一节　急性上呼吸道感染

一、概述

(一)疾病概述

急性上呼吸道感染简称上感,为外鼻孔至环状软骨下缘包括鼻腔、咽或喉部急性炎症的概称。主要病原体是病毒,少数是细菌,免疫功能低下者易感。通常病情较轻、病程短、可自愈,预后良好。但由于发病率高,不仅影响工作和生活,有时还可伴有严重并发症,并具有一定的传染性,应积极防治。

多发于冬春季节,多为散发,且可在气候突变时小规模流行。主要通过患者喷嚏和含有病毒的飞沫经空气传播,或经污染的手和用具接触传播。可引起上感的病原体大多为自然界中广泛存在的多种类型病毒,同时健康人群亦可携带,且人体对其感染后产生的免疫力较弱、短暂,病毒间也无交叉免疫,故可反复发病。

(二)相关病理生理

组织学上可无明显病理改变,亦可出现上皮细胞的破坏。可有炎症因子参与发病,使上呼吸道黏膜血管充血和分泌物增多,伴单核细胞浸润,浆液性及黏液性炎性渗出。继发细菌感染者可有中性粒细胞浸润及脓性分泌物。

(三)急性上呼吸道感染的病因与诱因

1.基本病因

急性上感有 $70\%\sim80\%$ 由病毒引起,包括鼻病毒、冠状病毒、腺病毒、流感和副流感病毒,以及呼吸道合胞病毒、埃可病毒和柯萨奇病毒等。另有 $20\%\sim30\%$ 的上感为细菌引起,可单纯发生或于病毒感染之后发生,以口腔定植菌溶血性链球菌为多见,其次为流感嗜血杆菌、肺炎链球菌和葡萄球菌等,偶见革兰阴性杆菌。

2.常见诱因

淋雨、受凉、气候突变、过度劳累等可降低呼吸道局部防御功能,致使原存的病毒或细菌迅速繁殖,或者直接接触含有病原体的患者喷嚏、空气、污染的手和用具诱发本病。老幼体弱,免疫功能低下或有慢性呼吸道疾病如鼻窦炎、扁桃体炎者更易发病。

(四)临床表现

临床表现有以下几种类型。

1.普通感冒

普通感冒俗称"伤风",又称急性鼻炎或上呼吸道卡他,为病毒感染引起。起病较急,主要表现为鼻部症状,如打喷嚏、鼻塞、流清水样鼻涕,也可表现为咳嗽、咽干、咽痒或烧灼感甚至鼻后滴漏感。咽干、咳嗽和鼻后滴漏与病毒诱发的炎症介质导致的上呼吸道传入神经高敏状态有关。2～3天后鼻涕变稠,可伴咽痛、头痛、流泪、味觉迟钝、呼吸不畅、声嘶等,有时由于咽鼓管炎致听力减退。严重者有发热、轻度畏寒和头痛等。体检可见鼻腔黏膜充血、水肿、有分泌物,咽部可为轻度充血。一般经5～7天痊愈,伴并发症者可致病程迁延。

2.急性病毒性咽炎和喉炎

急性病毒性咽炎和喉炎由鼻病毒、腺病毒、流感病毒、副流感病毒以及肠病毒、呼吸道合胞病毒等引起。临床表现为咽痒和灼热感,咽痛不明显,咳嗽少见。急性喉炎多为流感病毒、副流感病毒及腺病毒等引起,临床表现为明显声嘶、讲话困难,可有发热、咽痛或咳嗽,咳嗽时咽喉疼痛加重。体检可见喉部充血、水肿,局部淋巴结轻度肿大和触痛,有时可闻及喉部的喘息声。

3.急性疱疹性咽峡炎

急性疱疹性咽峡炎多由柯萨奇病毒A引起,表现为明显咽痛、发热,病程约为一周。查体可见咽部充血,软腭、腭垂、咽及扁桃体表面有灰白色疱疹及浅表溃疡,周围伴红晕。多发于夏季,多见于儿童,偶见于成人。

4.急性咽结膜炎

急性咽结膜炎主要由腺病毒、柯萨奇病毒等引起。表现为发热、咽痛、畏光、流泪、咽及结膜明显充血。病程4～6天,多发于夏季,由游泳传播,儿童多见。

5.急性咽扁桃体炎

病原体多为溶血性链球菌,其次为流感嗜血杆菌、肺炎链球菌、葡萄球菌等。起病急,咽痛明显,伴发热、畏寒,体温可达39℃。查体可发现咽部明显充血,扁桃体肿大、充血,表面有黄色脓性分泌物。有时伴有颌下淋巴结肿大、压痛,而肺部查体无异常体征。

(五)辅助检查

1.血液学检查

因多为病毒性感染,白细胞计数常正常或偏低,伴淋巴细胞比例升高。细菌感染者可有白细胞计数与中性粒细胞增多和核左移现象。

2.病原学检查

因病毒类型繁多,且明确类型对治疗无明显帮助,一般无须明确病原学检查。需要时可用免疫荧光法、酶联免疫吸附法、血清学诊断或病毒分离鉴定等方法确定病毒的类型。细菌培养可判断细菌类型并做药物敏感试验以指导临床用药。

(六)主要治疗原则

由于目前尚无特效抗病毒药物,以对症处理为主,同时戒烟、注意休息、多饮水、保持室内空气流通和防治继发细菌感染。对有急性咳嗽、鼻后滴漏和咽干的患者应给予伪麻黄碱治疗以减轻鼻部充血,亦可局部滴鼻应用。必要时适当加用解热镇痛类药物。

（七）药物治疗

1.抗菌药物治疗

目前已明确普通感冒无须使用抗菌药物。除非有白细胞计数升高、咽部脓苔、咯黄痰和流鼻涕等细菌感染证据，可根据当地流行病学史和经验用药，可选口服青霉素、第一代头孢菌素、大环内酯类或喹诺酮类。

2.抗病毒药物治疗

由于目前有滥用造成流感病毒耐药现象，所以如无发热，免疫功能正常，发病超过2天一般无须应用。对于免疫缺陷患者，可早期常规使用。利巴韦林和奥司他韦有较广的抗病毒谱，对流感病毒、副流感病毒和呼吸道合胞病毒等有较强的抑制作用，可缩短病程。

二、护理评估

（一）病因评估

主要评估患者健康史和发病史，是否有受凉感冒史。对流行性感冒者，应详细询问患者及家属的流行病史，以有效控制疾病进展。

（二）一般评估

1.生命体征

患者体温可正常或发热；有无呼吸频率加快或节律异常。

2.患者主诉

有无鼻塞、流涕、咽干、咽痒、咽痛、畏寒、发热、咳嗽、咳痰、声嘶、畏光、流泪、眼痛等症状。

3.相关记录

体温，痰液颜色、性状和量等记录结果。

（三）身体评估

1.视诊

咽喉部有无充血；鼻腔黏膜有无充血、水肿及分泌物情况；扁桃体有无充血、肿大（肿大扁桃体的分度），有无黄色脓性分泌物；眼结膜有无充血等情况。

2.触诊

有无颌下、耳后等头颈部部位浅表淋巴结肿大，肿大淋巴结有无触痛。

3.听诊

有无异常呼吸音；双肺有无干、湿啰音。

（四）心理-社会评估

患者在疾病治疗过程中的心理反应与需求，家庭及社会支持情况，引导患者正确配合疾病的治疗与护理。

（五）辅助检查结果评估

1.血常规检查

有无白细胞计数降低或升高、有无淋巴细胞比值升高、有无中性粒细胞增多及核左移等。

2.胸部 X 线检查

有无肺纹理增粗、炎性浸润影等。

3.痰培养

有无细菌生长，药敏试验结果如何。

(六)治疗常用药效果的评估

对于呼吸道病毒感染,尚无特异的治疗药物。一般以对症处理为主,辅以中医治疗,并防治继发细菌感染。

三、主要护理诊断(问题)

(一)舒适受损

鼻塞、流涕、咽痛、头痛与病毒、细菌感染有关。

(二)体温过高

体温过高与病毒、细菌感染有关。

四、护理措施

(一)病情观察

观察生命体征及主要症状,尤其是体温、咽痛、咳嗽等的变化。高热者联合使用物理降温与药物降温,并及时更换汗湿衣物。

(二)环境与休息

保持室内温、湿度适宜和空气流通,症状轻者应适当休息,病情重者或年老者卧床休息为主。

(三)饮食

选择清淡、富含维生素、易消化的食物,并保证足够热量。发热者应适当增加饮水量。

(四)口腔护理

进食后漱口或按时给予口腔护理,防止口腔感染。

(五)防止交叉感染

注意隔离患者,减少探视,以避免交叉感染。指导患者咳嗽时应避免对着他人。患者使用过的餐具、痰盂等用品应按规定及时消毒。

(六)用药护理

遵医嘱用药且注意观察药物的不良反应。为减轻马来酸氯苯那敏或苯海拉明等抗过敏药的头晕、嗜睡等不良反应,宜指导患者在临睡前服用,并告知驾驶员和高空作业者应避免使用。

(七)健康教育

1.疾病预防指导

生活规律、劳逸结合、坚持规律且适当的体育运动,以增强体质,提高抗寒能力和机体的抵抗力。保持室内空气流通,避免受凉、过度疲劳等感染的诱发因素。在高发季节少去人群密集的公共场所。

2.疾病知识指导

指导患者采取适当的措施避免疾病传播,防止交叉感染。患病期间注意休息,多饮水并遵医嘱用药。

3.预防感染的措施

注意保暖,防止受凉,尤其是要避免呼吸道感染。

4.就诊的指标

告诉患者如果出现下列情况应及时到医院就诊。

(1)经药物治疗症状不缓解。

（2）出现耳鸣、耳痛、外耳道流脓等中耳炎症状。

（3）恢复期出现胸闷、心悸、眼睑水肿、腰酸或关节疼痛。

五、护理效果评估

（1）患者自觉症状好转（鼻塞、流涕、咽部不适感、发热、咳嗽咳痰等症状减轻）。

（2）患者体温恢复正常。

（3）身体评估：①视诊，患者咽喉部充血减轻；鼻腔黏膜充血、水肿减轻情况；扁桃体无充血、肿大程度减轻，无脓性分泌物；眼结膜无充血等情况。②听诊，患者无异常呼吸音；双肺无干、湿啰音。

（康晓庆）

第二节　急性气管-支气管炎

一、概述

（一）疾病概述

急性气管-支气管炎是由生物、物理、化学刺激或过敏等因素引起的急性气管-支气管黏膜炎症。多为散发，无流行倾向，年老体弱者易感。临床症状主要为咳嗽和咳痰。常发生于寒冷季节或气候突变时，也可由急性上呼吸道感染迁延不愈所致。

（二）相关病理生理

由病原体、吸入冷空气、粉尘、刺激性气体或因吸入致敏原引起气管-支气管急性炎症反应。其共同的病理表现为气管、支气管黏膜充血水肿，淋巴细胞和中性粒细胞浸润；同时可伴纤毛上皮细胞损伤，脱落，黏液腺体肥大增生。合并细菌感染时，分泌物呈脓性。

（三）急性气管-支气管炎的病因与诱因

病原体导致的感染是最主要病因，过度劳累、受凉、年老体弱是常见诱因。

1.病原体

病原体与上呼吸道感染类似。常见病毒为腺病毒、流感病毒（甲、乙）、冠状病毒、鼻病毒、单纯疱疹病毒、呼吸道合胞病毒和副流感病毒。常见细菌为流感嗜血杆菌、肺炎链球菌、卡他莫拉菌等，近年来衣原体和支原体感染明显增加，在病毒感染的基础上继发细菌感染亦较多见。

2.物理、化学因素

冷空气、粉尘、刺激性气体或烟雾（如二氧化硫、二氧化氮、氨气、氯气等）的吸入，均可刺激气管-支气管黏膜引起急性损伤和炎症反应。

3.变态反应

常见的吸入致敏原包括花粉、有机粉尘、真菌孢子、动物毛皮排泄物；或对细菌蛋白质的过敏，钩虫、蛔虫的幼虫在肺内的移行均可引起气管-支气管急性炎症反应。

（四）临床表现

临床主要表现为咳嗽咳痰。一般起病较急，通常全身症状较轻，可有发热。初为干咳或少量黏液痰,随后痰量增多,咳嗽加剧,偶伴血痰。咳嗽、咳痰可延续 2～3 周,如迁延不愈,可演变成慢性支气管炎。伴支气管痉挛时,可出现程度不等的胸闷气促。

(五)辅助检查

1.血液检查

病毒感染时,血常规检查白细胞计数多正常;细菌感染较重时,白细胞计数和中性粒细胞计数增高。血沉检查可有血沉加快。

2.胸部 X 线检查

多无异常,或仅有肺纹理的增粗。

3.痰培养

细菌或支原体衣原体感染时,可明确病原体;药物敏感试验可指导临床用药。

(六)治疗要点

1.对症治疗

咳嗽无痰或少痰,可用右美沙芬、喷托维林(咳必清)镇咳。咳嗽有痰而不易咳出,可选用盐酸氨溴索、溴己新(必嗽平),桃金娘油提取物化痰,也可雾化帮助祛痰。较为常用的为兼顾止咳和化痰的棕色合剂,也可选用中成药止咳祛痰。发生支气管痉挛时,可用平喘药如茶碱类、β_2受体激动剂等。发热可用解热镇痛药对症处理。

2.抗菌药物治疗

有细菌感染证据时应及时使用。可以首选新大环内酯类、青霉素类,亦可选用头孢菌素类或喹诺酮类等药物。多数患者口服抗菌药物即可,症状较重者可经肌内注射或静脉滴注给药,少数患者需要根据病原体培养结果指导用药。

3.一般治疗

多休息,多饮水,避免劳累。

二、护理评估

(一)病因评估

主要评估患者健康史和发病史,近期是否有受凉、劳累,是否有粉尘过敏史,是否有吸入冷空气或刺激性气体史。

(二)一般评估

1.生命体征

患者体温可正常或发热;有无呼吸频率加快或节律异常。

2.患者主诉

有无发热、咳嗽、咳痰、喘息等症状。

3.相关记录

体温,痰液颜色、性状和量等情况。

(三)身体评估

听诊有无异常呼吸音;有无双肺呼吸音变粗,两肺可否闻及散在的干、湿啰音,湿啰音部位是否固定,咳嗽后湿啰音是否减少或消失。有无闻及哮鸣音。

(四)心理-社会评估

患者在疾病治疗过程中的心理反应与需求,家庭及社会支持情况,引导患者正确配合疾病的治疗与护理。

(五)辅助检查结果评估

1.血液检查

有无白细胞总数和中性粒细胞百分比升高,有无血沉加快。

2.胸部 X 线检查

有无肺纹理增粗。

3.痰培养

有无致病菌生长,药敏试验结果如何。

(六)治疗常用药效果的评估

1.应用抗生素的评估要点

(1)记录每次给药的时间与次数,评估有无按时,按量给药,是否足疗程。

(2)评估用药后患者发热、咳嗽、咳痰等症状有无缓解。

(3)评估用药后患者是否出现皮疹、呼吸困难等变态反应。

(4)评估用药后患者有无较明显的恶心、呕吐、腹泻等不良反应。

2.应用止咳祛痰剂效果的评估

(1)记录每次给药的时间与药量。

(2)评估用祛痰剂后患者痰液是否变稀,是否较易咳出。

(3)评估用止咳药后,患者咳嗽频繁是否减轻,夜间睡眠是否改善。

3.应用平喘药后效果的评估

(1)记录每次给药的时间与量。

(2)评估用药后,患者呼吸困难是否减轻,听诊哮鸣音有无消失。

(3)如应用氨茶碱时间较长,需评估有无茶碱中毒表现。

三、主要护理诊断(问题)

(一)清理呼吸道无效

清理呼吸道无效与呼吸道感染、痰液黏稠有关。

(二)气体交换受损

气体交换受损与过敏、炎症引起支气管痉挛有关。

四、护理措施

(一)病情观察

观察生命体征及主要症状,尤其咳嗽,痰液的颜色、性质、量等的变化;有无呼吸困难与喘息等表现;监测体温情况。

(二)休息与保暖

急性期应减少活动,增加休息时间,室内空气新鲜,保持适宜的温度和湿度。

(三)保证充足的水分及营养

鼓励患者多饮水,必要时由静脉补充。给予易消化营养丰富的饮食,发热期间进食流质或半流质食物为宜。

(四)保持口腔清洁

由于患者发热、咳嗽、痰多且黏稠,咳嗽剧烈时可引起呕吐,故要保持口腔卫生,以增加舒适感,增进食欲,促进毒素的排泄。

(五)发热护理

热度不高不需特殊处理,高热时要采取物理降温或药物降温措施。

(六)保持呼吸道通畅

观察呼吸道分泌物的性质及能否有效地咳出痰液,指导并鼓励患者有效咳嗽;若为细菌感染所致,按医嘱使用敏感的抗生素。若痰液黏稠,可采用超声雾化吸入或蒸气吸入稀释分泌物;对于咳嗽无力的患者,宜经常更换体位,拍背,使呼吸道分泌物易于排出,促进炎症消散。

(七)给氧与解痉平喘

有咳喘症状者可给予氧气吸入或按医嘱采用雾化吸入平喘解痉剂,严重者可口服。

(八)健康教育

1.疾病预防指导

预防急性上呼吸道感染的诱发因素。增强体质,可选择合适的体育活动,如做健康操、打太极拳、跑步等,可进行耐寒训练,如冷水洗脸、冬泳等。

2.疾病知识指导

患病期间增加休息时间,避免劳累;饮食宜清淡、富含营养;按医嘱用药。

3.就诊指标

如 2 周后症状仍持续应及时就诊。

五、护理效果评估

(1)患者自觉症状好转(咳嗽咳痰、喘息、发热等症状减轻)。

(2)患者体温恢复正常。

(3)患者听诊时双肺未闻及干、湿啰音。

（康晓庆）

第三节　慢性支气管炎

慢性支气管炎是由于感染或非感染因素引起气管、支气管黏膜及其周围组织的慢性非特异性炎症。临床以咳嗽、咳痰或伴有喘息反复发作为特征,每年持续 3 个月以上,且连续 2 年以上。

一、病因和发病机制

慢性支气管炎的病因极为复杂,迄今尚有许多因素还不够明确,往往是多种因素长期相互作用的综合结果。

(一)感染

病毒、支原体和细菌感染是本病急性发作的主要原因。病毒感染以流感病毒、鼻病毒、腺病毒和呼吸道合胞病毒常见;细菌感染以肺炎链球菌、流感嗜血杆菌和卡他莫拉菌及葡萄球菌常见。

（二）大气污染

化学气体如氯气、二氧化氮、二氧化硫等刺激性烟雾,空气中的粉尘等均可刺激支气管黏膜,使呼吸道清除功能受损,为细菌入侵创造条件。

（三）吸烟

吸烟为本病发病的主要因素。吸烟时间的长短与吸烟量决定发病率的高低,吸烟者的患病率较不吸烟者高 2～8 倍。

（四）过敏因素

喘息型支气管患者多有过敏史。患者痰中嗜酸性粒细胞和组胺的含量及血中 IgE 明显高于正常。此类患者实际上应属慢性支气管炎合并哮喘。

（五）其他因素

气候变化,特别是寒冷空气对慢性支气管炎的病情加重有密切关系。自主神经功能失调,副交感神经功能亢进,老年人肾上腺皮质功能减退,慢性支气管炎的发病率增加。维生素 C 缺乏,维生素 A 缺乏,易患慢性支气管炎。

二、临床表现

（一）症状

患者常在寒冷季节发病,出现咳嗽、咳痰,尤以晨起显著,白天多于夜间。病毒感染痰液为白色黏液泡沫状,继发细菌感染,痰液转为黄色或黄绿色黏液脓性,偶可带血。慢性支气管炎反复发作后,支气管黏膜的迷走神经感受器反应性增高,副交感神经功能亢进,可出现过敏现象而发生喘息。

（二）体征

早期多无体征。急性发作期可在肺底部闻及干、湿啰音。喘息型支气管炎在咳嗽或深吸气后可闻及哮鸣音,发作时,有广泛哮鸣音。

（三）并发症

(1)阻塞性肺气肿:为慢性支气管炎最常见的并发症。

(2)支气管肺炎:慢性支气管炎蔓延至支气管周围肺组织中,患者表现寒战、发热、咳嗽加剧、痰量增多且呈脓性;白细胞总数及中性粒细胞增多;胸部 X 线片显示双下肺野有斑点状或小片阴影。

(3)支气管扩张症。

三、诊断

（一）辅助检查

1.血常规

白细胞总数及中性粒细胞数可升高。

2.胸部 X 线

单纯型慢性支气管炎,X 线片检查阴性或仅见双下肺纹理增多、增粗、模糊、呈条索状或网状。继发感染时为支气管周围炎症改变,表现为不规则斑点状阴影,重叠于肺纹理之上。

3.肺功能检查

早期病变多在小气道,常规肺功能检查多无异常。

(二)诊断要点

凡咳嗽、咳痰或伴有喘息,每年发作持续 3 个月,连续 2 年或 2 年以上者,并排除其他心、肺疾病(如肺结核、肺尘埃沉着病、支气管哮喘、支气管扩张症、肺癌、肺脓肿、心脏病、心功能不全等)、慢性鼻咽疾病后,即可诊断。如每年发病不足 3 个月,但有明确的客观检查依据(如胸部 X 线片、肺功能等)亦可诊断。

(三)鉴别诊断

1.支气管扩张症

多于儿童或青年期发病,常继发于麻疹、肺炎或百日咳后,并有咳嗽、咳痰反复发作的病史,合并感染时痰量增多,并呈脓性或伴有发热,病程中常反复咯血。在肺下部周围可闻及不易消散的湿性啰音。晚期重症患者可出现杵状指(趾)。胸部 X 线片上可见双肺下野纹理粗乱或呈卷发状。薄层高分辨 CT(HRCT)检查有助于确诊。

2.肺结核

活动性肺结核患者多有午后低热、消瘦、乏力、盗汗等中毒症状。咳嗽痰量不多,常有咯血。老年肺结核的中毒症状多不明显,常被慢性支气管炎的症状所掩盖而误诊。胸部 X 线片上可发现结核病灶,部分患者痰结核菌检查可获阳性。

3.支气管哮喘

支气管哮喘常为特质性患者或有过敏性疾病家族史,多于幼年发病。一般无慢性咳嗽、咳痰史。哮喘多突然发作,且有季节性,血和痰中嗜酸性粒细胞常增多,治疗后可迅速缓解。发作时双肺布满哮鸣音,呼气延长,缓解后可消失,且无症状,但气道反应性仍增高。慢性支气管炎合并哮喘的患者,病史中咳嗽、咳痰多发生在喘息之前,迁延不愈较长时间后伴有喘息,且咳嗽、咳痰的症状多较喘息更为突出,平喘药物疗效不如哮喘等可资鉴别。

4.肺癌

肺癌多发生于 40 岁以上男性,并有多年吸烟史的患者,刺激性咳嗽常伴痰中带血和胸痛。胸部 X 线片检查肺部常有块影或反复发作的阻塞性肺炎。痰脱落细胞及支气管镜等检查,可明确诊断。

5.慢性肺间质纤维化

慢性咳嗽,咳少量黏液性非脓性痰,进行性呼吸困难,双肺底可闻及爆裂音(Velcro 啰音),严重者发绀并有杵状指。胸部 X 线片见中下肺野及肺周边部纹理增多紊乱呈网状结构,其间见弥漫性细小斑点阴影。肺功能检查呈限制性通气功能障碍,弥散功能减低,动脉血氧分压(PaO_2)下降。肺活检是确诊的手段。

四、治疗

(一)急性发作期及慢性迁延期的治疗

以控制感染、祛痰、镇咳为主,同时解痉平喘。

1.抗感染药物

及时、有效、足量,感染控制后及时停用,以免产生细菌耐药或二重感染。一般患者可按常见致病菌用药。可选用青霉素 G $80×10^4$ U 肌内注射;复方磺胺甲噁唑,每次 2 片,2 次/天;阿莫西林 2~4 g/d,3~4 次口服;氨苄西林 2~4 g/d,分 4 次口服;头孢氨苄 2~4 g/d 或头孢拉定 1~2 g/d,分 4 次口服;头孢呋辛 2 g/d 或头孢克洛 0.5~1 g/d,分 2~3 次口服。亦可选择新一代大环内酯类抗生素,如罗红霉素,0.3 g/d,2次口服。抗菌治疗疗程一般7～10天,反复感染病例可适当延长。严重感染时,可选用氨苄西林、环丙沙星、氧氟沙星、阿米卡星、奈替米星或头孢菌素类联合静脉滴注给药。

2.祛痰镇咳药

刺激性干咳者不宜单用镇咳药物,否则痰液不易咳出。可给盐酸溴环己胺醇30 mg或羧甲基半胱氨酸500 mg,3次/天,口服。乙酰半胱氨酸(富露施)及氯化铵甘草合剂均有一定的疗效。α-糜蛋白酶雾化吸入亦有消炎祛痰的作用。

3.解痉平喘

解痉平喘主要为解除支气管痉挛,利于痰液排出。常用药物为氨茶碱0.1～0.2 g,8次/小时口服;丙卡特罗50 mg,2次/天;特布他林2.5 mg,2～3次/天。慢性支气管炎有可逆性气道阻塞者应常规应用支气管舒张剂,如异丙托溴铵(异丙阿托品)气雾剂、特布他林等吸入治疗。阵发性咳嗽常伴不同程度的支气管痉挛,应用支气管扩张症药后可改善症状,并有利于痰液的排出。

(二)缓解期的治疗

应以增强体质,提高机体抗病能力和预防发作为主。

(三)中药治疗

采取扶正固本原则,按肺、脾、肾的虚实辨证施治。

五、护理措施

(一)常规护理

1.环境

保持室内空气新鲜、流通,安静,舒适,温湿度适宜。

2.休息

急性发作期应卧床休息,取半卧位。

3.给氧

持续低流量吸氧。

4.饮食

给予高热量、高蛋白、高维生素易消化饮食。

(二)专科护理

(1)解除气道阻塞,改善肺泡通气:及时清除痰液,神志清醒患者应鼓励咳嗽,痰稠不易咯出时,给予雾化吸入或雾化泵药物喷入,减少局部淤血水肿,以利痰液排出。危重体弱患者,定时更换体位,叩击背部,使痰易于咳出,餐前应给予胸部叩击或胸壁震荡。方法:患者取侧卧位,护士两手手指并拢,手背隆起,指关节微屈,自肺底由下向上,由外向内叩拍胸壁,震动气管,边拍边鼓励患者咳嗽,以促进痰液的排出,每侧肺叶叩击3～5分钟。对神志不清者,可进行机械吸痰,需注意无菌操作,抽吸压力要适当,动作轻柔,每次抽吸时间不超过15秒,以免加重缺氧。

(2)合理用氧,减轻呼吸困难:根据缺氧和二氧化碳潴留的程度不同,合理用氧,一般给予低流量、低浓度、持续吸氧,如病情需要提高氧浓度,应辅以呼吸兴奋剂刺激通气或使用呼吸机改善通气,吸氧后如呼吸困难缓解、呼吸频率减慢、节律正常、血压上升、心率减慢、心律正常、发绀减轻、皮肤转暖、神志转清、尿量增加等,表示氧疗有效。若呼吸过缓,意识障碍加深,需考虑二氧化碳潴留加重,必要时采取增加通气量措施。

(康晓庆)

第四节　肺　炎

一、概述

(一)疾病概述

肺炎是指终末气道、肺泡和肺间质的炎症,可由病原微生物、理化因素、免疫损伤、过敏及药物所致。细菌性肺炎是最常见的肺炎,也是最常见的感染性疾病之一。在抗菌药物应用以前,细菌性肺炎对儿童及老年人的健康威胁极大,抗菌药物的出现及发展曾一度使肺炎病死率明显下降。但近年来,尽管应用强力的抗菌药物和有效的疫苗,肺炎总的病死率却不再降低,甚至有所上升。

(二)肺炎分类

肺炎可按解剖、病因或患病环境加以分类。

1.解剖分类

(1)大叶性(肺泡性):肺炎病原体先在肺泡引起炎症,经肺泡间孔(Cohn 孔)向其他肺泡扩散,致使部分肺段或整个肺段、肺叶发生炎症改变。典型者表现为肺实质炎症,通常并不累及支气管。致病菌多为肺炎链球菌。胸部 X 线片显示肺叶或肺段的实变阴影。

(2)小叶性(支气管性):肺炎病原体经支气管入侵,引起细支气管、终末细支气管及肺泡的炎症,常继发于其他疾病,如支气管炎、支气管扩张症、上呼吸道病毒感染以及长期卧床的危重患者。其病原体有肺炎链球菌、葡萄球菌、病毒、肺炎支原体以及军团菌等。支气管腔内有分泌物,故常可闻及湿啰音,无实变的体征。胸部 X 线片显示为沿肺纹理分布的不规则斑片状阴影,边缘密度浅而模糊,无实变征象,肺下叶常受累。

(3)间质性肺炎:以肺间质为主的炎症,可由细菌、支原体、衣原体、病毒或肺孢子菌等引起。累及支气管壁以及支气管周围,有肺泡壁增生及间质水肿,因病变仅在肺间质,故呼吸道症状较轻,异常体征较少。胸部 X 线片通常表现为一侧或双侧肺下部的不规则条索状阴影,从肺门向外伸展,可呈网状,其间可有小片肺不张阴影。

2.病因分类

(1)细菌性肺炎:如肺炎链球菌、金黄色葡萄球菌、甲型溶血性链球菌、肺炎克雷伯杆菌、流感嗜血杆菌、铜绿假单胞菌肺炎等。

(2)非典型病原体所致肺炎:如军团菌、支原体和衣原体肺炎等。

(3)病毒性肺炎:如冠状病毒、腺病毒、呼吸道合胞病毒、流感病毒、麻疹病毒、巨细胞病毒、单纯疱疹病毒肺炎等。

(4)肺真菌病:如白念珠菌、曲霉菌、隐球菌、肺孢子菌肺炎等。

(5)其他病原体所致肺炎:如立克次体(如 Q 热立克次体)、弓形虫(如鼠弓形虫)、寄生虫(如肺包虫、肺吸虫、肺血吸虫)肺炎等。

(6)理化因素所致的肺炎:如放射性损伤引起的放射性肺炎,胃酸吸入引起的化学性肺炎,或对吸入或内源性脂类物质产生炎症反应的类脂性肺炎等。

3.患病环境分类

由于细菌学检查阳性率低,培养结果滞后,病因分类在临床上应用较为困难,目前多按肺炎的获得环境分成两类,有利于指导经验治疗。

(1)社区获得性肺炎(community acquired pneumonia,CAP)是指在医院外罹患的感染性肺实质炎症,包括具有明确潜伏期的病原体感染而在入院后平均潜伏期内发病的肺炎。其临床诊断依据如下:①新近出现的咳嗽、咳痰或原有呼吸道疾病症状加重,并出现脓性痰,伴或不伴胸痛。②发热。③肺实变体征和/或闻及湿啰音。④白细胞计数$>10\times10^9$/L 或$<4\times10^9$/L,伴或不伴中性粒细胞核左移。⑤胸部 X 线片检查显示片状、斑片状浸润性阴影或间质性改变,伴或不伴胸腔积液。以上①~④项中任何 1 项加第⑤项,除外非感染性疾病可做出诊断。CAP 常见病原体为肺炎链球菌、支原体、衣原体、流感嗜血杆菌和呼吸道病毒(甲、乙型流感病毒,腺病毒、呼吸合胞病毒和副流感病毒)等。

(2)医院获得性肺炎(hospital acquired pneumonia,HAP)亦称医院内肺炎,是指患者入院时不存在,也不处于潜伏期,而于入院 48 小时后在医院(包括老年护理院、康复院等)内发生的肺炎。HAP 还包括呼吸机相关性肺炎(ventilator associated pneumonia,VAP)和卫生保健相关性肺炎(healthcare associated pneumonia,HCAP)。其临床诊断依据是 X 线检查出现新的或进展的肺部浸润影加上下列三个临床征候中的两个或以上即可诊断为肺炎:①发热超过 38 ℃。②血白细胞计数增多或减少。③脓性气道分泌物。但 HAP 的临床表现、实验室和影像学检查特异性低,应注意与肺不张、心力衰竭和肺水肿、基础疾病肺侵犯、药物性肺损伤、肺栓塞和急性呼吸窘迫综合征等相鉴别。无感染高危因素患者的常见病原体依次为肺炎链球菌、流感嗜血杆菌、金黄色葡萄球菌、大肠埃希菌、肺炎克雷伯杆菌、不动杆菌属等;有感染高危因素患者为铜绿假单胞菌、肠杆菌属、肺炎克雷伯杆菌等,金黄色葡萄球菌的感染有明显增加的趋势。

(三)肺炎发病机制

正常的呼吸道免疫防御机制(支气管内黏液-纤毛运载系统、肺泡巨噬细胞等细胞防御的完整性等)使气管隆凸以下的呼吸道保持无菌。是否发生肺炎取决于两个因素:病原体和宿主因素。如果病原体数量多,毒力强和/或宿主呼吸道局部和全身免疫防御系统损害,即可发生肺炎。病原体可通过下列途径引起肺炎:①空气吸入;②血行播散;③邻近感染部位蔓延;④上呼吸道定植菌的误吸。肺炎还可通过误吸胃肠道的定植菌(胃食管反流)和通过人工气道吸入环境中的致病菌引起。病原体直接抵达下呼吸道后,滋生繁殖,引起肺泡毛细血管充血、水肿,肺泡内纤维蛋白渗出及细胞浸润。除了金黄色葡萄球菌、铜绿假单胞菌和肺炎克雷伯杆菌等可引起肺组织的坏死性病变易形成空洞外,肺炎治愈后多不遗留瘢痕,肺的结构与功能均可恢复。

二、几种常见病原体所致肺炎

不同病原体所致肺炎在临床表现、辅助检查及治疗要点等方面均有差异。

(一)肺炎链球菌肺炎

肺炎链球菌肺炎是由肺炎链球菌或称肺炎球菌所引起的肺炎,约占社区获得性肺炎的半数。

1.临床表现

(1)症状:发病前常有受凉、淋雨、疲劳、醉酒、病毒感染史,多有上呼吸道感染的前驱症状。起病多急骤,高热、寒战、全身肌肉酸痛,体温通常在数小时内升至 39~40 ℃,高峰在下午或傍晚,或呈稽留热,脉率随之增速。可有患侧胸部疼痛,放射到肩部或腹部,咳嗽或深呼吸时加剧。

痰少,可带血或呈铁锈色,胃纳锐减,偶有恶心、呕吐、腹痛或腹泻,易被误诊为急腹症。

(2)体征:患者呈急性热病容,面颊绯红,鼻翼翕动,皮肤灼热、干燥,口角及鼻周有单纯疱疹;病变广泛时可出现发绀。有败血症者,可出现皮肤、黏膜出血点,巩膜黄染。早期肺部体征无明显异常,仅有胸廓呼吸运动幅度减小,叩诊稍浊,听诊可有呼吸音减低及胸膜摩擦音。肺实变时叩诊浊音、触觉语颤增强并可闻及支气管呼吸音。消散期可闻及湿啰音。心率增快,有时心律不齐。重症患者有肠胀气,上腹部压痛多与炎症累及膈胸膜有关。重症感染时可伴休克、急性呼吸窘迫综合征及神经精神症状,表现为神志模糊、烦躁、呼吸困难、嗜睡、谵妄、昏迷等。累及脑膜时,有颈抵抗及出现病理性反射。

本病自然病程为 1～2 周。发病 5～10 天,体温可自行骤降或逐渐消退;使用有效的抗菌药物后可使体温在 1～3 天内恢复正常。患者的其他症状与体征亦随之逐渐消失。

(3)并发症:肺炎链球菌肺炎的并发症近年来已很少见。严重败血症或毒血症患者易发生感染性休克,尤其是老年人。表现为血压降低、四肢厥冷、多汗、发热、心动过速、心律失常等,而高热、胸痛、咳嗽等症状并不突出。其他并发症有胸膜炎、脓胸、心包炎、脑膜炎和关节炎等。

2.辅助检查

(1)血液检查:血白细胞计数 $(10～20)×10^9/L$,中性粒细胞多在 80% 以上,并有核左移,细胞内可见中毒颗粒。年老体弱、酗酒、免疫功能低下者的白细胞计数可不增高,但中性粒细胞的百分比仍增高。

(2)细菌学检查:痰直接涂片做革兰染色及荚膜染色镜检,如发现典型的革兰染色阳性、带荚膜的双球菌或链球菌,即可初步做出病原诊断。痰培养 24～48 小时可以确定病原体。聚合酶链反应检测及荧光标记抗体检测可提高病原学诊断率。痰标本送检应注意器皿洁净无菌,在抗菌药物应用之前漱口后采集,取深部咳出的脓性或铁锈色痰。10%～20% 患者合并菌血症,故重症肺炎应做血培养。

(3)X 线检查:早期仅见肺纹理增粗,或受累的肺段、肺叶稍模糊。随着病情进展,肺泡内充满炎性渗出物,表现为大片炎症浸润阴影或实变影,在实变阴影中可见支气管充气征,肋膈角可有少量胸腔积液。在消散期,X 线显示炎性浸润逐渐吸收,可有片状区域吸收较快,呈现"假空洞"征,多数病例在起病 3～4 周后才完全消散。老年患者肺炎病灶消散较慢,容易出现吸收不完全而成为机化性肺炎。

3.治疗要点

(1)抗菌药物治疗:一经诊断即应给予抗菌药物治疗,不必等待细菌培养结果。首选青霉素 G,用药途径及剂量视病情轻重及有无并发症而定:对于成年轻症患者,可用 $24×10^5$ U/d,分 3 次肌内注射,或用普鲁卡因青霉素每 12 小时肌内注射 $60×10^4$ U。病情稍重者,宜用青霉素 G $24×10^5～48×10^5$ U/d,分次静脉滴注,每 6～8 小时 1 次;重症及并发脑膜炎者,可增至 $10×10^6～30×10^6$ U/d,分 4 次静脉滴注。对青霉素过敏者,或耐青霉素或多重耐药菌株感染者,可用呼吸氟喹诺酮类、头孢噻肟或头孢曲松等药物,多重耐药菌株感染者可用万古霉素、替考拉宁等。

(2)支持疗法:患者应卧床休息,注意补充足够蛋白质、热量及维生素。密切监测病情变化,注意防止休克。剧烈胸痛者,可酌用少量镇痛药,如可待因 15 mg。不用阿司匹林或其他解热药,以免过度出汗、脱水及干扰真实热型,导致临床判断错误。鼓励饮水每天 1～2 L,轻症患者不需常规静脉输液,确有失水者可输液,保持尿比重在 1.020 以下,血清钠保持在 145 mmol/L

以下。中等或重症患者[PaO_2<8.0 kPa(60 mmHg)或有发绀]应给氧。若有明显麻痹性肠梗阻或胃扩张,应暂时禁食、禁饮和胃肠减压,直至肠蠕动恢复。烦躁不安、谵妄、失眠者酌用地西泮5 mg或水合氯醛1.0～1.5 g,禁用抑制呼吸的镇静药。

(3)并发症的处理:经抗菌药物治疗后,高热常在24小时内消退,或数天内逐渐下降。若体温降而复升或3天后仍不降者,应考虑肺炎链球菌的肺外感染,如脓胸、心包炎或关节炎等。持续发热的其他原因尚有耐青霉素的肺炎链球菌(PRSP)或混合细菌感染、药物热或并存其他疾病。肿瘤或异物阻塞支气管时,经治疗后肺炎虽可消散,但阻塞因素未除,肺炎可再次出现。10%～20%肺炎链球菌肺炎伴发胸腔积液者,应酌情取胸液检查及培养以确定其性质。若治疗不当,约5%并发脓胸,应积极排脓引流。

(二)葡萄球菌肺炎

葡萄球菌肺炎是由葡萄球菌引起的急性肺化脓性炎症。常发生于有基础疾病如糖尿病、血液病、艾滋病、肝病、营养不良、乙醇中毒、静脉吸毒或原有支气管肺疾病者。儿童患流感或麻疹时也易罹患。多急骤起病,高热、寒战、胸痛,痰脓性,可早期出现循环衰竭。X线表现为坏死性肺炎,如肺脓肿、肺气囊肿和脓胸。若治疗不及时或不当,病死率甚高。

1.临床表现

(1)症状:本病起病多急骤,寒战、高热,体温多为39～40 ℃,胸痛,痰脓性,量多,带血丝或呈脓血状。毒血症状明显,全身肌肉、关节酸痛,体质衰弱,精神萎靡,病情严重者可早期出现周围循环衰竭。院内感染者通常起病较隐袭,体温逐渐上升。老年人症状可不典型。血源性葡萄球菌肺炎常有皮肤伤口、疖痈和中心静脉导管置入等,或静脉吸毒史,咳脓性痰较少见。

(2)体征:早期可无体征,常与严重的中毒症状和呼吸道症状不平行,其后可出现两肺散在性湿啰音。病变较大或融合时可有肺实变体征,气胸或脓气胸则有相应体征。血源性葡萄球菌肺炎应注意肺外病灶,静脉吸毒者多有皮肤针口和三尖瓣赘生物,可闻及心脏杂音。

2.辅助检查

(1)血液检查:外周血白细胞计数明显升高,中性粒细胞比例增加,核左移。

(2)X线检查:胸部X线片显示肺段或肺叶实变,可形成空洞,或呈小叶状浸润,其中有单个或多发的液气囊腔。另一特征是X线阴影的易变性,表现为一处炎性浸润消失而在另一处出现新的病灶,或很小的单一病灶发展为大片阴影。治疗有效时,病变消散,阴影密度逐渐减低,2～4周后病变完全消失,偶可遗留少许条索状阴影或肺纹理增多等。

3.治疗要点

强调应早期清除引流原发病灶,选用敏感的抗菌药物。近年来,金黄色葡萄球菌对青霉素G的耐药率已高达90%,因此可选用耐青霉素酶的半合成青霉素或头孢菌素,如苯唑西林钠、氯唑西林、头孢呋辛钠等,联合氨基糖苷类如阿米卡星等,亦有较好疗效。阿莫西林、氨苄西林与酶抑制剂组成的复方制剂对产酶金黄色葡萄球菌有效,亦可选用。对于抗甲氧西林金黄色葡萄球菌,则应选用万古霉素、替考拉宁等,近年国外还应用链阳霉素和噁唑烷酮类药物(如利奈唑胺)。万古霉素1～2 g/d静脉滴注,或替考拉宁首日0.8 g静脉滴注,以后0.4 g/d,偶有药物热、皮疹、静脉炎等不良反应。临床选择抗菌药物时可参考细菌培养的药物敏感试验。

(三)肺炎支原体肺炎

肺炎支原体肺炎是由肺炎支原体引起的呼吸道和肺部的急性炎症改变,常同时有咽炎、支气管炎和肺炎。支原体肺炎占非细菌性肺炎的1/3以上,或各种原因引起的肺炎的10%。秋冬季节发病较多,但季节性差异并不显著。

1.临床表现

潜伏期 2～3 周,通常起病较缓慢。症状主要为乏力、咽痛、头痛、咳嗽、发热、食欲缺乏、腹泻、肌痛、耳痛等。咳嗽多为阵发性刺激性呛咳,咳少量黏液。发热可持续 2～3 周,体温恢复正常后可能仍有咳嗽。偶伴有胸骨后疼痛。肺外表现更为常见,如皮炎(斑丘疹和多形红斑)等。体格检查可见咽部充血,儿童偶可并发鼓膜炎或中耳炎,颈淋巴结肿大。胸部体格检查与肺部病变程度常不相称,可无明显体征。

2.辅助检查

(1)X 线检查:胸部 X 线片显示肺部多种形态的浸润影,呈节段性分布,以肺下野多见,有的从肺门附近向外伸展。病变常经 3～4 周后自行消散。部分患者出现少量胸腔积液。

(2)血常规检查:血白细胞总数正常或略增高,以中性粒细胞为主。

(3)病原体检查:起病 2 周后,约 2/3 的患者冷凝集试验阳性,滴度>1：32,如果滴度逐步升高,更有诊断价值。约半数患者对链球菌 MG 凝集试验阳性。凝集试验为诊断肺炎支原体感染的传统实验方法,但其敏感性与特异性均不理想。血清支原体 IgM 抗体的测定(酶联免疫吸附试验最敏感,免疫荧光法特异性强,间接血凝法较实用)可进一步确诊。直接检测标本中肺炎支原体抗原,可用于临床早期快速诊断。单克隆抗体免疫印迹法、核酸杂交技术及聚合酶链反应技术等具有高效、特异而敏感等优点,易于推广,对诊断肺炎支原体感染有重要价值。

3.治疗要点

早期使用适当抗菌药物可减轻症状及缩短病程。本病有自限性,多数病例不经治疗可自愈。大环内酯类抗菌药物为首选,如红霉素、罗红霉素和阿奇霉素。氟喹诺酮类如左氧氟沙星、加替沙星和莫西沙星等,四环素类也用于肺炎支原体肺炎的治疗。疗程一般 2～3 周。因肺炎支原体无细胞壁,青霉素或头孢菌素类等抗菌药物无效。对剧烈呛咳者,应适当给予镇咳药。若继发细菌感染,可根据痰病原学检查,选用针对性的抗菌药物治疗。

(四)肺炎衣原体肺炎

肺炎衣原体肺炎是由肺炎衣原体引起的急性肺部炎症,常累及上下呼吸道,可引起咽炎、喉炎、扁桃体炎、鼻窦炎、支气管炎和肺炎。常在聚居场所的人群中流行,如军队、学校、家庭,通常感染所有的家庭成员,但 3 岁以下的儿童患病较少。

1.临床表现

起病多隐袭,早期表现为上呼吸道感染症状。临床上与支原体肺炎颇为相似。通常症状较轻,发热、寒战、肌痛、干咳,非胸膜炎性胸痛,头痛、不适和乏力。少有咯血。发生咽喉炎者表现为咽喉痛、声音嘶哑,有些患者可表现为双阶段病程:开始表现为咽炎,经对症处理好转,1～3 周后又发生肺炎或支气管炎,咳嗽加重。少数患者可无症状。肺炎衣原体感染时也可伴有肺外表现,如中耳炎,关节炎,甲状腺炎,脑炎,吉兰-巴雷综合征等。体格检查肺部偶闻湿啰音,随肺炎病变加重湿啰音可变得明显。

2.辅助检查

(1)血常规检查:血白细胞计数正常或稍高,血沉加快。

(2)病原体检查:可从痰、咽拭子、咽喉分泌物、支气管肺泡灌洗液中直接分离肺炎衣原体。也可用聚合酶链反应方法对呼吸道标本进行 DNA 扩增。原发感染者,早期可检测血清 IgM,急性期血清标本如 IgM 抗体滴度多 1：16 或急性期和恢复期的双份血清 IgM 或 IgG 抗体有 4 倍以上的升高。再感染者 IgG 滴度 1:512 或 4 倍增高,或恢复期 IgM 有较大的升高。咽拭子分离出肺炎衣原体是诊断的金标准。

(3)X 线检查:胸部 X 线片表现以单侧、下叶肺泡渗出为主。可有少到中量的胸腔积液,多在疾病的早期出现。肺炎衣原体肺炎常可发展成双侧,表现为肺间质和肺泡渗出混合存在,病变可持续几周。原发感染的患者胸片表现多为肺泡渗出,再感染者则为肺泡渗出和间质病变混合型。

3.治疗要点

肺炎衣原体肺炎首选红霉素,亦可选用多西环素或克拉霉素,疗程均为 14～21 天。阿奇霉素0.5 g/d,连用 5 天。氟喹诺酮类也可选用。对发热、干咳、头痛等可对症治疗。

(五)病毒性肺炎

病毒性肺炎是由上呼吸道病毒感染,向下蔓延所致的肺部炎症。可发生在免疫功能正常或抑制的儿童和成人。本病大多发生于冬春季节,暴发或散发流行。密切接触的人群或有心肺疾病者容易罹患。社区获得性肺炎住院患者约 8% 为病毒性肺炎。婴幼儿、老人、原有慢性心肺疾病者或妊娠妇女,病情较重,甚至导致死亡。

1.临床表现

好发于病毒疾病流行季节,临床症状通常较轻,与支原体肺炎的症状相似,但起病较急,发热、头痛、全身酸痛、倦怠等较突出,常在急性流感症状尚未消退时,即出现咳嗽、少痰或白色黏液痰、咽痛等呼吸道症状。小儿或老年人易发生重症病毒性肺炎,表现为呼吸困难、发绀、嗜睡、精神萎靡,甚至发生休克、心力衰竭和呼吸衰竭等并发症,也可发生急性呼吸窘迫综合征。本病常无显著的胸部体征,病情严重者有呼吸浅速,心率增快,发绀,肺部干、湿啰音。

2.辅助检查

(1)血常规检查:白细胞计数正常、稍高或偏低,血沉通常在正常范围。

(2)病原体检查:痰涂片所见的白细胞以单核细胞居多,痰培养常无致病细菌生长。

(3)X 线检查:胸部 X 线片检查可见肺纹理增多,小片状浸润或广泛浸润,病情严重者显示双肺弥漫性结节性浸润,但大叶实变及胸腔积液者均不多见。病毒性肺炎的致病原不同,其 X 线征象亦有不同的特征。

3.治疗要点

以对症为主,卧床休息,居室保持空气流通,注意隔离消毒,预防交叉感染。给予足量维生素及蛋白质,多饮水及少量多次进软食,酌情静脉输液及吸氧。保持呼吸道通畅,及时消除上呼吸道分泌物等。

原则上不宜应用抗菌药物预防继发性细菌感染,一旦明确已合并细菌感染,应及时选用敏感的抗菌药物。

目前已证实较有效的病毒抑制药物如下:①利巴韦林具有广谱抗病毒活性,包括呼吸道合胞病毒、腺病毒、副流感病毒和流感病毒。0.8～1.0 g/d,分 3 次或 4 次服用;静脉滴注或肌内注射每天 10～15 mg/kg,分 2 次。亦可用雾化吸入,每次 10～30 mg,加蒸馏水 30 mL,每天 2 次,连续 5～7 天。②阿昔洛韦具有广谱、强效和起效快的特点。临床用于疱疹病毒、水痘病毒感染。尤其对免疫缺陷或应用免疫抑制剂者应尽早应用。每次 5 mg/kg,静脉滴注,一天 3 次,连续给药 7 天。③更昔洛韦可抑制 DNA 合成。主要用于巨细胞病毒感染,7.5～15 mg/(kg·d),连用10～15 天。④奥司他韦为神经氨酸酶抑制剂,对甲、乙型流感病毒均有很好作用,耐药发生率低,75 mg,每天 2 次,连用 5 天。⑤阿糖腺苷具有广泛的抗病毒作用。多用于治疗免疫缺陷患者的疱疹病毒与水痘病毒感染,5～15 mg/(kg·d),静脉滴注,每 10～14 天为 1 个疗程。⑥金刚烷胺有阻止某些病毒进入人体细胞及退热作用。临床用于流感病毒等感染。成人量每次 100 mg,晨晚各 1 次,连用 3～5 天。

(六)肺真菌病

肺真菌病是最常见的深部真菌病。近年来由于广谱抗菌药物、糖皮质激素、细胞毒药物及免疫抑制剂的广泛使用,器官移植的开展,以及免疫缺陷病如艾滋病增多,肺真菌病有增多的趋势。真菌多在土壤中生长,孢子飞扬于空气中,被吸入到肺部引起肺真菌病(外源性)。有些真菌为寄生菌,当机体免疫力下降时可引起感染。体内其他部位真菌感染亦可沿淋巴或血液到肺部,为继发性肺真菌病。

1.临床表现

临床上表现为持续发热、咳嗽、咳痰(黏液痰或乳白色、棕黄色痰,也可有血痰)、胸痛、消瘦、乏力等症状。肺部体征无特异性改变。

2.辅助检查

肺真菌病的病理改变可有过敏、化脓性炎症反应或形成慢性肉芽肿。X 线表现无特征性可为支气管肺炎、大叶性肺炎、单发或多发结节,乃至肿块状阴影和空洞。病理学诊断仍是肺真菌病的金标准。

3.治疗要点

轻症患者经去除诱因后病情常能逐渐好转,念珠菌感染常使用氟康唑、氟胞嘧啶治疗,肺曲霉素病首选两性霉素 B。肺真菌病重在预防,合理使用抗生素、糖皮质激素,改善营养状况加强口鼻腔的清洁护理,是减少肺真菌病的主要措施。

三、护理评估

(一)病因评估

主要评估患者发病史与健康史,询问与本病发生相关的因素,如有无受凉、淋雨、劳累等诱因;有无上呼吸道感染史;有无阻塞性肺疾病、糖尿病等慢性基础疾病;是否吸烟及吸烟量;是否长期使用激素、免疫抑制剂等。

(二)一般评估

1.生命体征

有无心率加快、脉搏细速、血压下降、脉压变小、体温不升、高热、呼吸困难等。

2.患者主诉

有无畏寒、发热、咳嗽、咳痰、胸痛、呼吸困难等症状。

3.精神和意识状态

有无精神萎靡、表情淡漠、烦躁不安、神志模糊等。

4.皮肤黏膜

有无发绀、肢端湿冷。

5.尿量

疑有休克者,测每小时尿量。

6.相关记录

体温、呼吸、血压、心率、意识、尿量(必要时记录液体出入量),痰液颜色、性状和量等情况。

(三)身体评估

1.视诊

观察患者有无急性面容和鼻翼翕动等表现;有无面颊绯红、口唇发绀、有无唇周疱疹、有无皮肤黏膜出血判断患者意识是否清楚,有无烦躁、嗜睡、惊厥和表情淡漠等意识障碍;患者呼吸时双侧呼吸运动是否对称,有无一侧胸式呼吸运动的增强或减弱;有无三凹征,有无呼吸频率加快或节律异常。

2.触诊

有无头颈部浅表淋巴结肿大与压痛,气管是否居中,双肺触觉语颤是否对称;有无胸膜摩擦感。

3.听诊

有无闻及肺泡呼吸音减弱或消失,异常支气管呼吸音,胸膜摩擦音和干、湿啰音等。

(四)心理-社会评估

患者在疾病治疗过程中的心理反应与需求,家庭及社会支持情况,引导患者正确配合疾病的治疗与护理。

(五)辅助检查结果评估

1.血常规检查

有无白细胞计数和中性粒细胞比例增高及核左移、淋巴细胞增多。

2.胸部 X 线检查

有无肺纹理增粗、炎性浸润影等。

3.痰培养

有无致病菌生长,药敏试验结果如何。

4.血气分析

是否有 PaO_2 减低和/或动脉血二氧化碳分压($PaCO_2$)升高。

(六)治疗常用药效果的评估

(1)应用抗生素的评估要点:①记录每次给药的时间与次数,评估有无按时、按量给药,是否足疗程。②评估用药后患者症状有否缓解。③评估用药后患者是否出现皮疹、呼吸困难等变态反应。④评估用药后患者有无胃肠道不适,使用氨基糖苷类抗生素注意有无肾、耳等不良反应。老年人或肾功能减退者应特别注意有无耳鸣、头晕、唇舌发麻不良反应。⑤使用抗真菌药后,评估患者有无肝功能受损。

(2)使用血管活性药时,需密切监测与评估患者血压、心率情况及外周循环改善情况。评估药液有无外渗等。

四、主要护理诊断(问题)

(一)体温过高

体温过高与肺部感染有关。

(二)清理呼吸道无效

清理呼吸道无效与气道分泌物多、痰液黏稠、胸痛、咳嗽无力等有关。

(三)潜在并发症

感染性休克。

五、护理措施

(一)体温过高

1.休息和环境

患者应卧床休息。环境应保持安静、阳光充足、空气清新,室温为 18～20 ℃,湿度 55％～60％。

2.饮食

提供足够热量、蛋白质和维生素的流质或半流质饮食,以补充高热引起的营养物质消耗。鼓励患者足量饮水(2～3 L/d)。

3.口腔护理

做好口腔护理,鼓励患者经常漱口;口唇疱疹者局部涂液体石蜡或抗病毒软膏。

4.病情观察

监测患者神志、体温、呼吸、脉搏、血压和尿量,做好记录,观察热型。重症肺炎不一定有高热,应重点观察儿童、老年人、久病体弱者的病情变化。

5.高热护理

寒战时注意保暖,及时添加被褥,给予热水袋时防止烫伤。高热时采用温水擦浴、冰袋、冰帽等物理降温措施,以逐渐降温为宜,防止虚脱。患者大汗时,及时协助擦汗和更换衣物,避免受凉。必要时遵医嘱使用退烧药。必要时遵医嘱静脉补液,补充因发热丢失的水分和盐,加快毒素排泄的热量散发。心脏病或老年人应注意补液速度,避免过快导致急性肺水肿。

6.用药护理

遵医嘱及时使用抗生素,观察疗效和不良反应。如头孢唑啉钠(先锋 V)可有发热、皮疹、胃肠道不适,偶见白细胞减少和丙氨酸氨基转移酶增高。喹诺酮类药(氧氟沙星、环丙沙星)偶见皮疹、恶心等。注意氨基糖苷类抗生素有肾、耳毒性的不良反应,老年人或肾功能减退者应慎用或适当减量。

(二)清理呼吸道无效

1.痰液观察

观察痰液颜色、性质、气味和量,如肺炎球菌肺炎呈铁锈色痰,克雷伯杆菌肺炎典型痰液为砖红色胶冻状,厌氧菌感染者痰液多有恶臭味等。最好在用抗生素前留取痰标本,痰液采集后应在 10 分钟内接种培养。

2.鼓励患者有效咳嗽,清除呼吸道分泌物

痰液黏稠不易咳出、年老体弱者,可给予翻身、拍背、雾化吸入、机械吸痰等协助排痰。

(三)潜在并发症(感染性休克)

1.密切观察病情

一旦出现休克先兆,应及时通知医师,准备药品,配合抢救。

2.体位

将患者安置在监护室,仰卧中凹位,抬高头胸部 20°、抬高下肢约 30°,有利于呼吸和静脉血回流,尽量减少搬动。

3.吸氧

迅速给予高流量吸氧。

4.尽快建立两条静脉通道

遵医嘱补液,以维持有效血容量,输液速度个体化,以中心静脉压作为调整补液速度的指标,中心静脉压<0.5 kPa(5 cmH$_2$O)可适当加快输液速度,中心静脉压≥1.0 kPa(10 cmH$_2$O)时,输液速度则不宜过快,以免诱发急性左心衰竭。

5.纠正水、电解质和酸碱失衡

监测和纠正钾、钠、氯和酸碱失衡。纠正酸中毒常用5％的碳酸氢钠静脉滴注,但输液不宜过多过快。

6.血管活性药物

在输入多巴胺、间羟胺(阿拉明)等血管活性药物时,应根据血压随时调整滴速,维持收缩压在12.0～13.3 kPa(90～100 mmHg),保证重要器官的血液供应,改善微循环。注意防止液体溢出血管外引起局部组织坏死。

7.糖皮质激素应用

激素有抗炎抗休克,增强人体对有害刺激的耐受力的作用,有利于缓解症状,改善病情,及回升血压,可在有效抗生素使用的情况下短期应用,如氢化可的松100～200 mg或地塞米松5～10 mg静脉滴注,重症休克可加大剂量。

8.控制感染

联合使用广谱抗生素时,注意观察药物疗效和不良反应。

9.健康指导

(1)疾病预防指导:避免上呼吸道感染、受凉、淋雨、吸烟、酗酒,防止过度疲劳。尤其是免疫功能低下者(糖尿病、血液病、艾滋病、肝病、营养不良等)和慢性支气管炎、支气管扩张症者。易感染人群如年老体弱者,慢性病患者可接种流感疫苗、肺炎疫苗等,以预防发病。

(2)疾病知识指导:对患者与家属进行有关肺炎知识的教育,使其了解肺炎的病因和诱因。指导患者遵医嘱按疗程用药,出院后定期随访。慢性病、长期卧床、年老体弱者,应注意经常改变体位、翻身、拍背、咳出气道痰液。

(3)就诊指标:出现高热、心率增快、咳嗽、咳痰、胸痛等症状及时就诊。

(康晓庆)

第五节　支气管扩张

一、概述

(一)概念和特点

支气管扩张是由于急、慢性呼吸道感染和支气管阻塞后,反复发生支气管炎症,致使支气管组织结构病理性破坏,引起的支气管异常和持久性扩张。临床上以慢性咳嗽、大量脓痰和/或反复咯血为特征,患者多有童年麻疹、百日咳或支气管肺炎等病史。

(二)相关病理生理

支气管扩张的主要病因是支气管-肺组织感染和支气管阻塞,两者相互影响,促使支气管扩张症的发生和发展。支气管扩张发生于有软骨的支气管近端分支,主要分为柱状、囊状和不规则扩张 3 种类型,腔内含有多量分泌物并容易积存。呼吸道相关疾病损伤气道清除机制和防御功能,使其清除分泌物的能力下降,易发生感染和炎症;细菌反复感染使气道内因充满包含炎性介质和病原菌的黏稠液体而逐渐扩大、形成瘢痕和扭曲;炎症可导致支气管壁血管增生,并伴有支气管动脉和肺动脉终末支的扩张和吻合,形成小血管瘤而易导致咯血。病变支气管反复炎症,使周围结缔组织和肺组织纤维化,最终引起肺的通气和换气功能障碍。继发于支气管肺组织感染病变的支气管扩张多见于下肺,尤以左下肺多见。继发于肺结核则多见于上肺叶。

(三)病因与诱因

1.支气管-肺组织感染

支气管扩张与扁桃体炎、鼻窦炎、百日咳、麻疹、支气管肺炎、肺结核等呼吸道感染密切相关,引起感染的常见病原体为铜绿假单胞菌、流感嗜血杆菌、卡他莫拉菌、肺炎克雷伯杆菌、金黄色葡萄球菌、非结核分枝杆菌、腺病毒和流感病毒等。婴幼儿期支气管-肺组织感染是支气管扩张症最常见的病因。

2.支气管阻塞

异物、肿瘤、外源性压迫等可使支气管阻塞导致肺不张,胸腔负压直接牵拉支气管管壁导致支气管扩张。

3.支气管先天性发育缺损与遗传因素

支气管先天性发育缺损与遗传因素也可形成支气管扩张症,可能与软骨发育不全或弹性纤维不足导致局部管壁薄弱或弹性较差有关。部分遗传性 α-抗胰蛋白酶缺乏者也可伴有支气管扩张。

4.其他全身性疾病

支气管扩张可能与机体免疫功能失调有关,目前已发现类风湿关节炎、溃疡性结肠炎、克罗恩病、系统性红斑狼疮等疾病同时伴有支气管扩张。

(四)临床表现

1.症状

(1)慢性咳嗽、大量脓痰:咳嗽多为阵发性,与体位改变有关,晨起及晚上临睡时咳嗽和咳痰尤多。严重程度可用痰量估计,轻度每天少于 10 mL,中度每天 10～150 mL,重度每天多于 150 mL。感染急性发作时,黄绿色脓痰量每天可达数百毫升,将痰液放置后可出现分层的特征,即上层为泡沫,下悬脓性成分;中层为浑浊黏液;下层为坏死组织沉淀物。合并厌氧菌感染时,痰和呼气具有臭味。

(2)咯血:反复咯血为本病的特点,可为痰中带血或大量咯血。少量咯血每天少于 100 mL,中量咯血每天 100～500 mL,大量咯血每天多于 500 mL 或一次咯血量多于 300 mL。咯血量有时与病情严重程度、病变范围不一致。部分病变发生在上叶的"干性支气管扩张症"患者以反复咯血为唯一症状。

(3)反复肺部感染:由于扩张的支气管清除分泌物的功能丧失,引流差,易反复发生感染,其特点是同一肺段反复发生肺炎并迁延不愈。

(4)慢性感染中毒症状:可出现发热、乏力、食欲减退、消瘦、贫血等,儿童可影响发育。

2.体征

早期或病变轻者无异常肺部体征,病变严重或继发感染时,可在病变部位尤其下肺部闻及固定而持久的局限性粗湿啰音,有时可闻及哮鸣音,部分患者伴有杵状指(趾)。

(五)辅助检查

1.影像学检查

(1)胸部 X 线检查:囊状支气管扩张症的气道表现为显著的囊腔,腔内可存在气液平面,纵切面可显示"双轨征",横切面显示"环形阴影",并可见气道壁增厚。

(2)胸部 CT 检查:可在横截面上清楚地显示扩张的支气管。高分辨 CT 进一步提高了诊断敏感性,成为支气管扩张症的主要诊断方法。

2.纤维支气管镜检查

纤维支气管镜检查有助于发现患者的出血部位或阻塞原因。还可局部灌洗,取灌洗液做细菌学和细胞学检查。

(六)治疗原则

保持引流通畅,处理咯血,控制感染,必要时手术治疗。

1.保持引流通畅、改善气流受限

清除气道分泌物保持气道通畅能减少继发感染和减轻全身中毒症状,如应用祛痰药物(盐酸氨溴索、溴己新、α-糜蛋白酶)等稀释痰液,痰液黏稠时可加用雾化吸入。应用振动、拍背、体位引流等方法促进气道分泌物的清除。应用支气管舒张剂可改善气流受限,伴有气道高反应及可逆性气流受限的患者疗效明显。如体位引流排痰效果不理想,可用纤维支气管镜吸痰法以保持呼吸道通畅。

2.控制感染

急性感染期的主要治疗措施。应根据症状、体征、痰液性状,必要时根据痰培养及药物敏感试验选择有效的抗生素。常用阿莫西林、头孢类抗生素、氨基糖苷类等药物,重症患者,尤其是铜绿假单胞菌感染者,常需第三代头孢菌素加氨基糖苷类药联合静脉用药。如有厌氧菌混合感染,加用甲硝唑或替硝唑等。

3.外科治疗

保守治疗不能缓解的反复大咯血且病变局限者,可考虑手术治疗。经充分的内科治疗后仍反复发作且病变为局限性支气管扩张症,可通过外科手术切除病变组织。

二、护理评估

(一)一般评估

1.患者的主诉

有无胸闷、气促、心悸、疲倦、乏力等症状。

2.生命体征

严密观察呼吸的频率、节律、深浅和音响,患者呼吸可正常或增快,感染严重时或合并咯血可伴随不同程度的呼吸困难和发绀。患者体温正常或偏高,感染严重时可为高热。

3.咳嗽咳痰情况

观察咳嗽咳痰的发作时间、频率、持续时间、伴随的症状和影响因素等,患者反复继发肺部感染,支气管引流不畅,痰不易咳出时可导致咳嗽加剧,大量脓痰咳出后,患者感觉轻松,体温下降,精神改善。重点观察痰液的量、颜色、性质、气味和与体位的关系,痰液静置后的分层现象,记录24小时痰液排出量。注意患者是否出现面色苍白、出冷汗、烦躁不安等出血的症状,观察咯血的颜色、性质及量。

4.其他

血气分析、血氧饱和度、体重、体位等记录结果。

(二)身体评估

1.头颈部

患者的意识状态,面部颜色(贫血),皮肤黏膜有无脱水、是否粗糙干燥;呼吸困难和缺氧的程度(有无气促、口唇有无发绀、血氧饱和度数值等)。

2.胸部

检查胸廓的弹性,有无胸廓的挤压痛,两肺呼吸运动是否一致。病变部位可闻及固定而持久的局限性粗湿啰音或哮鸣音。

3.其他

患者有无杵状指(趾)。

(三)心理-社会评估

询问健康史、发病原因、病程进展时间以及以往所患疾病对支气管扩张的影响,评估患者对支气管扩张的认识;另外,患者常因慢性咳嗽、咳痰或痰量多、有异味等症状产生恐惧或焦虑的心理,并对疾病治疗缺乏治愈的自信。

(四)辅助检查阳性结果评估

血氧饱和度的数值,血气分析结果报告,胸部CT检查明确的病变部位。

(五)常用药物治疗效果的评估

抗生素使用后咳嗽咳痰症状有无减轻,原有增高的血白细胞计数有无回降至正常范围,核左移情况有无得到纠正。

三、主要护理诊断(问题)

(一)清理呼吸道无效

清理呼吸道无效与大量脓痰滞留呼吸道有关。

(二)有窒息的危险

有窒息的危险与大咯血有关。

(三)营养失调

低于机体需要量与慢性感染导致机体消耗有关。

(四)焦虑

焦虑与疾病迁延、个体健康受到威胁有关。

(五)活动无耐力

活动无耐力与营养不良、贫血等有关。

四、护理措施

(一)环境

保持室内空气新鲜、无臭味,定期开窗换气使空气流通,维持适宜的温湿度,注意保暖。

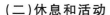

（二）休息和活动

休息能减少肺活动度,避免因活动诱发咯血。小量咯血者以静卧休息为主,大量咯血患者应绝对卧床休息,尽量避免搬动。取患侧卧位,可减少患侧胸部的活动度,既防止病灶向健侧扩散,同时有利于健侧肺的通气功能。缓解期患者可适当进行户外活动,但要避免过度劳累。

（三）饮食护理

提供高热量、高蛋白质、富含维生素易消化的饮食,多进食含铁食物有利于纠正贫血,饮食中富含维生素 A、维生素 C、维生素 E 等(如新鲜蔬菜、水果),以提高支气管黏膜的抗病能力。大量咯血者应禁食,小量咯血者宜进少量温、凉流质饮食,避免冰冷食物诱发咳嗽或加重咯血,少食多餐。为痰液稀释利于排痰,鼓励患者多饮水,每天 1 500～2 000 mL。指导患者在咳痰后及进食前后漱口,以去除口臭,促进食欲。

（四）病情观察

严密观察病情,正确记录每天痰量及痰的性质,留好痰标本。有咯血者备好吸痰和吸氧设备。

（五）用药护理

遵医嘱使用抗生素、祛痰剂和支气管舒张剂,指导患者进行有效咳嗽,辅以拍背及时排出痰液。指导患者掌握药物的疗效、剂量、用法和不良反应。

（六）体位引流的护理

体位引流是利用重力作用促使呼吸道分泌物流入气管、支气管排出体外的方法,其效果与需引流部位所对应的体位有关。体位引流的护理措施如下。

（1）体位引流由康复科医师执行,引流前向患者说明体位引流的目的、操作过程和注意事项,消除顾虑取得合作。

（2）操作前测量生命体征,听诊肺部明确病变部位。引流前 15 分钟遵医嘱给予支气管舒张剂(有条件可使用雾化器或手按定量吸入器)。备好排痰用纸巾或一次性容器。

（3）根据病变部位、病情和患者经验选择合适体位(自觉有利于咳痰的体位)。引流体位的选择取决于分泌物潴留的部位和患者的耐受程度,原则上抬高病灶部位的位置,使引流支气管开口向下,有利于潴留的分泌物随重力作用流入支气管和气管排出。首先引流上叶,然后引流下叶后基底段。如果患者不能耐受,应及时调整姿势。头部外伤、胸部创伤、咯血、严重心血管疾病和病情状况不稳定者,不宜采用头低位进行体位引流。

（4）引流时鼓励患者做腹式深呼吸,辅以胸部叩击或震荡,指导患者进行有效咳嗽等措施,以提高引流效果。

（5）引流时间视病变部位、病情和患者身体状况而定,一般每天 1～3 次,每次 15～20 分钟。在空腹或饭前一个半小时前进行,早晨清醒后立即进行效果最好。咯血时不宜进行体位引流。

（6）引流过程应有护士或家人协助,注意观察患者反应,如出现咯血、面色苍白、出冷汗、头晕、发绀、脉搏细弱、呼吸困难等情况,应立即停止引流。

（7）体位引流结束后,协助患者采取舒适体位休息,给予清水或漱口液漱口。记录痰液的性质、量及颜色,复查生命体征和肺部呼吸音及啰音的变化,评价体位引流的效果。

（七）窒息的抢救配合

（1）对大咯血及意识不清的患者,应在病床旁备好急救器械。

（2）一旦患者出现窒息征象,应立即取头低脚高 45°俯卧位,面向一侧,轻拍背部,迅速排出气道和口咽部的血块,或直接刺激咽部以咳出血块。嘱患者不要屏气,以免诱发喉头痉挛。必要时用吸痰管进行负压吸引,以解除呼吸道阻塞。

(3)给予高浓度吸氧,做好气管插管或气管切开的准备与配合工作。

(4)咯血后为患者漱口,擦净血迹,防止因口咽部异物刺激引起剧烈咳嗽而诱发咯血,及时清理患者咯出的血块及污染的衣物、被褥,安慰患者,以助于稳定情绪,增加安全感,避免因精神过度紧张而加重病情。对精神极度紧张、咳嗽剧烈的患者,可按医嘱给予小剂量镇静剂或镇咳剂。

(5)密切观察咯血的量、颜色、性质及出血的速度,观察生命体征及意识状态的变化,有无胸闷、气促、呼吸困难、发绀、面色苍白、出冷汗、烦躁不安等窒息征象;有无阻塞性肺不张、肺部感染及休克等并发症的表现。

(6)用药护理:①垂体后叶素可收缩小动脉,减少肺血流量,从而减轻咯血。但也能引起子宫、肠道平滑肌收缩和冠状动脉收缩,故冠心病、高血压患者及孕妇忌用。静脉滴注时速度勿过快,以免引起恶心、便意、心悸、面色苍白等不良反应。②年老体弱、肺功能不全者在应用镇静剂和镇咳药后,应注意观察呼吸中枢和咳嗽反射受抑制情况,以早期发现因呼吸抑制导致的呼吸衰竭和不能咯出血块而发生窒息。

(八)心理护理

护士应以亲切的态度多与患者交谈,讲明支气管扩张症反复发作的原因和治疗进展,帮助患者树立战胜疾病的信心,解除焦虑不安心理。呼吸困难患者应根据其病情采用恰当的沟通方式,及时了解病情,安慰患者。

(九)健康教育

(1)预防感冒等呼吸道感染,吸烟患者戒烟。不要滥用抗生素和止咳药。

(2)疾病知识指导:帮助患者和家属正确认识和对待疾病,了解疾病的发生、发展与治疗、护理过程,与患者及家属共同制订长期防治计划。

(3)保健知识的宣教:学会自我监测病情,一旦发现症状加重,应及时就诊。指导掌握有效咳嗽、胸部叩击、雾化吸入及体位引流的排痰方法,长期坚持,以控制病情的发展。

(4)生活指导:讲明加强营养对机体康复的作用,使患者能主动摄取必需的营养素,以增加机体抗病能力。鼓励患者参加体育锻炼,建立良好的生活习惯,劳逸结合,消除紧张心理,防止病情进一步恶化。

(5)及时到医院就诊的指标:体温过高,痰量明显增加;出现胸闷、气促、呼吸困难、发绀、面色苍白、出冷汗、烦躁不安等症状;咯血。

五、护理效果评估

(1)呼吸道保持通畅,痰易咳出,痰量减少或消失,血氧饱和度、动脉血气分析值在正常范围。

(2)肺部湿啰音或哮鸣音减轻或消失。

(3)患者体重增加,无并发症(咯血等)发生。

(康晓庆)

第六节 支气管哮喘

支气管哮喘是由多种细胞(如嗜酸性粒细胞、肥大细胞、T淋巴细胞、中性粒细胞等)和细胞组分参与的气道慢性炎症性疾病,这种慢性炎症与气道高反应性相关,通常出现广泛而多变的可逆性气流受限,并引起反复发作的喘息、气急、胸闷或咳嗽等症状,多数患者可自行缓解或经治疗缓解。

典型表现为发作性呼气性呼吸困难或发作性胸闷和咳嗽,伴哮鸣音,症状可在数分钟内发生,并持续数小时至数天,夜间及凌晨发作或加重是哮喘的重要临床特征。目前尚无特效的根治办法,糖皮质激素可以有效控制气道炎症,β_2肾上腺素受体激动剂是控制哮喘急性发作的首选药物。经过长期规范化治疗和管理,80%以上的患者可以达到哮喘的临床控制。

一、一般护理

(1)执行内科一般护理常规。

(2)室内环境舒适、安静、冷暖适宜。保持室内空气流通,避免患者接触变应原,如花草、尘螨、花露水、香水等,扫地和整理床单位时可请患者室外等候,或采取湿式清洁方法,避免尘埃飞扬。病室避免使用皮毛、羽绒或蚕丝织物等。

(3)卧位与休息:急性发作时协助患者取坐位或半卧位,以增加舒适度,利于膈肌的运动,缓解呼气性呼吸困难。端坐呼吸的患者为其提供床旁桌支撑,以减少体力消耗。

二、饮食护理

大约20%的成年患者和50%的患儿是因不适当饮食而诱发或加重哮喘,因此应给予患者营养丰富、清淡、易消化、无刺激的食物。若能找出与哮喘发作有关的食物,如鱼、虾、蟹、蛋类、牛奶等应避免食用。某些食物添加剂如酒石黄和亚硝酸盐可诱发哮喘发作,应引起注意。

三、用药护理

治疗哮喘的药物分为控制性药物和缓解性药物。控制性药物是指需要长期每天规律使用,主要用于治疗气道慢性炎症,达到哮喘临床控制目的;缓解性药物指按需使用的药物,能迅速解除支气管痉挛,从而缓解哮喘症状。哮喘发作时禁用吗啡和大量镇静剂,以免抑制呼吸。

(一)糖皮质激素

糖皮质激素简称激素,是目前控制哮喘最有效的药物。激素给药途径包括吸入、口服、静脉应用等。吸入性糖皮质激素由于其局部抗感染作用强、起效快、全身不良反应少(黏膜吸收、少量进入血液),是目前哮喘长期治疗的首选药物。常用药物有布地奈德、倍氯米松等。通常需规律吸入1~2周方能控制。吸药后嘱患者清水含漱口咽部,可减少不良反应的发生。长期吸入较大剂量激素者,应注意预防全身性不良反应。布地奈德雾化用混悬液制剂,经压缩空气泵雾化吸入,起效快,适用于轻、中度哮喘急性发作的治疗。吸入激素无效或需要短期加强治疗的患者可采用泼尼松和泼尼松龙等口服制剂,症状缓解后逐渐减量,然后停用或改用吸入剂。不主张长期口服激素用于维持哮喘控制的治疗。口服用药宜在饭后服用，以减少对胃肠道黏膜的刺激。重度或严重哮喘发作时应及早静脉给予激素，可选择琥珀酸氢化可的松或甲泼尼龙。无激素依赖倾向者，可在 3～5 天停药；有激素依赖倾向者应适当延长给药时间，症状缓解后逐渐减量，然后改口服或吸入剂维持。

（二）β_2 肾上腺素受体激动剂

短效 β_2 肾上腺素受体激动剂为治疗哮喘急性发作的首选药物。有吸入、口服和静脉三种制剂，首选吸入给药。常用药物有沙丁胺醇和特布他林。吸入剂包括定量气雾剂、干粉剂和雾化溶液。短效 β_2 肾上腺素受体激动剂应按需间歇使用，不宜长期、单一大剂量使用，因为长期应用可引起 β_2 受体功能下降和气道反应性增高，出现耐药性。主要不良反应有心悸、骨骼肌震颤、低钾血症等。长效 β_2 肾上腺素受体激动剂与吸入性糖皮质激素（ICS）联合是目前最常用的哮喘控制性药物。常用的有布地奈德粉吸入剂、舒利迭（氟替卡松/沙美特罗干粉吸入剂）。

（三）茶碱类

具有增强呼吸肌的力量以及增强气道纤毛清除功能等，从而起到舒张支气管和气道抗感染作用，并具有强心、利尿、扩张冠状动脉、兴奋呼吸中枢等作用，是目前治疗哮喘的有效药物之一。氨茶碱和缓释茶碱是常用的口服制剂，尤其后者适用于夜间哮喘症状的控制。静脉给药主要用于重症和危重症哮喘。注射茶碱类药物应限制注射浓度，速度不超过 0.25 mg/（kg·min），以防不良反应发生。其主要不良反应包括恶心、呕吐、心律失常、血压下降及尿多，偶可兴奋呼吸中枢，严重者可引起抽搐乃至死亡。由于茶碱的"治疗窗"窄以及茶碱代谢存在较大个体差异，有条件的应在用药期间监测其血药浓度。发热、妊娠、小儿或老年，患有肝、心、肾功能障碍及甲状腺功能亢进者尤须慎用。合用西咪替丁、喹诺酮类、大环内酯类药物等可影响茶碱代谢而使其排泄减慢，尤应观察其不良反应的发生。

（四）胆碱 M 受体拮抗剂

胆碱 M 受体拮抗剂分为短效（维持 4～6 小时）和长效（维持 24 小时）两种制剂。异丙托溴铵是常用的短效制剂，常与 β_2 受体激动剂联合雾化应用，代表药可比特（异丙托溴铵/沙丁胺醇）。少数患者可有口苦或口干等不良反应。噻托溴铵是长效选择性 M_1、M_2 受体拮抗剂，目前主要用于哮喘合并慢性阻塞性肺疾病以及慢性阻塞性肺疾病患者的长期治疗。

（五）白三烯拮抗剂

通过调节白三烯的生物活性而发挥抗感染作用，同时舒张支气管平滑肌，是目前除吸入性糖皮质激素外唯一可单独应用的哮喘控制性药物，尤其适用于阿司匹林哮喘、运动性哮喘和伴有过敏性鼻炎哮喘患者的治疗。常用药物为孟鲁司特和扎鲁司特。不良反应通常较轻微，主要是胃肠道症状，少数有皮疹、血管性水肿、转氨酶升高，停药后可恢复正常。

四、病情观察

（1）哮喘发作时，协助取舒适卧位，监测生命体征、呼吸频率、血氧饱和度等指标，观察患者喘息、气急、胸闷或咳嗽等症状，是否出现三凹征，辅助呼吸肌参与呼吸运动，语言沟通困难，大汗淋漓等中重度哮喘的表现。当患者不能讲话，嗜睡或意识模糊，胸腹矛盾运动，哮鸣音减弱甚至消失，脉率变慢或不规则，严重低氧血症和高碳酸血症时，需转入重症加强护理病房（重症监护室）行机械通气治疗。

（2）注意患者有无鼻咽痒、咳嗽、打喷嚏、流涕、胸闷等哮喘早期发作症状，对于夜间或凌晨反

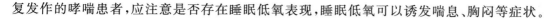

复发作的哮喘患者,应注意是否存在睡眠低氧表现,睡眠低氧可以诱发喘息、胸闷等症状。

五、健康指导

(1)对哮喘患者进行哮喘知识教育,寻找变应原,有效改变环境,避免诱发因素,要贯穿整个哮喘治疗全过程。

(2)指导患者定期复诊、检测肺功能,做好病情自我监测,掌握峰流速仪的使用方法,记哮喘日记。与医师、护士共同制订防止复发、保持长期稳定的方案。

(3)掌握正确吸入技术,如沙丁胺醇气雾剂、信必可都保(布地奈德/福莫特罗粉吸入剂)、舒利迭的使用方法。知晓药物的作用和不良反应的预防。

(4)帮助患者养成规律生活习惯,保持乐观情绪,避免精神紧张、剧烈运动、持续的喊叫等过度换气动作。

(5)熟悉哮喘发作的先兆表现,如打喷嚏、咳嗽、胸闷、喉结发痒等,学会在家中自行监测病情变化并进行评定。以及哮喘急性发作时进行简单的紧急自我处理方法,例如吸入沙丁胺醇气雾剂 1～2 喷、布地奈德 1～2 吸,缓解喘憋症状,尽快到医院就诊。

(康晓庆)

第七节 肺 栓 塞

一、概述

肺栓塞(pulmonary embolism,PE)是由内源性或外源性栓子堵塞肺动脉或其分支引起肺循环和右心功能障碍的一组临床和病理生理综合征,包括肺血栓栓塞症(pulmonary thromboembolism,PTE)、脂肪栓塞综合征、羊水栓塞、空气栓塞、肿瘤栓塞等。

来自静脉系统或右心的血栓堵塞肺动脉或其分支引起肺循环和呼吸功能障碍的临床和病理综合征称为 PTE,临床上 95% 以上的 PE 是由于 PTE 所致,是最常见的 PE 类型,因此,临床上所说的 PE 通常指的是 PTE。PE 中 80%～90% 的栓子来源于下肢或骨盆深静脉血栓,临床上又把 PE 和深静脉血栓形成(deep venous thrombosis,DVT)划归于静脉血栓栓塞症(venous thromboembolism,VTE),并认为 PE 和 DVT 具有相同的易患因素,大多数情况下二者伴随发生,为 VTE 的两种不同临床表现形式。PE 可单发或多发,但常发生于右肺和下叶。当栓子堵塞肺动脉,如果其支配区的肺组织因血流受阻或中断而发生坏死,称之为肺梗死(pulmonary infarction,PI)。由于肺组织同时接受肺动脉、支气管动脉和肺泡内气体三重供氧,因此肺动脉阻塞时临床上较少发生肺梗死。如存在基础心肺疾病或病情严重,影响到肺组织的多重氧供,才有可能导致 PI。

经济舱综合征(economy class syndrome,ECS)是指由于长时间空中飞行,静坐在狭窄而活动受限的空间内,双下肢静脉回流减慢,血液淤滞,从而发生 DVT 和/或 PTE,又称为机舱性血栓形成。长时间坐车(火车、汽车、马车等)旅行也可以引起 DVT 和/或 PTE,故广义的 ECS 又称为旅行者血栓形成。

"e栓塞"是指上网时间比较长而导致的下肢静脉血栓形成并栓塞的事件,与现代工作中电脑普及以及相应工作习惯有关。

二、病因与发病机制

PE的栓子99％是属血栓性质的,因此,导致血栓形成的危险因素均为PE的病因。这些危险因素包括自身因素(多为永久性因素)和获得性因素(多为暂时性因素)。自身因素一般指的是血液中一些抗凝物质及纤溶物质先天性缺损,如蛋白C缺乏、蛋白S缺乏、抗凝血酶Ⅲ(ATⅢ)缺乏,以及凝血因子V Leiden突变和凝血酶原(PTG)20210A突变等,为明确的VTE危险因素,常以反复静脉血栓形成和栓塞为主要临床表现,称为遗传性血栓形成倾向或遗传性易栓症。若40岁以下的年轻患者无明显诱因反复发生DVT和PTE,或发病呈家族聚集倾向,应注意检测这些患者的遗传缺陷。获得性因素临床常见包括高龄、长期卧床、长时间旅行、动脉疾病(含颈动脉及冠状动脉病变)、近期手术史、创伤或活动受限(如卒中、肥胖、真性红细胞增多症、管状石膏固定患肢)、VTE病史、急性感染、抗磷脂抗体综合征、恶性肿瘤、妊娠、口服避孕药或激素替代治疗等。另外随着医学科学技术的发展,心导管、有创性检查及治疗技术(如ICD植入和中心静脉置管等)的广泛开展,也大大增加了DVT-PE的发生,因此,充分重视上述危险因素将有助于对PE的早期识别。

引起PTE的血栓可以来源于下腔静脉径路、上腔静脉径路或右心腔,其中大部分来源于下肢深静脉,尤其是从腘静脉上端到髂静脉段的下肢近端深静脉(占50％～90％)。盆腔静脉丛亦是血栓的重要来源。

由于PE致肺动脉管腔阻塞,栓塞部位肺血流量减少或中断,机械性肺毛细血管前动脉高压,加之肺动脉、冠状动脉反射性痉挛,使肺毛细血管床减少,肺循环阻力增加,肺动脉压力上升,使右心负荷加重,心排血量下降。由于右心负荷加重致右心压力升高,右心室扩张致室间隔左移,导致左心室舒张末期容积减少和充盈减少,使主动脉与右心室压力阶差缩小及左心室功能下降,进而心排血量减少,体循环血压下降,冠状动脉供血减少及心肌缺血,致脑动脉及冠状动脉供血不足,患者可发生脑供血不足、脑梗死、心绞痛、急性冠状动脉综合征、心功能不全等。肺动脉压力升高程度与血管阻塞程度有关。由于肺血管床具备强大的储备能力,对于原无心肺异常的患者,肺血管床面积减少25％～30％时,肺动脉平均压轻度升高;肺血管床面积减少30％～40％时,肺动脉平均压可达4.0 kPa(30 mmHg),右心室平均压可升高;肺血管床面积减少40％～50％时,肺动脉平均压可达5.3 kPa(40 mmHg),右心室充盈压升高,心排血指数下降;肺血管床面积减少50％～70％时,可出现持续性肺动脉高压;肺血管床面积减少达85％时,则可发生猝死。PE时由于低氧血症及肺血管内皮功能损伤,释放内皮素、血管紧张素Ⅱ,加之血栓中的血小板活化脱颗粒释放5-羟色胺、缓激肽、血栓素A、二磷酸腺苷、血小板活化因子等大量血管活性物质,均进一步使肺动脉血管收缩,致肺动脉高压等病理生理改变。PE后堵塞部位肺仍保持通气,但无血流,肺泡不能充分地进行气体交换,致肺泡无效腔增大,导致肺通气/血流比例失调,低氧血症发生。由于右心房与左心房之间压差倒转,约1/3的患者超声可检测到经卵圆孔的右向左分流,加重低氧血症,同时也增加反常栓塞和卒中的风险。较小的和远端的栓子虽不影响血流动力学,但可使肺泡出血致咯血、胸膜炎和轻度的胸膜渗出,临床表现为"肺梗死"。

若急性PE后肺动脉内血栓未完全溶解,或反复发生PTE,则可能形成慢性血栓栓塞性肺动脉高压(chronic thromboembolic pulmonary hypertension,CTEPH),继而出现慢性肺心病,右心代偿性肥厚和右心衰竭。

三、临床表现

PE发生后临床表现多种多样,可涉及呼吸、循环及神经系统等多个系统,但是缺乏特异性。其表现主要取决于栓子的大小、数量,与肺动脉堵塞的部位、程度、范围,也取决于过去有无心肺疾病、血流动力学状态、基础心肺功能状态、患者的年龄及全身健康状况等。较小栓子可能无任何临床症状。小范围的PE(面积小于肺循环50%的PE)一般没有症状或仅有气促,以活动后尤为明显。当肺循环>50%突然发生栓塞时,就会出现严重的呼吸功能和心功能障碍。

多数患者因呼吸困难、胸痛、先兆晕厥、晕厥和/或咯血而疑诊为急性肺栓塞。常见症状如下:①不明原因的呼吸困难及气促,尤以活动后明显,为PE最重要、最常见症状,发生率为80%～90%。②胸痛为PE常见的症状,发生率为40%～70%,可分为胸膜炎性胸痛(40%～70%)及心绞痛样胸痛(4%～12%)。胸膜炎性胸痛常为较小栓子栓塞周边的肺小动脉,局部肺组织中的血管活性物质及炎性介质释放及胸膜所致。胸痛多与呼吸有关,吸气时加重,并随炎症反应消退或胸腔积液量的增加而消失。心绞痛样胸痛常为较大栓子栓塞大的肺动脉所致,是梗死面积较大致血流动力学变化,引起冠状动脉血流减少,患者发生典型心绞痛样发作,发生时间较早,往往在栓塞后迅速出现。③晕厥发生率为11%～20%,为大面积PE所致心排血量降低致脑缺血,值得重视的是临床上晕厥可见于PE首发或唯一临床症状。出现晕厥往往提示预后不良,有晕厥症状的PTE病死率高达40%,其中部分患者可猝死。④咯血占10%～30%,多于梗死后24小时内发生,常为少量咯血,大咯血少见,多示肺梗死发生。⑤烦躁不安、惊恐甚至濒死感,多提示梗死面积较大,与严重呼吸困难或胸痛有关。⑥咳嗽、心悸等。各病例可出现以上症状的不同组合。临床上有时出现所谓"三联征",即同时出现呼吸困难、胸痛及咯血,但仅见于20%的患者,常常提示肺梗死患者。急性肺栓塞也可完全无症状,仅在诊断其他疾病或尸检时意外发现。

(一)症状

常见体征如下。①呼吸系统:呼吸频率增加(>20次/分)最常见;发绀;肺部有时可闻及哮鸣音和/或细湿啰音;合并肺不张和胸腔积液时出现相应的体征。②循环系统:心率加快(>90次/分),主要表现为窦性心动过速,也可发生房性心动过速、心房颤动、心房扑动或室性心律失常;多数患者血压可无明显变化,低血压和休克罕见,但一旦发生常提示中央型急性肺栓塞和/或血流动力学受损;颈静脉充盈、怒张或搏动增强;肺动脉瓣区第二心音亢进或分裂,三尖瓣可闻及收缩期杂音。③其他:可伴发热,多为低热,提示肺梗死。

(二)体征

下肢DVT的主要表现为患肢肿胀、周径增大、疼痛或压痛、皮肤色素沉着,行走后患肢易疲劳或肿胀加重。但半数以上的下肢DVT患者无自觉症状和明显体征。应测量双侧下肢的周径来评价其差别。

(三)DVT的症状与体征

周径的测量点分别为髌骨上缘以上15 cm处,髌骨下缘以下10 cm处。双侧相差>1 cm即考虑有临床意义。

四、辅助检查

尽管血气分析的检测指标不具有特异性,但有助于对PE的筛选。为提高血气分析对PE诊断的准确率,应以患者就诊时卧位、未吸氧、首次动脉血气分析的测量值为准。由于动脉血氧分压随着年龄的增长而下降,所以血氧分压的正常预计值应该按照公式 PaO_2(mmHg)=106-0.14×年龄(岁)进行计算。70%～86%的患者示低氧血症及呼吸性碱中毒,93%的患者有低碳酸血症,86%～95%的患者肺泡-动脉血氧分压差 $P_{(A-a)}O_2$ 增加[>2.0 kPa(15 mmHg)]。

(一)动脉血气分析

为目前诊断 PE 及 DVT 的常规实验室检查方法。急性血栓形成时,凝血和纤溶系统同时激活,引起血浆 D-二聚体水平升高,如>500 $\mu g/L$ 对诊断 PE 有指导意义。D-二聚体水平与血栓大小、堵塞范围无明显关系。由于血浆中 2%～3%的血浆纤维蛋白原转变为血浆蛋白,故正常人血浆中可检测到微量 D-二聚体,正常时 D-二聚体<250 $\mu g/L$。D-二聚体测定敏感性高而特异性差,阴性预测价值很高,水平正常多可以排除急性 PE 和 DVT。在某些病理情况下也可以出现 D-二聚体水平升高,如肿瘤、炎症、出血、创伤、外科手术以及急性心肌梗死和主动脉夹层,所以 D-二聚体水平升高的阳性预测价值很低。本项检查的主要价值在于急诊室排除急性肺栓塞,尤其是低度可疑的患者,而对确诊无益。中度急性肺栓塞可疑的患者,即使检测 D-二聚体水平正常,仍需要进一步检查。高度急性肺栓塞可疑的患者,不主张检测 D-二聚体水平,此类患者不论检测的结果如何,均不能排除急性肺栓塞,需行超声或 CT 肺动脉造影进行评价。

(二)血浆 D-二聚体测定

心电图改变是非特异性的,常为一过性和多变性,需动态比较观察有助于诊断。窦性心动过速是最常见的心电图改变,其他包括电轴右偏,右心前导联及 Ⅱ、Ⅲ、aVF 导联 T 波倒置(此时应注意与非 ST 段抬高性急性冠脉综合征进行鉴别),完全性或不完全性右束支传导阻滞等;最典型的心电图表现是 $S_1Q_{III}T_{III}$(Ⅰ导联 S 波变深,S 波>1.5 mm,Ⅲ导联有 Q 波和 T 波倒置),但比较少见。房性心律失常,尤其是心房颤动也比较多见。

(三)心电图

心电图在提示诊断、预后评估及除外其他心血管疾病方面有重要价值。超声心动图具有快捷、方便和适合床旁检查等优点,尤其适用于急诊,可提供急性肺栓塞的直接和间接征象,直接征象为发现肺动脉近端或右心腔(包括右心房和右心室)的血栓,如同时患者临床表现符合 PTE,可明确诊断。间接征象多是右心负荷过重的表现,如右心室壁局部运动幅度降低;右心室和/或右心房扩大;室间隔左移和运动异常;近端肺动脉扩张;三尖瓣反流速度增快等。既往无心肺疾病的患者发生急性肺栓塞,右心室壁一般无增厚,肺动脉收缩压很少超过 5.3 kPa(40 mmHg)。因此在临床表现的基础上,结合超声心动图的特点,有助于鉴别急、慢性肺栓塞。

(四)超声心动图

PE 时 X 线检查可有以下征象。

1.肺动脉阻塞征

区域性肺血管纹理纤细、稀疏或消失,肺野透亮度增加。

2.肺动脉高压征及右心扩大征

右下肺动脉干增宽或伴截断征,肺动脉段膨隆以及右心室扩大。

3.肺组织继发改变

肺野局部片段阴影,尖端指向肺门的楔形阴影,肺不张。

(五)胸部 X 线检查

胸部 X 线检查或膨胀不全,肺不张侧可见膈肌抬高,有时合并胸腔积液。CT 肺动脉造影具有无创、快捷、图像清晰和较高的性价比等特点,同时由于可以直观的判断肺动脉阻塞的程度和形态,以及累及的部位和范围,因此是目前急诊确诊 PE 最主要确诊手段之一。CT 肺动脉造影可显示主肺动脉、左右肺动脉及其分支的血栓或栓子,不仅能够发现段以上肺动脉内的栓子,对亚段或以上的 PE 的诊断价值较高,其诊断敏感度为 83%,特异度为 78%~100%,但对亚段以下的肺动脉内血栓的诊断敏感性较差。PE 的直接征象为肺动脉内的低密度充盈缺损,部分或完全包围在不透光的血流之间(轨道征),或者呈完全充盈缺损,远端血管不显影。间接征象包括肺野楔形密度增高影,条带状的高密度区或盘状肺不张,中心肺动脉扩张及远端血管分支减少或消失等。同时也可以对右心室的形态和室壁厚度等右心室改变的征象进行分析。

(六)CT 肺动脉造影

本项检查是二线诊断手段,在急诊的应用价值有限,通常禁用于肾功能不全、造影剂过敏或者妊娠妇女。严重肺动脉高压,中度以上心脏内右向左分流及肺内分流者禁用此诊断方法。典型征象是与通气显像不匹配的肺段分布灌注缺损。其诊断肺栓塞的敏感性为 92%,特异性为 87%,且不受肺动脉直径的影响,尤其在诊断亚段以下肺动脉血栓栓塞中具有特殊意义。

(七)放射性核素肺通气灌注扫描

放射性核素肺通气灌注扫描是公认诊断 PE 的金指标,属有创性检查,不作为 PTE 诊断的常规检查方法。肺动脉造影可显示直径 1.5 mm 的血管栓塞,其敏感性为 98%,特异性为 95%~98%。肺动脉造影影像特点如下:直接征象为血管腔内造影剂充盈缺损,伴或不伴轨道征的血流阻断;间接征象为栓塞区域血流减少及肺动脉分支充盈及排空延迟。多在患者需要介入治疗如导管抽吸栓子、直接肺动脉内溶栓时应用。

(八)肺动脉造影

单次屏气 20 秒内完成磁共振肺动脉造影扫描,可直接显示肺动脉内栓子及肺栓塞所致的低灌注区。与 CT 肺动脉造影相比,磁共振肺动脉造影的一个重要优势在于可同时评价患者的右心功能,对于无法进行造影的碘过敏患者也适用,缺点在于不能作为独立排除急性肺栓塞的检查。

(九)磁共振肺动脉造影

对于 PE 来讲这项检查十分重要,可寻找 PE 栓子的来源。血管超声多普勒检查为首选方法,可对血管腔大小、管壁厚度及管腔内异常回声均可直接显示。除下肢静脉超声外,对可疑的患者应推荐加压静脉超声成像(compression venous ultrasonography,CUS)检查,即通过探头压迫静脉等技术诊断 DVT,静脉不能被压陷或静脉腔内无血流信号为 DVT 的特定征象。CUS 诊断近端血栓的敏感度为 90%,特异度为 95%。

五、病情观察与评估

(1)监测生命体征,观察患者有无呼吸、脉搏增快,血压下降。

(2)观察有无剧烈胸痛、晕厥、咯血"肺梗死三联征"。

(3)观察有无口唇及肢端发绀、鼻翼翕动、三凹征、辅助呼吸肌参与呼吸等呼吸困难的表现。

(4)观察患者有无下肢肿胀、疼痛或压痛,皮肤发红或色素沉着等深静脉血栓的表现。

(5)评估辅助检查结果 D-二聚体在肺血栓栓塞症急性期升高;动脉血气分析表现为低氧血症、低碳酸血症、肺泡-动脉血氧分压差增大;深静脉超声检查发现血栓。

(6)评估有无活动性出血、近期自发颅内出血等溶栓禁忌证。

六、护理措施

(一)体位与活动

抬高床头,绝对卧床休息。

(二)氧疗

根据缺氧严重程度选择鼻导管或面罩给氧。如患者有意识改变,氧分压(PaO_2)<8.0 kPa(60 mmHg),二氧化碳分压($PaCO_2$)>6.7 kPa(50 mmHg)时行机械通气。

(三)用药护理

1.溶栓药

常用尿激酶、链激酶、重组纤溶酶原激活物静脉输注。

2.抗凝药物

常用普通肝素输注、低分子肝素皮下注射、华法林口服。

3.镇静止痛药物

常用吗啡或哌替啶止痛。

4.用药注意事项

溶栓、抗凝治疗期间观察大小便颜色,有无皮下、口腔黏膜、牙龈、鼻腔、穿刺点出血等。观察患者神志,警惕颅内出血征象。使用吗啡者观察有无呼吸抑制。定时测定国际标准化比值(INR)、活化部分凝血活酶时间(APTT)、凝血酶原时间(PT)及血小板。

七、健康指导

(1)告知患者避免挖鼻、剔牙及肌内注射,禁用硬毛牙刷,以免引起出血。

(2)禁食辛辣、坚硬、多渣饮食,服用华法林期间,避免食用萝卜、菠菜、咖啡等食物。

(3)告知患者戒烟,控制体重、血压、血脂、血糖。

(4)告知下肢静脉血栓患者患肢禁止按摩及冷热敷。

(5)定期随访,定时复查 INR、APTT、PT 及血小板。

(康晓庆)

第四章 消化内科疾病护理

第一节 反流性食管炎

反流性食管炎（reflux esophagitis,RE）是指胃、十二指肠内容物反流入食管所引起的食管黏膜炎症、糜烂、溃疡和纤维化等病变，甚至引起咽喉、气道等食管以外部位的组织损害。其发病男性多于女性，男女比例为（2~3）：1,发病率为1.92%。随着年龄的增长，食管下段括约肌收缩力下降，胃、十二指肠内容物自发性反流，使老年人反流性食管炎的发病率有所增加。

一、病因与发病机制

（一）抗反流屏障削弱

食管下括约肌是指食管末端3~4 cm长的环形肌束。正常人静息时压力为1.3~4.0 kPa（10~30 mmHg），为一高压带，防止胃内容物反流入食管。由于年龄的增长，机体老化导致食管下括约肌的收缩力下降引起食物反流。一过性食管下括约肌松弛也是反流性食管炎的主要发病机制。

（二）食管清除作用减弱

正常情况下，一旦发生食物的反流，大部分反流物通过1~2次食管自发和继发性的蠕动性收缩排入胃内，即容量清除，剩余的部分则由唾液缓慢地中和。老年人食管蠕动缓慢和唾液产生减少，影响了食管的清除作用。

（三）食管黏膜屏障作用下降

反流物进入食管后，可以凭借食管上皮表面黏液、不移动水层和表面HCO_3^-、复层鳞状上皮等构成上皮屏障，以及黏膜下丰富的血液供应构成的后上皮屏障，发挥其抗反流物对食管黏膜损伤的作用。随着机体老化，食管黏膜逐渐萎缩，黏膜屏障作用下降。

二、护理评估

（一）健康史

询问患者的饮食结构及习惯、有无长期服用药物史。

(二)身体评估

1.反流症状

反酸、反食、反胃(指胃内容物在无恶心和不用力的情况下涌入口腔)、嗳气等,多在餐后明显或加重,平卧或躯体前屈时易出现。

2.反流物引起的刺激症状

胸骨后或剑突下烧灼感、胸痛、吞咽困难等。常由胸骨下段向上伸延,常在餐后 1 小时出现,平卧、弯腰或腹压增高时可加重。反流物刺激食管痉挛导致胸痛,常发生在胸骨后或剑突下。严重时可为剧烈刺痛,可放射到后背、胸部、肩部、颈部、耳后,有的酷似心绞痛的特点。

3.其他症状

咽部不适,有异物感、棉团感或堵塞感,可能与酸反流引起食管上段括约肌压力升高有关。

4.并发症

(1)上消化道出血:因食管黏膜炎症、糜烂及溃疡,可以导致上消化道出血。

(2)食管狭窄:食管炎反复发作致使纤维组织增生,最终导致瘢痕性狭窄。

(3)Barrett 食管:在食管黏膜的修复过程中,食管-贲门交界处 2 cm 以上的食管鳞状上皮被特殊的柱状上皮取代,称之为 Barrett 食管。Barrett 食管发生溃疡时,又称 Barrett 溃疡。Barrett 食管是食管癌的主要癌前病变,其腺癌的发生率较正常情况高 30~50 倍。

(三)辅助检查

1.内镜检查

内镜检查是反流性食管炎最准确、最可靠的诊断方法,能判断其严重程度和有无并发症,结合活检可与其他疾病相鉴别。

2.24 小时食管 pH 监测

应用便携式 pH 记录仪在生理状态下对患者进行 24 小时食管 pH 连续监测,可提供食管是否存在过度酸反流的客观依据。在进行该项检查前 3 天,应停用抑酸药与促胃肠动力的药物。

3.食管吞钡 X 线检查

对不愿意接受或不能耐受内镜检查者行该检查。严重患者可发现阳性 X 线征。

(四)心理社会状况

反流性食管炎长期持续存在,病情反复、病程迁延,因此患者会出现食欲减退,体重下降,导致患者心情烦躁、焦虑;合并消化道出血时会使患者紧张、恐惧。应注意评估患者的情绪状态及对本病的认知程度。

三、常见护理诊断(问题)

(一)疼痛

疼痛与胃食管黏膜炎性病变有关。

(二)营养失调:低于机体需要量

营养失调与害怕进食、消化吸收不良等有关。

(三)有体液不足的危险

体液不足与合并消化道出血引起活动性体液丢失、呕吐及液体摄入量不足有关。

(四)焦虑

焦虑与病情反复、病程迁延有关。

（五）知识缺乏

缺乏对反流性食管炎病因和预防知识的了解。

四、诊断要点与治疗原则

（一）诊断要点

临床上有明显的反流症状,内镜下有反流性食管炎的表现,食管过度酸反流的客观依据即可作出诊断。

（二）治疗原则

以药物治疗为主,对药物治疗无效或发生并发症者可做手术治疗。

1.药物治疗

目前多主张采用递减法,即开始使用质子泵抑制剂加促胃肠动力药,迅速控制症状,待症状控制后再减量维持。

（1）促胃肠动力药:目前主要常用的药物是西沙必利。常用量为每次 5～15 mg,每天 3～4 次,疗程8～12 周。

（2）抑酸药:① H_2 受体拮抗剂（H_2RA）,西咪替丁 400 mg、雷尼替丁 150 mg、法莫替丁 20 mg,每天2 次,疗程 8～12 周。②质子泵抑制剂（PPI）,奥美拉唑 20 mg、兰索拉唑 30 mg、泮托拉唑 40 mg、雷贝拉唑 10 mg、埃索美拉唑 20 mg,每天 1 次,疗程 4～8 周。③抗酸药,仅用于症状轻、间歇发作的患者作为临时缓解症状用。反流性食管炎有并发症或停药后很快复发者,需要长期维持治疗。H_2RA、西沙必利、PPI 均可用于维持治疗,其中以 PPI 效果最好。维持治疗的剂量因患者而异,以调整至患者无症状的最低剂量为合适剂量。

2.手术治疗

手术为不同术式的胃底折叠术。手术指征:①严格内科治疗无效。②虽经内科治疗有效,但患者不能忍受长期服药。③经反复扩张治疗后仍反复发作的食管狭窄。④确证由反流性食管炎引起的严重呼吸道疾病。

3.并发症的治疗

（1）食管狭窄:大部分狭窄可行内镜下食管扩张术治疗。扩张后予长程 PPI 维持治疗可防止狭窄复发。少数严重瘢痕性狭窄需行手术切除。

（2）Barrett 食管:药物治疗是预防 Barrett 食管发生和发展的重要措施,必须使用 PPI 治疗及长期维持。

五、护理措施

（一）一般护理

为减少平卧时及夜间反流可将床头抬高 15～20 cm。避免睡前 2 小时内进食,白天进餐后亦不宜立即卧床。应避免食用使食管下括约肌压力降低的食物和药物,如高脂肪、巧克力、咖啡、浓茶及硝酸甘油、钙通道阻滞剂等。应戒烟及禁酒。减少一切使腹压增高的因素,如肥胖、便秘、紧束腰带等。

（二）用药护理

遵医嘱给予药物治疗,注意观察药物的疗效及不良反应。

1.H$_2$ 受体拮抗剂

药物应在餐中或餐后即刻服用,若需同时服用抗酸药,则两药应间隔 1 小时以上。若静脉给药应注意控制速度,过快可引起低血压和心律失常。西咪替丁对雄性激素受体有亲和力,可导致男性乳腺发育、阳痿以及性功能紊乱,应做好解释工作。该药物主要通过肾排泄,用药期间应监测肾功能。

2.质子泵抑制剂

奥美拉唑可引起头晕,应嘱患者用药期间避免开车或做其他必须高度集中注意力的工作。兰索拉唑的不良反应包括荨麻疹、皮疹、瘙痒、头痛、口苦、肝功能异常等,轻度不良反应不影响继续用药,较严重时应及时停药。泮托拉唑的不良反应较少,偶可引起头痛和腹泻。

3.抗酸药

该药在饭后 1 小时和睡前服用。服用片剂时应嚼服,乳剂给药前应充分摇匀。抗酸药应避免与奶制品、酸性饮料及食物同时服用。

(三)饮食护理

(1)指导患者有规律地定时进餐,饮食不宜过饱,选择营养丰富、易消化的食物。避免摄入过咸、过甜、过辣的刺激性食物。

(2)制定饮食计划:与患者共同制定饮食计划,指导患者及家属改进烹饪技巧,增加食物的色、香、味,刺激患者食欲。

(3)观察并记录患者每天进餐次数、量、种类,以了解其摄入营养素的情况。

六、健康指导

(一)疾病知识的指导

向患者及家属介绍本病的有关病因,避免诱发因素。保持良好的心理状态,平时生活要有规律,合理安排工作和休息时间,注意劳逸结合,积极配合治疗。

(二)饮食指导

指导患者加强饮食卫生和饮食营养,养成有规律的饮食习惯;避免过冷、过热、辛辣等刺激性食物及浓茶、咖啡等饮料;嗜酒者应戒酒。

(三)用药指导

根据病因及病情进行指导,嘱患者长期维持治疗,介绍药物的不良反应,如有异常及时复诊。

(程晓梅)

第二节 胃 炎

胃炎是指不同病因所致的胃黏膜炎症,通常包括上皮损伤、黏膜炎症反应和细胞再生 3 个过程,是最常见的消化道疾病之一。

一、急性胃炎

急性胃炎是由多种病因引起的急性胃黏膜炎症,内镜检查可见胃黏膜充血、水肿、出血、糜烂及浅表溃疡等一过性病变。临床上,以急性糜烂出血性胃炎最常见。

(一)病因与发病机制

1.药物

最常引起胃黏膜炎症的药物是非甾体抗炎药(NSAID),如阿司匹林、吲哚美辛等,可破坏胃黏膜上皮层,引起黏膜糜烂。

2.急性应激

严重的重要脏器衰竭、严重创伤、大手术、大面积烧伤、休克甚至精神心理因素等引起的急性应激,导致胃黏膜屏障破坏和 H^+ 弥散进入黏膜,引起胃黏膜糜烂和出血。

3.其他

酒精具有亲脂性和溶脂能力,高浓度酒精可直接破坏胃黏膜屏障。某些急性细菌或病毒感染、胆汁和胰液反流、胃内异物以及肿瘤放射治疗(简称放疗)后的物理性损伤,可造成胃黏膜损伤引起上皮细胞损害、黏膜出血和糜烂。

(二)临床表现

1.症状

轻者大多无明显症状;有症状者主要表现为非特异性消化不良。上消化道出血是该病突出的临床表现。

2.体征

上腹部可有不同程度的压痛。

(三)辅助检查

1.实验室检查

大便潜血试验呈阳性。

2.内镜检查

纤维胃镜检查是诊断的主要依据。

(四)治疗要点

治疗原则是去除致病因素和积极治疗原发病。药物引起者立即停药。急性应激者在积极治疗原发病的同时,给予抑制胃酸分泌的药物。发生上消化道大出血时,按上消化道出血处理。

(五)护理措施

1.休息与活动

注意休息,减少活动。急性应激致病者应卧床休息。

2.饮食护理

定时、规律进食,少食多餐,避免辛辣刺激性食物。

3.用药指导

指导患者遵医嘱慎用或禁用对胃黏膜有刺激作用的药物,并指导患者正确服用抑酸剂、胃黏膜保护剂等药物。

二、慢性胃炎

慢性胃炎是由各种病因引起的胃黏膜慢性炎症,发病率在各种胃病中居首位。

(一)病因与发病机制

1.幽门螺杆菌感染

幽门螺杆菌感染被认为是慢性胃炎最主要的病因。

2.饮食和环境因素

饮食中高盐或缺乏新鲜蔬菜、水果与发生慢性胃炎相关。幽门螺杆菌可增加胃黏膜对环境因素损害的易感性。

3.物理及化学因素

物理及化学因素可削弱胃黏膜的屏障功能,使其易受胃酸-胃蛋白酶的损害。

4.自身免疫

由于壁细胞受损,机体产生壁细胞抗体和内因子抗体,使胃酸分泌减少乃至缺失,还可影响维生素 B_{12} 吸收,导致恶性贫血。

5.其他因素

慢性胃炎与年龄相关。

(二)临床表现

1.症状

70%～80%的患者可无任何症状,部分患者表现为非特异性的消化不良,症状常与进食或食物种类有关。

2.体征

体征多不明显,有时上腹部轻压痛。

(三)辅助检查

1.实验室检查

胃酸分泌正常或偏低。

2.幽门螺杆菌检测

幽门螺杆菌可通过侵入性和非侵入性方法检测。

3.胃镜及胃黏膜活组织检查

胃镜及胃黏膜活组织检查是诊断慢性胃炎最可靠的方法。

(四)治疗要点

治疗原则是消除病因、缓解症状、控制感染、防治癌前病变。

1.根除幽门螺杆菌感染

对幽门螺杆菌感染引起的慢性胃炎,尤其在活动期,目前多采用三联疗法,即一种胶体铋剂或一种质子泵抑制剂加上两种抗菌药物。

2.根据病因给予相应处理

若因非甾体抗炎药引起,应停药并给予抑酸剂或硫糖铝;若因胆汁反流,可用氢氧化铝凝胶来吸附,或予硫糖铝及胃动力药物以中和胆盐,防止反流。

3.对症处理

有胃动力学改变者,可服用多潘立酮、西沙必利等;自身免疫性胃炎伴有恶性贫血者,遵医嘱肌内注射维生素 B_{12}。

（五）护理措施

1.一般护理

（1）休息与活动：急性发作或伴有消化道出血时应卧床休息，并可用转移注意力、做深呼吸等方法来减轻焦虑、缓解疼痛。病情缓解时，进行适当的运动和锻炼，注意避免过度劳累。

（2）饮食护理：以高热量、高蛋白、高维生素及易消化的饮食为原则，宜定时定量、少食多餐、细嚼慢咽，避免摄入过咸、过甜、过冷、过热及辛辣刺激性食物。

2.病情观察

观察患者消化不良症状，腹痛的部位以及性质，呕吐物和粪便的颜色、量及性状等，用药前后患者的反应。

3.用药护理

注意观察药物的疗效及不良反应。

（1）慎用或禁用阿司匹林、吲哚美辛等对胃黏膜有刺激的药物。

（2）胶体铋剂：枸橼酸铋钾宜在餐前半小时用吸管吸入服用。部分患者服药后出现便秘和大便呈黑色，停药后可自行消失。

（3）抗菌药物：服用阿莫西林前应询问患者有无青霉素过敏史，应用过程中注意有无迟发性变态反应。甲硝唑可引起恶心、呕吐等胃肠道反应。

4.症状、体征的护理

腹部疼痛或不适者，避免精神紧张，采取转移注意力、做深呼吸等方法缓解疼痛；或用热水袋热敷胃部，以解除痉挛、减轻腹痛。

5.健康指导

（1）疾病知识指导：向患者及家属介绍本病的相关病因和预后，避免诱发因素。

（2）饮食指导：指导患者加强饮食卫生和营养，规律饮食。

（3）生活方式指导：指导患者保持良好的心态，生活要有规律，合理安排工作和休息时间，劳逸结合。

（4）用药指导：指导患者遵医嘱服药，如有异常及时就诊，定期门诊复查。

（程晓梅）

第三节　上消化道出血

一、概述

（一）概念和特点

上消化道出血是指屈氏韧带以上的消化道（包括食管、胃、十二指肠、胰腺、胆管等）病变引起的出血，以及胃空肠吻合术的空肠病变引起的出血。上消化道大出血是指数小时内失血量超过1 000 mL或循环血容量的20%，主要表现为呕血和/或黑便，常伴有血容量减少而引起急性周围循环衰竭，是临床的急症，严重者可导致失血性休克而危及生命。

近年来，本病的诊断和治疗水平有很大的提高，临床资料统计显示，80%～85%急性上消化道大出血患者短期内能自行停止,仅 15%～20% 患者出血不止或反复出血,最终死于出血并发症,其中急性非静脉曲张性上消化道出血的发病率在我国仍居高不下,严重威胁人民的生命健康。

(二)相关病理生理

上消化道出血多起因于消化性溃疡侵蚀胃基底血管导致其破裂。出血后逐渐影响周围血液循环量,如因出血量多引起有效循环血量减少,进而引发血液循环系统代偿,以致血压降低,心悸、出汗,这急需即刻处理。出血处可能因血块形成而自动止血,但也可能再次出血。

(三)上消化道出血的病因

上消化道出血的病因包括溃疡性疾病、炎症、门脉高压、肿瘤、全身性疾病等。临床上最常见的病因是消化性溃疡,其他依次为急性糜烂出血性胃炎、食管胃底静脉曲张破裂和胃癌。现将病因归纳列述如下。

1.上消化道疾病

(1)食管疾病、食管物理性损伤、食管化学性损伤。

(2)胃、十二指肠疾病:消化性溃疡、Zollinger-Ellison 综合征、胃癌等。

(3)空肠疾病:胃肠吻合术后空肠溃疡、空肠 Crohn 病。

2.门静脉高压引起的食管胃底静脉曲张破裂出血

(1)各种病因引起的肝硬化。

(2)门静脉阻塞:门静脉炎、门静脉血栓形成、门静脉受邻近肿块压迫。

(3)肝静脉阻塞:如 Budd-Chiari 综合征。

3.上消化道邻近器官或组织的疾病

(1)胆管出血:胆囊或胆管结石、胆管蛔虫、胆管癌、肝癌、肝脓肿或肝血管瘤破入胆管等。

(2)胰腺疾病:急慢性胰腺炎、胰腺癌、胰腺假性囊肿、胰腺脓肿等。

(3)其他:纵隔肿瘤或囊肿破入食管、主动脉瘤、肝或脾动脉瘤破入食管等。

4.全身性疾病

(1)血液病:白血病、血友病、再生障碍性贫血、弥散性血管内凝血等。

(2)急性感染:脓毒症、肾综合征出血热、钩端螺旋体病、重症肝炎等。

(3)脏器衰竭:尿毒症、呼吸衰竭、肝衰竭等。

(4)结缔组织病:系统性红斑狼疮、结节性多动脉炎、皮肌炎等。

5.诱因

(1)服用水杨酸类或其他非甾体抗炎药或大量饮酒。

(2)应激相关胃黏膜损伤:严重感染、休克、大面积烧伤、大手术、脑血管意外等应激状态下,会引起应激相关胃黏膜损伤。应激性溃疡可引起大出血。

(四)临床表现

上消化道大量出血的临床表现主要取决于出血量及出血速度。

1.呕血与黑便

呕血与黑便是上消化道出血的特征性表现,上消化道出血之后,均有黑粪。出血部位在幽门以上者常有呕血,若出血量较少、速度慢亦可无呕血。反之,幽门以下出血如出血量大,速度快,可因血反流入胃腔引起恶心、呕吐而表现为呕血。

呕血多棕褐色呈咖啡渣样,如出血量大,未经胃酸充分混合即呕出,则为鲜红色或有血块。

黑粪呈柏油样,黏稠而发亮,当出血量大,血液在肠内推进快,粪便可呈暗红甚至鲜红色。

2.失血性周围循环衰竭

急性大量失血时由于循环血容量迅速减少而导致周围循环衰竭。一般表现为头昏、心慌、乏力,突然起立发生晕厥、肢体冷感、心率加快、血压偏低等。严重者呈休克状态。

3.发热

大量出血后,多数患者在 24 小时内出现低热,持续 3～5 天后降至正常。发热原因可能与循环血量减少和周围循环衰竭导致体温调节中枢功能紊乱等因素有关。

4.氮质血症

上消化道大量出血后,由于大量血液蛋白质的消化产物在肠道被吸收,血中尿素氮浓度可暂时增高,称为肠源性氮质血症。一般于一次出血后数小时血尿素氮开始上升,24～48 小时达到高峰,一般不超过 14.3 mmol/L(40 mg/dL),3～4 天后降至正常。

5.贫血和血常规

急性大量出血后均有失血性贫血。但在出血的早期,血红蛋白浓度、红细胞计数与血细胞比容可无明显变化。在出血后,组织液渗入血管内,使血液稀释,一般经 3～4 小时以上才出现贫血,出血后 24～72 小时血液稀释到最大限度。贫血程度取决于失血量外,还和出血前有无贫血、出血后液体平衡状态等因素相关。

急性出血患者为正细胞正色素性贫血,在出血后骨髓有明显代偿性增生,可暂时出现大细胞性贫血,慢性失血则呈小细胞低色素性贫血。出血 24 小时内网织红细胞即见增高,出血停止后逐渐降至正常。白细胞计数在出血后 2～5 小时轻至中度升高,血止后 2～3 天才恢复正常。但在肝硬化患者中,如同时有脾功能亢进,则白细胞计数可不升高。

(五)辅助检查

1.实验室检查

测定红细胞、白细胞和血小板计数,血红蛋白浓度、血细胞比容、肝肾功能、大便隐血检查等(以了解其病因、诱因及潜在的护理问题)。

2.内镜检查

出血后 24～48 小时内行急诊内镜检查,可以直接观察出血部位,明确出血的病因,同时对出血灶进行止血治疗,是上消化道出血病因诊断的首选检查方法。

3.X 线钡餐检查

对明确病因亦有价值。主要适用于不宜或不愿进行内镜检查者或胃镜检查未能发现出血原因,需排除十二指肠降段以下的小肠段有无出血病灶者。

4.其他

放射性核素扫描或选择性动脉造影如腹腔动脉、肠系膜上动脉造影帮助确定出血部位,适用于内镜及 X 线钡剂造影未能确诊而又反复出血者。不能耐受 X 线、内镜或动脉造影检查的患者,可作吞线试验,根据棉线有无沾染血迹及其部位,可以估计活动性出血部位。

(六)治疗原则

上消化道大量出血为临床急症,应采取积极措施进行抢救。迅速补充血容量,纠正水、电解质失衡,预防和治疗失血性休克,给予止血治疗,同时积极进行病因诊断和治疗。

药物治疗:包括局部用药和全身用药两部分。

1.局部用药

经口或胃管注入消化道内,对病灶局部进行止血,主要如下。

(1)8～16 mg 去甲肾上腺素溶于 100～200 mL 冰盐水口服,强烈收缩出血的小动脉而止血,适用于胃、十二指肠出血。

(2)口服凝血酶,经接触性止血,促使纤维蛋白原转变为纤维蛋白,加速血液凝固,近年来被广泛应用于局部止血。

2.全身用药

经静脉进入体内,发挥止血作用。

(1)抑制胃酸分泌药:对消化性溃疡和急性胃黏膜损伤引起的出血,常规给予 H_2 受体拮抗剂或质子泵抑制剂,以提高和保持胃内较高的 pH,有利于血小板聚集及血浆凝血功能所诱导的止血过程。常用药物有西咪替丁 200～400 mg,每 6 小时 1 次;雷尼替丁 50 mg,每 6 小时 1 次;法莫替丁 20 mg,每 12 小时 1 次;奥美拉唑 40 mg,每 12 小时 1 次。急性出血期均为静脉用药。

(2)降低门静脉压力药:①血管升压素及其拟似物,为常用药物,其机制是收缩内脏血管,从而减少门静脉血流量,降低门静脉及其侧支循环的压力。用法为血管升压素 0.2 U/min 持续静脉滴注,视治疗反应,可逐渐加至 0.4 U/min。同时用硝酸甘油静脉滴注或含服,以减轻大剂量用血管升压素的不良反应,并且硝酸甘油有协同降低门静脉压力的作用。②生长抑素及其拟似物,止血效果好,可明显减少内脏血流量,并减少奇静脉血流量,而奇静脉血流量是食管静脉血流量的标志。14 肽天然生长抑素,用法为首剂 250 μg 缓慢静脉注射,继以 250 μg/h 持续静脉滴注。人工合成剂奥曲肽,常用首剂 100 μg 缓慢静脉注射,继以 25～50 μg/h 持续静脉滴注。

(3)促进凝血和抗纤溶药物:补充凝血因子如静脉注入纤维蛋白原和凝血酶原复合物对凝血功能异常引起出血者有明显疗效。抗血纤溶芳酸和 6-氨基己酸有对抗或抑制纤维蛋白溶解的作用。

二、护理评估

(一)一般评估

1.生命体征

大量出血患者因血容量不足,外周血管收缩,体温可能偏低,出血后 2 天内多有发热,一般不超过 38.5 ℃,持续 3～5 天;脉搏增快(>120 次/分)或细速;呼吸急促、浅快;血压降低,收缩压降至 10.7 kPa(80 mmHg)以下,甚至可持续下降至测不出,脉压减小,小于 3.3～4.0 kPa(25～30 mmHg)。

2.患者主诉

患者有无头晕、乏力、心慌、气促、冷、口干口渴等症状。

3.相关记录

呕血颜色、量,皮肤,尿量,液体出入量,黑便颜色和量等记录结果。

(二)身体评估

1.头颈部

上消化道大量出血,有效循环血容量急剧减少,患者可出现精神萎靡、嗜睡、表情淡漠、烦躁不安、意识模糊甚至昏迷。

2.腹部

(1)有无肝大、脾大,如果脾大、蜘蛛痣、腹壁静脉曲张或有腹水者,提示肝硬化门脉高压食管静脉破裂出血;肝大、质地硬、表面凹凸不平或有结节,提示肝癌。

(2)腹部肿块的质地软硬度,如果质地硬、表面凹凸不平或有结节应考虑胃、胰腺、肝胆肿瘤。

(3)中等量以上的腹水可有移动性浊音。

(4)肠鸣音活跃,肠蠕动增强,肠鸣音达10次/分以上,但音调不特别高亢,提示有活动性出血。

(5)直肠和肛门有无结节、触痛和肿块、狭窄等异常情况。

3.其他

(1)出血部位与出血性质的评估:上消化道出血不包括口、鼻、咽喉等部位出血及咯血,应注意鉴别。出血部位在幽门以上,呕血及黑粪可同时发生,而幽门以下部位出血,多以黑粪为主。下消化道出血较少时,易被误认为是上消化道出血。下消化道出血仅有便血,无呕血,粪便鲜红、暗红或有血块,患者常感下腹部疼痛等不适感。进食动物血、肝,服用骨炭、铁剂、铋剂或中药也可使粪便发黑,但黑而无光泽。

(2)出血量的评估:粪便隐血试验阳性,表示每天出血量＞5 mL;出现黑便时表示每天出血量在 50～70 mL,胃内积血量达 250～300 mL,可引起呕血;急性出血量＜400 mL 时,组织液及脾脏贮血补充失血量,可无临床表现,若大量出血数小时内失血量超过 1 000 mL 或循环血容量的 20%,引起急性周围循环衰竭,导致急性失血性休克而危及患者生命。

(3)失血程度的评估:失血程度除按出血量评估外,还应根据全身状况来判断。失血的表现多伴有全身症状,表现为如下。①轻度失血(失血量达全身总血量 10%～15%)患者表现为皮肤苍白、头晕、怕冷,血压可正常但有波动,脉搏稍快,尿量减少。②中度失血(失血量达全身总血量 20%以上)患者表现为口干、眩晕、心悸,血压波动、脉压变小,脉搏细数,尿量减少。③重度失血(失血量达全身总血量 30%以上)患者表现为烦躁不安、意识模糊、出冷汗、四肢厥冷,血压显著下降,脉搏细数,超过120 次/分,尿少或尿闭,重者失血性休克。

(4)出血是否停止的评估:①反复呕血,呕吐物由咖啡色转为鲜红色,黑便次数增多且粪便稀薄色泽转为暗红色,伴肠鸣音亢进;②周围循环衰竭的表现经充分补液、输血仍未见明显改善,或暂时好转后又恶化,血压不稳,中心静脉压不稳定;③红细胞计数、血细胞比容、血红蛋白测定不断下降,网织红细胞计数持续增高;④在补液足够、尿量正常时,血尿素氮升高;⑤门脉高压患者的脾大,因出血而暂时缩小,如不见脾脏恢复肿大,提示出血未止。

(三)心理-社会评估

患者发生呕血与黑便都可导致患者紧张、烦躁不安、恐惧、焦虑等反应。病情危重者,患者可出现濒死感,而此时其家属表现伤心状态,使患者出现较强烈的紧张及恐惧感。慢性疾病或全身性疾病致反复呕血与黑便者,易使患者对治疗和护理失去信心,表现为护理工作上不合作。患者及其家庭对疾病的认识态度影响患者的生活质量,影响其工作、学习、社交等活动。

(四)辅助检查结果评估

1.血常规

上消化道出血后均有急性失血性贫血;出血后 6～12 小时红细胞计数、血红蛋白浓度及血细胞比容下降;在出血后 2～5 小时白细胞数开始增高,血止后 2～3 天降至正常。

2.血尿素氮测定

呕血的同时因部分血液进入肠道,血红蛋白的分解产物在肠道被吸收,故在出血数小时后尿素氮开始上升,24～48 小时可达高峰,持续时间不等,与出血时间长短有关。

3.粪便检查

隐血试验(OBT)阳性,但检查前需禁止食动物血、肝、绿色蔬菜等 3～4 天。

4.内镜检查

直接观察出血的原因和部位,黏膜皱襞迂曲可提示胃底静脉曲张。

(五)常用药物治疗效果的评估

1.输血

输血前评估患者的肝功能,肝功能受损宜输新鲜血,因库存血含氨量高易诱发肝性脑病。同时要评估患者年龄、病情、周围循环动力学及贫血状况,防止因输液、输血过快、过多导致肺水肿,原有心脏病或老年患者必要时可根据中心静脉压调节输液量。

2.血管升压素

滴注速度应准确,并严密观察有无出现腹痛、血压升高、心律失常、心肌缺血,甚至发生心肌梗死等不良反应。评估是否药液外溢,一旦外溢用 50％硫酸镁湿敷。因该药有抗利尿作用,突然停用血管升压素会引起反射性尿液增多,故应观察尿量并向家属做好解释工作。同时,孕妇、冠心病、高血压禁用血管升压素。

3.凝血酶

口服凝血酶时评估有无恶心、头昏等不良反应,并指导患者更换体位。此药不能与酸碱及重金属等药物配伍,应现用现配,若出现过敏现象应立即停药。

4.镇静剂

评估患者的肝功能,肝病患者忌用吗啡、巴比妥类等强镇静药物。

三、主要护理诊断(问题)

(一)体液不足

体液不足与上消化道大量出血有关。

(二)活动无耐力

活动无耐力与上消化道出血所致周围循环衰竭有关。

(三)营养失调

营养低于机体需要量与急性期禁食及贫血有关。

(四)恐惧

恐惧与急性上消化道大量出血有关。

(五)知识缺乏

缺乏有关出血的知识及防治的知识。

(六)潜在并发症

休克、急性肾衰竭。

四、护理措施

(一)一般护理

1.休息与体位

少量出血者应卧床休息,大出血时绝对卧床休息,取平卧位并将下肢略抬高,以保证脑部供

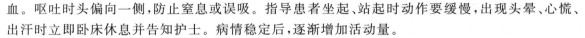

血。呕吐时头偏向一侧,防止窒息或误吸。指导患者坐起、站起时动作要缓慢,出现头晕、心慌、出汗时立即卧床休息并告知护士。病情稳定后,逐渐增加活动量。

2.饮食护理

急性大出血伴恶心、呕吐者应禁食。少量出血无呕吐者,可进食温凉、清淡流质食物。出血停止后改为营养丰富、易消化、无刺激性的半流质、软食,少量多餐逐渐过渡到正常饮食。食管胃底静脉曲张破裂出血者避免粗糙、坚硬、刺激性食物,且应细嚼慢咽,防止损伤曲张静脉而再次出血。

3.安全护理

轻症患者可起身稍做活动,可上厕所大小便。但应注意有活动性出血时,患者常因有便意而至厕所,在排便时或便后起立时晕厥,因此必要时由护士陪同如厕或暂时改为在床上排泄。对重症患者应多巡视,用床栏加以保护。

(二)病情观察

上消化道大量出血时,有效循环血容量急剧减少,可导致休克或死亡,所以要严密监测。

(1)精神和意识状态:是否精神萎靡、嗜睡、表情淡漠、烦躁不安、意识模糊甚至昏迷。

(2)生命体征:体温不升或发热,呼吸急促,脉搏细弱、血压降低、脉压变小,必要时行心电监护。

(3)周围循环状况:观察皮肤和甲床色泽,肢体温暖或是湿冷,周围静脉特别是颈静脉充盈情况。

(4)准确记录 24 小时液体出入量,测每小时尿量,应保持尿量大于每小时 30 mL,并记录呕吐物和粪便的性质、颜色及量。

(5)定期复查红细胞计数、血细胞比容、血红蛋白、网织红细胞计数、血尿素氮、粪潜血,以了解贫血程度、出血是否停止。

(三)用药护理

立即建立静脉通道,遵医嘱迅速、准确地实施输血、输液、各种止血治疗及用药等抢救措施,并观察治疗效果及不良反应。血管升压素可引起腹痛、血压升高、心律失常、心肌缺血,甚至发生心肌梗死,故滴注速度应准确,并严密观察不良反应。同时,孕妇、冠心病、高血压禁用血管升压素。肝病患者忌用吗啡、巴比妥类药物,宜输新鲜血,因库存血含氨量高,易诱发肝性脑病。

(四)三腔两囊管护理

插管前应仔细检查,确保三腔气囊管通畅,无漏气,并分别做好标记,以防混淆,备用。插管后检查管道是否在胃内,抽取胃液,确定管道在胃内分别向胃囊和食管囊注气,将食管引流管、胃管连接负压吸引器,定时抽吸,观察出血是否停止,并记录引流液的性状及量。并做好留置三腔气囊管期间的护理和出血停止后的观察及拔管。

(五)心理护理

护理人员应关心、安慰患者,尤其是反复出血者。解释各项检查、治疗措施,耐心细致地解答患者或家属的提问,消除他们的疑虑。同时,经常巡视,大出血时陪伴患者,以减轻患者的紧张情绪。抢救工作应迅速而不忙乱,使其产生安全感、信任,保持稳定情绪,帮助患者消除紧张恐惧心理,更好地配合治疗及护理。

(六)健康教育

1.疾病知识指导

应帮助患者和家属掌握有关疾病的病因和诱因,以及预防、治疗和护理的知识,以减少再度出血的危险。并且指导患者及家属学会早期识别出血征象及应急措施。

2.饮食指导

合理饮食是避免诱发上消化道出血的重要措施。注意饮食卫生和规律饮食;进食营养丰富、易消化的食物,避免粗糙、刺激性食物,或过冷、过热、产气多的食物、饮料,禁烟、浓茶、咖啡等对胃有刺激的食物。

3.生活指导

生活起居要有规律,劳逸结合,情绪乐观,保证身心愉悦,避免长期精神紧张。应在医师指导下用药,同时,慢性病者应定期门诊随访。

4.自我观察

教会患者出院后早期识别出血征象及应急措施:出现头晕、心悸等不适,或呕血、黑便时,立即卧床休息,保持安静,减少身体活动;呕吐时取侧卧位以免误吸;立即送医院治疗。

5.及时就诊的指标

(1)有呕血和黑便。

(2)出现血压降低、头晕、心悸等不适。

五、护理效果评估

(1)患者呕血和黑便停止,生命体征正常。

(2)患者活动耐受力增加,活动时无晕厥、跌倒危险。

(3)患者置管期间无窒息、意外吸入、食管胃底黏膜无溃烂、坏死。

(4)患者体重逐渐恢复正常,营养状态良好。

(程晓梅)

第四节　消化性溃疡

一、疾病概述

(一)概念和特点

消化性溃疡主要指发生在胃和十二指肠的慢性溃疡,即胃溃疡(gastric ulcer,GU)和十二指肠溃疡(duodenal ulcer,DU),因溃疡的形成与胃酸/胃蛋白酶的消化作用有关而得名。溃疡的黏膜缺损超过黏膜肌层,不同于糜烂。

消化性溃疡是全球常见疾病,其患病率在近年来呈下降趋势。本病可发生于任何年龄,但中年最为常见,DU 多见于青壮年,而 GU 多见于中老年,后者发病高峰比前者约迟 10 年。男性患病比女性多见。临床上 DU 比 GU 多见,两者之比为(2~3):1,但有地区差异。

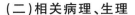

(二)相关病理、生理

目前,对消化性溃疡的病理、生理的认识主要是基于 Shay 和 Sun 等人提出的"平衡学说"。即正常情况下,胃黏膜的攻击因子与防御因子应保持生理上的平衡,若攻击因子过强或防御因子减弱,就会造成胃黏膜损伤而引起溃疡。攻击因子主要有胃酸、胃蛋白酶、幽门螺杆菌等。防御因子主要有碳酸氢盐、胃黏液屏障和前列腺素等细胞保护因子。因此,"平衡学说"实际上就是胃酸分泌系统与胃黏膜保护系统之间的平衡。

(三)消化性溃疡的病因

1.幽门螺杆菌感染和非甾体抗炎药

近年的研究已经明确,幽门螺杆菌(Hp)感染和服用非甾体抗炎药(NSAID)是最常见病因。溃疡发生是黏膜侵袭因素和防御因素失平衡的结果,胃酸在溃疡的形成中起关键作用。对胃、十二指肠黏膜有损伤的侵袭因素包括胃酸和胃蛋白酶的消化作用,Hp 的感染、NSAID,以及其他如胆盐、胰酶、酒精等,其中 Hp 和 NSAID 是损害胃黏膜屏障,导致消化性溃疡的最常见病因。

2.下列因素与消化性溃疡发病有不同程度的关系

(1)吸烟:吸烟者消化性溃疡的发生率比不吸烟者高,吸烟影响溃疡愈合和促进溃疡复发。

(2)遗传:消化性溃疡的家族史可能是 Hp 感染"家庭聚集"现象,O 型血者胃上皮细胞表面表达更多黏附受体而有利于 Hp 定植,故 O 型血者易患消化性溃疡。

(3)急性应激:情绪应激可能主要起诱因作用,可能通过神经内分泌途径影响胃十二指肠分泌、运动和黏膜血流的调节。

(4)胃十二指肠运动异常:胃肠运动障碍不大可能是原发病因,但可加重 Hp 或 NSAID 对黏膜的损害。

因此,消化性溃疡是一种多因素疾病,其中 Hp 感染和服用 NSAID 是已知的主要病因,溃疡发生是黏膜侵袭因素和防御因素失平衡的结果,胃酸在溃疡形成中起关键作用。

(四)临床表现

上腹痛是消化性溃疡的主要症状,但部分患者可无症状或症状较轻以至于不为患者所注意,而以出血、穿孔等并发症为首发症状。

典型的消化性溃疡有如下临床特点:①慢性过程,病史可达数年至数十年;②周期性发作,发作与自发缓解相交替,发作期可为数周或数月,缓解期亦长短不一,短者数周、长者数年;发作常有季节性,多在秋冬季或冬春之交发病,可因精神情绪不良或过劳而诱发;③发作时上腹痛呈节律性,表现为空腹痛即餐后2～4 小时和/或午夜痛,腹痛多可为进食或服用抗酸药所缓解,典型节律表现在 GU 多见。

1.症状

上腹痛为主要症状,性质多为灼痛,亦可为钝痛、胀痛、剧痛或饥饿样不适感。多位于中上腹,可偏右或偏左。一般为轻至中度持续性痛。疼痛常有典型的节律性如上所述。腹痛多在进食或服用抗酸药后缓解。

2.体征

溃疡活动时上腹部可有局限性轻压痛,缓解期无明显体征。

（五）辅助检查

1.实验室检查

血常规、尿和便常规（粪便潜血试验）、生化、肝肾功能检查（以了解其病因、诱因及潜在的护理问题）。

2.胃镜和胃黏膜活组织检查

胃镜和胃黏膜活组织检查是确诊消化性溃疡首选的检查方法。内镜下消化性溃疡多呈圆形或椭圆形，也有呈线形，边缘光整，底部覆有灰黄色或灰白色渗出物，周围黏膜可有充血、水肿，可见皱襞向溃疡集中。内镜下溃疡可分为活动期（A）、愈合期（H）和瘢痕期（S）3个病期。

3.X线钡餐检查

其适用于对胃镜检查有禁忌证或不愿接受胃镜检查者。溃疡的X线征象有直接和间接两种：龛影是直接征象，对溃疡有确诊价值；局部压痛、十二指肠球部激惹和球部畸形、胃大弯侧痉挛性切迹均为间接征象，仅提示可能有溃疡。

4.Hp检测

该检测应列为消化性溃疡诊断的常规检查项目，因为有无Hp感染决定治疗方案的选择。监测方法分为侵入性和非侵入性两大类。前者需通过胃镜检查取胃黏膜活组织进行监测，主要包括快呋塞米素酶试验、组织学检查和Hp培养；后者主要有^{13}C或^{14}C尿素呼气试验、粪便Hp抗原检测及血清学检查。

（六）治疗原则

消化性溃疡的治疗目的：消除病因、缓解症状、愈合溃疡、防止复发和防治并发症。针对病因的治疗，例如根除Hp，有可能彻底治愈溃疡病，是近年来消化性溃疡治疗的一大进展。

1.药物治疗

治疗消化性溃疡的药物可分为抑制胃酸分泌的药物和保护胃黏膜的药物两大类，主要起缓解症状和促进溃疡愈合的作用，常与根除Hp治疗配合使用。

（1）抑制胃酸药物：溃疡的愈合与抑酸治疗的强度和时间成正比。抗酸药具有中和胃酸的作用，可迅速缓解疼痛症状，但一般剂量难以促进溃疡愈合，故目前多作为加强止痛的辅助治疗。常用的抑制胃酸的药物有碱性抗酸剂：氢氧化铝（铝碳酸镁等及其复方制剂），H_2受体拮抗剂（西咪替丁800 mg，每晚1次或400 mg，2次/天；雷尼替丁300 mg，每晚1次或150 mg，2次/天；法莫替丁40 mg，每晚1次或20 mg，2次/天；尼扎替丁300 mg，每晚1次或150 mg，2次/天），质子泵抑制剂（奥美拉唑20 mg，1次/天；兰索拉唑30 mg，1次/天）。

（2）保护胃黏膜药物：硫糖铝和胶体铋目前已较少用作治疗消化性溃疡的一线药物。枸橼酸铋钾（胶体次枸橼酸铋）因兼有较强抑制幽门螺杆菌作用，可作为根除Hp联合治疗方案的组分，但要注意此药不能长期服用，因会过量蓄积而引起神经毒性。米索前列醇具有抑制胃酸分泌、增加胃十二指肠黏膜的黏液及碳酸氢盐分泌和增加黏膜血流等作用，主要用于NSAIDs溃疡的预防，腹泻是常见不良反应，因引起子宫收缩故孕妇忌服。

常用的有硫糖铝1 g，4次/天；前列腺素类药物：米索前列醇200 μg，4次/天；胶体铋：枸橼酸铋钾120 mg，4次/天。

（3）根除幽门螺杆菌治疗：凡有Hp感染的消化性溃疡，无论初发或复发、活动或静止、有无合并症，均应予以根除Hp治疗。根除Hp治疗结束后，继续给予一个常规疗程的抗溃疡治疗是最理想的。这对有并发症或溃疡面积大的患者尤为必要。

2.其他治疗

外科手术,仅限于少数有并发症者,包括:①大量出血经内科治疗无效;②急性穿孔;③瘢痕性幽门梗阻;④胃溃疡癌变;⑤严格内科治疗无效的顽固性溃疡。

二、护理评估

(一)一般评估

1.患病及治疗经过

询问发病的有关诱因和病因,例如,发病是否与天气变化、饮食不当或情绪激动有关;有无暴饮暴食、喜食酸辣等刺激性食物的习惯;是否嗜烟酒;有无经常服用 NSAIDs 药物史;家族中有无溃疡病者等。询问患者的病程经过,例如,首次疼痛发作的时间,疼痛与进食的关系,是餐后还是空腹出现,有无规律,部位及性质如何,应用何种方法能缓解疼痛。曾做过何种检查和治疗,结果如何。

2.患者主诉与一般情况

患者有无恶心、呕吐、嗳气、反酸等其他消化道症状,有无呕血、黑便、频繁呕吐等症状。询问此次发病与既往有无变化,日常休息与活动如何等。

3.相关记录

腹痛、体重、体位、饮食、药物、出入量等记录结果。

(二)身体评估

1.头颈部

患者有无痛苦表情、消瘦、贫血貌等。

2.腹部

(1)上腹部有无固定压痛点,有无胃蠕动波,全腹有无压痛、反跳痛,有无腹肌紧张。

(2)有无空腹振水音,腹部有无肠鸣音变化(亢进、减弱或消失),结合病例综合考虑。

3.其他

患者有无因腹部疼痛而发生的体位改变等。

(三)心理、社会评估

患者及家属对疾病的认识程度,患者有无焦虑或恐惧等心理,患者在疾病治疗过程中的心理反应与需求,家庭及社会支持情况。

(四)辅助检查结果评估

(1)血常规:有无红细胞计数、血红蛋白减少。

(2)粪便潜血试验:是否为阳性。

(3)Hp 检测:是否为阳性。

(4)胃液分析:基础排酸量和最大排酸量是增高、减少还是正常。

(5)X 线钡餐造影:有无典型的溃疡龛影及其部位。

(6)胃镜及黏膜活检:溃疡的部位、大小及性质如何,有无活动性出血。

(五)常用药物治疗效果的评估

1.抗酸药评估要点

(1)每天用药剂量、时间、用药的方法(静脉注射、口服)的评估与记录。

(2)有无磷缺乏症表现:食欲缺乏、软弱无力等症状,甚至有骨质疏松的表现。

(3)有无严重便秘、代谢性碱中毒与钠潴留,甚至肾损害。服用镁剂应注意有无腹泻。

2.H₂受体拮抗剂评估要点

(1)每天用药剂量、时间、用药的方法(静脉注射、口服)的评估与记录,静脉给药应注意控制速度,速度过快可引起低血压和心律失常。

(2)注意监测肝、肾功能,注意有无头痛、头晕、疲倦、腹泻及皮疹等反应,因药物可随母乳排出,哺乳期应停止用药。

3.质子泵抑制剂的评估要点

(1)患者自觉症状:有无头晕、腹泻等症状。

(2)有无皮肤等反应:如荨麻疹、皮疹、瘙痒、头痛、口苦和肝功能异常等。

三、主要护理诊断

(1)腹痛与胃酸刺激溃疡面引起化学性炎症反应有关。

(2)营养失调,低于机体需要量:与疼痛致摄入减少及消化吸收障碍有关。

(3)知识缺乏:缺乏有关消化性溃疡病因及预防知识。

(4)潜在并发症:上消化道大量出血、穿孔、幽门梗阻和癌变。

四、护理措施

(一)休息与活动

溃疡活动期且症状较重者,嘱其卧床休息几天至1～2周,可使疼痛等症状缓解。病情较轻者则应鼓励其适当活动,以分散注意力。

(二)指导缓解疼痛

注意观察及详细了解患者疼痛的规律和特点,并按其疼痛特点指导缓解疼痛的方法。如DU表现为空腹痛或午夜痛,指导患者在疼痛前或疼痛时进食碱性食物(如苏打饼干等),或服用制酸剂。也可采用局部热敷或针灸止痛。

(三)合理饮食

选择营养丰富,易消化的食物。症状重者以面食为主。避免食用机械性和化学性刺激强的食物。以少食多餐为主,每天进食4～5次,避免过饱,进食宜细嚼慢咽,以增加唾液分泌,稀释和中和胃酸。

(四)用药护理

应严格按医嘱用药,并注意观察常用药的毒副作用,发现问题及时处理。

(五)心理护理

多关心体贴患者,使患者保持良好的情绪,因为过分焦虑和恐惧往往更易诱发和加重消化性溃疡。

(六)健康教育

1.帮助患者认识和去除病因

讲解引起和加重溃疡病的相关因素,指导其保持乐观情绪,规律生活。

2.饮食指导

建立合理的饮食习惯和结构,戒除烟酒,避免摄入刺激性食物。饮食宜清淡、易消化、富营养,少食多餐。

3.用药原则

指导患者按医嘱正确服药,学会观察药效及不良反应,不随便停药或减量,防止溃疡复发。指导患者慎用或勿用致溃疡的药物,如阿司匹林、咖啡因、泼尼松等。

4.适当活动计划

制订个体化的活动计划,选择合适的锻炼方式,提高机体抵抗力。

5.自我观察

教会患者出院后的某些重要指标(如腹痛、呕吐、黑便等)的自我监测和正确记录。

6.及时就诊的指标

(1)上腹疼痛节律发生变化或疼痛加剧。

(2)出现呕血、黑便等。

(程晓梅)

第五节 脂肪性肝病

一、非酒精性脂肪性肝病

非酒精性脂肪性肝病(non-alcoholic fatty liver disease,NAFLD)是指除外酒精和其他明确的损肝因素所致的以肝细胞内脂肪过度沉积为主要特征的临床病理综合征,是与胰岛素抵抗和遗传易感性密切相关的获得性代谢应激性肝损伤。包括单纯性脂肪肝(SFL)、非酒精性脂肪性肝炎(NASH)及其相关肝硬化。随着肥胖及其相关代谢综合征全球化的流行趋势,非酒精性脂肪性肝病现已成为欧美等发达国家和我国富裕地区慢性肝病的重要病因,普通成人 NAFLD 患病率 10%~30%,其中 10%~20% 为 NASH,后者 10 年内肝硬化发生率高达 25%。

非酒精性脂肪性肝病除可直接导致失代偿期肝硬化、肝细胞癌和移植肝复发外,还可影响其他慢性肝病的进展,并参与 2 型糖尿病和动脉粥样硬化的发病。代谢综合征相关恶性肿瘤、动脉硬化性心脑血管疾病以及肝硬化是影响非酒精性脂肪性肝病患者生活质量和预期寿命的重要因素。

(一)临床表现

(1)脂肪肝的患者多无自觉症状,部分患者可有乏力、消化不良、肝区隐痛、肝大等非特异性症状及体征。

(2)患者可有体重超重和/或内脏性肥胖、空腹血糖增高、血脂紊乱、高血压等代谢综合征相关症状。

(二)并发症

肝纤维化、肝硬化、肝癌。

(三)治疗

(1)基础治疗:制订合理的能量摄入以及饮食结构、中等量有氧运动、纠正不良生活方式和行为。

(2)避免加重肝脏损害、体重急剧下降、滥用药物及其他可能诱发肝病恶化的因素。

(3)减肥:所有体重超重、内脏性肥胖以及短期内体重增长迅速的非酒精性脂肪性肝病患者,都需通过改变生活方式控制体重、减小腰围。

（4）胰岛素增敏剂：合并2型糖尿病、糖耐量损害、空腹血糖增高以及内脏性肥胖者,可考虑应用二甲双胍和噻唑烷二酮类药物,以期改善胰岛素抵抗和控制血糖。

（5）降血脂药：血脂紊乱经基础治疗、减肥和应用降糖药物3个月以上,仍呈混合性高脂血症或高脂血症合并2个以上危险因素者,需考虑加用贝特类、他汀类或普罗布考等降血脂药物。

（6）针对肝病的药物：非酒精性脂肪性肝病伴肝功能异常、代谢综合征,经基础治疗3～6个月仍无效,以及肝活体组织检查证实为NASH和病程呈慢性进展性者,可采用针对肝病的药物辅助治疗,但不宜同时应用多种药物。

（四）健康教育与管理

（1）树立信心,相信通过长期合理用药、控制生活习惯,可以有效地治疗脂肪性肝病。

（2）了解脂肪性肝病的发病因素及危险因素。

（3）掌握脂肪性肝病的治疗要点。

（4）矫正不良饮食习惯,少食高脂饮食,戒烟酒。

（5）建立合理的运动计划,控制体重,监测体重的变化。

（6）定期随访,与医师一起制定合理的健康计划。

（五）预后

绝大多数非酒精性脂肪性肝病预后良好,肝组织学进展缓慢甚至呈静止状态,预后相对良好。部分患者即使已并发脂肪性肝炎和肝纤维化,如能得到及时诊治,肝组织学改变仍可逆转,罕见脂肪囊肿破裂并发脂肪栓塞而死亡。少数脂肪性肝炎患者进展至肝硬化,一旦发生肝硬化则其预后不佳。对于大多数脂肪肝患者,有时通过节制饮食、坚持中等量的有氧运动等非药物治疗措施就可达到控制体重、血糖、降低血脂和促进肝组织学逆转的目的。

（六）护理

见表4-1。

表 4-1　非酒精性脂肪性肝病的护理

日期	项目	护理内容
入院当天	评估	一般评估：生命体征、体重、皮肤等
		专科评估：脂肪厚度、有无胃肠道反应、出血点等
	治疗	根据病情避免诱因,调整饮食,根据情况使用保肝药
	检查	按医嘱行相关检查,如血常规、肝功能、B超、CT、肝穿刺等
	药物	按医嘱正确使用保肝药物,注意用药后的观察
	活动	嘱患者卧床休息为主,避免过度劳累
	饮食	低脂、高纤维、高维生素、少盐饮食
		禁止进食高脂肪、高胆固醇、高热量食物,如动物内脏、油炸食物
		戒烟酒,嘱多饮水
	护理	做好入院介绍,主管护士自我介绍
		制定相关的护理措施,如饮食护理、药物护理、皮肤护理、心理护理
		视病情做好各项监测记录
		密切观察病情,防止并发症的发生

续表

日期	项目	护理内容
第2天	健康宣教	做好健康宣教
		根据病情留陪员,上床挡,确保安全
		向患者讲解疾病相关知识、安全知识、服药知识等,教会患者观察用药效果,指导各种检查的注意事项
	评估	神志、生命体征及患者的心理状态,对疾病相关知识的了解等情况
	治疗	按医嘱执行治疗
	检查	继续完善检查
	药物	密切观察各种药物作用和不良反应
	活动	卧床休息,进行适当的有氧运动
	饮食	同前
	护理	进一步做好基础护理,如导管护理、饮食护理、药物护理、皮肤护理等
		视病情做好各项监测记录
		密切观察病情,防止并发症的发生
		做好健康宣教
	健康宣教	讲解药物的使用方法及注意事项,各项检查前后注意事项
第3～9天	活动	进行有氧运动,如太极、散步、慢跑等
	健康宣教	讲解有氧运动的作用、运动的时间及如何根据自身情况调整运动量,派发健康教育宣传单
	其他	同前
出院前1天	健康宣教	出院宣教:
		服药指导
		疾病相关知识指导
		调节饮食,控制体重
		保持良好的生活习惯和心理状态
		定时专科门诊复诊
出院随访		出院1周内电话随访第1次,3个月内随访第2次,6个月内随访第3次,以后1年随访1次

二、酒精性肝病

酒精性肝病是长期大量饮酒导致的肝脏疾病。初期通常表现为脂肪肝,进而可发展成酒精性肝炎、肝纤维化和肝硬化。其主要临床特征是恶心、呕吐、黄疸,可有肝脏肿大和压痛,并可并发肝功能衰竭和上消化道出血等。严重酗酒时可诱发广泛肝细胞坏死,甚至肝功能衰竭。酒精性肝病是我国常见的肝脏疾病之一,严重危害人民健康。

(一)临床表现

临床症状为非特异性,可无症状,或有右上腹胀痛、食欲缺乏、乏力、体质减轻、黄疸等;随着病情加重,可有神经精神症状和蜘蛛痣、肝掌等表现。

(二)并发症

肝性脑病、肝衰竭、上消化道出血。

（三）治疗

治疗酒精性肝病的原则是：戒酒和营养支持，减轻酒精性肝病的严重程度，改善已存在的继发性营养不良和对症治疗酒精性肝硬化及其并发症。

1.戒酒

戒酒是治疗酒精性肝病的最重要的措施，戒酒过程中应注意防治戒断综合征。

2.营养支持

酒精性肝病患者需良好的营养支持，应在戒酒的基础上提供高蛋白、低脂饮食，并注意补充B族维生素、维生素C、维生素K及叶酸。

3.药物治疗

糖皮质激素、保肝药等。

4.手术治疗

肝移植。

（四）健康教育与管理

（1）树立信心，坚持长期合理用药并严格控制生活习惯。

（2）了解酒精性肝病的发病因素及危险因素。

（3）掌握酒精性肝病的治疗要点。

（4）矫正不良饮食习惯，戒烟酒，合理饮食。

（5）遵医嘱服药，学会观察用药效果及注意事项。

（6）定期随访，与医师一起制定合理的健康计划。

（五）预后

一般预后良好，戒酒后可完全恢复。酒精性肝炎如能及时戒酒和治疗，大多可以恢复，主要死亡原因为肝衰竭。若不戒酒，酒精性脂肪肝可直接或经酒精性肝炎阶段发展为酒精性肝硬化。

（六）护理

见表4-2。

表4-2　酒精性脂肪性肝病的护理

日期	项目	护理内容
入院当天	评估	一般评估：神志、生命体征等
		专科评估：饮酒的量、有无胃肠道反应、出血点等
	治疗	根据医嘱使用保肝药
	检查	按医嘱行相关检查，如血常规、肝功能、B超、CT、肝穿刺等
	药物	按医嘱正确使用保肝药物，注意用药后的观察
	活动	嘱患者卧床休息为主，避免过度劳累
	饮食	低脂、高纤维、高维生素、少盐饮食
		禁食高脂肪、高胆固醇、高热量食物，如动物内脏、油炸食物
		戒烟酒，嘱多饮水
	护理	做好入院介绍，主管护士自我介绍
		制定相关的护理措施，如饮食护理、药物护理、皮肤护理、心理护理
		视病情做好各项监测记录

续表

日期	项目	护理内容
		密切观察病情,防止并发症的发生
		做好健康宣教
		根据病情留陪员,上床挡,确保安全
	健康宣教	向患者讲解疾病相关知识、安全知识、服药知识等,教会患者观察用药效果,指导各种检查的注意事项
第2天	评估	神志、生命体征及患者的心理状态,对疾病相关知识的了解等情况
	治疗	按医嘱执行治疗
	检查	继续完善检查
	药物	密切观察各种药物作用和不良反应
	活动	卧床休息,可进行散步等活动
	饮食	同前
	护理	做好基础护理,如皮肤护理、导管护理等
		按照医嘱正确给药,并观察药物疗效及不良反应
		视病情做好各项监测记录
		密切观察病情,防止并发症的发生
		做好健康宣教
	健康宣教	讲解药物的使用方法及注意事项、各项检查前后注意事项
第3～10天	活动	同前
	健康宣教	讲解有氧运动的作用、运动的时间及如何根据自身情况调整运动量,派发健康教育宣传单
	其他	同前
出院前1天	健康宣教	出院宣教:
		服药指导
		疾病相关知识指导
		戒酒,调整饮食
		保持良好的生活习惯和心理状态
		定时专科门诊复诊
出院随访		出院1周内电话随访第1次,3个月内随访第2次,6个月内随访第3次,以后1年随访1次

（程晓梅）

第六节　病毒性肝炎

一、甲型病毒性肝炎

甲型病毒性肝炎旧称流行性黄疸或传染性肝炎,早在8世纪就有记载,目前全世界有40亿人口受到该病的威胁。近年对其病原学和诊断技术等方面的研究进展较大,并已成功研制出甲型肝炎病毒减毒活疫苗和灭活疫苗,可有效控制甲型肝炎的流行。

(一)病因

甲型肝炎传染源是患者和亚临床感染者。潜伏期后期及黄疸出现前数天传染性最强,黄疸出现后2周粪便仍可能排出病毒,但传染性已明显减弱。本病无慢性甲肝病毒(HAV)携带者。

(二)诊断要点

甲型病毒性肝炎主要依据流行病学资料、临床特点、常规实验室检查和特异性血清学诊断。流行病学资料应参考当地甲型肝炎流行疫情,病前有无肝炎患者密切接触史及个人、集体饮食卫生状况。急性黄疸型病例黄疸期诊断不难。在黄疸前期获得诊断称为早期诊断,此期表现似"感冒"或"急性胃肠炎",如尿色变为深黄色应疑及本病。急性无黄疸型及亚临床型病例不易早期发现,诊断主要依赖肝功能检查。根据特异性血清学检查可做出病因学诊断。凡慢性肝炎和重型肝炎,一般不考虑甲型肝炎的诊断。

1.分型

甲型肝炎潜伏期为2～6周,平均4周,临床分为急性黄疸型(AIH)、急性无黄疸型和亚临床型。

(1)急性黄疸型:①黄疸前期,急性起病,多有畏寒发热,体温38 ℃左右,全身乏力,食欲缺乏,厌油、恶心、呕吐,上腹部饱胀不适或腹泻。少数病例以上呼吸道感染症状为主要表现,偶见荨麻疹,继之尿色加深。本期一般持续5～7天。②黄疸期,热退后出现黄疸,可见皮肤巩膜不同程度黄染。肝区隐痛,肝大,触之有充实感,伴有叩痛和压痛,尿色进一步加深。黄疸出现后全身及消化道症状减轻,否则可能发生重症化,但重症化者罕见。本期持续2～6周。③恢复期,黄疸逐渐消退,症状逐渐消失,肝脏逐渐回缩至正常,肝功能逐渐恢复。本期持续2～4周。

(2)急性无黄疸型:起病较缓慢,除无黄疸外,其他临床表现与黄疸型相似,症状一般较轻。多在3个月内恢复。

(3)亚临床型:部分患者无明显临床症状,但肝功能有轻度异常。

(4)急性淤胆型:本型实为黄疸型肝炎的一种特殊形式,特点是肝内胆汁淤积性黄疸持续较久,消化道症状轻,肝实质损害不明显。而黄疸很深,多有皮肤瘙痒及粪色变浅,预后良好。

2.实验室检查

(1)常规检查:外周血白细胞总数正常或偏低,淋巴细胞相对增多,偶见异型淋巴细胞,一般不超过10%,这可能是淋巴细胞受病毒抗原刺激后发生的母细胞转化现象。黄疸前期末尿胆原及尿胆红素开始呈阳性反应,是早期诊断的重要依据。血清丙氨酸氨基转移酶(ALT)于黄疸前期早期开始升高,血清胆红素在黄疸前期末开始升高。血清ALT高峰在血清胆红素高峰之前,一般在黄疸消退后一至数周恢复正常。急性黄疸型常见血浆球蛋白轻度升高,但随病情恢复而逐渐恢复。急性无黄疸型和亚临床型病例肝功能改变以单项ALT轻中度升高为特点。急性淤胆型病例血清胆红素显著升高而ALT仅轻度升高,两者形成明显反差,同时伴有血清碱性磷酸酶(ALP)及谷氨酰转移酶(GGT)明显升高。

(2)特异性血清学检查:特异性血清学检查是确诊甲型肝炎的主要指标。血清IgM型甲型肝炎病毒抗体(抗-HAV-IgM)于发病数天即可检出,黄疸期达到高峰,一般持续2～4个月,以后逐渐下降乃至消失。目前临床上主要用酶联免疫吸附法(ELISA)检查血清抗-HAV-IgM,以作为早期诊断甲型肝炎的特异性指标。血清抗-HAV-IgM出现于病程恢复期,较持久,甚至终生阳性,是获得免疫力的标志,一般用于流行病学调查。新近报道应用线性多抗原肽包被进行 ELISA 检测 HAV 感染,其敏感性和特异性分别高于 90% 和 95%。

(三)鉴别要点

本病需与药物性肝炎、传染性单核细胞增多症、钩端螺旋体病、急性结石性胆管炎、原发性胆汁性肝硬化、妊娠期肝内胆汁淤积症、胆总管梗阻、妊娠急性脂肪肝等鉴别。其他如血吸虫病、肝吸虫病、肝结核、脂肪肝、肝淤血及原发性肝癌等均可有肝大或 ALT 升高,鉴别诊断时应加以考虑。与乙型、丙型、丁型及戊型病毒型肝炎急性期鉴别除参考流行病学特点及输血史等资料外,主要依据血清抗-HAV-IgM 的检测。

(四)规范化治疗

急性期应强调卧床休息,给予清淡而营养丰富的饮食,外加充足的 B 族维生素及维生素 C。进食过少及呕吐者,应每天静脉滴注 10% 的葡萄糖液 1 000～1 500 mL,酌情加入能量合剂及 10% 氯化钾。热重者可服用茵陈蒿汤、栀子柏皮汤加减;湿重者可服用茵陈胃苓汤加减;湿热并重者宜用茵陈蒿汤和胃苓汤合方加减;肝气郁结者可用逍遥散;脾虚湿困者可用平胃散。

二、乙型病毒性肝炎

慢性乙型病毒性肝炎是由乙型肝炎病毒感染致肝脏发生炎症及肝细胞坏死,持续 6 个月以上而病毒仍未被清除的疾病。我国是慢性乙型病毒性肝炎的高发区,人群中约有 9.09% 为乙型肝炎病毒携带者。该疾病呈慢性进行性发展,间有反复急性发作,可演变为肝硬化、肝癌或肝功能衰竭等,严重危害人民健康,故对该疾病的早发现、早诊断、早治疗很重要。

(一)病因

1.传染源

传染源主要是有 HBV DNA 复制的急、慢性患者和无症状慢性 HBV 携带者。

2.传播途径

本病主要通过血清及日常密切接触而传播。血液传播途径除输血及血制品外,可通过注射,刺伤,共用牙刷、剃刀及外科器械等方式传播,经微量血液也可传播。由于患者唾液、精液、初乳、汗液、血性分泌物均可检出 HBsAg,故密切的生活接触可能是重要传播途径。所谓"密切生活接触"可能是由微小创伤所致的一种特殊经血传播形式,而非消化道或呼吸道传播。另一种重要的传播方式是母婴传播(垂直传播)。生于 HBsAg/HBeAg 阳性母亲的婴儿,HBV 感染率高达 95%,大部分在分娩过程中感染,低于20%可能为宫内感染。

3.易感人群

感染后患者对同一 HBsAg 亚型 HBV 可获得持久免疫力。但对其他亚型免疫力不完全,偶可再感染其他亚型,故极少数患者血清抗 HBs(某一亚型感染后产生免疫)和 HBsAg(另一亚型感染)可同时阳性。

(二)诊断要点

急性肝炎病程超过半年,或原有乙型病毒性肝炎或 HBsAg 携带史,本次又因同一病原再次出现肝炎症状、体征及肝功能异常者可以诊断为慢性乙型病毒性肝炎。发病日期不明或虽无肝炎病史,但肝组织病理学检查符合慢性乙型病毒性肝炎,或根据症状、体征、化验及 B 超检查综合分析,亦可做出相应诊断。

1.分型

据 HBeAg 可分为 2 型。

(1)HBeAg 阳性慢性乙型病毒性肝炎:血清 HBsAg、HBV DNA 和 HBeAg 阳性,抗-HBe 阴性,血清 ALT 持续或反复升高,或肝组织学检查有肝炎病变。

(2)HBeAg 阴性慢性乙型病毒性肝炎:血清 HBsAg 和 HBV DNA 阳性,HBeAg 持续阴性,抗-HBe阳性或阴性,血清 ALT 持续或反复异常,或肝组织学检查有肝炎病变。

2.分度

根据生化学试验及其他临床和辅助检查结果,可进一步分 3 度。

(1)轻度:临床症状、体征轻微或缺如,肝功能指标仅 1 或 2 项轻度异常。

(2)中度:症状、体征、实验室检查居于轻度和重度之间。

(3)重度:有明显或持续的肝炎症状,如乏力、食欲缺乏、尿黄、便溏等,伴有肝病面容、肝掌、蜘蛛痣、脾大,并排除其他原因,且无门静脉高压症者。实验室检查血清 ALT 和/或谷草转氨酶反复或持续升高,清蛋白降低或 A/G 比值异常,球蛋白明显升高。除前述条件外,凡清蛋白不超过 32 g/L,胆红素大于 5 倍正常值上限,凝血酶原活动度为 40%~60%,胆碱酯酶低于 2 500 U/L,4 项检测中有 1 项达上述程度者即可诊断为重度慢性肝炎。

3.B 超检查结果可供慢性乙型病毒性肝炎诊断参考

(1)轻度:B 超检查肝脾无明显异常改变。

(2)中度:B 超检查可见肝内回声增粗,肝脏和/或脾脏轻度肿大,肝内管道(主要指肝静脉)走行多清晰,门静脉和脾静脉内径无增宽。

(3)重度:B 超检查可见肝内回声明显增粗,分布不均匀;肝表面欠光滑,边缘变钝;肝内管道走行欠清晰或轻度狭窄、扭曲;门静脉和脾静脉内径增宽;脾大;胆囊有时可见"双层征"。

4.组织病理学诊断

病因(根据血清或肝组织的肝炎病毒学检测结果确定病因)、病变程度及分级分期结果。

(三)鉴别要点

本病应与慢性丙型病毒性肝炎、嗜肝病毒感染所致肝损害、酒精性及非酒精性肝炎、药物性肝炎、自身免疫性肝炎、肝硬化、肝癌等鉴别。

(四)规范化治疗

1.治疗的总体目标

最大限度地长期抑制或消除乙肝病毒,减轻肝细胞炎症坏死及肝纤维化,延缓和阻止疾病进展,减少和防止肝脏失代偿、肝硬化、肝癌及其并发症的发生,从而改善生活质量和延长存活时间。主要包括抗病毒、免疫调节、抗炎保肝、抗纤维化和对症治疗,其中抗病毒治疗是关键,只要有适应证,且条件允许,就应进行规范的抗病毒治疗。

2.抗病毒治疗的一般适应证

抗病毒治疗的一般适应证如下:①HBV DNA$\geqslant 2\times 10^4$ U/mL(HBeAg 阴性者为不低于 2×10^3 U/mL)。②ALT $\geqslant 2\times$ULN;如用干扰素治疗,ALT 应不高于 $10\times$ULN,血总胆红素水平应低于 $2\times$ULN。③ALT$<2\times$ULN,但肝组织学显示 Knodell HAI$\geqslant 4$,或$\geqslant G_2$。

具有①并有②或③的患者应进行抗病毒治疗;对达不到上述治疗标准者,应监测病情变化,如持续 HBV DNA 阳性,且 ALT 异常,也应考虑抗病毒治疗。ULN 为正常参考值上限。

3.HBeAg 阳性慢性乙型肝炎患者

对于 HBV DNA 定量不低于 2×10^4 U/mL,ALT 水平不低于 $2 \times ULN$ 者,或 ALT$<2 \times ULN$,但肝组织学显示 Knodell HAI$\geqslant 4$,或$\geqslant G_2$ 炎症坏死者,应进行抗病毒治疗。可根据具体情况和患者的意愿,选用 IFN-α,ALT 水平应低于 $10 \times ULN$,或核苷(酸)类似物治疗。对 HBV DNA 阳性但低于 2×10^4 U/mL 者,经监测病情 3 个月,HBV DNA 仍未转阴,且 ALT 异常,则应抗病毒治疗。

(1)普通 IFN-α:5 MU(可根据患者的耐受情况适当调整剂量),每周 3 次或隔天 1 次,皮下或肌内注射,一般疗程为 6 个月。如有应答,为提高疗效亦可延长疗程至 1 年或更长。应注意剂量及疗程的个体化。如治疗 6 个月无应答者,可改用其他抗病毒药物。

(2)聚乙二醇干扰素 α-2a:180 μg,每周 1 次,皮下注射,疗程 1 年。剂量应根据患者耐受性等因素决定。

(3)拉米夫定:100 mg,每天 1 次,口服。治疗 1 年时,如 HBV DNA 检测不到(PCR 法)或低于检测下限、ALT 复常、HBeAg 转阴但未出现抗-HBe 者,建议继续用药直至 HBeAg 血清学转归,经监测 2 次(每次至少间隔 6 个月)仍保持不变者可以停药,但停药后需密切监测肝脏生化学和病毒学指标。

(4)阿德福韦酯:10 mg,每天 1 次,口服。疗程可参照拉米夫定。

(5)恩替卡韦:0.5 mg(对拉米夫定耐药患者 1 mg),每天 1 次,口服。疗程可参照拉米夫定。

4.HBeAg 阴性慢性乙型肝炎患者

HBV DNA 定量不低于 2×10^3 U/mL,ALT 水平不低于 $2 \times ULN$ 者,或 ALT<2 ULN,但肝组织学检查显示 Knodell HAI$\geqslant 4$,或 G2 炎症坏死者,应进行抗病毒治疗。由于难以确定治疗终点,因此,应治疗至检测不出 HBVDNA(PCR 法),ALT 复常。此类患者复发率高,疗程宜长,至少为 1 年。

因需要较长期治疗,最好选用 IFN-α(ALT 水平应低于 $10 \times ULN$)或阿德福韦酯或恩替卡韦等耐药发生率低的核苷(酸)类似物治疗。对达不到上述推荐治疗标准者,则应监测病情变化,如持续 HBV DNA 阳性,且 ALT 异常,也应考虑抗病毒治疗。

(1)普通 IFN-α:5 MU,每周 3 次或隔天 1 次,皮下或肌内注射,疗程至少 1 年。

(2)聚乙二醇干扰素 α-2a:180 μg,每周 1 次,皮下注射,疗程至少 1 年。

(3)阿德福韦酯:10 mg,每天 1 次,口服,疗程至少 1 年。当监测 3 次(每次至少间隔 6 个月)HBV DNA检测不到(PCR 法)或低于检测下限和 ALT 正常时可以停药。

(4)拉米夫定:100 mg,每天 1 次,口服,疗程至少 1 年。治疗终点同阿德福韦酯。

(5)恩替卡韦:0.5 mg(对拉米夫定耐药患者 1 mg),每天 1 次,口服。疗程可参照阿德福韦酯。

5.应用化疗和免疫抑制剂治疗的患者

对于因其他疾病而接受化疗、免疫抑制剂(特别是肾上腺糖皮质激素)治疗的 HBsAg 阳性者,即使 HBV DNA 阴性和 ALT 正常,也应在治疗前 1 周开始服用拉米夫定,每天 100 mg,化疗和免疫抑制剂治疗停止后,应根据患者病情决定拉米夫定停药时间。对拉米夫定耐药者,可改用其他已批准的能治疗耐药变异的核苷(酸)类似物。核苷(酸)类似物停用后可出现复发,甚至病情恶化,应十分注意。

6.其他特殊情况的处理

(1)经过规范的普通 IFN-α 治疗无应答患者,再次应用普通 IFN-α 治疗的疗效很低。可试用聚乙二醇干扰素 α-2a 或核苷(酸)类似物治疗。

(2)强化治疗指在治疗初始阶段每天应用普通 IFN-α,连续 2～3 周后改为隔天 1 次或每周3 次的治疗。目前对此疗法意见不一,因此不予推荐。

(3)应用核苷(酸)类似物发生耐药突变后的治疗,拉米夫定治疗期间可发生耐药突变,出现"反弹",建议加用其他已批准的能治疗耐药变异的核苷(酸)类似物,并重叠 1～3 个月或根据HBV DNA检测阴性后撤换拉米夫定,也可使用 IFN-α(建议重叠用药 1～3 个月)。

(4)停用核苷(酸)类似物后复发者的治疗,如停药前无拉米夫定耐药,可再用拉米夫定治疗,或其他核苷(酸)类似物治疗。如无禁忌证,亦可用 IFN-α 治疗。

7.儿童患者间隔

12 岁以上慢性乙型病毒性肝炎患儿,其普通 IFN-α 治疗的适应证、疗效及安全性与成人相似,剂量为 3～6 $\mu U/m^2$,最大剂量不超过 10 $\mu U/m^2$。在知情同意的基础上,也可按成人的剂量和疗程用拉米夫定治疗。

三、丙型病毒性肝炎

慢性丙型病毒性肝炎是一种主要经血液传播的疾病,是由丙型肝炎病毒(HCV)感染导致的慢性传染病。慢性 HCV 感染可导致肝脏慢性炎症坏死,部分患者可发展为肝硬化甚至肝细胞癌(HCC),严重危害人民健康,已成为严重的社会和公共卫生问题。

(一)病因

1.传染源

传染源主要为急、慢性患者和慢性 HCV 携带者。

2.传播途径

传播途径与乙型肝炎相同,主要有以下 3 种。

(1)通过输血或血制品传播:由于 HCV 感染者病毒血症水平低,所以输血和血制品(输HCV 数量较多)是最主要的传播途径。经初步调查,输血后非甲非乙型肝炎患者血清丙型肝炎抗体(抗-HCV)阳性率高达 80％ 以上,已成为大多数(80％～90％)输血后肝炎的原因。但供血员血清抗-HCV阳性率较低,欧美各国为 0.35％～1.4％,故目前公认,反复输入多个供血员血液或血制品者更易发生丙型肝炎,输血3 次以上者感染 HCV 的危险性增高 2～6 倍。国内曾因单采血浆回输血细胞时污染,造成丙型肝炎暴发流行,经 2 年以上随访,血清抗-HCV 阳性率达到100％。1989 年国外综合资料表明,抗-HCV 阳性率在输血后非甲非乙型肝炎患者为 85％,血源性凝血因子治疗的血友病患者为 60％～70％,静脉药瘾者为 50％～70％。

(2)通过非输血途径传播:丙型肝炎亦多见于非输血人群,主要通过反复注射、针刺、含 HCV血液反复污染皮肤黏膜隐性伤口及性接触等其他密切接触方式而传播。这是世界各国广泛存在的散发性丙型肝炎的传播途径。

(3)母婴传播:要准确评估 HCV 垂直传播很困难,因为在新生儿中所检测到的抗-HCV 实际可能来源于母体(被动传递)。检测 HCV RNA 提示,HCV 有可能由母体传播给新生儿。

3.易感人群

对 HCV 无免疫力者普遍易感。在西方国家,除反复输血者外,静脉药瘾者、同性恋等混乱性接触者及血液透析患者丙型肝炎发病率较高。本病可发生于任何年龄,一般儿童和青少年HCV感染率较低,中青年次之。男性HCV感染率大于女性。HCV多见于16岁以上人群。HCV感染恢复后血清抗体水平低,免疫保护能力弱,有再次感染HCV的可能性。

(二)诊断要点

1.诊断依据

HCV感染超过6个月,或发病日期不明、无肝炎史,但肝脏组织病理学检查符合慢性肝炎,或根据症状、体征、实验室及影像学检查结果综合分析,作出诊断。

2.病变程度判定

慢性肝炎按炎症活动度(G)可分为轻、中、重3度,并应标明分期(S)。

(1)轻度慢性肝炎(包括原慢性迁延性肝炎及轻型慢性活动性肝炎):$G_{1\sim2}$,$S_{0\sim2}$。①肝细胞变性,点、灶状坏死或凋亡小体。②汇管区有(无)炎症细胞浸润、扩大,有或无局限性碎屑坏死(界面肝炎)。③小叶结构完整。

(2)中度慢性肝炎(相当于原中型慢性活动性肝炎):G_3,$S_{1\sim3}$。①汇管区炎症明显,伴中度碎屑坏死。②小叶内炎症严重,融合坏死或伴少数桥接坏死。③纤维间隔形成,小叶结构大部分保存。

(3)重度慢性肝炎(相当于原重型慢性活动性肝炎):G_4,$S_{2\sim4}$。①汇管区炎症严重或伴重度碎屑坏死。②桥接坏死累及多数小叶。③大量纤维间隔,小叶结构紊乱,或形成早期肝硬化。

3.组织病理学诊断

组织病理学诊断包括病因(根据血清或肝组织的肝炎病毒学检测结果确定病因)、病变程度及分级分期结果,如病毒性肝炎,丙型,慢性,中度,G_3/S_4。

(三)鉴别要点

本病应与慢性乙型病毒性肝炎、药物性肝炎、酒精性肝炎、非酒精性肝炎、自身免疫性肝炎、病毒感染所致肝损害、肝硬化、肝癌等鉴别。

(四)规范化治疗

1.抗病毒治疗的目的

清除或持续抑制体内的HCV,以改善或减轻肝损害,阻止进展为肝硬化、肝衰竭或HCC,并提高患者的生活质量。治疗前应进行HCV RNA基因分型(1型和非1型)和血中HCV RNA定量,以决定抗病毒治疗的疗程和利巴韦林的剂量。

2.HCV RNA基因为1型和/或HCV RNA定量不低于4×10^5 U/mL者

HCV RNA基因为1型和/或HCV RNA定量不低于4×10^5 U/mL者可选用下列方案之一。

(1)聚乙二醇干扰素α联合利巴韦林治疗方案:聚乙二醇干扰素α-2a 180 μg,每周1次,皮下注射,联合口服利巴韦林1 000 mg/d,至12周时检测HCV RNA。①如HCV RNA下降幅度少于2个对数级,则考虑停药。②如HCV RNA定性检测为阴转,或低于定量法的最低检测限,继续治疗至48周。③如HCV RNA未转阴,但下降超过2个对数级,则继续治疗到24周。如24周时HCV RNA转阴,可继续治疗到48周;如果24周时仍未转阴,则停药观察。

(2)普通IFN-α联合利巴韦林治疗方案:IFN-α 3～5 MU,隔天1次,肌内或皮下注射,联合口服利巴韦林1 000 mg/d,建议治疗48周。

(3)不能耐受利巴韦林不良反应者的治疗方案:可单用普通IFN-α复合IFN或PEG-IFN,方法同上。

3.HCV RNA 基因为非 1 型和/或 HCV RNA 定量小于 $4×10^5$ U/mL 者

HCV RNA 基因为非 1 型和/或 HCV RNA 定量小于 $4×10^5$ U/mL 者可采用以下治疗方案之一。

(1)聚乙二醇干扰素 α 联合利巴韦林治疗方案:聚乙二醇干扰素 α-2a 180 μg,每周 1 次,皮下注射,联合应用利巴韦林 800 mg/d,治疗 24 周。

(2)普通 IFN-α 联合利巴韦林治疗方案:IFN-α3 mU,每周 3 次,肌内或皮下注射,联合应用利巴韦林 800~1 000 mg/d,治疗 24~48 周。

(3)不能耐受利巴韦林不良反应者的治疗方案:可单用普通 IFN-α 或聚乙二醇干扰素 α。

四、丁型病毒性肝炎

丁型病毒型肝炎是由于丁型肝炎病毒(HDV)与 HBV 共同感染引起的以肝细胞损害为主的传染病,呈世界性分布,易使肝炎慢性化和重型化。

(一)病因

HDV 感染呈全球性分布,意大利是 HDV 感染的发现地,地中海沿岸、中东地区、非洲和南美洲亚马孙河流域是 HDV 感染的高流行区。HDV 感染在地方性高发区的持久流行,是由 HDV 在 HBsAg 携带者之间不断传播所致。除南欧为地方性高流行区之外,其他发达国家 HDV 感染率一般只占 HBsAg 携带者的 5% 以下。发展中国家 HBsAg 携带者较高,有引起 HDV 感染传播的基础。我国各地 HBsAg 阳性者中 HDV 感染率为 0~32%,北方偏低,南方较高。活动性乙型慢性肝炎和重型肝炎患者 HDV 感染率明显高于无症状慢性 HBsAg 携带者。

1.传染源

传染源主要是急、慢性丁型肝炎患者和 HDV 携带者。

2.传播途径

输血或血制品是传播 HDV 的最重要途径之一。其他包括经注射和针刺传播,日常生活密切接触传播,以及围生期传播等。我国 HDV 传播方式以生活密切接触为主。

3.易感人群

HDV 感染分两种类型:①HDV/HBV 同时感染,感染对象是正常人群或未接受 HBV 感染的人群。②HDV/HBV 重叠感染,感染对象是已受 HBV 感染的人群,包括无症状慢性 HBsAg 携带者和乙型肝炎患者,他们体内含有 HBV 及 HBsAg,一旦感染 HDV,极有利于 HDV 的复制,所以这一类人群对HDV 的易感性更强。

(二)诊断要点

我国是 HBV 感染高发区,应随时警惕 HDV 感染。HDV 与 HBV 同时感染所致急性丁型肝炎,仅凭临床资料不能确定病因。凡无症状慢性 HBsAg 携带者突然出现急性肝炎样症状、重型肝炎样表现或迅速向慢性肝炎发展者,以及慢性乙型肝炎病情突然恶化而陷入肝衰竭者,均应想到 HDV 重叠感染,及时进行特异性检查,以明确病因。

1.临床表现

HDV 感染一般只与 HBV 感染同时发生或继发于 HBV 感染者中,故其临床表现部分取决于HBV 感染状态。

(1)HDV 与 HBV 同时感染(急性丁型肝炎):潜伏期为 6~12 周,其临床表现与急性自限性乙型肝炎类似,多数为急性黄疸型肝炎。在病程中可先后发生两次肝功能损害,即血清胆红素和转氨酶出现两个高峰。整个病程较短,HDV 感染常随 HBV 感染终止而终止,预后良好,很少向重型肝炎、慢性肝炎或无症状慢性 HDV 携带者发展。

(2)HDV 与 HBV 重叠感染:潜伏期为 3～4 周。其临床表现轻重悬殊,复杂多样。①急性肝炎样丁型肝炎:在无症状慢性 HBsAg 携带者基础上重叠感染 HDV 后,最常见的临床表现形式是急性肝炎样发作,有时病情较重,血清转氨酶持续升高达数月之久,或血清胆红素及转氨酶升高呈双峰曲线。在 HDV 感染期间,血清 HBsAg 水平常下降,甚至转阴,有时可使 HBsAg 携带状态结束。②慢性丁型肝炎:无症状慢性 HBsAg 携带者重叠感染 HDV 后,更容易发展成慢性肝炎。慢性化后发展为肝硬化的进程较快。早期认为丁型肝炎不易转化为肝癌,近年来在病理诊断为原发性肝癌的患者中,HDV 标志阳性者可达 11%～22%,故丁型肝炎与原发性肝癌的关系不容忽视。

(3)重型丁型肝炎:在无症状慢性 HBsAg 携带者基础上重叠感染 HDV 时,颇易发展成急性或亚急性重型肝炎。在"暴发性肝炎"中,HDV 感染标志阳性率高达 21%～60%,认为 HDV 感染是促成大块肝坏死的一个重要因素。按国内诊断标准,这些"暴发性肝炎"应包括急性和亚急性重型肝炎。HDV 重叠感染易使原有慢性乙型肝炎病情加重。如有些慢性乙型肝炎患者,病情本来相对稳定或进展缓慢,血清 HDV 标志转阳,临床状况可突然恶化,继而发生肝衰竭,甚至死亡,颇似慢性重型肝炎,这种情况国内相当多见。

2.实验室检查

近年丁型肝炎的特异诊断方法日臻完善,从受检者血清中检测到 HDAg 或 HDV RNA,或从血清中检测抗-HDV,均为确诊依据。

(三)鉴别要点

应注意与慢性重型乙型病毒型肝炎相鉴别。

(四)规范化治疗

丁型病毒性肝炎以护肝对症治疗为主。近年研究表明,IFN-α 可能抑制 HDV RNA 复制,经治疗后,可使部分病例血清 DHV RNA 转阴,所用剂量宜大,疗程宜长。目前 IFN-α 是唯一可供选择的治疗慢性丁型肝炎的药物,但其疗效有限。IFN-α 900 万单位,每周 3 次,或者每天 500 万单位,疗程 1 年,能使 40%～70%的患者血清中 HDV RNA 消失,但是抑制 HDV 复制的作用很短暂,停止治疗后 60%～97%的患者复发。

五、戊型病毒性肝炎

戊型病毒型肝炎原称肠道传播的非甲非乙型肝炎或流行性非甲非乙型肝炎,其流行病学特点及临床表现颇像甲型肝炎,但两者的病因完全不同。

(一)病因

戊型肝炎流行最早发现于印度,开始疑为甲型肝炎,但回顾性血清学分析,证明既非甲型肝炎,也非乙型肝炎。本病流行地域广泛,在发展中国家以流行为主,发达国家以散发为主。其流行特点与甲型肝炎相似,传染源是戊型肝炎患者和阴性感染患者,经粪-口传播。潜伏期末和急性期初传染性最强。流行规律大体分两种:一种为长期流行,常持续数月,可长达 20 个月,多由水源不断污染所致;另一种为短期流行,约 1 周即止,多为水源一次性污染引起。与甲型肝炎相比,本病发病年龄偏大,16～35 岁者占 75%,平均 27 岁。孕妇易感性较高。

(二)诊断要点

流行病学资料、临床特点和常规实验室检查仅作临床诊断参考,特异血清病原学检查是确诊依据,同时排除 HAV、HBV、HCV 感染。

1.临床表现

本病潜伏期 15～75 天,平均约 6 周。绝大多数为急性病例,包括急性黄疸型和急性无黄疸型肝炎,两者比例约为 1:13。临床表现与甲型肝炎相似,但其黄疸前期较长,症状较重。除淤胆型病例外,黄疸常于一周内消退。戊型肝炎胆汁淤积症状(如灰浅色大便、全身瘙痒等)较甲型肝炎为重,大约 20% 的急性戊型肝炎患者会发展成淤胆型肝炎。部分患者有关节疼痛。

2.实验室检查

用戊型肝炎患者急性期血清 IgM 型抗体建立 ELISA 法,可用于检测拟诊患者粪便内的 HEAg,此抗原在黄疸出现第 14～18 天的粪便中较易检出,但阳性率不高。用荧光素标记戊型肝炎恢复期血清 IgG,以实验动物 HEAg 阳性肝组织作抗原片,进行荧光抗体阻断实验,可用于检测血清戊型肝炎抗体(抗-HEV),阳性率 50%～100%。但本法不适用于临床常规检查。

用重组抗原或合成肽原建立 ELISA 法检测血清抗-HEV,已在国内普遍开展,敏感性和特异性均较满意。用本法检测血清抗-HEV-IgM,对诊断现症戊型肝炎更有价值。

(三)鉴别要点

应注意与 HAV、HBV、HCV 相鉴别。

(四)规范化治疗

急性期应强调卧床休息,给予清淡而营养丰富的饮食,外加充足的 B 族维生素及维生素 C。

HEV ORF2 结构蛋白可用于研制有效疫苗,并能对 HEV 株提供交叉保护。HEV ORF2 蛋白具有较好的免疫原性,用其免疫猕猴能避免动物发生戊型肝炎和 HEV 感染。该疫苗正在研制,安全性和有效性正在评估。

六、护理措施

(1)甲、戊型肝炎进行消化道隔离;急性乙型肝炎进行血液(体液)隔离至 HBsAg 转阴;慢性乙型和丙型肝炎患者应分别按病毒携带者管理。

(2)向患者及家属说明休息是肝炎治疗的重要措施。重型肝炎、急性肝炎、慢性活动期应卧床休息;慢性肝炎病情好转后,体力活动以不感疲劳为度。

(3)急性期患者宜进食清淡、易消化的饮食,蛋白质以营养价值高的动物蛋白为主,$1.0～1.5\ g/(kg \cdot d)$;慢性肝炎患者宜高蛋白、高热量、高维生素易消化饮食,蛋白质 $1.5～2.0\ g/(kg \cdot d)$;重症肝炎患者宜低脂、低盐、易消化饮食,有肝性脑病先兆者应限制蛋白质摄入,蛋白质摄入小于 $0.5\ g/(kg \cdot d)$;合并腹水、少尿者,钠摄入限制在 $0.5\ g/d$。

(4)各型肝炎患者均应戒烟和禁饮酒。

(5)皮肤瘙痒者及时修剪指甲,避免搔抓,防止皮肤破损。

(6)应向患者解释注射干扰素后可出现发热、头痛、全身酸痛等"流感样综合征",体温常随药物剂量增大而增高,不良反应随治疗次数增加而逐渐减轻。发热时多饮水、休息,必要时按医嘱对症处理。

(7)密切观察有无皮肤瘀点、瘀斑,牙龈出血,便血等出血倾向;观察有无性格改变、计算力减退、嗜睡、烦躁等肝性脑病的早期表现。如有异常及时报告医师。

(8)让患者家属了解肝病患者易生气、易急躁的特点,对患者要多加宽容理解;护理人员多与患者热情、友好交谈沟通,缓解患者焦虑、悲观、抑郁等心理问题;向患者说明保持豁达、乐观的心情对于肝脏疾病的重要性。

七、应急措施

(一)消化道出血

(1)立即取平卧位,头偏向一侧,保持呼吸道通畅,防止窒息。

(2)通知医师,建立静脉液路。

(3)输血、吸氧、备好急救药品及器械,准确记录出血量。

(4)监测生命体征的变化,观察有无四肢湿冷、面色苍白等休克体征的出现,如有异常,及时报告医师并配合抢救。

(二)肝性脑病

(1)如有烦躁,做好保护性措施,必要时给予约束,防止患者自伤或伤及他人。

(2)昏迷者,平卧位,头偏向一侧,保持呼吸道通畅。

(3)吸氧,密切观察神志和生命体征的变化,定时翻身。

(4)遵医嘱给予准确及时的治疗。

八、健康教育

(1)宣传各类型病毒性肝炎的发病及传播知识,重视预防接种的重要性。

(2)对于急性肝炎患者要强调彻底治疗的重要性及早期隔离的必要性。

(3)慢性患者、病毒携带者及家属采取适当的家庭隔离措施,对家中密切接触者鼓励尽早进行预防接种。

(4)应用抗病毒药物者必须在医师的指导、监督下进行,不得擅自加量或停药,并定期检查肝功能和血常规。

(5)慢性肝炎患者出院后避免过度劳累、酗酒、不合理用药等,避免反复发作,并定期监测肝功能。

(6)对于乙肝病毒携带者禁止献血和从事饮食、水管、托幼等工作。

(程晓梅)

第五章　妇科疾病护理

第一节　外阴炎与阴道炎

一、外阴炎

外阴炎是妇科常见病,是外阴部的皮肤与黏膜的炎症,可发生于任何年龄,以生育期及绝经后妇女多见。

(一)护理评估

1.健康史

(1)病因评估:外阴炎主要指外阴部的皮肤与黏膜的炎症,以大、小阴唇为多见。由于外阴与尿道、肛门、阴道邻近且暴露,同时,阴道分泌物、月经血、产后的恶露、尿液、粪便的刺激、糖尿病患者的糖尿的长期浸渍,均可引起外阴不同程度的炎症,此外,穿化纤内裤、紧身内裤、使用卫生巾使局部透气性差等,均可诱发外阴部的炎症。

(2)病史评估:评估有无外阴炎的因素存在,有无糖尿病、阴道炎病史。

2.身心状况

(1)症状:外阴瘙痒、疼痛、红、肿、灼热,性交及排尿时加重。

(2)体征:局部充血、肿胀、糜烂,常有抓痕,严重者形成溃疡或湿疹。慢性炎症者,外阴局部皮肤或黏膜增厚、粗糙、皲裂等。

(3)心理-社会状况:了解病程,了解患者对症状的反应,有无烦躁、不安等心理。

(二)护理诊断及合作性问题

(1)皮肤或黏膜完整性受损:与皮肤黏膜炎症有关。

(2)舒适改变:与外阴瘙痒、疼痛、分泌物增多有关。

(3)焦虑与性交障碍、行动不便有关。

(三)护理目标

(1)患者皮肤与黏膜完整。

(2)患者病情缓解或好转,舒适感增加。

（3）患者情绪稳定,积极配合治疗与护理。

(四)护理措施

1.一般护理

炎症期间宜进食清淡且富含营养的食物,禁食辛辣、刺激性食物。

2.心理护理

患者常出现烦躁不安、焦虑紧张,应帮助患者树立信心,减轻心理负担,坚持治疗,讲究患者常出现烦躁不安、焦虑紧张,应帮助患者树立信心,减轻心理负担,坚持治疗,讲究卫生。

3.病情监护

积极寻找病因,消除刺激原。

4.治疗护理

（1）治疗原则:去除病因,积极治疗原发病,如阴道炎、尿瘘、粪瘘、糖尿病等。

（2）治疗配合:保持外阴清洁干燥,局部使用约 40 ℃ 的 1：5 000 高锰酸钾溶液坐浴,每天 2 次,每次15～30分钟,5～10 次为 1 个疗程。如有破溃,可涂抗生素软膏或紫草油,急性期可用物理治疗。

(五)健康指导

（1）卫生宣教,指导妇女穿棉质内裤,减少分泌物刺激,对公共场所,如游泳池、公共浴室等谨慎出入,注意经期、孕期、产期及流产后的生殖道清洁,防止感染。

（2）定期妇科检查,积极参与普查与普治。

（3）指导用药方法及注意事项。

（4）加强性道德教育,纠正不良性行为。

(六)护理评价

（1）患者诉说外阴瘙痒症状减轻,舒适感增加。

（2）患者焦虑缓解或消失,掌握了卫生保健常识,能养成良好卫生习惯。

二、前庭大腺炎

细菌侵入前庭大腺腺管内致腺管充血、水肿称为前庭大腺炎。

(一)护理评估

1.健康史

（1）病因评估:前庭大腺腺管开口位于小阴唇与处女膜之间,在性交、流产、分娩或其他情况污染外阴部时,病原体易侵入引起炎症,因此,以育龄妇女多见,主要病原体为葡萄球菌、链球菌、大肠埃希菌、淋病奈瑟菌及沙眼衣原体等。急性炎症发作时,细菌先侵犯腺管,腺管口因炎症肿胀阻塞,渗出物不能排出,积存而形成脓肿,称为前庭大腺脓肿(又称巴氏腺脓肿),多发于一侧。如急性炎症消退,腺管口粘连阻塞,分泌物不能外流,脓液转清,则形成前庭大腺囊肿,多为单侧,大小不等,可持续数年不增大。患者往往无自觉症状。

（2）病史评估:了解患者有无反复的外阴感染史及卫生习惯。

2.身心状况

（1）症状:初起时局部肿胀、疼痛、烧灼感,行走不便,可伴有大小便困难等。有时可出现发热等全身症状(表 5-1)。

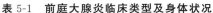

表 5-1 前庭大腺炎临床类型及身体状况

临床类型	身体状况
急性期	(1)大阴唇下 1/3 处疼痛、肿胀,严重时行走受限。检查局部可见皮肤红、肿、热、压痛。 (2)脓肿形成时,可触及波动感,脓肿直径可达 5～6 cm,可自行破溃。如破口大,引流通畅,脓液流出后炎症消退;如破口小,引流欠佳,炎症持续不退或反复发作。 (3)可出现全身不适、发热等全身症状
慢性期	慢性期囊肿形成,患者感到外阴部有坠胀感或性交不适。检查时局部可触及囊性肿物,大小不一,有时可反复急性发作

(2)体征:外阴部皮肤红肿、压痛明显。当脓肿形成时,疼痛加剧,并可触及波动感,脓肿直径可达 5～6 cm。

(3)心理-社会状况:了解病程,了解患者对症状的反应,有无烦躁、不安等心理,患者常有因害羞或怕痛而未及时诊治的心理障碍。

(二)辅助检查

取前庭大腺开口处分泌物做细菌培养,确定病原体。

(三)护理诊断及合作性问题

(1)皮肤完整性受损:与脓肿自行破溃或手术切开引流有关。

(2)疼痛:与局部炎症刺激有关。

(四)护理目标

(1)患者皮肤保持完整。

(2)疼痛缓解或好转。

(五)护理措施

1.一般护理

急性期患者应卧床休息,饮食易消化、富含营养。

2.心理护理

患者常常烦躁不安、焦虑紧张,应尊重患者,为患者保密,以解除其忧虑,使其积极治疗,帮助其建立治愈疾病的信心和生活的勇气。

3.病情监护

观察患者的生命体征,重点观察体温变化,观察伤口愈合情况。

4.治病护理

(1)治疗原则:急性期局部热敷或坐浴,抗生素消炎治疗;脓肿形成或囊肿较大时,切开引流或行囊肿造口术,保持腺体功能,防止复发。

(2)治疗配合:急性炎症发作时,取前庭大腺开口处分泌物做细菌培养,确定病原体。根据细菌培养结果和药物敏感试验选用抗生素口服或肌内注射。脓肿形成或囊肿较大时,切开引流或行囊肿造口术,并放置引流条。术后保持局部清洁,引流条每天更换一次,外阴用 1∶5 000 氯己定棉球擦拭,每天擦洗外阴 2 次,也可用清热解毒中药热敷或坐浴,每天 2 次。

(六)健康指导

(1)向患者及家属讲解此病的病因及预防措施,指导患者注意外阴清洁卫生。

(2)告知患者及家属月经期、产褥期禁止性交;月经期应使用消毒卫生巾预防感染;术后注意事项及正确用药。告知患者相关卫生保健常识,养成良好卫生习惯。

(七)护理评价

(1)患者诉说外阴不适症状减轻,舒适感增加。

(2)患者接受医护人员指导,焦虑缓解或消失。

阴道炎是阴道黏膜及黏膜下结缔组织的炎症,是妇科常见病。正常健康妇女由于解剖结构、组织特点,阴道对病原体的侵入有自然防御功能。当各种因素导致自然防御功能降低,阴道内生态平衡遭到破坏时,病原体侵入导致阴道炎症。幼女及绝经后妇女由于雌激素缺乏,阴道上皮薄,阴道抵抗力低,比青春期及育龄期妇女更易受感染。

三、滴虫性阴道炎

滴虫性阴道炎是由阴道毛滴虫引起的最常见的阴道炎。阴道毛滴虫主要寄生于女性阴道,也可存在于尿道、尿道旁腺及膀胱。男性可存在于包皮皱襞、尿道及前列腺内。滴虫适宜生长在温度为 25～40 ℃,pH 为 5.2～6.6 的潮湿环境。月经前后,阴道内酸性减弱,接近中性,隐藏在腺体及阴道皱襞中的滴虫常得以繁殖,而发生滴虫性阴道炎。此病的传播途径有经性交的直接传播及经游泳池、浴盆、厕所、衣物、器械等途径的间接传播。

(一)护理评估

1.健康史

(1)病因评估:阴道毛滴虫呈梨形,体积为多核白细胞的 2～3 倍。滴虫顶端有 4 根鞭毛,体部有波动膜,后端尖并有轴柱凸出。活的滴虫透明无色,如水滴,鞭毛随波动膜的波动而活动(图 5-1)。阴道毛滴虫极易传播,pH 在 4.5 以下时便受到抑制甚至致死。pH 上升至 7.5 时,其繁殖可完全被抑制。在妊娠期和月经来潮前后,阴道 pH 升高,可使阴道毛滴虫的感染率和发病率升高。

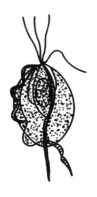

图 5-1 滴虫模式图

(2)病史评估:评估发作与月经周期的关系,既往阴道炎病史,个人卫生情况;分析感染经过;了解治疗经过。

2.身心状况

(1)症状:主要症状为白带呈稀薄泡沫状,量多及伴有外阴、阴道口瘙痒。如有其他细菌混合感染,白带可呈黄绿色、血性、脓性且有臭味。局部可有灼热、疼痛、性交痛。合并尿路感染,可有尿频、尿痛、血尿。阴道毛滴虫能吞噬精子,阻碍乳酸生成,影响精子在阴道内存活,可致不孕。

(2)体征:妇科检查时可见阴道黏膜充血,严重时有散在的出血点。有时可见阴道后穹隆处有液性或脓性泡沫状分泌物。

(3)心理-社会状况:患者常因炎症反复发作而烦恼,出现无助感。

(二)辅助检查

(1)悬滴法:在玻片上加 1 滴温生理盐水,自阴道后穹隆处取少许分泌物混于生理盐水中,用低倍镜检查,如有滴虫,可见其活动。阳性率可达 80%～90%。取分泌物检查前 24～48 小时,避免性交、阴道灌洗及阴道上药。

(2)培养法:适于症状典型而悬滴法未见滴虫者,可用培养基培养,其准确率可达 98%。

(三)护理诊断及合作性问题

(1)知识缺乏:缺乏对疾病传染途径的认识及缺乏阴道炎治疗的知识。

(2)舒适改变:与外阴瘙痒、分泌物增多有关。

(3)组织完整性受损:与分泌物增多、外阴瘙痒、搔抓有关。

(四)护理目标

(1)患者能说出疾病传染的途径、阴道炎的治疗与日常防护知识。

(2)患者分泌物减少,舒适度提高。保持组织完整性,无破损。

(五)护理措施

1.一般护理

注意个人卫生,保持外阴部清洁、干燥,避免搔抓外阴导致皮肤破损。

2.心理护理

解除患者因疾病带来的烦恼,减轻其对确诊后的心理压力,增强治疗疾病的信心。告知患者夫妇滴虫性阴道炎的传播途径、临床表现、治疗方法和注意事项,减轻他们的焦虑心理,同时鼓励他们积极配合治疗。

3.病情观察

观察患者的外阴瘙痒症状、阴道分泌物的量及颜色等。

4.治疗护理

(1)治疗原则:杀灭阴道毛滴虫,保持阴道的自净作用,防止复发,夫妻双方要同时治疗,切断直接传染途径。

(2)治疗配合:①局部治疗:增强阴道酸性环境,用 1% 乳酸溶液、0.5% 醋酸溶液或 1∶5 000 高锰酸钾溶液冲洗阴道后,每晚睡前用甲硝唑 200 mg,置于阴道后穹隆,每天 1 次,10 天为 1 个疗程。②全身治疗:甲硝唑(灭滴灵)每次 200～400 mg,每天 3 次,口服,10 天为 1 个疗程。③指导患者正确用药,按疗程坚持用药,注意冲洗液的浓度、温度。④观察用药后反应:甲硝唑口服后偶见胃肠道反应,如食欲缺乏、恶心、呕吐、白细胞减少、皮疹等,一旦发现,应报告医师并停药。妊娠期、哺乳期妇女应慎用,因为药能通过胎盘进入胎儿体内,并可由乳汁排泄。

(六)健康指导

(1)做好卫生宣教,积极开展普查普治,消灭传染源,严格禁止滴虫阴道炎或带虫者进入游泳池。医疗单位做好消毒隔离,防止交叉感染。治疗期间勤换内裤,内裤、坐浴及洗涤用物应煮沸消毒 5～10 分钟以消灭病原体,禁止性生活,避免交叉或重复感染的机会。哺乳期妇女在用药期间或用药后 24 小时内不宜哺乳。经期暂停坐浴、阴道冲洗及阴道用药。

(2)夫妻应双双检查,男方若查出毛滴虫,夫妻应同治,有助于提高疗效,治疗期间应禁止性生活。

（3）治愈标准：治疗后应在每次月经干净后复查1次，连续3次均为阴性，方为治愈。

（七）护理评价

（1）患者自诉外阴不适症状减轻，舒适感增加，悬滴法试验连续3个周期复查为阴性。

（2）患者正确复述预防及治疗此疾病的相关知识。

四、外阴阴道假丝酵母菌病

外阴阴道假丝酵母菌病（vulvovaginal candidiasis，VVC）也称外阴阴道念珠菌病，是一种常见的外阴、阴道炎，80%～90%的病原体为白假丝酵母菌，其发病率仅次于滴虫阴道炎。白假丝酵母菌是真菌，不耐热，加热至60 ℃，持续1小时，即可死亡；但对干燥、日光、紫外线及化学制剂的抵抗力较强。

（一）护理评估

1.健康史

（1）病因评估：念珠菌为条件致病菌，可存在口腔、肠道和阴道而不引起症状。当阴道内糖原增多、酸度增加、局部细胞免疫力下降时，念珠菌可繁殖并引起炎症，故外阴阴道假丝酵母菌病多见于孕妇、糖尿病患者及接受大量雌激素治疗者。此外，长期应用抗生素、服用类固醇皮质激素或免疫缺陷综合征等，可以改变阴道内微生物之间的相互制约关系，易发此症；紧身化纤内裤、肥胖可使会阴局部的温度及湿度增加，也易使念珠菌得以繁殖而引起感染。

（2）传播途径评估：①内源性感染为主要感染，假丝酵母菌除寄生阴道外，还可寄生于人的口腔、肠道，这些部位的假丝酵母菌可互相传染。②通过性交直接传染。③通过接触感染的衣物等间接传染。

（3）病史评估：了解有无糖尿病及长期使用抗生素、雌激素、类固醇皮质激素病史，了解个人卫生习惯及有无不洁性生活史。

2.身心状况

（1）症状：外阴、阴道奇痒，坐卧不安，痛苦异常，可伴有尿痛、尿频、性交痛。阴道分泌物为干酪样或豆渣样。

（2）体征：妇科检查见小阴唇内侧、阴道黏膜红肿并附着白色块状薄膜，容易剥离，下面为糜烂及溃疡。

（3）心理-社会状况：患者常因外阴瘙痒痛苦不堪，由于影响休息与睡眠，产生忧虑与烦躁，评估患者心理障碍及影响疾病治疗的原因。

3.辅助检查

（1）悬滴法：在玻片上加1滴温生理盐水，自阴道后穹隆处取少许分泌物混于生理盐水中，用低倍镜检查，若找到白假丝酵母菌的芽孢和假菌丝即可确诊。

（2）培养法：适于症状典型而悬滴法未见白假丝酵母菌者，可用培养基培养。

（二）护理诊断及合作性问题

1.焦虑

焦虑与易复发，影响休息与睡眠有关。

2.组织完整性受损

组织完整性受损与分泌物增多、外阴瘙痒、搔抓有关。

(三)护理目标

(1)患者情绪稳定,积极配合治疗与护理。

(2)患者病情改善,舒适度提高。

(3)保持组织完整性,组织无破损。

(四)护理措施

1.一般护理

注意个人卫生,保持外阴部清洁、干燥,避免搔抓外阴以免皮肤破损。

2.心理护理

向患者讲解外阴阴道假丝酵母菌病的病因、治疗方法和注意事项等,消除患者的顾虑和焦虑心理,使其积极配合治疗。

3.病情观察

观察患者的外阴瘙痒症状、阴道分泌物的量及颜色等。

4.治疗护理

(1)治疗原则:消除诱因,改变阴道酸碱度,根据患者情况选择局部或全身应用抗真菌药杀灭致病菌。

(2)用药护理:①局部治疗,用 $2\%\sim4\%$ 碳酸氢钠溶液冲洗阴道或坐浴,再选用制霉菌素栓剂、克霉唑栓剂、咪康唑栓剂等置于阴道内,一般 7~10 天为 1 个疗程。②全身用药,若局部用药效果较差或病情顽固者,可选用伊曲康唑、氟康唑、酮康唑等口服。③用药注意,孕妇要积极治疗,否则阴道分娩时新生儿易感染发生鹅口疮。妊娠期坚持局部治疗,禁用口服唑类药物。勤换内裤,内裤、坐浴及洗涤用物应煮沸消毒 5~10 分钟以消灭病原体,避免交叉和重复感染的机会。④用药护理,嘱阴道灌洗或坐浴应注意药液浓度和治疗时间,灌洗药物要充分溶化,温度一般为 40 ℃,切忌过烫,以免烫伤皮肤。

(五)健康指导

(1)做好卫生宣教,养成良好的卫生习惯,每天洗外阴、换内裤。切忌搔抓。

(2)约 15% 的男性与女性患者接触后患有龟头炎,对有症状男性也应进行检查与治疗。

(3)鼓励患者坚持用药,不随意中断疗程。

(4)嘱积极治疗糖尿病等疾病,正确使用抗生素、雌激素,以免诱发外阴阴道假丝酵母菌病。

(六)护理评价

(1)患者分泌物减少,性状转为正常,舒适感增加。

(2)患者正确复述预防及治疗此疾病的相关知识,做到积极配合并坚持治疗。

五、萎缩性阴道炎

萎缩性阴道炎属非特异性阴道炎,常见于绝经后及卵巢切除后或盆腔放疗者。绝经后的萎缩性阴道炎又称老年性阴道炎。

(一)护理评估

1.健康史

(1)病因评估:①妇女绝经后;②手术切除卵巢;③产后闭经;④药物假绝经治疗;⑤盆腔放疗后等。由于雌激素水平降低,阴道上皮萎缩变薄,上皮细胞内糖原减少,阴道内 pH 增高,阴道自净作用减弱,局部抵抗力降低,致病菌入侵后易繁殖引起炎症。

(2)病史评估:了解有无糖尿病及长期使用抗生素、雌激素、类固醇皮质激素病史;了解个人卫生习惯及有无不洁性生活史;了解有无进行盆腔放疗等。

2.身心状况

(1)症状:白带增多,多为黄水状,严重感染时可呈脓性,有臭味。黏膜有浅表溃疡时,分泌物可为血性,有的患者可有点滴出血,可伴有外阴瘙痒、灼热、尿频、尿痛、尿失禁等症状。

(2)体征:妇科检查可见阴道皱襞消失,上皮菲薄,黏膜出血,表面可有小出血点或片状出血点;严重时可形成浅表溃疡,阴道弹性消失、狭窄,慢性炎症、溃疡还可引起阴道粘连,导致阴道闭锁。

(3)心理-社会状况:老年人常因思想比较保守,不愿就医而出现无助感。其他患者常因知识缺乏而病急乱投医,因此,应注意评估影响患者不愿就医的因素及家庭支持系统。

3.辅助检查

取分泌物检查,悬滴法排除滴虫性阴道炎和外阴阴道假丝酵母菌病;有血性分泌物时,常需做宫颈刮片或分段诊刮排除宫颈癌和子宫内膜癌。

(二)护理诊断及合作性问题

(1)舒适改变:与外阴瘙痒、疼痛、分泌物增多有关。

(2)知识缺乏:与缺乏绝经后妇女预防保健知识有关。

(3)有感染的危险:与局部分泌物增多、破溃有关。

(三)护理目标

(1)患者分泌物减少,性状转为正常,舒适感增加。

(2)患者正确复述预防及治疗此疾病的相关知识,做到积极配合并坚持治疗。

(3)患者无感染发生或感染被及时发现和控制,体温、血常规正常。

(四)护理措施

1.一般护理

嘱患者保持外阴清洁,勤换内裤。穿棉织内裤,减少刺激等。

2.心理护理

使患者了解老年性阴道炎的病因和治疗方法,减轻其焦虑;对卵巢切除、放疗者给予心理安慰与相关医学知识解释,增强其治疗疾病的信心;解释雌激素替代疗法可缓解症状,帮助其建立治愈疾病的信心。

3.病情观察

观察白带性状、量、气味,有无外阴瘙痒、灼热及膀胱刺激症状等。

4.治疗护理

(1)治疗原则:增强阴道黏膜的抵抗力,抑制细菌生长繁殖。

(2)治疗配合:①增加阴道酸度,用 0.5%醋酸或 1%乳酸溶液冲洗阴道,每天 1 次。阴道冲洗后,将甲硝唑 200 mg 或氧氟沙星 200 mg,放入阴道深部,每天 1 次,7～10 天为 1 个疗程。②增加阴道抵抗力,针对病因给予雌激素制剂,可局部用药,也可全身用药。将己烯雌酚 0.125～0.25 mg,每晚放入阴道深部,4 天为 1 个疗程。③全身用药,可口服尼尔雌醇,首次 4 mg,以后每2～4 周 1 次,每晚 2 mg,维持 2～3 个月。

(五)健康指导

(1)对围绝经期、老年妇女进行健康教育,使其掌握预防老年性阴道炎的措施及技巧。

(2)指导患者及其家属阴道灌洗、上药的方法和注意事项。用药前洗净双手及会阴,减少感染的机会。自己用药有困难者,指导其家属协助用药或由医务人员帮助使用。

(3)告知使用雌激素治疗可出现的症状,嘱乳癌或子宫内膜癌患者慎用雌激素制剂。

(六)护理评价

(1)患者分泌物减少,性状转为正常,舒适感增加。

(2)患者正确复述预防及治疗此疾病的相关知识,做到积极配合并坚持治疗。

(焦　娜)

第二节　子宫颈炎

子宫颈炎是指子宫颈发生的急性/慢性炎症。子宫颈炎是妇科常见疾病之一,包括宫颈阴道部炎症及宫颈管黏膜炎症。临床上分为急性子宫颈炎和慢性子宫颈炎。临床多见的子宫颈炎是急性子宫颈管黏膜炎,若急性子宫颈炎未经及时诊治或病原体持续存在,可导致慢性子宫颈炎症。

由于宫颈管黏膜上皮为单层柱状上皮,抗感染能力较差,当遇到多种病原体侵袭、物理化学因素刺激、机械性子宫颈损伤、子宫颈异物等,引起子宫颈局部充血、水肿,上皮变性、坏死,黏膜、黏膜下组织、腺体周围大量中性粒细胞浸润,或子宫颈间质内有大量淋巴细胞、浆细胞等慢性炎细胞浸润,可伴有子宫颈腺上皮及间质增生和鳞状上皮化生。因子宫颈阴道部鳞状上皮与阴道鳞状上皮相延续,亦可由阴道炎症引起宫颈阴道部炎症。

病原体种类:①性传播疾病的病原体主要是淋病奈瑟菌及沙眼衣原体。②内源性病原体,与细菌性阴道病病原体、生殖道支原体感染有关。

一、护理评估

(一)健康史

1.一般资料

年龄、月经史、婚育史,是否处在妊娠期。

2.既往疾病史

详细了解有无阴道炎、性传播疾病及子宫颈炎症的病史,包括发病时间、病程经过、治疗方法及效果。

3.既往手术史

详细询问分娩手术史,了解阴道分娩时有无宫颈裂伤;是否做过妇科阴道手术操作及有无宫颈损伤、感染史。

4.个人生活史

了解个人卫生习惯,分析可能的感染途径。

(二)生理状况

1.症状

(1)急性子宫颈炎:阴道分泌物增多,呈黏液脓性,阴道分泌物的刺激可引起外阴瘙痒及灼热感;可出现月经间期出血、性交后出血等症状;常伴有尿道症状,如尿急、尿频、尿痛。

(2)慢性子宫颈炎:患者多无症状,少数患者可有阴道分泌物增多,呈淡黄色或脓性,偶有接触性出血、月经间期出血,偶有分泌物刺激引起外阴瘙痒或不适。

2.体征

(1)急性子宫颈炎:检查见脓性或黏液性分泌物从子宫颈管流出;用棉拭子擦拭子宫颈管时,容易诱发子宫颈管内出血。

(2)慢性子宫颈炎:检查可见宫颈呈糜烂样改变,或有黄色分泌物覆盖子宫颈口或从宫颈管流出,也可见子宫颈息肉或子宫颈肥大。

3.辅助检查

(1)实验室检查:分泌物涂片做革兰染色,中性粒细胞>30/高倍视野;阴道分泌物湿片检查白细胞>10/高倍视野;做淋菌奈瑟菌及沙眼衣原体检测,以明确病原体。

(2)宫腔镜检查:镜下可见血管充血,宫颈黏膜及黏膜下组织、腺体周围大量中性粒细胞浸润,腺腔内可见脓性分泌物。

(3)宫颈细胞学检查:宫颈刮片、宫颈管吸片,与宫颈上皮瘤样病变或早期宫颈癌相鉴别。

(4)阴道镜及活组织检查:必要时进行,以明确诊断。

(三)高危因素

(1)性传播疾病,年龄<25岁,多位性伴侣或新性伴侣且为无保护性交。

(2)细菌性阴道病。

(3)分娩、流产或手术致子宫颈损伤。

(4)卫生不良或雌激素缺乏,局部抗感染能力差。

(四)心理-社会因素

1.对健康问题的感受

是否存在因无明显症状,而不重视或延误治疗。

2.对疾病的反应

是否因病变在宫颈,又涉及生殖器官与性,而不愿及时就诊;或因阴道分泌物增多引起不适;或治疗效果不明显而烦躁不安;或遇有白带带血或接触性出血时,担心疾病的严重程度,疑有癌变而恐惧、焦虑。

3.家庭、社会及经济状况

家人对患者是否关心;家庭经济状况及是否有医疗保险。

二、护理诊断

(一)皮肤完整性受损

其与宫颈上皮糜烂及炎性刺激有关。

(二)舒适的改变

其与白带增多有关。

(三)焦虑

其与害怕宫颈癌有关。

三、护理措施

(一)症状护理

1.阴道分泌物增多

观察阴道分泌物颜色、性状、气味及量,选择合适的药液进行阴道冲洗。在不清楚种类时,不可滥用冲洗液,指导患者勤换会阴垫及内裤,保持外阴清洁干燥。

2.外阴瘙痒与灼痛

嘱患者尽量避免搔抓,防止外阴部皮肤破损,减少活动,避免摩擦外阴。

(二)用药护理

药物治疗主要用于急性子宫颈炎。

1.遵医嘱用药

(1)经验性抗生素治疗:在未获得病原体检测结果前,采用针对衣原体的经验性抗生素治疗,阿奇霉素 1 g,单次顿服,或多西环素 100 mg,每天 2 次,连服 7 天。

(2)针对病原体的抗生素治疗:临床上除选用抗淋病奈瑟菌的药物外,同时应用抗衣原体感染的药物。对于单纯急性淋病奈瑟菌性子宫颈炎,常用药物有头孢菌素,如头孢曲松钠 250 mg,单次肌内注射,或头孢克肟 400 mg,单次口服等;对沙眼衣原体所致子宫颈炎,治疗药物有四环素类,如多西环素 100 mg,每天 2 次,连服 7 天。

2.用药观察

注意观察药物的不良反应,若出现不良反应,立即停药并通知医师。

3.用药注意事项

注意药物的半衰期及有效作用时间;注意药物的配伍禁忌;抗生素应现配现用。

4.用药指导

若病原体为沙眼衣原体及淋病奈瑟菌,应对性伴侣进行相应的检查和治疗。

(三)物理治疗及手术治疗的护理

1.宫颈糜烂样改变

若为无症状的生理性柱状上皮异位,无须处理;对伴有分泌物增多、乳头状增生或接触性出血,可给予局部物理治疗,包括激光、冷冻、微波等,也可以给予中药作为物理治疗前后的辅助治疗。

2.慢性子宫颈黏膜炎

针对病因给予治疗,若病原体不清可试用物理治疗,方法同上。

3.子宫颈息肉

配合医师行息肉摘除术。

4.子宫颈肥大

一般无须治疗。

(四)心理护理

(1)加强疾病知识宣传,引导患者正确认识疾病,以及时就诊,接受规范治疗。

(2)向患者解释疾病与健康的问题,鼓励患者表达自己的想法。对病程长、迁延不愈的患者,给予关心和耐心解说,告知疾病的过程及防治措施;对病理检查发现宫颈上皮有异常增生的病例,告知通过密切监测,坚持治疗,可阻断癌变途径,以缓解焦虑心理,增加治疗的信心。

(3)与家属沟通,让其多关心患者,支持患者,坚持治疗,促进康复。

四、健康指导

(一)讲解疾病知识

向患者讲解子宫颈炎的疾病知识,告知及时就诊和规范治疗的重要性。

(二)个人卫生指导

嘱患者保持外阴清洁,每天清洗外阴 2 次,养成良好的卫生习惯,尤其是经期、孕产期及产褥期卫生,避免感染发生。

(三)随访指导

告知患者,物理治疗后有分泌物增多,甚至有多量水样排液,在术后 1~2 周脱痂时可有少量出血,是创面愈合的过程,不必应诊;如出血量多于月经量则需到医院就诊处理;在物理治疗后 2 个月内禁止性生活、盆浴和阴道冲洗;治疗后经过 2 个月经周期,于月经干净后 3~7 天来院复查,评价治疗效果,效果欠佳者可进行第二次治疗。

(四)体检指导

坚持每 1~2 年做 1 次体检,以及早发现异常,以及早治疗。

五、注意事项

(1)治疗前,应常规做宫颈刮片行细胞学检查。

(2)在急性生殖器炎症期不做物理治疗。

(3)治疗时间应选在月经干净后 3~7 天内进行。

(4)物理治疗后可出现阴道分泌物增多,甚至有大量水样排液,在术后 1~2 周脱痂时可有少许出血。

(5)应告知患者,创面完全愈合时间为 4~8 周,期间禁盆浴、性交和阴道冲洗。

(6)物理治疗有引起术后出血、宫颈管狭窄、感染的可能,应定期复查,观察创面愈合情况直到痊愈,同时检查有无宫颈管狭窄。

(焦 娜)

第三节 盆腔炎性疾病

盆腔炎性疾病(PID)是指女性上生殖道的一组炎性疾病,主要包括子宫内膜炎、输卵管炎、输卵管卵巢脓肿、盆腔腹膜炎。最常见的是输卵管炎及输卵管卵巢脓肿。

女性生殖系统具有比较完善的自然防御功能,当自然防御功能遭到破坏,或机体免疫力降低、内分泌发生变化或外源性病原体入侵而导致子宫内膜、输卵管、卵巢、盆腔腹膜、盆腔结缔组织发生炎症。感染严重时,可累及周围器官和组织,当病原体毒性强、数量多、患者抵抗力低时,常发生败血症及脓毒血症,若未得到及时治疗可能发生盆腔炎性疾病后遗症。

一、护理评估

(一)健康史

(1)了解既往疾病史、用药史、月经史及药物过敏史。

(2)了解流产、分娩的时间、经过及处理。

(3)了解本次患病的起病时间、症状、疼痛性质、部位、有无全身症状。

(二)生理状况

1.症状

(1)轻者无症状或症状轻微不易被发现,常表现为持续性下腹痛,活动或性交后加重;发热、阴道分泌物增多等。

(2)重者可表现为寒战、高热、头痛、食欲减退;月经期发病者可表现为经量增多、经期延长;腹膜炎者出现消化道症状,如恶心、呕吐、腹胀等;若脓肿形成,可有下腹包块及局部刺激症状。

2.体征

(1)急性面容、体温升高、心率加快。

(2)下腹部压痛、反跳痛及肌紧张。

(3)检查见阴道充血;大量脓性臭味分泌物从宫颈口外流;穹隆有明显触痛;宫颈充血、水肿、举痛明显;子宫体增大有压痛且活动受限;一侧或双侧附件增厚,有包块,压痛。

3.辅助检查

(1)实验室检查:宫颈黏液脓性分泌物,或阴道分泌物0.9%氯化钠溶液湿片中见到大量白细胞;红细胞沉降率升高;血C反应蛋白升高;宫颈分泌物培养或革兰染色涂片淋病奈瑟菌阳性或沙眼衣原体阳性。

(2)阴道超声检查:显示输卵管增粗,输卵管积液,伴或不伴有盆腔积液、输卵管卵巢肿块。

(3)腹腔镜检查:输卵管表面明显充血;输卵管壁水肿;输卵管伞端或浆膜面有脓性渗透物。

(4)子宫内膜活组织检查证实子宫内膜炎。

(三)高危因素

1.年龄

盆腔炎性疾病高发年龄为15～25岁。

2.性活动及性卫生

初次性交年龄小、有多个性伴侣、性交过频及性伴侣有性传播疾病;有使用不洁的月经垫、经期性交等。

3.下生殖道感染

性传播疾病,如淋病奈瑟菌性宫颈炎、衣原体性宫颈炎及细菌性阴道病。

4.子宫腔内手术操作后感染

刮宫术、输卵管通液术、子宫输卵管造影术、宫腔镜检查、人工流产、放置宫内节育器等手术时,消毒不严格或术前适应证选择不当,导致感染。

5.邻近器官炎症直接蔓延

如阑尾炎、腹膜炎等蔓延至盆腔。

6.复发

盆腔炎性疾病再次发作。

（四）心理-社会因素

1.对健康问题的感受

是否存在因无明显症状或症状轻,而不重视致延误治疗。

2.对疾病的反应

是否由于慢性疾病过程长,患者思想压力大而产生焦虑、烦躁情绪;若病情严重,则担心预后,患者往往有恐惧、无助感。

3.家庭、社会及经济状况

是否存在因炎症反复发作,严重影响妇女生殖健康甚至导致不孕,且增加家庭与社会经济负担。

二、护理诊断

（一）疼痛

其与感染症状有关。

（二）体温过高

其与盆腔急性炎症有关。

（三）睡眠形态紊乱

其与疼痛或心理障碍有关。

（四）焦虑

其与病程长治疗效果不明显或不孕有关。

（五）知识缺乏

其与缺乏经期卫生知识有关。

三、护理措施

（一）症状护理

1.密切观察

分泌物增多,观察阴道分泌物颜色、性状、气味及量,选择合适的药液进行阴道冲洗。在不清楚阴道炎的种类时,不可滥用冲洗液,指导患者勤换会阴垫及内裤,保持外阴清洁干燥。

2.支持疗法

卧床休息,取半卧位,有利于脓液积聚于直肠子宫陷凹,使炎症局限;给高热量、高蛋白、高维生素饮食或半流质饮食,以及时补充丢失的液体;对出现高热的患者,采取物理降温,出汗时及时更衣,保持身体清洁舒服;若患者腹胀严重,应行胃肠减压。

3.症状观察

密切监测生命体征,测体温、脉搏、呼吸、血压,每 4 小时 1 次;物理降温后 30 分钟测体温,以观察降温效果。若患者突然出现腹痛加剧,寒战、高热、恶心、呕吐、腹胀,应立即报告医师,同时做好剖腹探查的准备。

（二）用药护理

1.门诊治疗

指导患者遵医嘱用药,了解用药方案并告知注意事项。常用方案:头孢西丁钠 2 g,单次肌内注射,同时口服丙磺舒 1 g,然后改为多西环素 100 mg,每天 2 次,连服 14 天,可同时加服甲硝唑

400 mg,每天 2～3 次,连服 14 天;或选用其他第三代头孢菌素与多西环素、甲硝唑合用。

2.住院治疗

严格遵医嘱用药,了解用药方案并密切观察用药反应。

(1)头霉素类或头孢菌素类药物:头孢西丁钠 2 g,静脉滴注,每 6 小时 1 次。头孢替坦二钠 2 g,静脉滴注,每 12 小时 1 次。加多西环素 100 mg,每 12 小时 1 次,静脉输注或口服。对不能耐受多西环素者,可用阿奇霉素替代,每次 500 mg,每天 1 次,连用 3 天。对输卵管卵巢脓肿患者,可加用克林霉素或甲硝唑。

(2)克林霉素与氨基糖苷类药物联合方案:克林霉素 900 mg,每 8 小时 1 次,静脉滴注;庆大霉素先给予负荷量(2 mg/kg),然后予维持量(1.5 mg/kg),每 8 小时 1 次,静脉滴注;临床症状、体征改善后继续静脉应用 24～48 小时,克林霉素改口服,每次 450 mg,1 天 4 次,连用 14 天;或多西环素 100 mg,每 12 小时1 次,连续用药 14 天。

3.观察药物疗效

若用药后 48～72 小时,体温持续不降,患者症状加重,应及时报告医师处理。

4.中药治疗

主要为活血化瘀、清热解毒药物。可遵医嘱指导服中药或用中药外敷腹部,若需进行中药保留灌肠,按保留灌肠操作规程完成。

(三)手术护理

1.药物治疗无效

经药物治疗 48～72 小时,体温持续不降,患者中毒症状加重或包块增大者。

2.脓肿持续存在

经药物治疗病情好转,继续控制炎症数天(2～3 周),包块仍未消失但已局限化。

3.脓肿破裂

突然腹痛加剧,寒战、高热、恶心、呕吐、腹胀,检查腹部拒按或有中毒性休克表现。

(四)心理护理

(1)关心患者,倾听患者诉说,鼓励患者表达内心感受,通过与患者进行交流,建立良好的护患关系,尽可能满足患者的合理需求。

(2)加强疾病知识宣传,解除患者思想顾虑,增加其对治疗的信心。

(3)与家属沟通,指导家属关心患者,与患者及家属共同探讨适合个人的治疗方案,取得家人的理解和帮助,减轻患者心理压力。

四、健康指导

(一)讲解疾病知识

向患者讲解盆腔炎性疾病的疾病知识,告知及时就诊和规范治疗的重要性。

(二)个人卫生指导

保持会阴清洁做好经期、孕期及产褥期的卫生宣传。

(三)性生活指导及性伴侣治疗

注意性生活卫生,月经期禁止性交。

(四)饮食生活指导

给予高热量、高蛋白、高维生素饮食,增加营养,积极锻炼身体,注意劳逸结合,不断提高机体

抵抗力

（五）随访指导

对于抗生素治疗的患者,应在 72 小时内随诊,明确有无体温下降、反跳痛减轻等临床症状改善。若无改善,需做进一步检查。对沙眼衣原体及淋病奈瑟菌感染者,可在治疗后 4～6 周复查病原体。

五、注意事项

（一）倾听患者主诉

应仔细倾听患者主诉,全面了解患者疾病史,认真阅读治疗方案,制订相应的护理计划,配合完成相应治疗和处理。

（二）预防宣传

(1)注意性生活卫生,减少性传播疾病。

(2)及时治疗下生殖道感染。

(3)进行公共卫生教育,提高公民对生殖道感染的认识,明白预防感染的重要性。

(4)严格掌握妇科手术指征,做好术前准备,严格无菌操作,预防感染。

(5)及时治疗盆腔炎性疾病,防止后遗症发生。

（焦　娜）

第四节　经前紧张综合征

经前紧张综合征是指妇女在月经来潮前出现的一系列异常现象,如头痛、乳房胀痛、失眠、情绪不稳定、抑郁、焦虑、全身水肿等。严重时影响正常的生活和社会活动。

一、护理评估

（一）病史

经前紧张综合征常发生于 30～40 岁的妇女,年轻女性很少出现。症状在排卵后即开始,月经来潮前几天达高峰,经血出现后消失。

（二）身心状况

主要表现为紧张、烦躁易怒、抑郁、焦虑、失眠、注意力不集中、疲乏无力、头痛等。有些妇女出现手足及面部水肿、乳房胀痛,少数妇女因肠黏膜水肿而出现腹泻现象。

（三）检查

盆腔检查及实验室检查均属正常。

二、护理诊断

（一）焦虑

其与一系列精神症状及不被人理解有关。

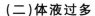

(二)体液过多

其与水钠潴留有关。

三、护理目标

让患者正确认识经前紧张综合征,以减轻症状。

四、护理措施

(1)进行关于经前紧张综合征的有关知识的教育和指导,避免经前过度紧张,注意休息和充足的睡眠。

(2)帮助患者适当控制食盐和水的摄入。

(3)给患者服用适当的镇静剂如安定,也可服用谷维素来控制神经和精神症状,还可服用适当的利尿剂减轻水肿,以改善头痛等不适。

(4)遵医嘱用孕激素或雄激素拮抗雌激素与醛固酮的作用。

五、评价

(1)患者能够了解经前紧张综合征的相关知识。

(2)患者症状减轻,自我控制能力增强。

(焦　娜)

第五节　痛　　经

痛经是指在行经前、后或月经期出现下腹疼痛、坠胀伴腰酸及其他不适,严重影响生活和工作质量者。痛经分为原发性痛经与继发性痛经两类。前者指生殖器官无器质性病变的痛经,称功能性痛经;后者指盆腔器质性病变引起的痛经,如子宫内膜异位症等。本节仅叙述原发性痛经。

一、护理评估

(一)健康史

原发性痛经常见于青少年,多发生在有排卵的月经周期,精神紧张、恐惧、寒冷刺激及经期剧烈运动可加重疼痛。评估时需了解患者的年龄和月经史、疼痛特点及与月经的关系、伴随症状和缓解疼痛的方法等。

(二)身体状况

1.痛经

痛经是主要症状,多自月经来潮后开始,最早出现在月经来潮前12小时,月经第1天疼痛最剧烈,持续2～3天后逐渐缓解。疼痛呈痉挛性,多位于下腹正中,常放射至腰骶部、外阴与肛门,少数人的疼痛可放射至大脚内侧。可伴面色苍白、出冷汗、恶心、呕吐、腹泻、头晕、乏力等。痛经多于月经初潮后1～2年发病。

2.妇科检查

生殖器官无器质性病变。

(三)心理-社会状况

患者缺乏痛经的相关知识,担心痛经可能影响健康及婚后的生育能力,表现为情绪低落、烦躁、焦虑;伴随着月经的疼痛,常常使患者抱怨自己是女性。

(四)辅助检查

B超检查生殖器官有无器质性病变。

(五)处理要点

以解痉、镇痛等对症治疗为主,并注意对患者的心理治疗。

二、护理问题

(一)急性疼痛

急性疼痛与经期宫缩有关。

(二)焦虑

焦虑与反复疼痛及缺乏相关知识有关。

三、护理措施

(一)一般护理

(1)下腹部局部可用热水袋热敷。

(2)鼓励患者多饮热茶、热汤。

(3)注意休息,避免紧张。

(二)病情观察

(1)观察疼痛的发生时间、性质、程度。

(2)观察疼痛时的伴随症状,如恶心、呕吐、腹泻。

(3)了解引起疼痛的精神因素。

(三)用药护理

遵医嘱给予解痉、镇痛药,常用药物有前列腺素合成酶抑制剂(如吲哚美辛、布洛芬等),亦可选用避孕药或中药治疗。

(四)心理护理

讲解有关痛经的知识及缓解疼痛的方法,使患者了解经期下腹坠胀、腰酸、头痛等轻度不适是生理反应。原发性痛经不影响生育,生育后痛经可缓解或消失,从而消除患者紧张、焦虑的情绪。

(五)健康指导

进行经期保健的教育,包括注意经期清洁卫生,保持精神愉快,加强经期保护,避免剧烈运动及过度劳累,防寒保暖等。疼痛难忍时一般选择非麻醉性镇痛药治疗。

(焦 娜)

第六节 围绝经期综合征

绝经是每一个妇女生命过程中必然发生的生理过程。绝经提示卵巢功能衰退,生殖功能终止,绝经过渡期是指围绕绝经前、后的一段时期,包括从绝经前出现与绝经有关的内分泌、生理学和临床特征起,至最后一次月经后一年。

围绝经期综合征(menopausal syndrome,MPS)以往称为更年期综合征,是指妇女在绝经前、后由于卵巢功能衰退、雌激素水平波动或下降所致的以自主神经功能紊乱为主,伴有神经心理症状的一组症候群。多发生于45~55岁,约2/3的妇女出现不同程度的低雌激素血症引发的一系列症状。绝经分为自然绝经和人工绝经。自然绝经是指卵巢内卵泡生理性耗竭所致的绝经;人工绝经是指双侧卵巢经手术切除或受放射线损坏导致的绝经,后者更易发生围绝经期综合征。

一、护理评估

(一)健康史

了解患者的发病年龄、职业、文化水平及性格特征,询问月经情况及生育史,有无卵巢切除或盆腔肿瘤放疗,有无心血管疾病及其他疾病病史。

(二)身体状况

1.月经紊乱

半数以上妇女出现2~8年无排卵性月经,表现为月经频发、不规则子宫出血、月经稀发(月经周期超过35天)以至绝经,少数妇女可突然绝经。

2.雌激素下降相关征象

(1)血管舒缩症状:主要表现为潮热、出汗,是血管舒缩功能不稳定的表现,是围绝经期综合征最突出的特征性症状。潮热起自前胸,涌向头颈部,然后波及全身。在潮红的区域患者感到灼热,皮肤发红,紧接着大量出汗。持续数秒至数分钟不等。此种血管功能不稳定可历时1年,有时长达5年或更长。

(2)精神神经症状:常有焦虑、抑郁、激动、喜怒无常、脾气暴躁、记忆力下降、注意力不集中、失眠多梦等。

(3)泌尿生殖系统症状:出现阴道干燥、性交困难及老年性阴道炎,排尿困难、尿频、尿急、尿失禁及反复发作的尿路感染。

(4)心血管疾病:绝经后妇女冠状动脉粥样硬化性心脏病(简称冠心病)、高血压和脑出血的发病率及死亡率逐渐增加。

(5)骨质疏松症:绝经后妇女约有25%患骨质疏松症、腰酸背痛、腿抽搐、肌肉关节疼痛等。

3.体格检查

全身检查注意血压、精神状态、皮肤、毛发、乳房改变及心脏功能,妇科检查注意生殖器官有无萎缩、炎症及张力性尿失禁。

（三）心理-社会状况

因家庭和社会环境的变化或绝经前曾有精神状态不稳定等,更易引起患者心情不畅、忧虑、多疑、孤独等。

（四）辅助检查

根据患者的具体情况不同,可选择血常规、尿常规、心电图及血脂检查、B超、宫颈刮片及诊断性刮宫等。

（五）处理要点

1.一般治疗

加强心理治疗及体育锻炼,补充钙剂,必要时选用镇静剂、谷维素。

2.激素替代疗法

补充雌激素是关键,可改善症状、提高生活质量。

二、护理问题

（一）自我形象紊乱

与对疾病不正确认识及精神神经症状有关。

（二）知识缺乏

缺乏性激素治疗相关知识。

三、护理措施

（一）一般护理

改善饮食,摄入高蛋白质、高维生素、高钙饮食,必要时可补充钙剂,能延缓骨质疏松症的发生,达到抗衰老效果。

（二）病情观察

(1)观察月经改变情况,注意经量、周期、经期有无异常。

(2)观察面部潮红时间和程度。

(3)观察血压波动、心悸、胸闷及情绪变化。

(4)观察骨质疏松症的影响,如关节酸痛、行动不便等。

(5)观察情绪变化,如情绪不稳定、易怒、易激动、多言多语、记忆力降低。

（三）用药护理

指导应用性激素。

1.适应证

主要用于治疗雌激素缺乏所致的潮热多汗、精神症状、老年性阴道炎、尿路感染,预防存在高危因素的心血管疾病、骨质疏松症等。

2.药物选择及用法

在医师指导下使用,尽量选用天然性激素,剂量个体化,以最小有效量为佳。

3.禁忌证

原因不明的子宫出血、肝胆疾病、血栓性静脉炎及乳腺癌等。

4.注意事项

(1)雌激素剂量过大可引起乳房胀痛、白带多、头痛、水肿、色素沉着、体重增加等,可酌情减

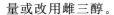

量或改用雌三醇。

（2）用药期间可能发生异常子宫出血,多为突破性出血,但应排除子宫内膜癌。

（3）较长时间的口服用药可能影响肝功能,应定期复查肝功能。

（4）单一雌激素长期应用,可使子宫内膜癌危险性增加,雌、孕激素联合用药能够降低风险。坚持体育锻炼,多参加社会活动;定期健康体检,积极防治围绝经期妇女常见病。

（四）心理护理

使患者及其家属了解围绝经期是必然的生理过程,介绍减轻压力的方法,改变患者的认知、情绪和行为,使其正确评价自己。

（五）健康指导

（1）向围绝经期妇女及其家属介绍绝经是一个生理过程,绝经发生的原因及绝经前、后身体将发生的变化,帮助患者消除因绝经变化产生的恐惧心理,并对将发生的变化做好心理准备。

（2）介绍绝经前、后减轻症状的方法,适当的摄取钙质和维生素 D;坚持锻炼如散步、骑自行车等。合理安排工作,注意劳逸结合。

（3）定期普查,更年期妇女最好半年至一年进行 1 次体格检查,包括妇科检查和防癌检查,有选择地做内分泌检查。

（4）绝经前行双侧卵巢切除术者,宜适时补充雌激素。

（焦　娜）

第七节　闭　　经

闭经是妇科常见症状,分为原发性闭经和继发性闭经两类。原发性闭经指年龄超过16岁,第二性征已发育,或年龄超过 14 岁,第二性征尚未发育,且无月经来潮者;继发性闭经指正常月经建立后,因病理性原因月经停止 6 个月,或按自身原来月经周期计算停经 3 个周期以上者。青春期以前、妊娠期、哺乳期以及绝经后的无月经均属生理现象。

一、护理评估

（一）健康史

原发性闭经较少见,常由于遗传性因素或先天性发育缺陷所致,评估时应注意患者生殖器官和第二性征发育情况及家族史。继发性闭经发病率高,病因复杂,评估时应详细询问患者月经史,已婚者应注意有无产后大出血、不孕及流产史。根据控制正常月经周期的 4 个环节,按病变部位将闭经分为下丘脑性闭经、垂体性闭经、卵巢性闭经及子宫性闭经。

1.下丘脑性闭经

下丘脑性闭经最常见,以功能性原因为主。

（1）精神因素:精神创伤、紧张忧虑、环境改变、过度劳累、盼子心切或畏惧妊娠等可使内分泌调节功能紊乱而发生闭经。闭经多为一时性,可自行恢复。

（2）剧烈运动、体重下降和神经性厌食:均可诱发闭经。因初潮发生和月经维持有赖于一定比例(17％～20％)的机体脂肪,中枢神经对体重下降极为敏感。

（3）药物：一般在停药后 3～6 个月月经恢复。

2.垂体性闭经

垂体器质性病变或功能失调可影响卵巢功能而引起闭经。

（1）垂体梗死：常见于产后出血使垂体缺血坏死,出现闭经、性欲减退、毛发脱落、第二性征衰退等希恩综合征。

（2）垂体肿瘤：可引起闭经溢乳综合征。

3.卵巢性闭经

因性激素水平低落,子宫内膜不发生周期性变化而导致闭经。

（1）卵巢功能早衰：40 岁前绝经者称卵巢功能早衰,常伴有围绝经期综合征的表现。

（2）卵巢功能性肿瘤、卵巢切除或组织破坏。

（3）多囊卵巢综合征：表现为闭经、不孕、多毛、肥胖、双侧卵巢增大。

4.子宫性闭经

月经调节功能及第二性征发育正常,但子宫内膜受到破坏或对卵巢激素不能产生正常的反应而引起闭经。

（1）先天性子宫发育不良或子宫切除术后者。

（2）子宫内膜损伤：子宫腔放疗后、结核性子宫内膜炎、子宫腔粘连综合征,后者因人工流产刮宫过度,使子宫内膜损伤粘连而无月经产生。

5.其他内分泌功能异常

甲状腺功能减退或亢进、肾上腺皮质功能亢进、糖尿病等可引起闭经。

（二）身体状况

了解患者的闭经类型、时间及伴随症状。注意观察患者精神状态、智力发育、营养与健康状况;检查全身发育状况,测量身高、体重、四肢与躯干比例;第二性征如音调、毛发分布、乳房发育状况,挤压乳腺有无乳汁分泌;妇科检查生殖器官有无发育异常和肿瘤等。

（三）心理-社会状况

患者担心闭经对自己的健康、性生活及生育能力有影响,病程过长及治疗效果不佳会加重患者及其家属的心理压力,产生情绪低落、焦虑,反过来又加重闭经。

（四）辅助检查

1.子宫功能检查

（1）诊断性刮宫：适用于已婚妇女,必要时可在宫腔镜直视下检查。

（2）子宫输卵管碘油造影：了解子宫腔及输卵管情况。

（3）药物撤退试验：①孕激素试验可评估内源性雌激素水平;②雌、孕激素序贯疗法。

2.卵巢功能检查

通过 B 超检查、基础体温测定、宫颈黏液结晶检查、阴道脱落细胞检查、血清激素测定、诊断性刮宫,了解排卵情况及体内性激素水平。

3.垂体功能检查

如垂体兴奋试验等。

4.其他检查

B 超检查、染色体检查及内分泌检查等。

(五)处理要点

(1)全身治疗:积极治疗全身性疾病,增强体质,加强营养,保持正常体重。

(2)心理治疗:精神因素所致闭经,应行心理疏导。

(3)病因治疗:子宫腔粘连、先天畸形、卵巢及垂体肿瘤等采取相应手术治疗。

(4)性激素替代疗法:根据病变部位及病因,给予相应激素治疗,常用雌激素替代疗法,雌、孕激素序贯疗法和雌、孕激素合并疗法。

(5)诱发排卵常用氯米芬、HCG。

二、护理问题

(一)焦虑

与担心闭经对健康、性生活及生育的影响有关。

(二)功能障碍性悲哀

与长期闭经及治疗效果不佳,担心丧失女性形象有关。

三、护理措施

(一)一般护理

1.鼓励患者增加营养

营养不良引起的闭经者,应供给足够的营养。

2.保证睡眠

工作紧张引起的闭经者,鼓励患者加强锻炼,增强体质,注意劳逸结合。如为肥胖引起的闭经,指导患者进低热量饮食,但需要富有维生素和矿物质,嘱咐患者适当增加运动量。

(二)病情观察

(1)观察患者情绪变化,有无引起闭经的精神因素,如工作、家庭、生活等情况。

(2)对有人工流产、剖宫产史的闭经患者,应监测阴道流血情况及月经变化。

(3)注意患者体重增加或减少的数据和时间,与闭经前、后的关系。

(4)观察患者甲状腺有无肿大、有无糖尿病症状。

(三)用药护理

指导患者合理使用性激素,说明性激素的作用、不良反应、用药方法及注意事项。

(四)心理护理

讲解月经的生理知识,使患者了解闭经与女性特征、生育及健康的关系,减轻心理压力,避免闭经加重。对原发性闭经者,特别是生殖器官畸形者进行心理疏导,保持心情舒畅,正确对待疾病,提高对自我形象的认识。

(五)健康指导

(1)告知患者要耐心坚持规范治疗,在医师的指导下接受全身系统检查。

(2)短期治疗效果可能不明显,要有心理准备,不要放弃治疗,树立战胜疾病的信心。

(焦 娜)

第八节 功能失调性子宫出血

功能失调性子宫出血(dysfunctional uterine bleeding,DUB)简称功血,为妇科常见病。它是由于调节生殖系统的神经内分泌机制失常引起的异常子宫出血,而全身及内、外生殖器官无器质性病变存在。常表现为月经周期长短不一、经期延长、经量过多或不规则阴道出血。功血可分为排卵性功血和无排卵性功血两类,约85%病例属无排卵性功血。功血可发生于月经初潮至绝经期间的任何年龄,约50%患者发生于绝经前期,育龄期约占30%,青春期约占20%。

一、护理评估

(一)健康史

1.无排卵性功血

(1)青春期:与下丘脑-垂体-卵巢轴调节功能未健全有关,过度劳累、精神紧张、恐惧、忧伤、环境及气候改变等应激刺激,及肥胖、营养不良等因素易导致下丘脑-垂体-卵巢轴调节功能紊乱,卵巢不能排卵。

(2)绝经过渡期:因卵巢功能衰退,卵巢对促性腺激素敏感性降低,卵泡在发育过程中因退行性变而不能排卵。

(3)生育期:可因内、外环境改变,如劳累、应激、流产、手术或疾病等引起短暂无排卵。亦可因肥胖、多囊卵巢综合征、高催乳素血症等因素长期存在,引起持续无排卵。

2.排卵性功血

黄体功能不足原因在于神经内分泌调节功能紊乱,导致卵泡期促卵泡生成素(FSH)缺乏,卵泡发育缓慢,雌激素分泌减少,正反馈作用不足,黄体生成素(LH)峰值不高,使黄体发育不全、功能不足。子宫内膜不规则脱落者,由于下丘脑-垂体-卵巢轴调节功能紊乱或黄体机制异常引起萎缩过程延长。

评估时注意了解患者的发病年龄、月经史、婚育史及发病诱因,有无性激素治疗不当及全身性出血性疾病史。

(二)身体状况

1.月经紊乱

(1)无排卵性功血:最常见的症状是子宫不规则性出血,特点是月经周期紊乱,经期长短不一,经量多少不定。可先有数周或数月停经,然后阴道流血,量较多,持续2～3周或更长时间,不易自止,无腹痛或其他不适。

(2)排卵性功血:黄体功能不足者月经周期缩短,月经频发(月经周期短于21天),不易受孕或怀孕早期易流产;子宫内膜不规则脱落者月经周期正常,但经期延长,长达9～10天,多发生于产后或流产后。

2.贫血

因出血多或时间长,患者出现头晕、乏力、面色苍白等贫血征象。

3.体格检查

体格检查包括全身检查和妇科检查,排除全身性疾病及生殖器器质性病变。

(三)心理-社会状况

青春期患者常因害羞而影响及时诊治,生育期患者担心影响生育而焦虑,围绝经期患者因治疗效果不佳或怀疑为恶性肿瘤而焦虑、紧张、恐惧。

(四)辅助检查

1.诊断性刮宫

诊断性刮宫可了解子宫内膜反应、子宫内膜病变,达到止血的目的。不规则流血者可随时刮宫,用以止血。确定有无排卵或黄体功能,于月经前一天或者月经来潮6小时内做诊断性刮宫,无排卵性功血的子宫内膜呈增生期改变,黄体功能不足显示子宫内膜分泌不良。子宫内膜不规则脱落,于月经周期第5~6天进行诊断性刮宫,增生期与分泌期子宫内膜共存。

2.B超检查

了解子宫内膜厚度及生殖器官有无器质性改变。

3.血常规及凝血功能检查

了解有无贫血、感染及凝血功能障碍。

4.宫腔镜检查

直接观察子宫内膜,选择病变区进行活组织检查。

5.卵巢功能检查

判断卵巢有无排卵或黄体功能。

(五)处理要点

1.无排卵性功血

青春期和生育期患者以止血、调整周期、促排卵为原则。围绝经期患者以止血、防止子宫内膜癌变为原则。

2.排卵性功血

黄体功能不足的治疗原则是促进卵泡发育,刺激黄体功能及黄体功能替代,分别应用氯米芬、人绒毛膜促性腺激素(HCG)和黄体酮;子宫内膜不规则脱落的治疗原则是促使黄体及时萎缩,子宫内膜及时完整脱落,常用药物有孕激素和HCG。

二、护理问题

(一)潜在并发症

贫血。

(二)知识缺乏

缺乏性激素治疗的知识。

(三)有感染的危险

感染与经期延长、机体抵抗力下降有关。

(四)焦虑

焦虑与性激素使用及药物不良反应有关。

三、护理措施

(一)一般护理

患者体质往往较差,应加强营养,改善全身情况,可补充铁剂、维生素 C 和蛋白质。成人体内大约每 100 mL 血中含 50 mg 铁,行经期妇女,每天从食物中吸收铁 0.7~2.0 mg,经量多者应额外补充铁。向患者推荐含铁较多的食物如猪肝、胡萝卜、葡萄干等。按照患者的饮食习惯,为患者制订适合于个人的饮食计划,保证患者获得足够的营养。

(二)病情观察

观察并记录患者的生命体征、出量及入量,嘱患者保留出血期间使用的会阴垫及内裤,以便更准确地估计出血量,出血较多者,督促其卧床休息,避免过度疲劳和剧烈活动,贫血严重者,遵医嘱做好配血、输血、止血措施,执行治疗方案,维持患者正常血容量。

(三)对症护理

1.无排卵性功血

(1)止血:对大量出血患者,要求在性激素治疗 8 小时内见效,24~48 小时内出血基本停止,若 96 小时以上仍不止血者,应考虑有器质性病变存在。

性激素止血。①雌激素:应用大剂量雌激素可迅速提高血内雌激素浓度,促使子宫内膜生长,短期内修复创面而止血,主要用于青春期功血。目前多选用妊马雌酮 2.5 mg 或己烯雌酚 1~2 mg。②孕激素:适用于体内已有一定水平雌激素的患者。常用药物如甲羟黄体酮或炔诺酮,用药原则同雌激素。③雄激素:拮抗雌激素、增加子宫平滑肌及子宫血管张力而减少出血,主要用于围绝经期功血患者的辅助治疗,可随时停用。④联合用药:止血效果优于单一药物,可用三合激素或口服短效避孕药,血止后逐渐减量。

刮宫术:止血及排除子宫内膜癌变,适用于年龄大于 35 岁、药物治疗无效或存在子宫内膜癌高危因素的患者。

其他止血药:卡巴克洛和酚磺乙胺可减少微血管的通透性,氨基己酸、氨甲苯酸、氨甲环酸等可抑制纤维蛋白溶酶,有减少出血量的辅助作用,但不能赖以止血。

(2)调整月经周期:一般连续用药 3 个周期。在此过程中务必积极纠正贫血,加强营养,以改善体质。

雌、孕激素序贯疗法:人工周期,通过模拟自然月经周期中卵巢的内分泌变化,将雌、孕激素序贯应用,使子宫内膜发生相应变化,引起周期性脱落。适用于青春期功血或生育期功血者,可诱发卵巢自然排卵。雌激素自月经来潮第 5 天开始用药,妊马雌酮 1.25 mg 或己烯雌酚 1 mg,每晚 1 次,连服 20 天,于服雌激素最后 10 天加用甲羟黄体酮每天 10 mg,两药同时用完,停药后 3~7 天出血。于出血第 5 天重复用药,一般连续使用 3 个周期。用药 2~3 个周期后,患者常能自发排卵。

雌、孕激素联合疗法:可周期性口服短效避孕药,适用于生育期功血、内源性雌激素水平较高者或绝经过渡期功血者。

后半周期疗法:于月经周期的后半周期开始(撤药性出血的第 16 天)服用甲羟黄体酮,每天 10 mg,连服 10 天为 1 个周期,共 3 个周期为 1 个疗程。适用于青春期或绝经过渡期功血者。

(3)促排卵:适用于育龄期功血者。常用药物如氯米芬、人绒毛膜促性腺激素(HCG)等。于月经第5天开始每天口服氯米芬 50 mg,连续5天,以促进卵泡发育。B超监测卵泡发育接近成熟时,可大剂量肌内注射 HCG 5 000 U 以诱发排卵。青春期不提倡使用。

(4)手术治疗:以刮宫术最常用,既能明确诊断,又能迅速止血。绝经过渡期出血患者激素治疗前宜常规刮宫,最好在子宫镜下行分段诊断性刮宫,以排除子宫内细微器质性病变。对青春期功血刮宫应持慎重态度。必要时行子宫次全切除或子宫切除术。

2.排卵性功血

(1)黄体功能不足:药物治疗如下。①黄体功能替代疗法:自排卵后开始每天肌内注射黄体酮 10 mg,共 10～14 天,用以补充黄体分泌黄体酮的不足。②黄体功能刺激疗法:通常应用 HCG 以促进及支持黄体功能。于基础体温上升后开始,隔天肌内注射 HCG 1 000～2 000 U,共 5 次,可使血浆黄体酮明显上升,随之正常月经周期恢复。③促进卵泡发育:于月经第 5 天开始,每晚口服氯米芬 50 mg,共 5 天。

(2)子宫内膜不规则脱落:药物治疗如下。①孕激素:自排卵后第 1～2 天或下次月经前 10～14 天开始,每天口服甲羟黄体酮 10 mg,连续 10 天,有生育要求可肌内注射黄体酮。②HCG:用法同黄体功能不足。

3.性激素治疗的注意事项

(1)严格遵医嘱正确用药,不得随意停服或漏服,以免使用不当引起子宫出血。

(2)药物减量必须按规定在血止后开始,每 3 天减量 1 次,每次减量不超过原剂量的 1/3,直至维持量,持续用至血止后 20 天停药。

(3)雌激素口服可能引起恶心、呕吐等胃肠道反应,可饭后或睡前服用;对存在血液高凝倾向或血栓性疾病史者禁忌使用。

(4)雄激素用量过大可能出现男性化不良反应。

(四)预防感染

(1)测体温、脉搏。

(2)指导患者保持会阴部清洁,出血期间禁止盆浴及性生活。

(3)注意有无腹痛等生殖器官感染征象。

(4)按医嘱使用抗生素。

(五)心理护理

注意情绪调节,避免过度紧张与精神刺激。特别是青春期少女,父母们不仅要关注女孩的学习状况与膳食状况,还要重视女孩的情绪变化,与其多沟通,了解其内心世界的变化,帮助其释放不良情绪,以使其保持相对稳定的精神-心理状态,避免情绪上的大起大落。

(六)健康指导

(1)宜清淡饮食,多食富含维生素 C 的新鲜瓜果、蔬菜。注意休息,保持心情舒畅。

(2)强调严格掌握雌激素的适应证,并合理使用,对更年期及绝经后妇女更应慎用,应用时间不宜过长,量不宜大,并应严密观察反应。

(3)月经期避免剧烈运动,禁止盆浴及性生活,保持会阴部清洁。

(焦　娜)

第九节 子宫脱垂

子宫脱垂是指子宫从正常位置沿阴道下降,子宫颈外口达到坐骨棘水平以下,甚至子宫部分或全部脱出阴道口外,常伴有阴道前后壁膨出。

一、护理评估

(一)健康史

1.病因与发病机制

(1)分娩损伤:分娩损伤是最主要的原因。在分娩过程中,产妇过早屏气,第二产程延长或经阴道手术助产,盆底肌肉、筋膜以及子宫韧带过度伸展,甚至撕裂,分娩后未及时修补或修补不佳。产褥期产妇过早体力劳动,过高的腹压会压迫子宫向下移位发生脱垂。

(2)长期腹压增加:如长期慢性咳嗽、习惯性便秘、久站、久蹲等使腹内压增高,迫使子宫向下移位,导致脱出,产褥期腹压增加更容易导致子宫脱垂。

(3)盆底组织发育不良或退行性变:子宫脱垂偶见于未产妇女,主要为先天性盆底组织发育不良所致。老年妇女盆底组织萎缩退化或支持组织削弱,也可发生子宫脱垂。

2.病史评估

了解患者分娩史,评估其有无第二产程延长、阴道助产等难产史,产后恢复情况;了解患者有无慢性病病史,如长期慢性咳嗽等;是否存在先天性盆底组织发育不良。

(二)身心状况

1.症状

子宫脱垂轻度时(Ⅰ度)可无自觉症状,加重后(Ⅱ度、Ⅲ度)出现以下症状。

(1)下坠感及腰背酸痛:常在久站、走路与重体力劳动时加重,卧床休息后症状减轻。

(2)肿物自阴道脱出:走路、蹲或排便等腹压增加时,阴道口有一肿物脱出。轻者平卧休息后可自行恢复,重者不能自行恢复,需用手还纳,甚至用手也难以还纳,行走不便。

(3)阴道分泌物增多:脱出的子宫及阴道壁由于反复摩擦而发生感染,有脓血性分泌物渗出。

(4)大小便异常:由于膀胱、尿道膨出,患者常伴有尿频、尿急甚至尿潴留或压力性尿失禁。直肠膨出的患者可伴有便秘和排便困难等。

2.体征

患者取膀胱截石位,根据患者向下用力屏气时子宫下降的程度,将子宫脱垂分为三度。

Ⅰ度:轻型为子宫颈外口距处女膜处小于 4 cm,但未达处女膜缘;重型为宫颈外口已达处女膜缘,检查时在阴道口可见子宫颈。

Ⅱ度:轻型为宫颈已脱出阴道口,但宫体仍在阴道内;重型为宫颈或部分宫体脱出阴道口外。

Ⅲ度:子宫颈及宫体全部脱出至阴道口外。脱出的子宫及阴道壁由于长期暴露摩擦,导致宫颈及阴道壁可见溃疡,有少量阴道出血或脓性分泌物。

3.心理-社会状况

由于长期的子宫脱垂使患者行动不便,不能从事体力劳动,使工作和生活受到影响,患者感

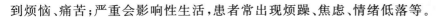

到烦恼、痛苦;严重会影响性生活,患者常出现烦躁、焦虑、情绪低落等。

二、辅助检查

注意检查血常规,注意张力性尿失禁及妇科检查情况。

三、护理诊断及合作性问题

(1)焦虑:与长期的子宫脱出影响日常生活和工作有关。

(2)舒适的改变:与子宫脱出影响行动有关。

(3)组织完整性受损:与外露子宫、阴道前后壁长期摩擦有关。

四、护理目标

(1)患者情绪稳定,能配合治疗、护理活动。

(2)患者病情缓解,舒适感增加。

(3)患者组织完整,无受损。

五、护理措施

(一)一般护理

(1)指导患者保持外阴干燥、清洁,每天用流水冲洗外阴,禁止使用刺激性强的药液。有溃疡者每天用 0.02%高锰酸钾液坐浴 1~2 次,每次 20~30 分钟,勤换内衣裤。

(2)有肿块脱出者及早就医,及时回纳脱出物并教会患者正确的回纳手法,病情重不能回纳者,应卧床休息,减少下地活动次数和时间。

(3)教给患者做盆底肌肉锻炼,如做提肛运动;指导患者避免增加腹压的因素,如咳嗽、久站及久蹲等;保持大便通畅,每天进食蔬菜应保持 500 g。

(4)每天为患者提供酸性果汁,可保持尿液呈酸性,不利于细菌生长;指导患者练习卧床排尿;若有肿块脱出影响排尿,指导患者排尿前先将脱出物还纳;尿潴留留置尿管者,应间歇放尿以训练膀胱功能。排尿功能恢复正常后,鼓励患者每天饮水 2 000 mL 以上。

(5)嘱患者加强营养,进食高蛋白、高维生素食物,增强体质。

(二)心理护理

帮助患者树立战胜疾病的信心,耐心讲解子宫脱垂的知识和预后,鼓励病友间交流沟通,促进积极因素。

(三)病情监护

观察患者有无外阴异物感,子宫脱垂的程度;注意阴道分泌物的颜色、气味、性状。

(四)治疗护理

1.治疗原则

治疗以安全、简单、有效为原则。

(1)非手术治疗:用于Ⅰ度轻型子宫脱垂,年老不能耐受手术或需要生育者。①支持疗法:注意休息,增加营养,保持大便通畅,避免重体力劳动,治疗增加腹压的疾病,加强盆底肌的锻炼。②子宫托:子宫托是一种支持子宫和阴道壁使其维持在阴道内不脱出的工具,适用于各度子宫脱垂及阴道前后壁膨出的患者。重度子宫脱垂伴盆底肌明显萎缩以及宫颈或阴道壁有炎症或有溃疡者均不宜使用,经期和妊娠期停用。

(2)手术治疗:适用于非手术治疗无效或Ⅱ度、Ⅲ度子宫脱垂者。手术方式主要包括:阴道前后壁修补术;阴道前后壁修补加主韧带缩短及宫颈部分切除术,也叫曼彻斯特手术;经阴道子宫全切除及阴道前后壁修补术;阴道纵隔成形术等。

2.治疗配合及特殊专科护理

(1)支持治疗的护理:教会患者做盆底肌肉锻炼增强盆底肌肉张力。做缩肛运动,用力收缩3～10秒,放松5～10秒,每次连续5～10分钟,每天3～4次,持续3个月。

(2)教会患者使用子宫托(图5-2)。①放托:患者排空直肠、膀胱,洗净双手,取半卧位或蹲位,双腿分开,一手持子宫托盘呈倾斜位进入阴道内,将托柄向内、向上旋转,直至托盘达子宫颈,向下屏气,使托盘吸附于宫颈,托柄弯曲度朝前,对正耻骨弓后面。②取托:手指捏住托柄轻轻摇晃,待负压消失后向后外方牵拉取出。③注意事项:放置子宫托之前阴道应有一定水平的雌激素作用,绝经后的妇女可用阴道雌激素霜剂,4～6周后再使用子宫托;经期和妊娠期停用;选择大小合适的子宫托,以放置后不脱出又无不适为宜;每晚取出洗净,次晨放入,切忌久置不取,以免过久压迫导致生殖道糜烂、溃疡甚至瘘;放托后,分别于第1、3、6个月时到医院检查1次,以后每3～6个月到医院复查。

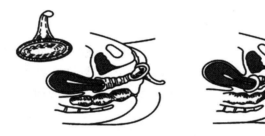

图 5-2 喇叭形子宫托及放置

(3)做好术前、术后护理。术前护理同外阴、阴道手术护理。术后除按外阴、阴道手术患者的护理外,应卧床休息7～10天,留尿管10～14天。避免增加腹压,坚持肛提肌锻炼。

六、健康指导

休息3个月,3个月内禁止性生活、盆浴,半年内避免重体力劳动;术后2个月、3个月分别门诊复查;宣传产后护理保健知识,进行产后体操锻炼和盆底肌锻炼,增强体质;积极治疗便秘、慢性咳嗽等长期性疾病;实行计划生育。

七、护理评价

评价护理目标是否达到,护理措施的实施情况,健康指导是否落实到位,有无新的护理问题出现。

(焦　娜)

第十节 子宫内膜异位症

子宫内膜异位症是指具有生长功能的子宫内膜生长在子宫腔内壁以外引起的症状和体征。异位的子宫内膜绝大多数局限在盆腔内的生殖器官和邻近器官的腹膜面,故临床上称为盆腔子宫内膜异位症。当子宫内膜生长在子宫肌层内称子宫腺肌病,部分患者两者可合并存在。

子宫内膜异位症的发病率近年来明显增高,是目前常见的妇科病之一。多见于 30～40 岁的妇女。本病为良性病变,但有远距离转移和种植能力。初潮前无发病者,绝经后异位的子宫内膜组织可逐渐萎缩吸收,妊娠或使用性激素抑制卵巢功能可暂时阻止本病的发展,因此,子宫内膜的发病与卵巢的周期性变化有关。也发生周期性出血,引起周围组织纤维化、粘连,病变局部形成紫蓝色硬结或包块。卵巢的子宫内膜异位症最为常见,卵巢内的异位内膜因反复出血而形成多个囊肿,但以单个多见,故又称为卵巢子宫内膜异位囊肿。囊肿内含暗褐色黏稠的陈旧血,状似巧克力液体,故又称为卵巢巧克力囊肿。

一、护理评估

(一)病史

1.月经史

初潮年龄,月经周期、经期、经量是否正常,有无痛经或其他伴随症状。痛经的性质,是否为进行性加重。

2.婚育史

结婚年龄,婚次,夫妻性生活情况,有无经期性交,生育情况,足月产、早产、流产次数,现有子女数等。

3.既往病史

有无先天性生殖道畸形、子宫手术或经期盆腔检查等情况。

(二)身心状态

1.身体状态

(1)痛经:痛经是子宫内膜异位症的典型症状,其特点为继发性和进行性加重。疼痛多位于下腹部和腰骶部,可放射至阴道、会阴、肛门或大腿,常于月经来潮前 1～2 天开始,经期第一天最为剧烈,以后逐渐减轻,至月经干净时消失。

(2)月经失调:部分患者有经量增多和经期延长,少数出现经前期点滴出血。月经失调可能与卵巢无排卵、黄体功能不足等有关。

(3)性交痛:由于异位的内膜出现在子宫直肠陷凹或病变导致子宫后倾固定,性交时子宫颈受到碰撞及子宫收缩和向上提升,可引起疼痛。

(4)不孕:占 40% 左右,其不孕的原因可能与盆腔内器官和组织广泛粘连和输卵管的蠕动减弱,影响卵子的排出、摄取和受精卵的运行有关。

2.心理状态

由于疼痛、不孕造成患者顾虑重重,心理压力大,需要手术的患者会有紧张、恐惧等心理问题。

(三)诊断性检查

1.妇科检查

典型者子宫后倾固定,盆腔检查可扪及盆腔内有触痛性结节或子宫旁有不活动的囊性包块。

2.辅助检查

(1)B超检查:可确定卵巢子宫内膜异位囊肿的位置、大小和形状。

(2)腹腔镜检查:可发现盆腔内器官或子宫直肠陷凹、子宫骶骨韧带等处有紫蓝色结节。

二、护理诊断

(一)焦虑

其与不孕和需要手术有关。

(二)知识缺乏

其与缺乏自我照顾及与手术相关的知识有关。

(三)舒适改变

其与痛经及手术后伤口有关。

三、护理目标

(1)患者能正确认识疾病的性质及发生原因,解除紧张、恐惧的心理,坚定治疗信心。

(2)患者自觉疼痛症状缓解。

四、护理措施

(1)心理护理:许多年轻患者因顽固的痛经、不孕等情况而焦虑。护理人员应多关心和理解患者,说明该病只要坚持用药或采取必要的手术便可改善症状,鼓励患者树立信心,积极配合治疗,对尚未生育的患者应给予指导和帮助,促使其尽早受孕。

(2)做好卫生宣传教育工作,防止经血逆流,如有先天性生殖道畸形或后天性炎性阴道狭窄、宫颈粘连等应及时手术。凡进入宫腔内的经腹手术,应保护腹壁切口和子宫切口,防止子宫内膜种植到腹壁切口或子宫切口。经期应避免盆腔检查和性交。

(3)使用激素治疗患者,应介绍服药的注意事项及用后可能出现的反应(恶心、食欲缺乏、闭经、乏力或体重增加等),使其解除思想顾虑,提高治疗效果。

(4)用药期间注意有无卵巢子宫内膜异位囊肿破裂的征象,如出现急性腹痛应及时通知医师,并做好剖腹探查的各项准备。

(5)对需要手术者应按腹部手术做好术前准备和术后护理。

(6)出院健康教育,加强患者对病程及治疗的认识,指导伤口处理和康复教育,术后6周避免盆浴和性生活,6周后来院复查。

五、评价

(1)患者无焦虑的表现并对治疗充满信心。

(2)患者能按时服药并了解药物的反应。

(3)自觉症状缓解和消失。

(焦　娜)

第十一节 子宫腺肌病

子宫腺肌病是指当子宫内膜腺体和间质侵入子宫肌层时,形成弥漫或局限性的病变,是妇科常见病。多发生于 30～50 岁经产妇;约 15% 的患者同时合并子宫内膜异位症;约 50% 的患者合并子宫肌瘤;临床病理切片检查,发现 10%～47% 子宫肌层中有子宫内膜组织,但 35% 无临床症状。

多次妊娠及分娩、人工流产、慢性子宫内膜炎等造成子宫内膜基底层损伤,子宫内膜自基底层侵入子宫肌层内生长,可能是主要原因。此外,由于内膜基底层缺乏黏膜下层的保护,在解剖机构上子宫内膜易于侵入肌层。腺肌病常合并子宫肌瘤和子宫内膜增生,提示高水平雌孕激素刺激,也可能是促进内膜向肌层生长的原因之一。

应视患者症状、年龄、生育要求而定。药物治疗,适用于症状较轻,有生育要求和接近绝经期的患者;年轻或希望生育的子宫腺肌瘤患者,可试行病灶挖除术;症状严重、无生育要求或药物治疗无效者,应行全子宫切除术。

一、护理评估

(一)健康史

了解患者年龄、婚姻、月经史、婚育史、生育史、出现典型症状的情况以及对患者身心的影响,了解患者既往患病史。子宫腺肌病多发生于生育年龄的经产妇,常合并内异症和子宫肌瘤,有多次妊娠及分娩或过度刮宫史。生殖道阻塞,如单角子宫、宫颈阴道不通畅患者等常同时合并腺肌病。

(二)生理状况

1.症状

询问患者是否有经量过多、经期延长和逐渐加重的进行性痛经。

2.体征

妇科检查时子宫均匀性增大或局限性隆起、质硬且有压痛。

3.辅助检查

阴道 B 超提示子宫增大,肌层中不规则回声增强;盆腔 MRI 可协助诊断;宫腔镜下取子宫肌肉活检,可确诊。

(三)高危因素

1.年龄

40 岁以上的经产妇。

2.子宫损伤

多次妊娠、人工流产、慢性子宫内膜炎等造成子宫内膜基底层损伤。

3.先天不足

生殖道阻塞,如单角子宫、宫颈阴道不通、有子宫无阴道的先天畸形等。

4.卵巢功能失调

高水平雌孕激素刺激者,如子宫肌瘤、子宫内膜增生患者。

(四)心理-社会因素

了解患者对疾病的认知,是否存在焦虑、恐惧等表现;了解患者家庭关系,是否因不孕或继发不孕影响夫妻、家庭关系;了解患者的经济水平等。

二、护理诊断

(一)焦虑

其与月经改变和痛经有关。

(二)知识缺乏

其与缺乏自我照顾及与手术相关的知识有关。

(三)舒适改变

其与痛经有关。

三、护理目标

(1)患者能正确认识疾病的性质及发生原因,解除紧张、恐惧的心理,坚定治疗信心。

(2)患者自觉疼痛症状缓解。

四、护理措施

(一)症状护理

1.月经改变

经量增多者,指导患者使用透气棉质卫生巾,保留卫生巾称重,以评估月经量;经期延长者,早晚用温开水清洗外阴各 1 次,以防逆行感染。若合并贫血,需指导患者遵医嘱服用药物,观察贫血的改善情况。

2.痛经

询问患者疼痛部位、性质、疼痛开始时间及持续时间。疼痛轻者,指导患者腹部热敷、卧床休息;疼痛重者,遵医嘱给予前列腺素合成酶抑制剂。

(二)用药护理

1.口服避孕药

其适用于轻度内异症患者,常用低剂量高效孕激素和炔雌醇复合制剂,用法为每天 1 片,连续用 6～9 个月,护士需观察药物疗效,观察有无恶心、呕吐等不良反应。

2.促性腺激素释放激素激动剂

常用药物:亮丙瑞林 3.75 mg,月经第 1 天皮下注射后,每隔28 天注射 1 次,共 3～6 次。需观察有无潮热、阴道干燥、性欲减退和骨质丢失等不良反应,停药后可消失。连续用药 3 个月以上者,需添加小剂量雌激素和孕激素,以防止骨质丢失。

3.左炔诺黄体酮宫内节育器(LNG-ZUS)

治疗初期部分患者会出现淋漓出血、下移甚至脱落等,需加强随访。

(三)手术护理

1.保守手术

如小病灶挖除术或子宫肌壁楔形切除术,可明显减轻症状并增加妊娠概率。指导其术后6 个月受孕。

2.子宫切除术

年轻或未绝经的患者可保留卵巢;绝经后或合并严重子宫内膜异位症者,可行双卵巢切除术。

(四)心理护理

(1)痛经、月经改变以及贫血者影响生活质量,患者焦虑烦躁,向患者说明月经时轻度疼痛不适是生理反应,给予舒缓的音乐、舒适的环境,保证足够的休息和睡眠,患者及家属、护士共同制订规律而适度的锻炼计划,家属督促患者适度锻炼,可缓解患者的心理压力。

(2)手术患者担心预后和性生活,说明子宫切除术后症状可基本消失,生活质量会得到改善。此外,子宫是月经来潮和孕育胎儿的器官,切除子宫不会男性化,增加对治疗的信心。

(五)健康指导

(1)指导患者随访:手术患者出院后3个月到门诊复查,了解术后康复情况。

(2)保守手术和子宫切除患者,术后休息1~3个月,3个月之内避免性生活及阴道冲洗,避免提举重物,防止正在愈合的腹部肌肉用力,并应逐渐加强腹部肌肉的力量。未经医护人员许可避免从事可增加盆腔充血的活动,如跳舞、久站等。

(3)有生殖道阻塞疾病时,嘱患者积极治疗,实施整形手术。

(4)对实施保守手术治疗的患者,指导其术后6个月受孕。

(5)注意高危因素与妇科疾病的相关性,定期做好妇科病普查。

五、评估

(1)医务人员避免过度刮宫,减少内膜碎片进入肌层的机会。

(2)药物治疗过程中如出现严重的绝经期症状,可酌情反向添加治疗提高雌激素水平,降低相关血管症状和骨质疏松的发生,也可提高患者的顺应性。

(焦　娜)

第十二节　子　宫　肌　瘤

子宫肌瘤是女性生殖器官中最常见的一种良性肿瘤。主要由子宫平滑肌组织增生而成,其间还有少量的纤维结缔组织。多见于30~50岁女性。由于肌瘤生长速度慢,对机体影响不大。所以,子宫肌瘤的临床报道发病率远比真实的要低。

一、护理评估

(一)健康史

了解患者一般情况,评估月经史、婚育史,是否有不孕、流产史;询问有无长期使用雌激素类药物。如果接受过治疗,还应了解治疗的方法及所用药物的名称、剂量、用法及用药后的反应等。

(二)身体状况

1.症状

了解有无月经异常、腹部肿块、白带增多或贫血、腹痛等临床表现,了解出现症状的时间及具体表现。

2.体征

了解妇科检查结果,子宫是否均匀或不规则增大、变硬,阴道有无子宫肌瘤脱出等情况。了解 B 超检查所示结果中肌瘤的大小、个数及部位等。

(三)心理-社会状况

患者及家属对子宫肌瘤缺乏认识,担心肿瘤为恶性,对治疗方案的选择犹豫不决,对需要手术治疗而焦虑不安,担心手术切除子宫可能会影响其女性特征,影响夫妻生活。

二、护理诊断

(1)营养失调:低于机体需要量:与月经改变、长期出血导致贫血有关。

(2)知识缺乏:缺乏子宫肌瘤疾病发生、发展、治疗及护理知识。

(3)焦虑:与月经异常,影响正常生活有关。

(4)自我形象紊乱:与手术切除子宫有关。

三、护理目标

(1)患者获得子宫肌瘤及其健康保健知识。

(2)患者贫血得到纠正,营养状况改善。

(3)患者出院时,不适症状缓解。

四、护理措施

(一)心理护理

评估患者对疾病的认知程度,尊重患者,耐心解答患者提出的问题,告知患者和家属子宫肌瘤是妇科最常见的良性肿瘤,手术或药物治疗都不会影响今后日常生活和工作,让患者消除顾虑,纠正错误认识,配合治疗。

(二)缓解症状

对出血多需住院的患者,护士应严密观察并记录其生命体征变化情况,协助医师完成血常规及凝血功能检查、备血、核对血型、交叉配血等。注意收集会阴垫,评估出血量。按医嘱给予止血药和子宫收缩剂,必要时输血、补液、抗感染或刮宫止血。巨大子宫肌瘤者常出现局部压迫症状,如排尿不畅者应予以导尿;便秘者可用缓泻剂缓解不适症状。带蒂的浆膜下肌瘤发生扭转或肌瘤红色变性时应评估腹痛的程度、部位、性质,有无恶心、呕吐、体温升高征象。需剖腹探查时,护士应迅速做好急诊手术前准备和术中术后护理。保持患者的外阴清洁干燥,如黏膜下肌瘤脱出宫颈口者,应保持其局部清洁,预防感染,为经阴道摘取肌瘤者做好术前准备。

(三)手术护理

经腹或腹腔镜下行肌瘤切除或子宫切除术的患者按腹部手术患者的一般护理,并要特别注意观察术后阴道流血情况。经阴道黏膜下肌瘤摘除术常在蒂部留置止血钳24～48小时,取出止血钳后需继续观察阴道流血情况,按阴道手术患者进行护理。

(四)健康教育

1.保守治疗的患者

需定期随访,护士要告知患者随访的目的、意义和随访时间。应3～6个月定期复查,期间监测肌瘤生长状况、了解患者症状的变化,如有异常及时和医师联系,修正治疗方案。对应用激素治疗的患者,护士要向患者讲解用药的相关知识,使患者了解药物的治疗作用、使用剂量、服用时间、方法、不良反应及应对措施,避免擅自停药和服药过量引起撤退性出血和男性化。

2.手术后的患者

出院后1个月门诊复查,了解患者术后康复情况,并给予术后性生活、自我保健、日常工作恢复等健康指导。任何时候出现不适或异常症状,需及时随诊。

五、结果评价

(1)患者能叙述子宫肌瘤保守治疗的注意事项或术后自我护理措施。

(2)患者面色红润,无疲倦感。

(3)患者出院时,能列举康复期随访时间及注意问题。

(焦　娜)

第十三节　子宫肉瘤

子宫肉瘤是来源于子宫肌层或肌层内结缔组织和子宫内膜间质的恶性程度较高的女性生殖器官肿瘤。

一、护理评估

(一)临床表现

早期症状不明显,随着病情发展,可出现下列表现。

(1)阴道不规则出血。

(2)阴道分泌物增多或排液。

(3)原有子宫肌瘤短期内增大,腹痛、腹部包块。

(4)可有膀胱或直肠压迫症状。

(5)体征:子宫增大外形不规则,可见脱出宫颈口及阴道内赘生物,晚期可呈冰冻骨盆、腹水、贫血及恶病质。

(二)治疗

治疗以手术为主,术后加用放疗或化疗。

(三)康复

(1)做好心理护理,鼓励患者表达自己感受。

(2)遵医嘱用药。

(3)定期随访,及时发现异常。

二、护理诊断

(一)绝望

其与疾病的诊断有关。

(二)疼痛

其与疾病及手术有关。

(三)睡眠形态紊乱

其与疾病的诊断及环境改变有关。

(四)知识缺乏

其与对疾病知识及术前术后注意事项不了解有关。

三、护理目标

(1)患者能提高对本病的认识,消除绝望心理,增强治疗信心。

(2)减轻缓解疼痛。

(3)改善睡眠质量,适应术前术后环境。

(4)了解疾病知识及术前术后注意事项。

四、护理措施

(一)术前护理

(1)向患者介绍有关子宫肉瘤的医学常识,介绍诊治过程中出现的各种情况及应对措施。

(2)遵医嘱做好术前护理,饮食以高蛋白易消化为主。

(二)协助术后康复

(1)连续心电监护,每小时观察并记录一次生命体征及血氧饱和度。

(2)注意输液速度,记录液体出入量。

(3)保持尿管、盆腔引流管通畅,认真观察引流物性状及量。

(4)观察伤口有无渗出,腹带松紧适宜,减轻伤口张力。

(5)遵医嘱给予止痛剂。

(6)指导患者进行床上肢体活动,防止静脉血栓及压疮发生。

(三)健康指导

(1)保持外阴清洁干燥。

(2)术后禁止性生活 3 个月。

(3)遵医嘱每个月入院化疗。

(4)应定期进行肺部检查。

五、评价

(1)患者能列举常用的缓解心理应激的措施,心情平稳,积极配合治疗。

(2)患者术后疼痛逐渐缓解或消失。

(3)患者能叙述影响睡眠的因素及应对技巧。

(4)患者出院时,能列举康复期随访事宜。

（焦　娜）

第十四节 子 宫 颈 癌

子宫颈癌又称宫颈浸润癌,是除乳腺癌以外最常见的妇科恶性肿瘤。虽然它的发病率很高,但是宫颈癌有较长的癌前病变阶段,加上近40年来国内外已经普遍开展宫颈细胞防癌普查,使宫颈癌和癌前病变得以早期诊断和早期治疗,宫颈癌的发病率和死亡率也随之不断下降。

一、分类及病理

宫颈癌的好发部位是位于宫颈外口处的鳞-柱状上皮交界区。根据发生癌变的组织不同,宫颈癌可分为鳞状细胞浸润癌,占宫颈癌的80%~85%;腺癌,占宫颈癌的15%~20%;鳞腺癌,由鳞癌和腺癌混合构成,占宫颈癌的3%~5%,少见,但恶性度最高,预后最差。

本节原位癌、浸润癌指的都是鳞癌。鳞癌与腺癌在外观上并无特殊差别,因为鳞状细胞与柱状细胞都可侵入对方领域,所以,两者均可发生在宫颈阴道部或宫颈管内。

(一)巨检

在发展为浸润癌以前,鳞癌肉眼观察无特殊异常,类似一般的宫颈糜烂(主要是环绕宫颈外口有较粗糙的颗粒状糜烂区,或有不规则的溃破面,触之易出血),随着浸润癌的出现,子宫颈可以表现为以下4种不同类型(图5-3)。

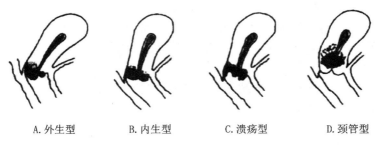

A. 外生型　　　B. 内生型　　　C. 溃疡型　　　D. 颈管型

图5-3 子宫颈癌类型(巨检)

1.外生型

外生型又称增生型或菜花型,癌组织开始向外生长,最初呈息肉样或乳头状隆起,继而又发展为向阴道内突出的大小不等的菜花状赘生物,质地脆,易出血。

2.内生型

内生型又称浸润型,癌组织向宫颈深部组织浸润,宫颈变得肥大而硬,甚至整个宫颈段膨大像直筒一样。但宫颈表面还比较光滑或是仅有浅表溃疡。

3.溃疡型

不论外生型还是内生型,当癌进一步发展时,肿瘤组织发生坏死脱落,可形成凹陷性溃疡,有时整个子宫颈都为空洞所代替,形如火山口样。

4.颈管型

癌灶发生在宫颈外口内,隐蔽在宫颈管,侵入宫颈及子宫峡部供血层以及转移到盆壁的淋巴结。不同于内生型,后者是由特殊的浸润性生长扩散到宫颈管。

(二)显微镜检

1.宫颈上皮内瘤样病变(CIN)

在移行带区形成过程中,未分化的化生鳞状上皮代谢活跃,在一些物质(精子、精液组蛋白、人乳头瘤病毒等)的刺激下,可发生细胞分化不良、排列紊乱,细胞核异常、有丝分裂增加,形成宫颈上皮内瘤样病变,包括宫颈不典型增生和宫颈原位癌。这两种病变是宫颈浸润癌的癌前病变。

通过显微镜下的观察,宫颈癌的进展可分为以下几个阶段(图5-4)。

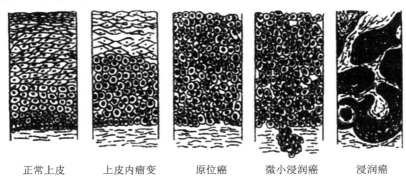

| 正常上皮 | 上皮内瘤变 | 原位癌 | 微小浸润癌 | 浸润癌 |

图5-4　宫颈正常上皮-上皮内瘤变-浸润癌

(1)宫颈不典型增生:指上皮底层细胞增生活跃、分化不良,从正常的1~2层增生至多层,甚至占据了大部分上皮组织,而且细胞排列紊乱,细胞核增大、染色加深、染色质分布不均,出现很多核异质改变,称为不典型增生。又可分为轻、中、重3种不同程度。重度时与原位癌不易区别。

(2)宫颈原位癌:鳞状上皮全层发生癌变,但是基底膜仍然保持完整,称原位癌。不典型增生和原位癌均局限于上皮内,所以合称子宫颈上皮内瘤样病变(CIN)。

2.宫颈早期浸润癌

原位癌继续发展,已有癌细胞穿过鳞状上皮基底层进入间质,但浸润不深<5 mm,并未侵犯血管及淋巴管,癌灶之间孤立存在未出现融合。

3.宫颈浸润癌

癌继续发展,浸润深度>5 mm,且侵犯血管及淋巴管,癌灶之间呈网状或团块状融合。

二、转移途径

以直接蔓延和淋巴转移为主,血行转移极少见。

(一)直接蔓延

直接蔓延最常见。癌组织直接侵犯邻近组织和器官,向下蔓延至阴道壁。向上累及到子宫腔;向两侧扩散至主韧带、阴道旁组织直至骨盆壁;向前、后可侵犯膀胱、直肠、盆壁等。

(二)淋巴转移

癌组织局部浸润后侵入淋巴管形成瘤栓,随淋巴液引流进入局部淋巴结,在淋巴管内扩散。淋巴转移一级组包括宫旁、宫颈旁、闭孔、髂内、髂外、髂总、骶前淋巴结;二级组包括腹股沟深浅淋巴结、腹主动脉旁淋巴结。

(三)血行转移

血行转移极少见,晚期可转移至肺、肝或骨骼等。

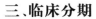

三、临床分期

采用国际妇产科联盟（FIGO,2000 年）修订的宫颈癌临床分期,大体分为 5 期（表 5-2）。

表 5-2 子宫颈癌的临床分期（FIGO,2000 年）

期别	肿瘤累及范围
0 期	原位癌（浸润前癌）
Ⅰ 期	癌灶局限于宫颈（包括累及宫体）
Ⅰ_a 期	肉眼未见癌灶,仅在显微镜下可见浸润癌。
Ⅰ_{a1} 期	间质浸润深度≤3 mm,宽度≤7 mm
Ⅰ_{a2} 期	间质浸润深度>3 至≤5 mm,宽度≤7 mm
Ⅰ_b 期	肉眼可见癌灶局限于宫颈,或显微镜下可见病变>Ⅰ_{a2} 期
Ⅰ_{b1} 期	肉眼可见癌灶最大直径≤4 cm
Ⅰ_{b2} 期	肉眼可见癌灶最大直径>4 cm
Ⅱ 期	癌灶已超出宫颈,但未达盆壁。癌累及阴道,但未达阴道下 1/3
Ⅱ_a 期	无宫旁浸润
Ⅱ_b 期	有宫旁浸润
Ⅲ 期	癌肿扩散至盆壁和/或累及阴道下 1/3,导致肾盂积水或无功能肾
Ⅲ_a 期	癌累及阴道下 1/3,但未达盆壁
Ⅲ_b 期	癌已达盆壁,或有肾盂积水或无功能肾
Ⅳ 期	癌播散超出真骨盆,或癌浸润膀胱黏膜及直肠黏膜
Ⅳ_a 期	癌播散超出真骨盆或癌浸润膀胱黏膜或直肠黏膜
Ⅳ_b 期	远处转移

四、临床表现

（一）症状

早期,可无症状;随着癌细胞的进展,可出现以下表现。

1.阴道流血

流血由癌灶浸润间质内血管所致,出血量根据病灶大小、受累间质内血管的情况而定。年轻患者常表现为接触性出血,即性生活后或妇科检查后少量出血。也有表现为经期延长、周期缩短、经量增多等。年老患者常表现为绝经后不规则阴道流血。

一般外生型癌出血较早,量多;内生型癌出血较晚,量少。一旦侵犯较大血管可引起致命大出血。

2.阴道排液

一般发生在阴道出血之后,白色或血性,稀薄如水样或米泔样。初期量不多、有腥臭;晚期,癌组织坏死、破溃,继发感染则出现大量脓性或米汤样恶臭白带。

3.疼痛

疼痛为癌晚期症状。当宫旁组织明显浸润,并已累及盆壁、神经,可引起严重的腰骶部或坐骨神经痛。盆腔病变严重时,可以导致下肢静脉回流受阻,引起下肢肿胀和疼痛。

4.其他

(1)邻近器官受累症状。①压迫或侵犯膀胱、尿道及输尿管:排尿困难、尿痛、尿频、血尿、尿闭、膀胱阴道瘘、肾盂积水、尿毒症等。②累及直肠:里急后重、便血、排便困难、便秘或肠梗阻、直肠阴道瘘。③宫旁组织受侵:组织增厚、变硬、弹性消失,可直达盆壁,子宫固定不动,可形成"冰冻盆腔"。

(2)恶病质:晚期癌症,长期消耗,出现身心交瘁、贫血、低热、消瘦、虚弱等全身衰竭表现。

(二)体征

早期宫颈癌局部无明显病灶,宫颈光滑或轻度糜烂与一般宫颈炎肉眼难以区别。随着病变的发展,类型不同,体征也不同。外生型宫颈上有赘生物呈菜花状、乳头状、质脆易出血。内生型宫颈肥大、质硬、如桶状,表面可光滑。晚期癌组织坏死脱落可形成溃疡或空洞。阴道受累时,阴道壁变硬弹性减退,有赘生物生长。若侵犯宫旁组织,三合诊检查可扪及宫颈旁组织增厚、变硬、呈结节状,甚至形成冰冻骨盆。

五、治疗原则

以手术治疗为主,配合放疗和化疗。

(一)手术治疗

手术治疗适用于Ⅰa期~Ⅱa期无手术禁忌证患者。根据临床分期不同,可选择全子宫切除术、子宫根治术和盆腔淋巴结清扫术。年轻患者可保留卵巢及阴道。

(二)放疗

放疗适用于各期患者,主要是年老、严重并发症或Ⅲ期以上不能手术的患者。分为腔内和体外照射两种方法。早期以腔内放射为主、体外照射为辅;晚期则以体外照射为主、腔内放射为辅。

(三)手术加放疗

手术加放疗适用于癌灶较大,先行放疗局限病灶后再行手术治疗;或手术后疑有淋巴或宫旁组织转移者,放疗作为手术的补充治疗。

(四)化疗

化疗用于晚期或有复发转移的患者,也可用于手术或放疗的辅助治疗,目前多主张联合化疗方案。

六、护理评估

(一)健康史

详细了解年轻患者有无接触性出血、年老患者绝经后阴道不规则流血情况。评估患者有无患病的高危因素存在,如慢性宫颈炎的病史及是否有 HPV、巨细胞病毒等的感染;婚育史、性生活史、高危男子性接触史等。

(二)身体状况

1.症状

详细了解患者阴道流血的时间、量、质、色等,有无妇科检查或性生活后的接触性出血;阴道排液的性状、气味;有无邻近器官受累的症状;有无疼痛,疼痛的部位、性质、持续时间等。全身有无贫血、消瘦、乏力等恶病质的表现。

2.体征

评估妇科检查的结果,如宫颈有无异常、有无糜烂和赘生物,宫颈是否出血、肥大、质硬、宫颈管外形呈桶状等。

（三）心理-社会状况

子宫颈癌确诊早期,患者常因无症状或症状轻微,往往对诊断表示怀疑和震惊而四处求医,希望否定癌症诊断;当诊断明确,患者会感到恐惧和绝望,害怕疼痛和死亡,迫切要求治疗,以减轻痛苦、延长寿命。另外,恶性肿瘤对患者身体的折磨会给患者带来巨大的心理应激,而且手术范围大,留置尿管的时间长,疾病和手术对身体的损伤大,恢复时间长,患者很长时间不能正常地生活、工作。

（四）辅助检查

宫颈癌发展过程长尤其是癌前病变阶段,所以应该积极开展防癌普查,提倡"早发现、早诊断,早治疗"。早期宫颈癌因无明显症状和体征,需采用以下辅助检查。

1.宫颈刮片细胞学检查

普查宫颈癌的主要方法,也是早期发现宫颈癌的主要方法之一。注意在宫颈外口鳞-柱上皮交界处取材,防癌涂片用巴氏染色。结果分5级：Ⅰ级正常、Ⅱ级炎症、Ⅲ级可疑癌、Ⅳ级高度可疑癌、Ⅴ级癌。巴氏Ⅲ级及以上细胞,需行活组织检查。

2.碘试验

将碘溶液涂于宫颈和阴道壁,观察其着色情况。正常宫颈阴道部和阴道鳞状上皮含糖原丰富,被碘溶液染成棕色或深赤褐色。若不染色为阳性,说明鳞状上皮不含糖原。瘢痕、囊肿、宫颈炎或宫颈癌等鳞状上皮不含糖原或缺乏糖原,均不染色,所以本试验对癌无特异性。碘试验主要识别宫颈病变危险区,以便确定活检取材部位,提高诊断率。

3.阴道镜检查

宫颈刮片细胞学检查Ⅲ级或以上者,应行阴道镜检查,观察宫颈表面上皮及血管变化,发现病变部位,指导活检取材,提高诊断率。

4.宫颈和宫颈管活组织检查

确诊宫颈癌和癌前病变的金标准。

可在宫颈外口鳞-柱上皮交界处 3、6、9、12 点 4 处取材或碘试验不着色区、阴道镜病变可疑区取材做病理检查。宫颈活检阴性时,可用小刮匙刮取宫颈管组织送病理检查。

七、护理诊断

(1)排尿异常：与宫颈癌根治术后对膀胱功能影响有关。

(2)营养失调：与长期的阴道流血造成的贫血及癌症的消耗有关。

(3)焦虑：与子宫颈癌确诊带来的心理应激有关。

(4)恐惧：与宫颈癌的不良预后有关。

(5)自我形象紊乱：与阴道流恶臭液体及较长时间留置尿管有关。

八、护理目标

(1)患者能接受诊断,配合各种检查、治疗。

(2)出院时,患者排尿功能恢复良好。

（3）患者能接受现实,适应术后生活方式。

九、护理措施

(一)心理护理

多陪伴患者,经常与患者沟通,了解其心理特点,与患者、家属一起寻找引起不良心理反应的原因,教会患者缓解心理应激的措施,学会用积极的应对方法,如寻求别人的支持和帮助、向别人倾诉内心的感受等,使患者能以最佳的心态接受并积极配合治疗。

(二)饮食与营养

根据患者的营养状况、饮食习惯协助制订营养食谱,鼓励患者进食高能量、高维生素及营养素全面的饮食,以满足机体的需要。

(三)阴道、肠道准备

术前 3 天需每天行阴道冲洗 2 次,冲洗时动作应轻柔,以免损伤子宫颈脆性癌组织引起阴道大出血。肠道按清洁灌肠来准备。另外,术前教会患者进行肛门、阴道肌肉的缩紧与舒张练习,掌握锻炼盆底肌肉的方法。

(四)术后帮助膀胱功能恢复

由于手术范围大,可能损伤支配膀胱的神经,膀胱功能恢复缓慢,所以,一般留置尿管 7～14 天,甚至 21 天。

1.盆底肌肉的锻炼

术前教会患者进行盆底肌肉的缩紧与舒张练习,术后第 2 天开始锻炼,术后第 4 天开始锻炼腹部肌肉,如抬腿、仰卧起坐等。有资料还报道改变体位的肌肉锻炼有利排尿功能的恢复,锻炼的强度应逐渐增加。

2.膀胱肌肉的锻炼

在拔除尿管前 3 天开始定时开放尿管,每 2～3 小时放尿 1 次,锻炼膀胱功能,促进排尿功能的恢复。

3.导残余尿

在膀胱充盈的情况下拔除尿管,让患者立即排尿,排尿后,导残余尿,每天 1 次。如残余尿连续 3 次在 100 mL 以下,证明膀胱功能恢复尚可,不需再留置尿管;如残余尿超过 100 mL,应及时给患者再留置尿管,保留 3～5 天后,再行拔管,导残余尿,直至低于 100 mL 以下。

(五)保持负压引流管的通畅

手术创面大,渗出多,同时淋巴回流受阻,术后常在盆腔放置引流管,应密切注意引流管是否通畅,引流液的量、色、质,一般引流管于 48～72 小时后拔除。

(六)出院指导

（1）定期随访:护士应向出院患者和家属说明随访的重要性及随访要求。第 1 年内,出院后 1 个月首次随访,以后每 2～3 个月随访 1 次;第 2 年每 3～6 个月随访 1 次;第 3～5 年,每半年随访 1 次;第 6 年开始每年随访 1 次。如有不适随时就诊。

（2）少数患者出院时尿管未拔,应教会患者留置尿管的护理,强调多饮水、外阴清洁的重要性,勿将尿袋高于膀胱口,避免尿液倒流,继续锻炼盆底肌肉、膀胱功能,及时到医院拔尿管、导残余尿。

（3）康复后应逐步增加活动强度,适当参加社交活动及正常的工作等,以便恢复原来的角色功能。

十、结果评价

（1）患者住院期间能以积极态度配合诊治全过程。

（2）出院时,患者无尿路感染症状,拔管后已经恢复正常排尿功能。

（3）患者能正常与人交往,正确树立自我形象。

（焦　娜）

第十五节　子宫内膜癌

子宫内膜癌发生于子宫体的内膜层,又称子宫体癌。绝大多数为腺癌,故亦称子宫内膜腺癌。其多见于老年妇女,是女性生殖器三大恶性肿瘤之一,仅次于子宫颈癌,居第 2 位,近年来我国该病的发病率有上升趋势。腺癌是一种生长缓慢,发生转移也较晚的恶性肿瘤。但是,一旦蔓延至子宫颈,侵犯子宫肌层或子宫外,其预后极差。

一、病因

确切病因尚不清楚,可能与下列因素相关。

（一）体质因素

本病易发生于肥胖、高血压、糖尿病、绝经延迟、未孕或不育的妇女。这些因素是子宫内膜癌的高危因素。

（二）长期持续的雌激素刺激

在长期持续雌激素刺激而又无孕激素拮抗的情况下,可发生子宫内膜增生症(单纯型或复杂型,伴有或不伴不典型增生),子宫内膜癌发病的危险性增高。临床常见于无排卵性疾病、卵巢女性化肿瘤等。

（三）遗传因素

约 20% 的癌患者有家族史。

二、病理

（一）巨检

病变多发生于子宫底部内膜,尤其是两侧宫角。根据病变形态及范围分为两种类型。

1.局限型

肿瘤局限于部分子宫内膜,常发生在宫底部或宫角部,呈息肉状或菜花状,表面有溃疡,容易出血,易侵犯肌层。

2.弥漫型

癌肿累及大部分或全部子宫内膜,呈菜花状,可充满宫腔或脱出子宫颈口外。癌组织表面灰白色或淡黄色。质脆,易出血、坏死或有溃疡形成,侵入肌层少。晚期癌灶可侵入深肌层或宫颈,若阻塞宫颈管引起宫腔积脓。

(二)镜检

1.内膜样腺癌

内膜样腺癌最常见,占子宫内膜癌的 80%～90%,腺体异常增生,癌细胞大而不规则,核大深染。分裂活跃。

2.腺癌伴鳞状上皮分化

腺癌中含成团的分化良好的良性鳞状上皮称为腺角化癌,恶性为鳞腺癌,介于两者之间为腺癌伴鳞状上皮不典型增生。

3.浆液性腺癌

浆液性腺癌占有 10%。复杂乳头样结构、裂隙样腺体、明显的细胞复层、芽状结构形成和核异型。恶性程度很高,常见于年老的晚期患者。

4.透明细胞癌

肿瘤呈管状结构,镜下见多量大小不等、背靠背排列的小管,内衬透明的鞋钉状细胞。

三、转移途径

多数生长缓慢,局限于内膜或宫腔内时间较长,也有极少数发展较快,短期内出现转移。

(一)直接蔓延

癌灶沿子宫内膜向上蔓延生长,经子宫角达输卵管,向下蔓延累及宫颈、阴道;向肌层浸润,可穿透浆膜而延及输卵管、卵巢,并广泛种植于盆腔腹膜、子宫直肠陷凹及大网膜。

(二)淋巴转移

淋巴转移为内膜癌的主要转移途径。其转移途径与肿瘤生长的部位有关。宫底部的癌灶可沿阔韧带上部的淋巴管网转移到卵巢,再向上到腹主动脉旁淋巴结。子宫角及前壁的病灶可经圆韧带转移到腹股沟淋巴结。子宫后壁的病灶可沿骶韧带至直肠淋巴结。子宫下段及宫颈管的病灶与宫颈癌的淋巴转移途径相同。

(三)血行转移

血行转移少见,出现较晚,主要转移到肺、肝、骨等处。

四、临床分期

现广泛采用国际妇产科联盟(FIGO)规定的手术病理分期(表 5-3)。

表 5-3　子宫内膜癌临床分期(FIGO)

期别	肿瘤累及范围
0 期	原位癌(浸润前癌)
Ⅰ 期	癌局限于宫体
Ⅰ$_a$	癌局限于子宫内膜
Ⅰ$_b$	癌侵犯肌层≤1/2
Ⅰ$_c$	癌侵犯肌层>1/2
Ⅱ 期	癌累及宫颈,无子宫外病变
Ⅱ$_a$	仅宫颈黏膜腺体受累
Ⅱ$_b$	宫颈间质受累

续表

期别	肿瘤累及范围
Ⅲ期	癌扩散于子宫外的盆腔内，但未累及膀胱、直肠
Ⅲ$_a$	癌累及浆膜和/或附件和/或腹腔细胞学检查阳性
Ⅲ$_b$	阴道转移
Ⅲ$_c$	盆腔淋巴结和/或腹主动脉淋巴结转移
Ⅳ期	癌累及膀胱及直肠（黏膜明显受累），或有盆腔外远处转移
Ⅳ$_a$	癌累及膀胱和/或直肠黏膜
Ⅳ$_b$	远处转移，包括腹腔内转移和/或腹股沟淋巴结转移

五、临床表现

（一）症状

极早期的患者无明显症状，随着病程进展后出现下列症状。

1.阴道流血

不规则阴道流血为最常见的症状，量一般不多。绝经后患者主要表现为间歇性或持续性出血，量不多；未绝经者则表现为月经紊乱：经量增多，经期延长，或经间期出血。

2.阴道排液

少数患者述阴道排液增多，为癌肿渗出液或感染坏死所致。早期多为浆液性或浆液血性白带，晚期合并感染则为脓性或脓血性，有恶臭。

3.疼痛

通常不引起疼痛。晚期癌肿侵犯盆腔或压迫神经，可引起下腹部及腰骶部疼痛，并向下肢放射。若癌肿累及宫颈，堵塞宫颈管致使宫腔积脓时，可出现下腹胀痛或痉挛样疼痛。

4.全身症状

晚期可出现贫血、消瘦、乏力、发热、恶病质、全身衰竭等症状。

（二）体征

早期妇科检查无明显异常。随着病情发展，可有子宫增大、质地变软。有时可见癌组织自宫颈口脱出，质脆，易出血。若并发宫腔积脓，子宫明显增大、有压痛。若周围有浸润，子宫常固定，宫旁、盆腔内可触及不规则结节状物。

六、治疗原则

主要治疗方法为手术、放疗及药物治疗。早期以手术为主，晚期则采用放射、药物等综合治疗。

七、护理评估

（一）健康史

了解患者一般情况，评估高危因素，如老年、肥胖、高血压、糖尿病、不孕不育、绝经期推迟及用雌激素替代治疗等，了解有无家族肿瘤史；了解患者疾病诊疗过程及用药情况。

(二)身体状况

1.症状

评估阴道流血、排液、疼痛及有无肿瘤转移的临床表现。

2.体征

了解妇科检查的结果,如有无子宫增大、变软,是否可以触及转移性结节或肿块,有无明显触痛等情况。

(三)心理-社会状况

子宫内膜癌多发生于绝经后妇女,因子女工作忙,疏于对患者的关心,使患者在精神上有较强的失落感;或因未婚、婚后不孕等易产生孤独感;加上恶性肿瘤的发生,更增加了患者的恐惧心理。

(四)辅助检查

根据病史、临床表现及辅助检查做出诊断。

1.分段诊刮

确诊子宫内膜癌最可靠的方法。先刮宫颈管,再刮宫腔,刮出物分瓶标记送病理检查。刮宫时操作要轻柔,特别是刮出豆渣样组织时,应立即停止操作,以免子宫穿孔或癌肿扩散。

2.B超

子宫增大,宫腔内可见实质不均的回声区,形态不规则,宫腔线消失。若肌层中有不规则回声紊乱区,则提示肌层有浸润。

3.宫腔镜检查

可直接观察病变大小、形态,并取活组织病理检查。

4.细胞学检查

用宫腔吸管或宫腔刷取宫腔分泌物找癌细胞,阳性率可达 90%。

5.其他

CT、MRI、淋巴造影检查及血清 CA125 检查等。

八、护理诊断

(一)焦虑

与住院及手术有关。

(二)知识缺乏

缺乏子宫内膜癌相关的治疗、护理知识。

九、护理目标

(1)患者获得有关子宫内膜癌的治疗、护理知识。

(2)患者焦虑减轻,主动参与诊治过程。

十、护理措施

(一)心理护理

帮助患者熟悉医院环境,为患者提供安静、舒适的休息环境。告知患者子宫内膜癌的病程发展慢,是女性生殖系统恶性肿瘤预后较好的一种,以缓解或消除心理压力,增强治病的信心。

(二)生活护理

(1)卧床休息,注意保暖。鼓励患者进食高蛋白、高热量、高维生素、易消化饮食。进食不足或营养状况极差者,遵医嘱静脉补充营养。

(2)严密观察生命体征、腹痛、手术切口、血常规变化;保持会阴清洁,每天用0.1%苯扎溴铵溶液会阴冲洗,正确使用消毒会阴垫,发现感染征象及时报告医师,并遵医嘱及时使用抗生素和其他药物。

(三)治疗配合

对于采用不同治疗方法的患者,实施相应的护理措施。手术患者注意术后病情观察,记录阴道残端出血的情况,指导患者适度地活动。孕激素治疗过程中注意药物的不良反应,指导患者坚持用药。化疗患者要注意骨髓抑制现象,做好支持护理。

(四)健康教育

1.普及防癌知识

大力宣传定期防癌普查的重要性,定期进行防癌检查;正确掌握使用雌激素的指征;绝经过渡期妇女月经紊乱或不规则流血者,应先除外子宫内膜癌;绝经后妇女出现阴道流血者警惕子宫内膜癌的可能;注意高危因素,重视高危患者。

2.定期随访

手术、放疗、化疗患者应定期随访。随访时间:术后2年内,每3～6个月1次;术后3～5年内,每6～12个月1次。随访中注意有无复发病灶,并根据患者康复情况调整随访时间。随访内容:盆腔检查、阴道脱落细胞学检查、胸片(6个月至1年)。

十一、结果评价

(1)患者能叙述子宫内膜癌治疗和护理的有关知识。

(2)患者睡眠良好,焦虑缓解。

(焦 娜)

第六章 产科疾病护理

第一节 妊娠剧吐

妊娠剧吐是指妊娠期恶心,频繁呕吐,不能进食,导致脱水,酸、碱平衡失调及水、电解质紊乱,甚至肝、肾功能损害,严重可危及孕妇生命。其发生率 0.3%~1.0%。

一、病因

尚未明确,可能与下列因素有关。

(一)绒毛膜促性腺激素(HCG)水平增高

因早孕反应的出现和消失的时间与孕妇血清 HCG 值上升、下降的时间一致;另外多胎妊娠、葡萄胎患者 HCG 值,显著增高,发生妊娠剧吐的比率也增高;而终止妊娠后,呕吐消失。但症状的轻重与血 HCG 水平并不一定呈正相关。

(二)精神及社会因素

恐惧妊娠、精神紧张、情绪不稳、经济条件差的孕妇易患妊娠剧吐。

(三)幽门螺杆菌感染

近年研究发现妊娠剧吐的患者与同孕周无症状孕妇相比,血清抗幽门螺杆菌的 IgG 浓度升高。

(四)其他因素

维生素缺乏,尤其是维生素 B_6 缺乏可导致妊娠剧吐;变态反应;研究发现几种组织胺受体亚型与呕吐有关,临床上抗组胺治疗呕吐有效。

二、病理生理

(1)频繁呕吐导致失水、血容量不足、血液浓缩、细胞外液减少,钾、钠等离子丢失使电解质平衡失调。

(2)不能进食,热量摄入不足,发生负氮平衡,使血浆尿素氮及尿酸升高;由于机体动用脂肪组织供给热量,脂肪氧化不全,导致丙酮、乙酰乙酸及 β-羟丁酸聚集,产生代谢性酸中毒。

(3)由于脱水、缺氧血转氨酶值升高,严重时血胆红素升高。机体血液浓缩及血管通透性增加,另外,钠盐丢失,不仅尿量减少,尿中可出现蛋白及管型。肾脏继发性损害,肾小管有退行性变,部分细胞坏死,肾小管的正常排泄功能减退,终致血浆中非蛋白氮、肌酐、尿酸的浓度迅速增加。肾功能受损和酸中毒使细胞内钾离子较多地移到细胞外,出现高钾血症,严重时心脏停搏。

(4)病程长达数周者,可致严重营养缺乏,由于维生素 C 缺乏,血管脆性增加,可致视网膜出血。

三、临床表现

(一)恶心、呕吐

多见于年轻初孕妇,一般停经 6 周左右出现恶心、呕吐,逐渐加重直至频繁呕吐不能进食。

(二)水、电解质紊乱

严重呕吐、不能进食导致失水、电解质紊乱,使氢、钠、钾离子大量丢失,出现低钾血症。营养摄入不足可致负氮平衡,使血浆尿素氮及尿素增高。

(三)酸、碱平衡失调

机体动用脂肪组织供给能量,使脂肪代谢中间产物酮体增多,引起代谢性酸中毒。病情发展,可出现意识模糊。

(四)维生素缺乏

频繁呕吐、不能进食可引起维生素 B_1 缺乏,导致 Wernicke-Korsakoff 综合征。维生素 K 缺乏,可致凝血功能障碍,常伴血浆蛋白及纤维蛋白原减少,增加孕妇出血倾向。

四、辅助检查

(一)尿液检查

患者尿比重增加,尿酮体阳性,肾功能受损时,尿中可出现蛋白和管型。

(二)血液检查

血液浓缩,红细胞计数增多,血细胞比容上升,血红蛋白值增高;血酮体可为阳性,二氧化碳结合力降低;肝、肾功能受损害时胆红素、转氨酶、肌酐和尿素氮升高。

(三)眼底检查

严重者出现眼底出血。

五、诊断及鉴别诊断

根据病史、临床表现及妇科检查,诊断并不困难。可用 B 型超声检查排除滋养叶细胞疾病,此外尚需与可引起呕吐的疾病,如急性病毒性肝炎、胃肠炎、胰腺炎、胆管疾病、脑膜炎、脑血管意外及脑肿瘤等鉴别。

六、并发症

(一)Wernicke-Korsakoff 综合征

发病率为妊娠剧吐患者的 10%,是由于妊娠剧吐长期不能进食,导致维生素 B_1 缺乏引起的中枢系统疾病,Wernicke 脑病和 Korsakoff 综合征是一个病程中的先后阶段。

维生素 B_1 是糖代谢的重要辅酶,参与糖代谢的氧化脱羧代谢,维生素 B_1 缺乏时,体内丙酮酸及乳酸堆积,发生糖代谢的三羧酸循环障碍,使得主要靠糖代谢供给能量的神经组织、骨骼肌和心肌代谢出现严重障碍。病理变化主要发生在丘脑、下丘脑的脑室旁区域、中脑导水管的周围区灰质、乳头体、第四脑室底部,迷走神经运动背核,可出现不同程度的神经细胞和神经纤维轴索或髓鞘的丧失,伴有星形细胞和小胶质细胞的增生。毛细血管扩张,血管的外膜和内皮细胞明显增生,有散在小出血灶。

Wernicke 脑病表现为眼球震颤、眼肌麻痹等眼部症状,躯干性共济失调及精神障碍,可同时出现,但大多数患者精神症状迟发。Korsakoff 综合征表现为严重的近事记忆障碍,表情呆滞、缺乏主动性,产生虚构与错构。部分伴有周围神经病变。严重时发展为永久性的精神、神经功能障碍,出现神经错乱、昏迷甚至死亡。

(二)Mallory-Weis 综合征

胃-食管连接处的纵向黏膜撕裂出血,引起呕血和黑粪。严重时,可使食管穿孔,表现为胸痛、剧吐、呕血,需急症手术治疗。

七、治疗

治疗原则:休息,适当禁食,计出入量,纠正脱水、酸中毒及电解质紊乱,补充营养,并需要良好的心理支持。

(一)补液治疗

每天应补充葡萄糖液、生理盐水、平衡液,总量 3 000 mL 左右,加维生素 B_6 100 mg。维生素 C 2～3 g,维持每天尿量≥1 000 mL,肌内注射维生素 B_1,每天 100 mg。为了更好地利用输入的葡萄糖,可适当加用胰岛素。根据血钾、血钠情况决定补充剂量。根据二氧化碳结合力值或血气分析结果,予以静脉滴注碳酸氢钠溶液。

一般经上述治疗 2～3 天后,病情大多迅速好转,症状缓解。待呕吐停止后,可试进少量流食,以后逐渐增加进食量,调整静脉输液量。

(二)终止妊娠

经上述治疗后,若病情不见好转,反而出现下列情况,应迅速终止妊娠:①持续黄疸。②持续尿蛋白。③体温升高,持续在 38 ℃以上。④心率＞120 次/分。⑤多发性神经炎及神经性体征。⑥出现Wernicke-Korsakoff 综合征。

(三)妊娠剧吐并发 Wernicke-Korsakoff 综合征的治疗

如不紧急治疗,该综合征的死亡率高达 50％,即使积极处理,死亡率约 17％。在未补给足量维生素 B_1 前,静脉滴注葡萄糖会进一步加重三羧酸循环障碍,使病情加重,导致患者昏迷甚至死亡。对长期不能进食的患者应给维生素 B_1 注射液 400～600 mg 分次肌内注射,以后每天100 mg肌内注射至能正常进食为止,然后改口服,并给予多种维生素。同时应对其内分泌及神经状态进行评价,对病情严重者及时终止妊娠。早期大量维生素 B_1 治疗,上述症状可在数天至数周内有不同程度的恢复,但仍有 60％的患者不能得到完全恢复,特别是记忆恢复往往需要1年左右的时间。

八、护理

(一)心理护理

了解患者的心理状态,充分调动患者的主动性,帮患者分析病情,使患者了解妊娠剧吐是一种常见的生理现象,经过治疗和护理是可以预防和治愈的,消除不必要的思想顾虑,克服妊娠剧吐带来的不适,树立妊娠的信心,提高心理舒适度。

(二)输液护理

考虑患者的感受,输液前做好解释工作,操作时做到沉着、稳健、熟练、一针见血,尽可能减少穿刺中的疼痛,经常巡视输液情况,观察输液是否通畅,针头是否脱出,输液管有无扭曲、受压,注射部位有无液体外溢、疼痛等。

(三)饮食护理

妊娠剧吐往往与孕妇自主神经系统稳定性、精神状态、生活环境有密切关系,患者在精神紧张下,呕吐更加频繁,引起水、电解质紊乱,由于呕吐后怕进食,长期饥饿热量摄入不足,故在治疗同时应注意患者的心理因素,予以解释安慰,妊娠剧吐患者见到食物往往有种恐惧心理,食欲缺乏,因此,呕吐时禁食,使胃肠得到休息。但呕吐停止后应适当进食,饮食以清淡、易消化为主,还应含丰富蛋白质和碳水化合物,可少量多餐,对患者进行营养与胎儿发育指导,把进餐当成轻松愉快的享受而不是负担,使胎儿有足够的营养,顺利度过早孕反应期。

(四)家庭护理

(1)少吃多餐,选择能被孕妇接受的食物,以流质为主,避免油腻、异味,吐后应继续再吃,若食后仍吐,多次进食补充,仍可保持身体营养的需要,同时避免过冷过热的食物。必要时饮口服补液盐。

(2)卧床休息,环境安静,通风,减少在视线范围内引起不愉快的情景和异味。呕吐时做深呼吸和吞咽动作(即大口喘气),呕吐后要及时漱口,注意口腔卫生。另外要保持外阴的清洁,床铺的整洁。

(3)关心、体贴孕妇,解除不必要的顾虑,孕妇保持心情愉快,避免急躁和情绪激动。

(4)若呕吐导致体温上升,脉搏增快,眼眶凹陷,皮肤无弹性,精神异常,要立即送医院。

九、健康指导

(1)保持情绪的安定与舒畅。

(2)居室尽量布置得清洁、安静、舒适。避免异味的刺激。呕吐后应立即清除呕吐物,以避免恶性刺激,并用温开水漱口,保持口腔清洁。

(3)注意饮食卫生,饮食以营养价值稍高且易消化为主。可采取少吃多餐的方法。

(4)为防止脱水,应保持每天的液体摄入量,平时宜多吃一些西瓜、生梨、甘蔗等水果。

(5)呕吐严重者,须卧床休息。

(6)保持大便的通畅。

(7)呕吐较剧者,可在食前口中含生姜1片,以达到暂时止呕的目的。

（焦　娜）

第二节　异位妊娠

受精卵在子宫体腔以外着床称为异位妊娠,习称宫外孕。异位妊娠依受精卵在子宫体腔外种植部位不同分为输卵管妊娠、卵巢妊娠、腹腔妊娠、阔韧带妊娠和宫颈妊娠(图6-1)。

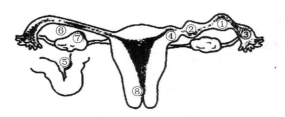

①输卵管壶腹部妊娠;②输卵管峡部妊娠;③输卵
管伞部妊娠;④输卵管间质部妊娠;⑤腹腔妊娠;
⑥阔韧带妊娠;⑦卵巢妊娠;⑧宫颈妊娠

图 6-1 异位妊娠的发生部位

异位妊娠是妇产科常见的急腹症,发病率约 1%,是孕产妇的主要死亡原因之一。以输卵管妊娠最常见。输卵管妊娠占异位妊娠 95% 左右,其中壶腹部妊娠最多见,约占 78%,其次为峡部、伞部、间质部妊娠较少见。

一、病因

（一）输卵管炎症

此是异位妊娠的主要病因。可分为输卵管黏膜炎和输卵管周围炎。输卵管黏膜炎轻者可发生黏膜皱褶粘连、管腔变窄。或使纤毛功能受损,从而导致受精卵在输卵管内运行受阻并于该处着床;输卵管周围炎病变主要在输卵管浆膜层或浆肌层,常造成输卵管周围粘连、输卵管扭曲、管腔狭窄、蠕动减弱而影响受精卵运行。

（二）输卵管手术史输卵管绝育史及手术史者

输卵管妊娠的发生率为 10%～20%。尤其是腹腔镜下电凝输卵管及硅胶环套术绝育,可因输卵管瘘或再通而导致输卵管妊娠。曾经接受输卵管粘连分离术、输卵管成形术（输卵管吻合术或输卵管造口术）者,在再次妊娠时输卵管妊娠的可能性亦增加。

（三）输卵管发育不良或功能异常

输卵管过长、肌层发育差、黏膜纤毛缺乏、双输卵管、输卵管憩室或有输卵管副伞等,均可造成输卵管妊娠。输卵管功能（包括蠕动、纤毛活动以及上皮细胞分泌）受雌、孕激素调节。若调节失败,可影响受精卵正常运行。

（四）辅助生殖技术

近年,由于辅助生育技术的应用,使输卵管妊娠发生率增加,既往少见的异位妊娠,如卵巢妊娠、宫颈妊娠、腹腔妊娠的发生率增加。美国报道因助孕技术应用所致输卵管妊娠的发生率为 2.8%。

（五）避孕失败

宫内节育器避孕失败,发生异位妊娠的机会较大。

（六）其他

子宫肌瘤或卵巢肿瘤压迫输卵管,影响输卵管管腔通畅,使受精卵运行受阻。输卵管子宫内膜异位可增加受精卵着床于输卵管的可能性。

二、病理

(一)输卵管妊娠的特点

输卵管管腔狭小,管壁薄且缺乏黏膜下组织,其肌层远不如子宫肌壁厚与坚韧,妊娠时不能形成完好的蜕膜,不利于胚胎的生长发育,常发生以下结局。

1.输卵管妊娠流产

多见于妊娠 8～12 周输卵管壶腹部妊娠。受精卵种植在输卵管黏膜皱襞内,由于蜕膜形成不完整,发育中的胚泡常向管腔突出,最终突破包膜而出血,胚泡与管壁分离,若整个胚泡剥离落入管腔,刺激输卵管逆蠕动经伞端排出到腹腔,形成输卵管妊娠完全流产,出血一般不多。若胚泡剥离不完整,妊娠产物部分排出到腹腔,部分尚附着于输卵管壁,形成输卵管妊娠不全流产,滋养细胞继续侵蚀输卵管壁,导致反复出血,形成输卵管血肿或输卵管周围血肿,血液不断流出并积聚在直肠子宫陷凹形成盆腔血肿,量多时甚至流入腹腔。

2.输卵管妊娠破裂

多见于妊娠 6 周左右输卵管峡部妊娠。受精卵着床于输卵管黏膜皱襞间,胚泡生长发育时绒毛向管壁方向侵蚀肌层及浆膜,最终穿破浆膜,形成输卵管妊娠破裂。输卵管肌层血管丰富。短期内可发生大量腹腔内出血,使患者出现休克。其出血量远较输卵管妊娠流产多,腹痛剧烈;也可反复出血,在盆腔与腹腔内形成血肿。孕囊可自破裂口排出,种植于任何部位。若胚泡较小则可被吸收;若过大则可在直肠子宫陷凹内形成包块或钙化为石胎。

输卵管间质部妊娠虽少见,但后果严重,其结局几乎均为输卵管妊娠破裂。由于输卵管间质部管腔周围肌层较厚、血运丰富,因此破裂常发生于孕 12～16 周。其破裂犹如子宫破裂,症状较严重,往往在短时间内出现低血容量休克症状。

3.陈旧性宫外孕

输卵管妊娠流产或破裂,若长期反复内出血形成的盆腔血肿不消散,血肿机化变硬并与周围组织粘连,临床上称为陈旧性宫外孕。

4.继发性腹腔妊娠

无论输卵管妊娠流产或破裂,胚胎从输卵管排入腹腔内或阔韧带内,多数死亡,偶尔也有存活者。若存活胚胎的绒毛组织附着于原位或排至腹腔后重新种植而获得营养,可继续生长发育,形成继发性腹腔妊娠。

(二)子宫的变化

输卵管妊娠和正常妊娠一样,合体滋养细胞产生 HCG 维持黄体生长,使类固醇激素分泌增加,致使月经停止来潮、子宫增大变软、子宫内膜出现蜕膜反应。若胚胎受损或死亡,滋养细胞活力消失,蜕膜自宫壁剥离而发生阴道流血。有时蜕膜可完整剥离,随阴道流血排出三角形蜕膜管型;有时呈碎片排出。排出的组织见不到绒毛,组织学检查无滋养细胞,此时血 β-HCG 下降。子宫内膜形态学改变呈多样性,若胚胎死亡已久,内膜可呈增生期改变,有时可见 Arias-Stella (A-S)反应,镜检见内膜腺体上皮细胞增生、增大,细胞边界不清,腺细胞排列成团突入腺腔,细胞极性消失,细胞核肥大、深染,细胞质有空泡。这种子宫内膜过度增生和分泌反应,可能为类固醇激素过度刺激所引起;若胚胎死亡后部分深入肌层的绒毛仍存活,黄体退化迟缓,内膜仍可呈分泌反应。

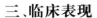

三、临床表现

输卵管妊娠的临床表现与受精卵着床部位、有无流产或破裂,以及出血量多少与时间长短等有关。

(一)症状

典型症状为停经后腹痛与阴道流血。

1.停经

除输卵管间质部妊娠停经时间较长外,多有6～8周停经史。有20％～30％患者无停经史,将异位妊娠时出现的不规则阴道流血误认为月经。或由于月经过期仅数天而不认为是停经。

2.腹痛

腹痛是输卵管妊娠患者的主要症状。在输卵管妊娠发生流产或破裂之前,由于胚胎在输卵管内逐渐增大,常表现为一侧下腹部隐痛或酸胀感。当发生输卵管妊娠流产或破裂时,突感一侧下腹部撕裂样疼痛,常伴有恶心、呕吐。若血液局限于病变区,主要表现为下腹部疼痛,当血液积聚于直肠子宫陷凹时,可出现肛门坠胀感。随着血液由下腹部流向全腹,疼痛可由下腹部向全腹部扩散,血液刺激膈肌,可引起肩胛部放射性疼痛及胸部疼痛。

3.阴道流血

胚胎死亡后。常有不规则阴道流血,色暗红或深褐,量少呈点滴状,一般不超过月经量,少数患者阴道流血量较多,类似月经。阴道流血可伴有蜕膜管型或蜕膜碎片排出,系子宫蜕膜剥离所致。阴道流血一般常在病灶去除后方能停止。

4.晕厥与休克

由于腹腔内出血及剧烈腹痛,轻者出现晕厥,严重者出现失血性休克。出血量越多越快,症状出现越迅速越严重,但与阴道流血量不成正比。

5.腹部包块

输卵管妊娠流产或破裂时所形成的血肿时间较久者,由于血液凝固并与周围组织或器官(如子宫、输卵管、卵巢、肠管或大网膜等)发生粘连形成包块,包块较大或位置较高者,腹部可扪及。

(二)体征

根据患者内出血的情况,患者可呈贫血貌。腹部检查:下腹压痛、反跳痛明显,出血多时,叩诊有移动性浊音。

四、处理原则

处理原则以手术治疗为主,其次是药物治疗。

(一)药物治疗

1.化学药物治疗

主要适用于早期输卵管妊娠、要求保存生育能力的年轻患者。符合下列条件可采用此法:①无药物治疗的禁忌证;②输卵管妊娠未发生破裂或流产;③输卵管妊娠包块直径≤4 cm;④血 β-HCG<2 000 U/L;⑤无明显内出血,常用甲氨蝶呤(MTX),治疗机制是抑制滋养细胞增生,破坏绒毛,使胚胎组织坏死、脱落、吸收。但在治疗中若病情无改善,甚至发生急性腹痛或输卵管破裂症状,则应立即进行手术治疗。

2.中医药治疗

中医学认为本病属血瘀少腹,不通则痛的实证。以活血化瘀、消癥为治则,但应严格掌握指征。

(二)手术治疗

手术治疗分为保守手术和根治手术。保守手术为保留患侧输卵管,根治手术为切除患侧输卵管。手术治疗适用于:①生命体征不稳定或有腹腔内出血征象者;②诊断不明确者;③异位妊娠有进展者(如血 β-HCG 处于高水平,附件区大包块等);④随诊不可靠者;⑤药物治疗禁忌证者或无效者。

1.保守手术

此适用于有生育要求的年轻妇女,特别是对侧输卵管已切除或有明显病变者。

2.根治手术

此适用于无生育要求的输卵管妊娠内出血并发休克的急症患者。

3.腹腔镜手术

这是近年治疗异位妊娠的主要方法。

五、护理

(一)护理评估

1.病史

应仔细询问月经史,以准确推断停经时间。注意不要将不规则阴道流血误认为末次月经,或由于月经仅过期几天,不认为是停经。此外,对不孕、放置宫内节育器、绝育术、输卵管复通术、盆腔炎等与发病相关的高危因素应予高度重视。

2.身心状况

输卵管妊娠发生流产或破裂前,症状及体征不明显。当患者腹腔内出血较多时呈贫血貌,严重者可出现面色苍白,四肢湿冷,脉快、弱、细,血压下降等休克症状。体温一般正常,出现休克时体温略低,腹腔内血液吸收时体温略升高,但不超过 38 ℃。下腹有明显压痛、反跳痛,尤以患侧为重,肌紧张不明显,叩诊有移动性浊音。血凝后下腹可触及包块。

由于输卵管妊娠流产或破裂后,腹腔内急性大量出血及剧烈腹痛,以及妊娠终止的现实都将使孕妇出现较为激烈的情绪反应。可表现为哭泣、自责、无助、抑郁和恐惧等行为。

3.诊断检查

(1)腹部检查:输卵管妊娠流产或破裂者,下腹部有明显压痛或反跳痛,尤以患侧为甚,轻度腹肌紧张;出血多时,叩诊有移动性浊音;如出血时间较长,形成血凝块,在下腹可触及软性肿块。

(2)盆腔检查:输卵管妊娠未发生流产或破裂者,除子宫略大较软外,仔细检查可能触及胀大的输卵管并有轻度压痛。输卵管妊娠流产或破裂者,阴道后穹隆饱满,有触痛。将宫颈轻轻上抬或左右摇动时引起剧烈疼痛,称为宫颈抬举痛或摇摆痛,是输卵管妊娠的主要体征之一。子宫稍大而软,腹腔内出血多时子宫检查呈漂浮感。

(3)阴道后穹隆穿刺:一种简单、可靠的诊断方法,适用于疑有腹腔内出血的患者。由于腹腔内血液易积聚于子宫直肠陷凹,抽出暗红色不凝血为阳性,说明存在血腹症。无内出血、内出血量少、血肿位置较高或子宫直肠陷凹有粘连者,可能抽不出血液,因而穿刺阴性不能排除输卵管妊娠存在。如有移动性浊音,可做腹腔穿刺。

(4)妊娠试验:放射免疫法测血中 HCG,尤其是 β-HCG 阳性有助诊断。虽然此方法灵敏度

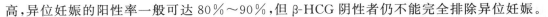

高,异位妊娠的阳性率一般可达 $80\%\sim90\%$,但 β-HCG 阴性者仍不能完全排除异位妊娠。

(5)血清孕酮测定:对判断正常妊娠胚胎的发育情况有帮助,血清孕酮<5 ng/mL 应考虑宫内妊娠流产或异位妊娠。

(6)超声检查:B 超显像有助于诊断异位妊娠。阴道 B 超检查较腹部 B 超检查准确性高。诊断早期异位妊娠。单凭 B 超现象有时可能会误诊。若能结合临床表现及 β-HCG 测定等,对诊断的帮助很大。

(7)腹腔镜检查:适用于输卵管妊娠尚未流产或破裂的早期患者和诊断有困难的患者,腹腔内有大量出血或伴有休克者,禁做腹腔镜检查。在早期异位妊娠患者,腹腔镜可见一侧输卵管肿大,表面紫蓝色,腹腔内无出血或有少量出血。

(8)子宫内膜病理检查:诊刮仅适用于阴道流血量较多的患者,目的在于排除宫内妊娠流产。将宫腔排出物或刮出物做病理检查,切片中见到绒毛,可诊断为宫内妊娠,仅见蜕膜未见绒毛者有助于诊断异位妊娠。现已经很少依靠诊断性刮宫协助诊断。

(二)护理诊断

1.潜在并发症

出血性休克。

2.恐惧

恐惧与担心手术失败有关。

(三)预期目标

(1)患者休克症状得以及时发现并缓解。

(2)患者能以正常心态接受此次妊娠失败的事实。

(四)护理措施

1.接受手术治疗患者的护理

(1)护士在严密监测患者生命体征的同时,配合医师积极纠正患者休克症状,做好术前准备。手术治疗是输卵管异位妊娠的主要处理原则。对于严重内出血并发休克的患者,护士应立即开放静脉,交叉配血,做好输血输液的准备。以便配合医师积极纠正休克,补充血容量,并按急症手术要求迅速做好手术准备。

(2)加强心理护理:护士于术前简洁明了地向患者及家属讲明手术的必要性,并以亲切的态度和切实的行动赢得患者及家属的信任,保持周围环境的安静、有序,减少和消除患者的紧张、恐惧心理,协助患者接受手术治疗方案。术后,护士应帮助患者以正常的心态接受此次妊娠失败的现实,向她们讲述异位妊娠的有关知识,一方面可以减少因害怕再次发生移位妊娠而抵触妊娠的不良情绪,另一方面也可以提高患者的自我保健意识。

2.接受非手术治疗患者的护理

对于接受非手术治疗方案的患者,护士应从以下几方面加强护理。

(1)护士需密切观察患者的一般情况、生命体征,并重视患者的主诉,尤应注意阴道流血量与腹腔内出血量不成比例,当阴道流血量不多时,不要误认为腹腔内出血量亦很少。

(2)护士应告诉患者病情发展的一些指征,如出血增多、腹痛加剧、肛门坠胀感明显等,以便当患者病情发展时,医患均能及时发现,给予相应处理。

(3)患者应卧床休息,避免腹部压力增大,从而减少异位妊娠破裂的机会。在患者卧床期间,护士需提供相应的生活护理。

(4)护士应协助正确留取血标本,以检测治疗效果。

(5)护士应指导患者摄取足够的营养物质,尤其是富含铁蛋白的食物,如动物肝脏、肉类、豆类、绿叶蔬菜以及黑木耳等,以促进血红蛋白的增加,增强患者的抵抗力。

3.出院指导

输卵管妊娠的预后在于防治输卵管的损伤和感染,因此护士应做好妇女的健康保健工作,防止发生盆腔感染。教育患者保持良好的卫生习惯,勤洗浴、勤换衣,性伴侣稳定。发生盆腔炎后须立即彻底治疗,以免延误病情。另外,由于输卵管妊娠者中约有 10％的再发生率和 50％～60％的不孕率。因此,护士需告诫患者,下次妊娠时要及时就医,并且不宜轻易终止妊娠。

(五)护理评价

(1)患者的休克症状得以及时发现并纠正。

(2)患者消除了恐惧心理,愿意接受手术治疗。

(焦　娜)

第三节　过　期　妊　娠

一、概述

(一)定义

平时月经周期规则,妊娠达到或超过 42 周(≥294 天)尚未分娩者,称为过期妊娠,其发生率占妊娠总数的 3％～15％。

(二)发病机制

各种原因引起的雌孕激素失调导致孕激素优势,分娩发动延迟,胎位不正、头盆不称,胎儿、子宫不能密切接触,反射性子宫收缩减少,引起过期妊娠。

(三)处理原则

妊娠 40 周以后胎盘功能逐渐下降,42 周以后明显下降,因此,在妊娠 41 周以后,即应考虑终止妊娠,尽量避免过期妊娠。应根据胎儿安危状况、胎儿大小、宫颈成熟度综合分析,选择恰当的分娩方式。

(1)促宫颈成熟:目前常用的促宫颈成熟的方法主要有 PGE_2 阴道制剂和宫颈扩张球囊。

(2)人工破膜可减少晚期足月和过期妊娠的发生。

(3)引产术:常用静脉滴注缩宫素,诱发宫缩直至临产;胎头已衔接者,通常先人工破膜,1 小时后开始滴注缩宫素引产。

(4)适当放宽剖宫产指征。

二、护理评估

(一)健康史

详细询问患者病史,准确判断预产期、妊娠周数等。

(二)症状、体征

孕期达到或超过 42 周,通过胎动、胎心率、B 超检查、雌孕激素测定、羊膜镜检查等确定胎盘功能是否正常。

(三)辅助检查

B 超检查、雌孕激素测定、羊膜镜检查;胎儿监测的方法包括 NST、CST、生物物理评分(BPP)、改良 BPP(NST＋羊水测量)。尽管 41 周及以上孕周者应行胎儿监测,但采用何种方法及以何频率目前都尚无充分的资料予以确定。

(四)高危因素

高危因素包括初产妇、既往过期妊娠史、男性胎儿、孕妇肥胖。对双胞胎的研究也提示遗传倾向对晚期或过期妊娠的风险因素占 23%～30%。某些胎儿异常可能也与过期妊娠相关,如无脑儿和胎盘硫酸酯酶缺乏,但并不清楚两者之间联系的确切原因。

(五)心理-社会因素

过期妊娠加大胎儿、新生儿及孕产妇风险,导致个人、家庭成员产生紧张、焦虑、担忧等不良情绪。

三、护理措施

(一)常规护理

(1)查看历次产检记录,准确核实孕周。

(2)听胎心,待产期间每 4 小时听 1 次或遵医嘱;交接班必须听胎心;临产后按产程监护常规进行监护;每天至少进行一次胎儿电子监护,特殊情况随时监护。

(3)重视自觉胎动并记录于入院病历中。

(二)产程观察

(1)加强胎心监护。

(2)观察胎膜是否破裂,以及羊水量、颜色、性状等。

(3)注意产程进展、观察胎位变化。

(4)不提倡常规会阴侧切。

(三)用药护理

1.缩宫素静脉滴注

缩宫素作用时间短,半衰期为 5～12 分钟。

(1)静脉滴注中缩宫素的配制方法:应先用生理盐水或乳酸钠林格注射液 500 mL,用 7 号针头行静脉滴注,按每分钟 8 滴调好滴速,然后再向输液瓶中加入 2.5 U 缩宫素,将其摇匀后继续滴入。切忌先将 2.5 U 缩宫素溶于生理盐水或乳酸钠林格注射液中直接穿刺行静脉滴注,因此法初调时不易掌握滴速,可能在短时间内使过多的缩宫素进入体内,不够安全。

(2)合适的浓度与滴速:因缩宫素个体敏感度差异极大,静脉滴注缩宫素应从小剂量开始循序增量,起始剂量为 2.5 U 缩宫素溶于 500 mL 生理盐水或乳酸钠林格注射液中,即 0.5% 缩宫素浓度,以每毫升 15 滴计算,相当于每滴液体中含缩宫素 0.33 mU。从每分钟 8 滴开始,根据宫缩、胎心情况调整滴速,一般每隔 20 分钟调整 1 次。应用等差法,即从每分钟 8 滴(2.7 mU/min)调整至 16 滴(5.4 mU/min),再增至 24 滴(8.4 mU/min);为安全起见,也可从每分钟 8 滴开始,每次增加 4 滴,直至出现有效宫缩。

（3）有效宫缩的判定标准：10 分钟内出现 3 次宫缩，每次宫缩持续 30～60 秒，伴有宫颈的缩短和宫口扩张。最大滴速不得超过每分钟 40 滴，即 13.2 mU/min，如达到最大滴速，仍不出现有效宫缩时可增加缩宫素浓度，但缩宫素的应用量不变。增加浓度的方法是 500 mL 生理盐水或乳酸钠林格注射液中加 5 U 缩宫素，即 1% 缩宫素浓度，先将滴速减半，再根据宫缩情况进行调整，增加浓度后，最大增至每分钟 40 滴（26.4 mU/min），原则上不再增加滴数和缩宫素浓度。

（4）注意事项：①要有专人观察宫缩强度、频率、持续时间及胎心率变化并及时记录，调好宫缩后行胎心监护，破膜后要观察羊水量及有无胎粪污染及其程度。②警惕变态反应。③禁止肌内、皮下、穴位注射及鼻黏膜用药。④输液量不宜过大，以防止发生水中毒。⑤宫缩过强时应及时停用缩宫素，必要时使用宫缩抑制剂。⑥引产失败：缩宫素引产成功率与宫颈成熟度、孕周、胎先露高低有关，如连续使用 2～3 天仍无明显进展，应改用其他引产方法。

2.前列腺素制剂促宫颈成熟

常用的促宫颈成熟的药物主要是前列腺素制剂。目前常在临床使用的前列腺素制剂如下。

（1）可控释地诺前列酮栓：一种可控制释放的前列腺素 E_2（PGE_2）栓剂，含有 10 mg 地诺前列酮，以 0.3 mg/h 的速度缓慢释放，需低温保存，可以控制药物释放，在出现宫缩过频时能方便取出。

1）应用方法：外阴消毒后将可控释地诺前列酮栓置于阴道后穹隆深处，并旋转 90°，使栓剂横置于阴道后穹隆，宜于保持原位。在阴道口外保留 2～3 cm 终止带，以便于取出。在药物置入后，嘱孕妇平卧 20～30 分钟，以利栓剂吸水膨胀；2 小时后复查，若栓剂仍在原位孕妇可下地活动。

2）出现以下情况时应及时取出：①出现规律宫缩（每 3 分钟 1 次的宫缩）并同时伴随有宫颈成熟度的改善，宫颈 Bishop 评分大于等于 6 分。②自然破膜或行人工破膜术。③子宫收缩过频（每 10 分钟有 5 次及以上的宫缩）。④置药 24 小时。⑤有胎儿出现不良状况的证据：胎动减少或消失、胎动过频、胎儿电子监护结果分级为 Ⅱ 类或 Ⅲ 类。⑥出现不能用其他原因解释的母体不良反应，如恶心、呕吐、腹泻、发热、低血压、心动过速或者阴道流血增多。取出至少 30 分钟后可静脉滴注缩宫素。

3）禁忌证：包括哮喘、青光眼、严重肝肾功能不全等；有急产史或有 3 次以上足月产史的经产妇；瘢痕子宫妊娠；有子宫颈手术史或子宫颈裂伤史；已临产；Bishop 评分大于等于 6 分；急性盆腔炎；前置胎盘或不明原因阴道流血；胎先露异常；可疑胎儿窘迫；正在使用缩宫素；对地诺前列酮或任何赋形剂成分过敏者。

（2）米索前列醇：一种人工合成的前列腺素 E_1（PGE_1）制剂，有 100 μg 和 200 μg 两种片剂，美国食品与药品监督管理局（FDA）于 2002 年批准米索前列醇用于妊娠中期促宫颈成熟和引产，而用于妊娠晚期促宫颈成熟虽未经 FDA 和中国国家食品药品监督管理总局认证，但美国 ACOG 于 2009 年又重申了米索前列醇在产科领域使用的规范。参考美国 ACOG 2009 年的规范并结合我国米索前列醇的临床使用经验，经中华医学会妇产科学分会产科学组多次讨论，米索前列醇在妊娠晚期促宫颈成熟的应用常规如下：用于妊娠晚期未破膜而宫颈不成熟的孕妇，是一种安全有效的引产方法。每次阴道放药剂量为 25 μg，放药时不要将药物压成碎片。如 6 小时后仍无宫缩，在重复使用米索前列醇前应行阴道检查，重新评价宫颈成熟度，了解原放置药物是否溶化、吸收，如未溶化和吸收则不宜再放。每天总量不超过 50 μg，以免药物吸收过多。如需加用缩宫素，应该在最后一次放置米索前列醇后再过 4 小时以上，并行阴道检查证实米索前列醇已经吸收才可以加用。使用米索前列醇者应在产房观察,监测宫缩和胎心率,一旦出现宫缩过频,应立即进行阴道检查,并取出残留药物。

1)优点:价格低、性质稳定、易于保存、作用时间长,尤其适合基层医疗机构应用。一些前瞻性随机临床试验和荟萃分析表明,米索前列醇可有效促进宫颈成熟。母体和胎儿使用米索前列醇产生的多数不良后果与每次用药量超过 25 μg 相关。

2)禁忌证与取出指征:应用米索前列醇促宫颈成熟的禁忌证及药物取出指征与可控释地诺前列酮栓相同。

(四)产程处理

进入产程后,应鼓励产妇取左侧卧位、吸氧。产程中最好连续监测胎心,注意羊水形状,必要时取胎儿头皮血测 pH,及早发现胎儿宫内窘迫,并及时处理。过期妊娠时,常伴有胎儿窘迫、羊水粪染,分娩时应做相应准备。胎儿娩出后立即在直接喉镜指引下行气管插管,吸出气管内容物,以减少胎粪吸入综合征的发生。

(五)心理护理

(1)为孕产妇提供心理支持,帮助其建立母亲角色。

(2)安抚产妇家属,帮助产妇家庭应对过期妊娠分娩。

(3)接纳可能出现的难产,行胎头吸引、产钳助产等。

四、健康指导

(1)合理、适当地休息、饮食、睡眠等。

(2)情绪放松、身体放松。

(3)适当运动,无其他特殊情况时取自由体位待产。

(4)讲解临产征兆、自觉胎动计数等,指导产妇如何积极配合治疗。

(5)讲解过期妊娠分娩及过期产儿护理原则。

五、注意事项

应急处理:做好正常分娩、难产助产、剖宫产准备。

(焦 娜)

第四节 多 胎 妊 娠

一、概述

(一)定义

一次妊娠宫腔内同时有两个或两个以上的胎儿时为多胎妊娠,以双胎妊娠为多见。随着辅助生殖技术广泛开展,多胎妊娠发生率明显增高。

(二)类型特点

多胎妊娠包括由一个卵子受精后分裂而形成的单卵双胎妊娠和由两个卵子分别受精而形成

的双卵双胎妊娠,双卵双胎妊娠约占双胎妊娠的70%,两个卵子可来源于同一成熟卵泡或两侧卵巢的成熟卵泡。

(三)治疗原则

1.妊娠期

及早诊断出双胎妊娠者并确定羊膜绒毛性,增加其产前检查次数,注意休息,加强营养,注意预防贫血、妊娠期高血压疾病的发生,防止早产、羊水过多、产前出血等。

2.分娩期

观察产程和胎心变化,如发现有宫缩乏力或产程延长,应及时处理。第一个胎儿娩出后,应立即断脐,助手扶正第二个胎儿的胎位,使其保持纵产式,等待15～20分钟后,第二个胎儿自然娩出。如等待15分钟仍无宫缩,则可人工破膜或静脉滴注催产素促进宫缩。如发现有脐带脱垂或怀疑胎盘早剥时,即手术助产。如第一个胎儿为臀位,第二个胎儿为头位,应注意防止胎头交锁导致难产。

3.产褥期

第二个胎儿娩出后应立即肌内注射或静脉滴注催产素,腹部放置沙袋,防止腹压骤降引起休克,同时预防发生产后出血。

二、护理评估

(一)健康史

评估本次妊娠的双胎羊膜绒毛膜性,孕妇的早孕反应程度,食欲、呼吸情况,以及下肢水肿、静脉曲张程度。

(二)生理状况

1.孕妇的并发症

妊娠期高血压疾病、妊娠期肝内胆汁瘀积症、贫血、羊水过多、胎膜早破、宫缩乏力、胎盘早剥、产后出血、流产等。

2.围产儿并发症

早产、脐带异常、胎头交锁、胎头碰撞、胎儿畸形及单绒毛膜双胎特有的并发症,如双胎输血综合征、选择性生长受限、一胎无心畸形等;极高危的单绒毛膜单羊膜囊双胎,由于两个胎儿共用一个羊膜腔,两胎儿间无羊膜分隔,因脐带缠绕和打结而发生宫内意外的可能性较大。

(三)辅助检查

1.B超检查

B超检查可以早期诊断双胎、畸胎,能提高双胎妊娠的孕期监护质量。在妊娠6～9周,可通过孕囊数目判断绒毛膜性;妊娠10～14周,可以通过双胎间的羊膜与胎盘交界的形态判断绒毛膜性。单绒毛膜双胎羊膜分隔与胎盘呈"T"征,而双绒毛膜双胎胎膜融合处夹有胎盘组织,所以胎盘融合处表现为"双胎峰"(或"λ"征)。

妊娠18～24周,最晚不要超过26周,对双胎妊娠进行超声结构筛查。双胎容易因胎儿体位的关系影响结构筛查质量,有条件的医院可根据孕周分次进行包括胎儿心脏在内的结构筛查。

2.血清学筛查

唐氏综合征在单胎与双胎妊娠孕中期血清学筛查的检出率分别为60%～70%和45%,其假阳性率分别为5%和10%。由于双胎妊娠筛查检出率较低,而且假阳性率较高,目前并不推荐单

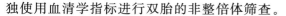

独使用血清学指标进行双胎的非整倍体筛查。

3.有创性产前诊断

双胎妊娠有创性产前诊断操作带来的胎儿丢失率要高于单胎妊娠,以及后续的处理如选择性减胎等也存在危险性,建议转诊至有能力进行宫内干预的产前诊断中心进行。

(四)高危因素

多胎妊娠者可出现妊娠期高血压疾病、妊娠肝内胆汁瘀积症、贫血、羊水过多、胎膜早破、宫缩乏力、胎盘早剥、产后出血、流产等多种并发症。

(五)心理-社会因素

双胎妊娠的孕妇在孕期必须适应两次角色转变,首先是接受妊娠,其次当被告知是双胎妊娠时,必须适应第二次角色转变,即成为两个孩子的母亲;双胎妊娠属于高危妊娠,孕妇既兴奋又常常担心母儿的安危,尤其担心胎儿的存活率。

三、护理措施

(一)常规护理

(1)增加产前检查的次数,每次监测宫高、腹围和体重。

(2)注意休息;卧床时最好取左侧卧位,增加子宫、胎盘的血供,减少早产的机会。

(3)加强营养,尤其是注意补充铁、钙、叶酸等,以满足妊娠的需要。

(二)症状护理

双胎妊娠孕妇胃区受压致食欲减退,因此应鼓励孕妇少量多餐,满足孕期需要,必要时给予饮食指导,如增加铁、叶酸、维生素的供给。因双胎妊娠的孕妇腰背部疼痛症状较明显,应注意休息,可指导其做骨盆倾斜运动,局部热敷也可缓解症状。采取措施预防静脉曲张的发生。

(三)用药护理

双胎妊娠可能出现妊娠期高血压疾病、妊娠肝内胆汁瘀积症、贫血、羊水过多、胎膜早破、胎盘早剥等多种并发症,按相应用药情况护理。

(四)分娩期护理

(1)阴道分娩时严密观察产程进展和胎心率变化,及时处理问题。

(2)防止第二胎儿胎位异常、胎盘早剥;防止产后出血的发生;产后腹部加压,防止腹压骤降引起的休克。

(3)如行剖宫产,需要配合医师做好剖宫产术前准备和产后双胎新生儿护理准备;如系早产,产后应加强对早产儿的观察和护理。

(五)心理护理

帮助双胎妊娠的孕妇完成两次角色转变,使其接受成为两个孩子母亲的事实。告知双胎妊娠虽属高危妊娠,但孕妇不必过分担心母儿的安危,说明保持心情愉快、积极配合治疗的重要性,指导家属准备双份新生儿用物。

四、健康指导

护士应指导孕妇注意休息,加强营养,注意阴道流血量和子宫复旧情况,防止产后出血。并指导产妇正确进行母乳喂养,选择有效的避孕措施。

五、注意事项

合理营养,注意补充铁剂,防止妊娠期贫血,妊娠晚期特别注意避免疲劳,加强休息,预防早产和分娩期并发症。

(焦　娜)

第五节　前置胎盘

妊娠 28 周后,胎盘附着于子宫下段,甚至胎盘下缘达到或覆盖宫颈内口,其位置低于胎先露部,称为前置胎盘。前置胎盘是妊娠晚期严重并发症,也是妊娠晚期阴道流血最常见的原因。其发病率国外报道 0.5%,国内报道 0.24%~1.57%。

一、病因

目前尚不清楚,高龄初产妇(年龄＞35 岁)、经产妇及多产妇、吸烟或吸毒妇女为高危人群。其病因可能与下述因素有关。

(一)子宫内膜病变或损伤

多次刮宫、分娩、子宫手术史等是前置胎盘的高危因素。上述情况可损伤子宫内膜,引起子宫内膜炎或萎缩性病变,再次受孕时子宫蜕膜血管形成不良、胎盘血供不足,刺激胎盘面积增大延伸到子宫下段。前次剖宫产手术瘢痕可妨碍胎盘在妊娠晚期向上迁移。增加前置胎盘的可能性。据统计发生前置胎盘的孕妇,85%~95% 为经产妇。

(二)胎盘异常

双胎妊娠时胎盘面积过大,前置胎盘发生率较单胎妊娠高 1 倍;胎盘位置正常而副胎盘位于子宫下段接近宫颈内口;膜状胎盘大而薄,扩展到子宫下段,均可发生前置胎盘。

(三)受精卵滋养层发育迟缓

受精卵到达子宫腔后,滋养层尚未发育到可以着床的阶段,继续向下游走到达子宫下段,并在该处着床而发育成前置胎盘。

二、分类

根据胎盘下缘与宫颈内口的关系,将前置胎盘分为 3 类(图 6-2)。

(1)完全性前置胎盘又称中央性前置胎盘,胎盘组织完全覆盖宫颈内口。

(2)部分性前置胎盘宫颈内口部分为胎盘组织所覆盖。

(3)边缘性前置胎盘附着于子宫下段,胎盘边缘到达宫颈内口,未覆盖宫颈内口。

胎盘位于子宫下段,与胎盘边缘极为接近,但未达到宫颈内口,称为低置胎盘。胎盘下缘与宫颈内口的关系可因宫颈管消失、宫口扩张而改变。前置胎盘类型可因诊断时期不同而改变,如临产前为完全性前置胎盘,临产后因宫口扩张而成为部分性前置胎盘。目前临床上均依据处理前最后一次检查结果来决定其分类。

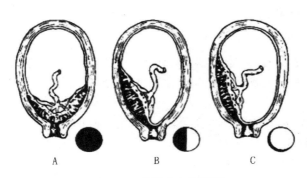

图 6-2 前置胎盘的类型

A.完全性前置胎盘；B.部分性前置胎盘；C.边缘性前置胎盘

三、临床表现

(一)症状

前置胎盘的典型症状是妊娠晚期或临产时，发生无诱因、无痛性反复阴道流血。妊娠晚期子宫下段逐渐伸展，牵拉宫颈内口，宫颈管缩短；临产后规律宫缩使宫颈管消失成为软产道的一部分。宫颈外口扩张，附着于子宫下段及宫颈内口的胎盘前置部分不能相应伸展而与其附着处分离，血窦破裂出血。前置胎盘出血前无明显诱因，初次出血量一般不多，剥离处血液凝固后，出血自然停止；也有初次即发生致命性大出血而导致休克的。由于子宫下段不断伸展，前置胎盘出血常反复发生，出血量也越来越多。阴道流血发生的迟早、反复发生次数、出血量多少与前置胎盘类型有关。完全性前置胎盘初次出血时间早，多在妊娠28周左右，称为"警戒性出血"。边缘性前置胎盘出血多发生于妊娠晚期或临产后，出血量较少。部分性前置胎盘的初次出血时间、出血量及反复出血次数，介于两者之间。

(二)体征

患者一般情况与出血量有关，大量出血呈现面色苍白、脉搏增快微弱、血压下降等休克表现。腹部检查：子宫软，无压痛，大小与妊娠周数相符。由于子宫下段有胎盘占据，影响胎先露部入盆，故胎先露高浮，易并发胎位异常。反复出血或一次出血量过多，使胎儿宫内缺氧，严重者胎死宫内。当前置胎盘附着于子宫前壁时，可在耻骨联合上方听到胎盘杂音。临产时检查见宫缩为阵发性，间歇期子宫完全松弛。

四、处理原则

处理原则是抑制宫缩、止血、纠正贫血和预防感染。根据阴道流血量、有无休克、妊娠周数、胎位、胎儿是否存活、是否临产及前置胎盘类型等综合作出决定。

(一)期待疗法

应在保证孕妇安全的前提下尽可能延长孕周，以提高围生儿存活率。适用于妊娠<34 周、胎儿体重<2 000 g、胎儿存活、阴道流血量不多、一般情况良好的孕妇。

尽管国外有资料证明，前置胎盘孕妇的妊娠结局住院与门诊治疗并无明显差异，但我国仍应强调住院治疗。住院期间密切观察病情变化，为孕妇提供全面优质护理是期待疗法的关键措施。

(二)终止妊娠

1.终止妊娠指征

(1)孕妇反复发生大量出血甚至休克者,无论胎儿成熟与否,为了母亲安全应终止妊娠。

(2)期待疗法中发生大出血或出血量虽少,但胎龄达孕36周以上,胎儿成熟度检查提示胎儿肺成熟者。

(3)胎龄未达孕36周,出现胎儿窘迫征象,或胎儿电子监护发现胎心异常者。

(4)出血量多,危及胎儿。

(5)胎儿已死亡或出现难以存活的畸形,如无脑儿。

2.剖宫产

剖宫产可在短时间内娩出胎儿,迅速结束分娩,对母儿相对安全,是处理前置胎盘的主要手段。剖宫产指征应包括完全性前置胎盘,持续大量阴道流血;部分性和边缘性前置胎盘出血量较多,先露高浮,短时间内不能结束分娩;胎心异常。术前应积极纠正贫血、预防感染等,备血,做好处理产后出血和抢救新生儿的准备。

3.阴道分娩

边缘性前置胎盘、枕先露、阴道流血不多、无头盆不称和胎位异常,估计在短时间内能结束分娩者,可予以试产。

五、护理

(一)护理评估

1.病史

除个人健康史外,在孕产史中尤其注意识别有无剖宫产术、人工流产术及子宫内膜炎等前置胎盘的易发因素。此外妊娠中特别是孕28周后,是否出现无痛性、无诱因、反复阴道流血症状,并详细记录具体经过及医疗处理情况。

2.身心状况

患者的一般情况与出血量的多少密切相关。大量出血时可见面色苍白、脉搏细速、血压下降等休克症状。孕妇及其家属可因突然阴道流血而感到恐惧或焦虑,既担心孕妇的健康,更担心胎儿的安危,可能显得恐慌、紧张、手足无措。

3.诊断检查

(1)产科检查:子宫大小与停经月份一致,胎儿方位清楚,先露高浮,胎心可以正常,也可因孕妇失血过多致胎心异常或消失。前置胎盘位于子宫下段前壁时,可于耻骨联合上方听见胎盘血管杂音。临产后检查,宫缩为阵发性,间歇期子宫肌肉可以完全放松。

(2)超声波检查:B超断层相可清楚看到子宫壁、胎头、宫颈和胎盘的位置,胎盘定位准确率达95%以上,可反复检查,是目前最安全、有效的首选检查方法。

(3)阴道检查:目前一般不主张应用。只有在近临产期出血不多时,终止妊娠前为除外其他出血原因或明确诊断决定分娩方式前考虑采用。要求阴道检查操作必须在输血、输液和做好手术准备的情况下方可进行。怀疑前置胎盘的个案,切忌肛查。

(4)术后检查胎盘及胎膜:胎盘的前置部分可见陈旧血块附着呈黑紫色或暗红色,如这些改变位于胎盘的边缘,而且胎膜破口处距胎盘边缘<7 cm,则为部分性前置胎盘。如行剖宫产术,术中可直接了解胎盘附着的部分并确立诊断。

（二）护理诊断

1.潜在并发症

出血性休克。

2.有感染的危险

有感染的危险与前置胎盘剥离面靠近子宫颈口、细菌易经阴道上行感染有关。

（三）预期目标

（1）接受期待疗法的孕妇血红蛋白不再继续下降，胎龄可达或更接近足月。

（2）产妇产后未发生产后出血或产后感染。

（四）护理措施

根据病情须立即接受终止妊娠的孕妇，立即安排孕妇去枕侧卧位，开放静脉，配血，做好输血准备。在抢救休克的同时，按腹部手术患者的护理进行术前准备，并做好母儿生命体征监护及抢救准备工作。接受期待疗法的孕妇的护理措施如下。

1.保证休息

减少刺激，孕妇需住院观察，绝对卧床休息，尤以左侧卧位为佳，并定时间段吸氧，每天 3 次，每次 1 小时，以提高胎儿血氧供应。此外，还需避免各种刺激，以减少出血可能。医护人员进行腹部检查时动作要轻柔，禁做阴道检查和肛查。

2.纠正贫血

除采取口服硫酸亚铁、输血等措施外，还应加强饮食营养指导，建议孕妇多食高蛋白及含铁丰富的食物，如动物肝脏、绿叶蔬菜和豆类等，一方面有助于纠正贫血，另一方面还可以增强机体抵抗力，同时也促进胎儿发育。

3.监测生命体征

及时发现病情变化严密观察并记录孕妇生命体征，阴道流血的量、色，流血事件及一般状况，检测胎儿宫内状态。按医嘱及时完成实验室检查项目，并交叉配血备用。发现异常及时报告医师并配合处理。

4.预防产后出血和感染

（1）产妇回病房休息时严密观察产妇的生命体征及阴道流血情况，发现异常及时报告医师处理，以防止或减少产后出血。

（2）及时更换会阴垫，以保持会阴部清洁、干燥。

（3）胎儿分娩后，应及早使用宫缩剂，以预防产后大出血；对新生儿严格按照高危儿处理。

5.健康教育

护士应加强对孕妇的管理和宣教。指导围孕期妇女避免吸烟、酗酒等不良行为，避免多次刮宫、引产或宫内感染，防止多产，减少子宫内膜损伤或子宫内膜炎。对妊娠期出血，无论量多少均应就医，做到及时诊断、正确处理。

（五）护理评价

（1）接受期待疗法的孕妇胎龄接近（或达到）足月时终止妊娠。

（2）产妇产后未出现产后出血和感染。

（焦 娜）

第六节　胎盘早剥

妊娠 20 周以后或分娩期正常位置的胎盘在胎儿娩出前部分或全部从子宫壁剥离,称为胎盘早剥。胎盘早剥是妊娠晚期严重并发症,具有起病急、发展快的特点,若处理不及时可危及母儿生命。胎盘早剥的发病率:国外 1%～2%,国内 0.46%～2.1%。

一、病因

胎盘早剥确切的原因及发病机制尚不清楚,可能与下述因素有关。

(一)孕妇血管病变

孕妇患严重妊娠期高血压疾病、慢性高血压、慢性肾脏疾病或全身血管病变时,胎盘早剥的发生率增高。妊娠合并上述疾病时,底蜕膜螺旋小动脉痉挛或硬化,引起远端毛细血管变性坏死甚至破裂出血,血液流至底蜕膜层与胎盘之间形成胎盘后血肿。致使胎盘与子宫壁分离。

(二)机械性因素

外伤尤其是腹部直接受到撞击或挤压;脐带过短(<30 cm)或脐带围绕颈、绕体相对过短时,分娩过程中胎儿下降牵拉脐带造成胎盘剥离;羊膜穿刺时刺破前壁胎盘附着处,血管破裂出血引起胎盘剥离。

(三)宫腔内压力骤减

双胎妊娠分娩时,第一胎儿娩出过速;羊水过多时,人工破膜后羊水流出过快,均可使宫腔内压力骤减,子宫骤然收缩,胎盘与子宫壁发生错位剥离。

(四)子宫静脉压突然升高

妊娠晚期或临产后,孕妇长时间仰卧位,巨大妊娠子宫压迫下腔静脉,回心血量减少,血压下降。此时子宫静脉淤血、静脉压增高、蜕膜静脉床淤血或破裂,形成胎盘后血肿,导致部分或全部胎盘剥离。

(五)其他一些高危因素

如高龄孕妇、吸烟、可卡因滥用、孕妇代谢异常、孕妇有血栓形成倾向、子宫肌瘤(尤其是胎盘附着部位肌瘤)等与胎盘早剥发生有关。有胎盘早剥史的孕妇再次发生胎盘早剥的危险性比无胎盘早剥史者高 10 倍。

二、分类及病理变化

胎盘早剥主要病理改变是底蜕膜出血并形成血肿,使胎盘从附着处分离。按病理类型,胎盘早剥可分为显性、隐性及混合性 3 种(图 6-3)。若底蜕膜出血量少,出血很快停止,多无明显的临床表现,仅在产后检查胎盘时发现胎盘母体面有凝血块及压迹。若底蜕膜继续出血,形成胎盘后血肿,胎盘剥离面随之扩大,血液冲开胎盘边缘并沿胎膜与子宫壁之间经过颈管向外流出,称为显性剥离或外出血。若胎盘边缘仍附着于子宫壁或由于胎先露部固定于骨盆入口,使血液积聚于胎盘与子宫壁之间,称为隐性剥离或内出血。由于子宫内有妊娠产物存在,子宫肌不能有效收缩,以压迫破裂的血窦而止血,血液不能外流,胎盘后血肿越积越大,子宫底随之升高。当出血达到一定程度时,血液终会冲开胎盘边缘及胎膜外流,称为混合型出血。偶有出血穿破胎膜溢入羊水中成为血性羊水。

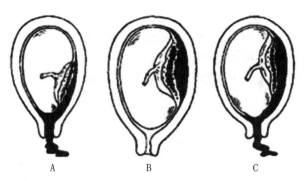

图 6-3　胎盘早剥类型

A.显性剥离;B.隐性剥离;C.混合性剥离

胎盘早剥发生内出血时,血液积聚于胎盘与子宫壁之间,随着胎盘后血肿压力的增加,血液浸入子宫肌层,引起肌纤维分离、断裂甚至变性,当血液渗透至子宫浆膜层时,子宫表面现紫蓝色瘀斑,称为子宫胎盘卒中,又称为库弗莱尔子。有时血液还可渗入输卵管系膜、卵巢生发上皮下、阔韧带内。子宫肌层由于血液浸润、收缩力减弱,造成产后出血。

严重的胎盘早剥可以引发一系列病理生理改变。从剥离处的胎盘绒毛和蜕膜中释放大量组织凝血活酶,进入母体血循环,激活凝血系统,导致弥散性血管内凝血(DIC),肺、肾等脏器的毛细血管内微血栓形成,造成脏器缺血和功能障碍。胎盘早剥持续时间越长,促凝物质不断进入母血,激活纤维蛋白溶解系统,产生大量的纤维蛋白原降解产物(FDP),引起继发性纤溶亢进。发生胎盘早剥后,消耗大量凝血因子,并产生高浓度 FDP,最终导致凝血功能障碍。

三、临床表现

根据病情严重程度,Sher 将胎盘早剥分为 3 度。

(一) Ⅰ 度

Ⅰ度多见于分娩期,胎盘剥离面积小,患者常无腹痛或腹痛轻微,贫血体征不明显。腹部检查见子宫软,大小与妊娠周数相符,胎位清楚,胎心率正常。产后检查见胎盘母体面有凝血块及压迹即可诊断。

(二) Ⅱ 度

Ⅱ度为胎盘剥离面为胎盘面积 1/3 左右。主要症状为突然发生持续性腹痛、腰酸或腰背痛,疼痛程度与胎盘后积血量成正比。无阴道流血或流血量不多,贫血程度与阴道流血量不相符。腹部检查见子宫大于妊娠周数,子宫底随胎盘后血肿增大而升高。胎盘附着处压痛明显(胎盘位于后壁则不明显),宫缩有间歇,胎位可扪及,胎儿存活。

(三) Ⅲ 度

Ⅲ度为胎盘剥离面超过胎盘面积 1/2。临床表现较Ⅱ度重。患者可出现恶心、呕吐、面色苍白、四肢湿冷、脉搏细数、血压下降等休克症状,且休克程度大多与阴道流血量不成正比。腹部检查见子宫硬如板状,宫缩间歇时不能松弛,胎位扪不清,胎心消失。

四、处理原则

纠正休克、及时终止妊娠是处理胎盘早剥的原则。患者入院时,情况危重、处于休克状态,应积极补充血容量,及时输入新鲜血液,尽快改善患者状况。胎盘早剥一旦确诊,必须及时终止妊娠。终止妊娠的方法根据胎次、早剥的严重程度、胎儿宫内状况及宫口开大等情况而定。此外,对并发症如凝血功能障碍、产后出血和急性肾衰竭等进行紧急处理。

五、护理

(一)护理评估

1.病史

孕妇在妊娠晚期或临产时突然发生腹部剧痛,有急性贫血或休克现象,应引起高度重视。护士需结合有无妊娠期高血压疾病或高血压病史、胎盘早剥史、慢性肾炎史、仰卧位低血压综合征史及外伤史,进行全面评估。

2.身心状况

胎盘早剥孕妇发生内出血时,严重者常表现为急性贫血和休克症状,而无阴道流血或有少量阴道流血。因此对胎盘早剥孕妇除进行阴道流血的量、色评估外,应重点评估腹痛的程度、性质,孕妇的生命体征和一般情况,以及时、准确地了解孕妇的身体状况。胎盘早剥孕妇入院时情况危急,孕妇及其家属常常感到高度紧张和恐惧。

3.诊断检查

(1)产科检查:通过四步触诊判断胎方位、胎心情况、宫高变化、腹部压痛范围和程度等。

(2)B型超声检查:正常胎盘B型超声图像应紧贴子宫体部后壁、前壁或侧壁,若胎盘与子宫体之间有血肿时,在胎盘后方出现液性低回声区,暗区常不止一个,并见胎盘增厚。若胎盘后血肿较大时,能见到胎盘胎儿面凸向羊膜腔,甚至能使子宫内的胎儿偏向对侧。若血液渗入羊水中,见羊水回声增强、增多,是羊水混浊所致。当胎盘边缘已与子宫壁分离,未形成胎盘后血肿,则见不到上述图像,故B型超声检查诊断胎盘早剥有一定的局限性。重型胎盘早剥时常伴胎心、胎动消失。

(3)实验室检查:主要了解患者贫血程度及凝血功能。重型胎盘早剥患者应检查肾功能与二氧化碳结合力。若并发DIC时进行筛选试验(血小板计数、凝血酶原时间、纤维蛋白原测定),结果可疑者可做纤溶确诊试验(凝血酶时间、优球蛋白溶解时间、血浆鱼精蛋白副凝时间)。

(二)可能的护理诊断

1.潜在并发症

弥散性血管内凝血。

2.恐惧

此与胎盘早剥引起的起病急、进展快,危及母儿生命有关。

3.预感性悲哀

此与死产、切除子宫有关。

(三)预期目标

(1)孕妇出血性休克症状得到控制。

(2)患者未出现凝血功能障碍、产后出血和急性肾衰竭等并发症。

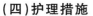

（四）护理措施

胎盘早剥是一种妊娠晚期严重危及母儿生命的并发症，积极预防非常重要。护士应使孕妇接受产前检查，预防和及时治疗妊娠期高血压疾病、慢性高血压、慢性肾病等；妊娠晚期避免仰卧位及腹部外伤；施行外倒转术时动作要轻柔；处理羊水过多和双胎者时，避免子宫腔压力下降过快等。对于已诊断为胎盘早剥的患者，护理措施如下。

1.纠正休克

改善患者的一般情况。护士应迅速开放静脉，积极补充其血容量，及时输入新鲜输血。既能补充血容量，又可补充凝血因子。同时密切监测胎儿状态。

2.严密观察病情变化

及时发现并发症。凝血功能障碍表现为皮下、黏膜或注射部位出血，子宫出血不凝，有时有尿血、咯血及呕血等现象；急性肾衰竭可表现为尿少或无尿。护士应高度重视上述症状，一旦发现，及时报告医师并配合处理。

3.为终止妊娠做好准备

一旦确诊，应及时终止妊娠，以孕妇病情轻重、胎儿宫内状况、产程进展、胎产式等具体状态决定分娩方式，护士需为此做好相应准备。

4.预防产后出血

胎盘早剥的产妇胎儿娩出后易发生产后出血，因此分娩后应及时给予宫缩剂，并配合按摩子宫，必要时按医嘱做切除子宫的术前准备。未发生出血者，产后仍应加强生命体征观察，预防晚期产后出血的发生。

5.产褥期的处理

患者在产褥期应注意加强营养，纠正贫血。更换消毒会阴垫，保持会阴清洁，预防感染。根据孕妇身体情况给予母乳指导。死产者及时给予退乳措施，可在分娩后 24 小时内尽早服用大剂量雌激素，同时紧束双乳，少进汤类；水煎生麦芽当茶饮；针刺足临泣、悬钟等穴位等。

（五）护理评价

（1）母亲分娩顺利，婴儿平安出生。

（2）患者未出现并发症。

（李凤瑶）

第七节　胎膜早破

胎膜早破（premature rupture of membranes, PROM）是指在临产前胎膜自然破裂。它是常见的分娩期并发症，妊娠满 37 周的发生率为 10%，妊娠不满 37 周的发生率为 2.0%～3.5%。胎膜早破可引起早产及围生儿死亡率增加，亦可导致孕产妇宫内感染率和产褥期感染率增加。

一、病因

一般认为胎膜早破与以下因素有关，常为多因素所致。

(一)上行感染

可由生殖道病原微生物上行感染,引起胎膜炎,使胎膜局部张力下降而破裂。

(二)羊膜腔压力增高

常见于多胎妊娠、羊水过多等。

(三)胎膜受力不均

胎先露高浮、头盆不称、胎位异常可使胎膜受压不均导致破裂。

(四)营养因素

缺乏维生素 C、锌及铜,可使胎膜张力下降而破裂。

(五)宫颈内口松弛

常因手术创伤或先天性宫颈组织薄弱,宫颈内口松弛,胎膜进入扩张的宫颈或阴道内,导致感染或受力不均,而使胎膜破裂。

(六)细胞因子

IL-1、IL-6、IL-8、TNF-α 升高,可激活溶酶体酶,破坏羊膜组织,导致胎膜早破。

(七)机械性刺激

创伤或妊娠后期性交也可导致胎膜早破。

二、临床表现

(一)症状

孕妇突感有较多液体自阴道流出,有时可混有胎脂及胎粪,无腹痛等其他产兆,当咳嗽、打喷嚏等腹压增加时,羊水可少量间断性排出。

(二)体征

肛诊或阴检时,触不到羊膜囊,上推胎儿先露部可见到羊水流出。如伴羊膜腔感染时,可有臭味,并伴有发热、母儿心率增快、子宫压痛,以及白细胞计数增多、C 反应蛋白升高。

三、对母儿的影响

(一)对母亲的影响

胎膜早破后,生殖道病原微生物易上行感染,通常感染程度与破膜时间有关。羊膜腔感染易发生产后出血。

(二)对胎儿的影响

胎膜早破经常诱发早产,早产儿易发生呼吸窘迫综合征。羊膜腔感染时,可引起新生儿吸入性肺炎,严重者发生败血症、颅内感染等。脐带受压、脐带脱垂时可致胎儿窘迫。胎膜早破发生的孕周越小,胎肺发育不良发生率越高,围生儿死亡率越高。

四、处理原则

预防感染和脐带脱垂,如有感染、胎窘征象,及时行剖宫产终止妊娠。

五、护理

(一)护理评估

1.病史

询问病史,了解是否有发生胎膜早破的病因,确定具体的胎膜早破的时间、妊娠周数,是否有宫缩、见红等产兆,是否出现感染征象,是否出现胎窘现象。

2.身心状况

观察孕妇阴道流液的色、质、量,是否有气味。孕妇常可能因为不了解胎膜早破的原因,而对不可自控的阴道流液形成恐慌,可能担心自身与胎儿的安危。

3.辅助检查

(1)阴道流液的 pH 测定:正常阴道液 pH 为 4.5～5.5,羊水 pH 为 7.0～7.5。若 pH＞6.5,提示胎膜早破,准确率 90%。

(2)肛查或阴道窥阴器检查:肛查时未触到羊膜囊,上推胎儿先露部,有羊水流出。阴道窥阴器检查时见液体自宫口流出或可见阴道后穹隆有较多混有胎脂和胎粪的液体。

(3)阴道液涂片检查:阴道液置于载玻片上,干燥后镜检可见羊齿植物叶状结晶为羊水,准确率 95%。

(4)羊膜镜检查:可直视胎先露部,看不到前羊膜囊,即可诊断。

(5)胎儿纤维结合蛋白(fetal fibronectin,fFN)测定:fFN 是胎膜分泌的细胞外基质蛋白。当宫颈及阴道分泌物内 fFN 含量＞0.05 mg/L 时,胎膜抗张能力下降,易发生胎膜早破。

(6)超声检查:羊水量减少可协助诊断,但不可确诊。

(二)护理诊断

(1)有感染的危险:与胎膜破裂后,生殖道病原微生物上行感染有关。

(2)知识缺乏:缺乏预防和处理胎膜早破的知识。

(3)有胎儿受伤的危险:与脐带脱垂、早产儿肺部发育不成熟有关。

(三)护理目标

(1)孕妇无感染征象发生。

(2)孕妇了解胎膜早破的知识如突然发生胎膜早破,能够及时进行初步应对。

(3)胎儿无并发症发生。

(四)护理措施

1.预防脐带脱垂的护理

胎膜早破并胎先露未衔接的孕妇绝对卧床休息,多采用左侧卧位,注意抬高臀部防止脐带脱垂造成胎儿宫内窘迫。注意监测胎心变化,进行肛查或阴检时,确定有无隐性脐带脱垂,一旦发生,立即通知医师,并于数分钟内结束分娩。

2.预防感染

保持床单位清洁。使用无菌的会阴垫于外阴处,勤于更换,保持清洁干燥,防止上行感染。更换会阴垫时观察羊水的色、质、量、气味等。嘱孕妇保持外阴清洁,每天对其会阴擦洗 2 次。同时观察产妇的生命体征,血生化指标,了解是否存在感染征象。按医嘱一般破膜大于 12 小时给予抗生素防止感染。

3.监测胎儿宫内情况

密切观察胎心率的变化,嘱孕妇自测胎动。如有混有胎粪的羊水流出,即为胎儿宫内缺氧的表现,应及时予以吸氧,左侧卧位,并根据医嘱做好相应的护理。

若胎膜早破孕周小于35周者,根据医嘱予地塞米松促进胎肺成熟。若孕周小于37周并已临产,或孕周大于37周,胎膜早破大于12～18小时后仍未临产者,可根据医嘱尽快结束分娩。

4.健康教育

孕期时为孕妇讲解胎膜早破的定义与原因,并强调孕期卫生保健的重要性。指导孕妇,如出现胎膜早破现象,无须恐慌,应立即平卧,及时就诊。孕晚期禁止性交,避免腹部碰撞或增加腹压。指导孕期补充足量的维生素和锌、铜等微量元素。如宫颈内口松弛者,应多卧床休息,并遵医嘱根据需要于孕14～16周时行宫颈环扎术。

(李凤瑶)

第八节　胎 儿 窘 迫

胎儿窘迫是指孕妇、胎儿、胎盘等各种原因引起的胎儿宫内缺氧,影响胎儿健康甚至危及生命。胎儿窘迫是一种综合征,主要发生在临产过程,也可发生在妊娠后期。发生在临产过程者,可以是妊娠后期的延续和加重。

一、病因

胎儿窘迫的病因涉及多方面,可归纳为三大类。

(一)母体因素

妊娠妇女患有高血压疾病、慢性肾炎、妊娠高血压综合征、重度贫血、心脏病、肺源性心脏病、高热、吸烟、产前出血性疾病和创伤、急产或子宫不协调性收缩、缩宫素使用不当、产程延长、子宫过度膨胀、胎膜早破等;或者产妇长期仰卧位,镇静药、麻醉药使用不当等。

(二)胎儿因素

胎儿心血管系统功能障碍、胎儿畸形,如严重的先天性心血管疾病、母婴血型不合引起的胎儿溶血、胎儿贫血、胎儿宫内感染等。

(三)脐带、胎盘因素

脐带因素有长度异常、缠绕、打结、扭转、狭窄、血肿、帆状附着;胎盘因素有植入异常、形状异常、发育障碍、循环障碍等。

二、病理生理

胎儿窘迫的基本病理生理变化是缺血、缺氧引起的一系列变化。缺氧早期或者一过性缺氧时,机体主要通过减少胎盘和自身耗氧量代偿,胎儿则通过减少对肾与下肢血供等方式来保证心脑血流量,不产生严重的代偿障碍及器官损害。缺氧严重则可引起严重的并发症。缺氧初期通过自主神经反射兴奋交感神经,使肾上腺儿茶酚胺及皮质醇分泌增多,引起血压上升及心率加快。此时胎儿的大脑、肾上腺、心脏及胎盘血流增加,而肾、肺、消化系统等血流减少,出现羊水减少、胎儿发育迟缓等。若缺氧继续加重,则转为兴奋迷走神经,血管扩张,有效循环血量减少,主要器官的功能由于血流不能保证而受损,于是胎心率减慢。缺氧继续发展下去可引起严重的器官功能损害,尤其可以引起缺血缺氧性脑病甚至胎死宫内。此过程基本是低氧血症至缺氧,然后至代谢性酸中毒,主要表现为胎动减少、羊水少、胎心监护基线变异差、出现晚期减速甚至呼吸抑制。由于缺氧时肠蠕动加快,肛门括约肌松弛引起胎粪排出。此过程可以形成恶性循环,更加重母体及胎儿的危险。不同原因引起的胎儿窘迫表现过程可以不完全一致,所以应加强监护、积极评价、及时发现高危征象并积极处理。

三、临床表现

胎儿窘迫的主要表现为胎心音改变、胎动异常及羊水胎粪污染或羊水过少,严重者胎动消失。根据其临床表现,胎儿窘迫可以分为急性胎儿窘迫和慢性胎儿窘迫。急性胎儿窘迫多发生在分娩期,主要表现为胎心率加快或减慢;CST 或者 OCT 等出现频繁的晚期减速或变异减速;羊水胎粪污染和胎儿头皮血 pH 下降,出现酸中毒。羊水胎粪污染可以分为三度:Ⅰ度羊水呈浅绿色;Ⅱ度羊水呈黄绿色,浑浊;Ⅲ度羊水呈棕黄色,稠厚。慢性胎儿窘迫发生在妊娠末期,常延续至临产并加重,主要表现为胎动减少或消失、NST 基线平直、胎儿发育受限、胎盘功能减退、羊水胎粪污染等。

四、处理原则

急性胎儿窘迫者,应积极寻找原因并给予及时纠正。若宫颈未完全扩张、胎儿窘迫情况不严重者,给予吸氧,嘱产妇左侧卧位,若胎心率变为正常,可继续观察;若宫口开全、胎先露部已达坐骨棘平面以下 3 cm 者,应尽快助产经阴道娩出胎儿;若因缩宫素使宫缩过强造成胎心率减慢者。应立即停止使用,继续观察,病情紧急或经上述处理无效者立即剖宫产结束分娩。慢性胎儿窘迫者,应根据妊娠周数、胎儿成熟度和窘迫程度决定处理方案。首先应指导妊娠妇女采取左侧卧位,间断吸氧,积极治疗各种并发症,密切监护病情变化。若无法改善,则应在促使胎儿成熟后迅速终止妊娠。

五、护理评估

(一)健康史

了解妊娠妇女的年龄、生育史、内科疾病史如高血压疾病、慢性肾炎、心脏病等;本次妊娠经过,如妊娠高血压综合征、胎膜早破、子宫过度膨胀(如羊水过多和多胎妊娠);分娩经过,如产程延长(特别是第二产程延长)、缩宫素使用不当。了解有无胎儿畸形、胎盘功能的情况。

(二)身心状况

胎儿窘迫时,妊娠妇女自感胎动增加或停止。在窘迫的早期可表现为胎动过频(每 24 小时大于 20 次);若缺氧未纠正或加重,则胎动转弱且次数减少,进而消失。胎儿轻微或慢性缺氧时,胎心率加快(>160 次/分);若长时间或严重缺氧,则会使胎心率减慢。若胎心率<100 次/分则提示胎儿危险。胎儿窘迫时主要评估羊水量和性状。

孕产妇夫妇因为胎儿的生命遭遇危险而产生焦虑,对需要手术结束分娩产生犹豫、无助感。对于胎儿不幸死亡的孕产妇夫妇,其感情上受到强烈的创伤,通常会经历否认、愤怒、抑郁、接受的过程。

(三)辅助检查

1.胎盘功能检查

出现胎儿窘迫的妊娠妇女一般 24 小时尿 E_3 值急骤减少 $30\%\sim40\%$，或于妊娠末期连续多次测定在每 24 小时 10 mg 以下。

2.胎心监测

胎动时胎心率加速不明显，基线变异率<3 次/分，出现晚期减速、变异减速等。

3.胎儿头皮血血气分析

pH<7.20。

六、护理诊断(问题)

(一)气体交换受损(胎儿)

气体交换受损(胎儿)与胎盘子宫的血流改变、血流中断(脐带受压)或血流速度减慢(子宫-胎盘功能不良)有关。

(二)焦虑

焦虑与胎儿宫内窘迫有关。

(三)预期性悲哀

预期性悲哀与胎儿可能死亡有关。

七、预期目标

(1)胎儿情况改善，胎心率在 120～160 次/分。

(2)妊娠妇女能运用有效的应对机制控制焦虑。

(3)产妇能够接受胎儿死亡的现实。

八、护理措施

(1)妊娠妇女左侧卧位，间断吸氧。严密监测胎心变化，一般每 15 分钟听 1 次胎心或进行胎心监护，注意胎心变化。

(2)为手术者做好术前准备，如宫口开全、胎先露部已达坐骨棘平面以下 3 cm 者，应尽快阴道助产娩出胎儿。

(3)做好新生儿抢救和复苏的准备。

(4)心理护理:①向孕产妇提供相关信息，包括医疗措施的目的、操作过程、预期结果及孕产妇需做的配合;将真实情况告知孕产妇，有助于其减轻焦虑，也可帮助产妇面对现实。必要时陪伴产妇，对产妇的疑虑给予适当的解释。②对于胎儿不幸死亡的父母亲，护理人员可安排一个远离其他婴儿和产妇的单人房间，陪伴他们或安排家人陪伴他们，勿让其独处;鼓励其诉说悲伤，接纳其哭泣及抑郁的情绪，陪伴在旁提供支持及关怀;若他们愿意，护理人员可让他们看看死婴并同意他们为死产婴儿做一些事情，包括沐浴、更衣、命名、拍照或举行丧礼，但事先应向他们描述死婴的情况，使之有心理准备。解除"否认"的态度而进入下一个阶段，提供足印卡、床头卡等作为纪念，帮助他们使用适合自己的压力应对技巧和方法。

九、结果评价

(1)胎儿情况改善，胎心率在 120～160 次/分。

（2）妊娠妇女能运用有效的应对机制来控制焦虑,叙述心理和生理上的感受。

（3）产妇能够接受胎儿死亡的现实。

（李凤瑶）

第九节　羊水栓塞

羊水栓塞（amniotic fluid embolism,AFE）是指在分娩过程中,羊水突然进入母体血循环而引起的急性肺栓塞、休克和弥散性血管内凝血（DIC）、肾衰竭和猝死的严重分娩并发症。其起病急、病情凶险,是造成孕产妇死亡的重要原因之一,发生于足月分娩者死亡率高达 70%～80%。也可发生在妊娠早、中期的流产,但病情较轻,死亡率较低。

一、病因

羊水栓塞是由污染羊水中的有形物质（胎儿毳毛、角化上皮、胎脂、胎粪）进入母体血循环引起。通常有以下几个原因。

（1）羊膜腔内压力增高（子宫收缩过强）,胎膜与宫颈壁分离或宫颈口扩张引起宫颈黏膜损伤时,静脉血窦开放,羊水进入母体血循环。

（2）宫颈裂伤、子宫破裂、前置胎盘、胎盘早剥或剖宫产术中羊水通过病理性开放的子宫血窦进入母体血循环。

（3）羊膜腔穿刺或钳刮术时子宫壁损伤处静脉窦也可以成为羊水进入母体通道。

二、病理生理

近年来研究认为,羊水栓塞主要是变态反应。羊水进入母体循环后,通过阻塞肺小血管,引起变态反应而导致凝血机制异常,使机体发生一系列的病理生理变化。

（一）肺动脉高压

羊水内的有形物质如胎儿毳毛、胎脂、胎粪、角化上皮细胞等直接形成栓子。一方面,羊水的有形物质激活凝血系统,使小血管内形成广泛的血栓而阻塞肺小血管,反射性引起迷走神经兴奋,使肺小血管痉挛加重。另一方面,羊水内有形物质经肺动脉进入肺循环,阻塞小血管,引起肺内小支气管痉挛,支气管内分泌物增加,使肺通气、换气量减少,反射性地引起肺小血管痉挛,肺小管阻塞而引起肺动脉压增高,导致急性右心衰竭,继而发生呼吸和循环功能衰竭、休克,甚至死亡。

（二）过敏性休克

羊水中有形物质成为致敏原,作用于母体,引起变态反应所导致的过敏性休克,多在羊水栓塞后立即出现血压骤降甚至消失,甚至心、肺功能衰竭的表现。

（三）弥散性血管内凝血（DIC）

妊娠时母体血液呈高凝状态。羊水中含有大量促凝物质可激活母体凝血系统,进入母血循环后,在血管内产生大量的微血栓,消耗大量的凝血因子和纤维蛋白原,从而导致 DIC。同时纤维蛋白原下降时,可激活纤溶系统,由于大量凝血物质的消耗和纤溶系统的激活,产妇血液系统由高凝状态转变为纤溶亢进,血液不凝固,极易发生严重的产后出血及失血性休克。

(四)急性肾衰竭

由于休克和 DIC,导致肾脏急剧缺血,进一步发生肾衰竭。

三、临床表现

(一)症状

羊水栓塞起病急骤、来势凶险,多发生于分娩过程中,尤其发生在胎儿娩出前后的短时间内。临床经过可分为以下 3 个阶段。

1.急性休克期

在分娩过程中,尤其是刚破膜不久,产妇突感寒战、烦躁不安、气急、恶心、呕吐等先兆症状,继而出现呛咳、呼吸困难、发绀、抽搐、昏迷,迅速出现循环衰竭,进入休克或昏迷状态。病情严重者仅在数分钟内死亡。

2.出血期

患者渡过呼吸、循环衰竭和休克而进入凝血功能障碍阶段,表现为难以控制的大量出血,血液不凝,身体其他部位出血如切口渗血、全身皮肤黏膜出血、血尿、消化道大出血或肾脏出血,产妇可死于出血性休克。

3.急性肾衰竭

后期存活的患者出现少尿、无尿和尿毒症的症状。主要为循环功能衰竭引起的肾脏缺血,DIC 早期形成的血栓堵塞肾内小血管,引起肾脏缺血、缺氧,导致肾脏器质性损害。

(二)体征

心率增快,血压骤降,肺部听诊可闻及湿啰音。全身皮肤黏膜有出血点及瘀斑,阴道流血不止,切口渗血不凝。

四、处理原则

及时处理,立即抢救,抗过敏,纠正呼吸、循环系统衰竭和改善低氧血症,抗休克,防止 DIC 和肾衰竭的发生。

五、护理

(一)护理评估

1.病史

评估发生羊水栓塞临床表现的各种诱因,有无胎膜早破或人工破膜,前置胎盘或胎盘早剥,宫缩过强或强直性宫缩,中期妊娠引产或钳刮术,羊膜腔穿刺术等病史。

2.身心状况

胎膜破裂后,胎儿娩出后或手术中产妇突然出现寒战、呛咳、气急、烦躁不安、尖叫、呼吸困难、发绀、抽搐、出血不凝、不明原因休克等症状和体征,血压下降或消失,应考虑为羊水栓塞,立即进行抢救。

3.辅助检查

(1)血涂片查找羊水有形物质:采集下腔静脉血,镜检见到羊水有形成分可确诊。

(2)床旁胸部 X 线片:可见肺部双侧弥漫性点状、片状浸润影,沿肺门分布,伴轻度肺不张和右心扩大。

(3)床旁心电图或心脏彩色多普勒超声检查:提示有心房、有心室扩大,ST段下降。

(4)若患者死亡,行尸检时,可见肺水肿、肺泡出血。心内血液查到有羊水有形物质,肺小动脉或毛细血管有羊水有形成分栓塞,子宫或阔韧带血管内查到羊水有形物质。

(二)护理诊断

(1)气体交换受损:与肺血管阻力增加、肺动脉高压、肺水肿有关。

(2)组织灌注无效:与弥散性血管内凝血及失血有关。

(3)有胎儿窘迫的危险:与羊水栓塞、母体血循环受阻有关。

(三)护理目标

(1)实施抢救后,患者胸闷、气急、呼吸困难等症状有所改善。

(2)患者心率、血压恢复正常,出血量减少,肾功能恢复正常。

(3)新生儿无生命危险。

(四)护理措施

1.羊水栓塞的预防

加强产前检查,及时注意有无诱发因素,及时发现前置胎盘、胎盘早剥等并发症并予以积极处理。严密观察产程进展情况,正确掌握缩宫素的使用方法,防止宫缩过强。严格掌握人工破膜的指征和时间,宜在宫缩间歇期行人工破膜术,破口要小,并注意控制羊水流出的速度。

2.配合医师,并积极抢救患者

(1)吸氧:最初阶段是纠正缺氧。给予患者半卧位,加压给氧,必要时给予气管插管或者气管切开,减轻肺水肿,改善脑缺氧。

(2)抗过敏:根据医嘱,尽快给予大剂量肾上腺糖皮质激素抗过敏、解除痉挛,保护细胞。可予地塞米松 20～40 mg 静脉推注,以后根据病情可静脉滴注维持。氢化可的松 100～200 mg 加入 5%～10% 葡萄糖注射液 50～100 mL 快速静脉滴注,后予 300～800 mg 加入 5% 葡萄糖注射液 250～500 mL 静脉滴注,日用上限可达 500～1 000 mg。

(3)缓解肺动脉高压:解痉药物能改善肺血流灌注,预防有心衰竭所致的呼吸循环衰竭。首选盐酸罂粟碱,30～90 mg 加入 25% 葡萄糖注射液 20 mL 缓慢推注,能松弛平滑肌,扩张冠状动脉、肺和脑动脉,降低小血管阻力。与阿托品合用扩张小动脉效果更佳。其次使用阿托品,阿托品能阻断迷走神经反射所导致的肺血管和支气管痉挛。1 mg 阿托品加入 10%～25% 葡萄糖注射液 10 mL,每 15～30 分钟静脉推注1次。直至症状缓解,微循环改善为止。第三,使用氨茶碱。氨茶碱具有松弛支气管平滑肌、解除肺血管痉挛的作用,250 mg 氨茶碱加入 25% 葡萄糖注射液 20 mL 缓慢推注。第四,酚妥拉明为 α 肾上腺素能抑制剂,能解除肺血管痉挛,降低肺动脉阻力,消除肺动脉高压。可用 5～10 mg 加入 10% 葡萄糖注射液100 mL静脉滴注。

(4)抗休克。①补充血容量、使用升压药物:扩容常使用右旋糖酐-40 静脉滴注,并且补充新鲜的血液和血浆。在抢救过程中,监测中心静脉压,了解心脏负荷情况,并据此调节输液量和输液速度。升压药物可用多巴胺 20 mg 加入 5% 葡萄糖溶液 250 mL 静脉滴注,随时根据血压调节滴速。②纠正酸中毒:根据血氧分析和血清电解质结果,判断是否存在酸中毒。一旦发现,5%碳酸氢钠 250 mL 静脉滴注。及时应用可纠正休克和代谢失调,并根据血清电解质,及时纠正电解质紊乱。③纠正心力衰竭消除肺水肿:使用毛花苷 C 或毒毛花苷 K 静脉滴注。同时使用呋塞米静脉推注,有利于消除肺水肿,防止急性肾衰竭。

（5）防治 DIC：DIC 阶段应早期抗凝，补充凝血因子，及时输注新鲜血液和血浆、纤维蛋白原等；应用肝素，尤其在羊水栓塞时其血液呈高凝状态时短期内使用。用药过程中监测出凝血时间，如使用肝素过量（凝血时间＞30 分钟），则出现出血倾向，如伤口渗血、血肿、阴道流血不止等，可用鱼精蛋白对抗。

DIC 晚期纤溶时期，抗纤溶可使用氨基己酸、氨甲苯酸、氨甲环酸抑制纤溶激活酶，使纤溶酶原不被激活，从而抑制纤维蛋白溶解。抗纤溶的同时补充纤维蛋白原和凝血因子，防止大出血。

（6）预防肾衰竭：抢救的同时注意尿量，如补足血容量后仍然少尿或无尿，需要及时使用呋塞米等利尿剂，预防与治疗肾衰竭。

（7）预防感染：使用肾毒性较小的抗生素防止感染。

（8）产科处理：第一产程发病的产妇应立即考虑行剖宫产终止妊娠，去除病因。第二产程发病者，及时行阴道助产结束分娩，并且密切观察出血量、出凝血时间等，如果发生产后出血不止，应及时配合医师，做好子宫切除术的准备。

3.提供心理支持

如果在发病抢救过程中，产妇神志清醒，应给予产妇鼓励，安抚其紧张和恐惧的心理，使其配合医师抢救；对于家属要表示理解和抚慰，向家属解释产妇的病情，争取家属的支持和配合。在产妇病情稳定的情况下，可允许家属探视并且陪伴产妇，同时，病情稳定的康复期，可与产妇和家属一起制定康复计划，适时地给予相应的健康教育。

（李凤瑶）

第十节　子　宫　破　裂

子宫破裂是指在分娩期或妊娠晚期子宫体部或子宫下段发生破裂，是产科严重的并发症，若不及时诊治，可随时威胁母儿生命。

根据子宫破裂发生的时间可分为妊娠期破裂和分娩期破裂；根据子宫破裂发生的部位可分为子宫体部破裂和子宫下段破裂；根据子宫破裂发生的程度可分为完全性破裂和不完全性破裂。完全破裂是指子宫壁的全层破裂，导致宫腔内容物进入腹腔，破裂常发生于子宫下段。不完全破裂是指子宫内膜、肌层部分或全部破裂，而浆膜层完整，常发生于子宫下段，宫腔与腹腔不相通，而往往在破裂侧进入阔韧带之间，形成阔韧带血肿。

一、病因

（一）梗阻性难产

它是引起子宫破裂最常见的原因。骨盆狭窄、头盆不称、软产道阻塞（发育畸形、瘢痕或肿瘤等），胎位异常（肩先露、额先露），胎儿异常（巨大胎儿、胎儿畸形）等，均可以导致胎先露部下降受阻，子宫上段为克服产道阻力而强烈收缩，使子宫下段过分伸展变薄超过最大限度，而发生子宫破裂。

（二）瘢痕子宫

剖宫产、子宫修补术、子宫肌瘤剔除术等都会使术后子宫肌壁留有瘢痕，于妊娠晚期或者临产后因子宫收缩牵拉及宫腔内压力增高而致子宫瘢痕破裂。宫体部瘢痕多于妊娠晚期发生自发破裂,多为完全破裂;子宫下段瘢痕破裂多发生于临产后,为不完全破裂。前次手术后伴感染或愈合不良者,发生子宫破裂概率更大。

(三)宫缩剂使用不当

分娩前肌内注射缩宫素或过量静脉滴注缩宫素,使用前列腺素栓剂及其他子宫收缩药物使用不当,均可导致子宫收缩过强,造成子宫破裂。多产、高龄、子宫畸形或发育不良、多次刮宫史、宫腔感染等都会增加子宫破裂的概率。

(四)手术创伤

手术创伤多发生于不适当或粗暴的阴道助产手术,如宫颈口未开全时行产钳或臀牵引术,强行剥离植入性胎盘或严重粘连胎盘,行毁胎术、穿颅术时器械、胎儿骨片伤及子宫等情况均可导致子宫破裂。

二、临床表现

子宫破裂多发生于分娩期,通常是个逐渐发展的过程,可分为先兆子宫破裂和子宫破裂两个阶段。其症状与破裂发生的时间、部位、范围、出血量、胎儿及子宫肌肉收缩情况有关。

(一)先兆子宫破裂

子宫病理性缩复环形成、下腹部压痛、胎心率异常、血尿,是先兆子宫破裂的四大主要表现。

1.症状

常见于产程长、有梗阻性难产因素的产妇。产妇通常在临产过程中,当宫缩愈强,但胎儿下降受阻,产妇表现为烦躁不安、疼痛难忍、下腹部拒按、呼吸急促、脉搏加快,同时膀胱受压充血,出现排尿困难及血尿。

2.体征

因胎先露部下降受阻,子宫收缩过强,子宫体部肌肉增厚变短,子宫下段肌肉变薄拉长,在两者间形成环状凹陷,称为病理性缩复环。可见该环逐渐上升至脐平或脐上,压痛明显(图 6-4)。因子宫收缩过强过频,胎儿可能触不清,胎心率先加快后减慢或听不清,胎动频繁。

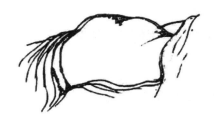

图 6-4 病理性缩复环

(二)子宫破裂

1.症状

产妇突感下腹部撕裂样剧痛,子宫收缩停止,腹部稍感舒适。后因血液、羊水进入腹腔,出现全腹持续性疼痛,伴有面色苍白、冷汗淋漓、脉搏细速、呼吸急促等现象。

2.体征

产妇全腹压痛、反跳痛,腹壁下可扪及胎体,子宫位于侧方,胎心胎动消失。阴道出血可见鲜血流出,下降中的胎儿先露部消失,扩张的宫颈口回缩,部分产妇可扪及子宫下段裂口及宫颈。若为子宫不完全破裂者,上述体征不明显,仅在不全破裂处有压痛、腹痛,若破裂口累及两侧子宫血管,可致急性大出血或形成阔韧带内血肿,查体时可在子宫一侧扪及逐渐增大且有压痛的包块。

三、处理原则

(一)先兆子宫破裂

立即抑制宫缩,使用麻醉药物或者肌内注射哌替啶,即刻行剖宫产终止妊娠。

(二)子宫破裂

在输血、输液、吸氧等抢救休克的同时,无论胎儿是否存活,都尽快做好剖宫产的准备,进行手术治疗。根据产妇全身状况、破裂的部位和程度、破裂的时间、有无感染征象等决定手术方法。

四、护理

(一)护理评估

1.病史

收集产妇既往有无与子宫破裂相关的病史,如子宫手术瘢痕、剖宫产史;此次妊娠有无出现高危因素,如胎位不正、头盆不称等;临产期间有无滥用缩宫素。

2.身心状况

评估产妇目前的临床表现和生命体征、情绪变化。如宫缩的强度、间隔时间、腹部疼痛的性质,有无排尿困难、有无血尿、有无出现病理性缩复环,同时监测胎儿宫内情况,了解有无出现胎儿窘迫征象。产妇精神状态有无烦躁不安、恐惧、焦虑、衰竭等现象。

3.辅助检查

(1)腹部检查:可了解产妇腹部疼痛的部位和体征,从而判断子宫破裂的阶段。

(2)实验室检查:血常规检查可了解有无白细胞计数升高、血红蛋白下降等感染、出血征象;同时尿常规检查可了解有无肉眼血尿。

(3)超声检查:可协助发现子宫破裂的部位和胎儿的位置。

(二)护理诊断

1.疼痛

疼痛与产妇出现强直性宫缩、子宫破裂有关。

2.组织灌注无效

组织灌注无效与子宫破裂后出血量多有关。

3.预感性悲哀

预感性悲哀与担心自身预后和胎儿可能死亡有关。

(三)护理目标

(1)及时补充血容量,产妇低血容量予以纠正。

(2)能够抑制强直性子宫收缩,产妇疼痛略有缓解。

(3)产妇情绪能够得到安抚和平稳。

(四)护理措施

1.预防子宫破裂

向孕产妇宣教,做好计划生育工作,避免多次人工流产,减少多产。认真做好产前检查,如有瘢痕子宫、产道异常者提前入院待产。正确处理产程,严密观察产程进展,尽早发现先兆子宫破裂的征象并进行及时处理。严格掌握使用缩宫素的指征和禁忌证,避免滥用,滴注缩宫素时应有专人看护并记录,从小剂量起,逐渐增加,严防发生过强宫缩。

2.先兆子宫破裂的护理

密切观察产程进展,注意胎儿心率变化。待产时,如果宫缩过强过频,下腹部压痛明显,或出现病理性缩复环时,及时报告医师,停止缩宫素等一切操作,严密监测产妇生命体征,根据医嘱使用抑制宫缩药物。

3.子宫破裂的护理

迅速开放静脉通路,短时间内补充液体、输血,补足血容量,同时吸氧、保暖,纠正酸中毒,进行抗休克处理,根据医嘱做好手术前各项准备,严密监测产妇生命体征、24小时液体出入量,各种实验室检查结果,评估出血量,根据医嘱使用抗生素防止感染。

4.心理支持

协助医师根据产妇的情况,向产妇及家属解释病情治疗计划,取得家属的支持和产妇的配合。如果出现胎儿死亡的产妇,要努力开解其悲伤的心情,鼓励其说出内心感受,为其提供安静的环境,同时给予关心和生活上的护理,努力帮助其接受现实,调整情绪,为产妇提供相应的产褥期休养计划,做好关于其康复的各种宣教。

(李风瑶)

第十一节　自　然　流　产

流产是指妊娠不足28周、胎儿体重不足1 000 g而终止者。流产发生于妊娠12周前者称早期流产,发生在妊娠12周至不足28周者称晚期流产。流产又分为自然流产和人工流产,本节内容仅限于自然流产。自然流产的发生率占全部妊娠的15%左右,多数为早期流产,是育龄妇女的常见病,严重影响了妇女生殖健康。

一、病因和发病机制

导致自然流产的原因很多,可分为胚胎因素和母体因素。早期流产常见的原因是胚胎染色体异常、孕妇内分泌异常、生殖器官畸形、生殖道感染、血栓前状态、免疫因素异常等;晚期流产多由宫颈功能不全等因素引起。

(一)胚胎因素

胚胎染色体异常是自然流产最常见的原因。据文献报道,46%～54%的自然流产与胚胎染色体异常有关。流产发生越早,胚胎染色体异常的频率越高,早期流产中染色体异常的发生率为53%,晚期流产为36%。

胚胎染色体异常包括数量异常和结构异常。在数量异常中第一位的是染色三体,占52%,

除 1 号染色三体未见报道外,各种染色三体均有发现,其中以 13、16、18、21 及 22 号染色体最常见,18-三体约占 1/3;第二位的是 45,X 单体,约占 19%;其他依次为三倍体占 16%,四倍体占 5.6%。染色体结构异常主要是染色体易位,占 3.8%,嵌合体占 1.5%,染色体倒置、缺失和重叠也见有报道。

多数三体胚胎是以流产或死胎告终,但也有少数能成活,如 21-三体、13-三体、18-三体等。单体是减数分裂不分离所致,以 X 单体最为多见,少数胚胎如能存活,足月分娩后即形成特纳综合征。三倍体常与胎盘的水泡样变性共存,不完全水泡状胎块的胎儿可发育成三倍体或第 16 号染色体的三体,流产较早,少数存活,继续发育后伴有多发畸形,未见活婴。四倍体活婴极少,绝大多数极早期流产。在染色体结构异常方面,不平衡易位可导致部分三体或单体,易发生流产或死胎。总之,染色体异常的胚胎多数结局为流产,极少数可能继续发育成胎儿,但出生后也会发生某些功能异常或合并畸形。若已流产,妊娠产物有时仅为一空孕囊或已退化的胚胎。

(二)母体因素

1.夫妇染色体异常

习惯性流产与夫妇染色体异常有关,习惯性流产者夫妇染色体异常发生频率为 3.2%,其中多见的是染色体相互易位,占 2%,罗伯逊易位占 0.6%。着床前配子在女性生殖道时间过长,配子发生老化,流产的机会也会增加。在促排卵及体外受精等辅助生殖技术中,是否存在配子老化问题目前尚不清楚。

2.内分泌因素

(1)黄体功能不良(luteal phase defect,LPD):黄体中期孕酮峰值低于正常标准值,或子宫内膜活检与月经时间同步差 2 天以上即可诊断为 LPD。高浓度孕酮可阻止子宫收缩,使妊娠子宫保持相对静止状态;孕酮分泌不足,可引起妊娠蜕膜反应不良,影响受精卵着床和发育,导致流产。孕期孕酮的来源有两条途径:一是由卵巢黄体产生,二是胎盘滋养细胞分泌。孕 6~8 周后卵巢黄体产生孕酮逐渐减少,之后由胎盘产生孕酮替代,如果两者衔接失调则易发生流产。在习惯性流产中有 23%~60% 的病例存在黄体功能不全。

(2)多囊卵巢综合征(polycystic ovarian syndrome,PCOS):有人发现在习惯性流产中多囊卵巢的发生率可高达 58%,而且其中有 56% 的患者 LH 呈高分泌状态。现认为 PCOS 患者高浓度的 LH 可能导致卵细胞第二次减数分裂过早完成,从而影响受精和着床过程。

(3)高催乳素血症:高水平的催乳素可直接抑制黄体颗粒细胞增生及其分泌功能。高催乳素血症的临床主要表现为闭经和泌乳,当催乳素水平高于正常值时,则可表现为黄体功能不全。

(4)糖尿病:血糖控制不良者流产发生率可高达 15%~30%,妊娠早期高血糖还可能是造成胚胎畸形的危险因素。

(5)甲状腺功能:目前认为甲状腺功能减退或亢进与流产有着密切的关系,妊娠前期和早孕期进行合理的药物治疗,可明显降低流产的发生率。有学者报道,甲状腺自身抗体阳性者流产发生率显著升高。

3.生殖器官解剖因素

(1)子宫畸形:米勒管先天性发育异常导致子宫畸形,如单角子宫、双角子宫、双子宫、子宫纵隔等。子宫畸形可影响子宫血供和宫腔内环境造成流产。母体在孕早期使用或接触己烯雌酚可影响女胎子宫发育。

(2)Asherman 综合征:由宫腔创伤(如刮宫过深)、感染或胎盘残留等引起宫腔粘连和纤维

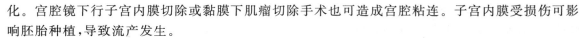

化。宫腔镜下行子宫内膜切除或黏膜下肌瘤切除手术也可造成宫腔粘连。子宫内膜受损伤可影响胚胎种植,导致流产发生。

（3）宫颈功能不全:是导致中晚期流产的主要原因。宫颈功能不全在解剖上表现为宫颈管过短或宫颈内口松弛。由于存在解剖上的缺陷,随着妊娠的进程子宫增大,宫腔压力升高,多数患者在中、晚期妊娠出现无痛性的宫颈管消退、宫口扩张、羊膜囊突出、胎膜破裂,最终发生流产。宫颈功能不全主要由于宫颈局部创伤（分娩、手术助产、刮宫、宫颈锥形切除、Manchester 手术等）引起,另外,胚胎时期接触己烯雌酚也可引起宫颈发育异常。

（4）其他:子宫肿瘤可影响子宫内环境,导致流产。

4.生殖道感染

有一些生殖道慢性感染被认为是早期流产的原因之一。能引起反复流产的病原体往往是持续存在于生殖道而母体很少产生症状,而且此病原体能直接或间接导致胚胎死亡。生殖道逆行感染一般发生在妊娠12周以前,过此时期,胎盘与蜕膜融合,构成机械屏障,而且随着妊娠进程,羊水抗感染力也逐步增强,感染的机会减少。

（1）细菌感染:布鲁菌属和弧菌属感染可导致动物（牛、猪、羊等）流产,但在人类还不肯定。

（2）沙眼衣原体:文献报道,妊娠期沙眼衣原体感染率为 3%～30%,但是否直接导致流产尚无定论。

（3）支原体:流产患者宫颈及流产物中支原体的阳性率均较高,血清学上也支持人支原体和解脲支原体与流产有关。

（4）弓形虫:弓形虫感染引起的流产是散发的,与习惯性流产的关系尚未完全证明。

（5）病毒感染:巨细胞病毒经胎盘可累及胎儿,引起心血管系统和神经系统畸形,致死或流产。妊娠前半期单纯疱疹感染流产发生率可高达 70%,即使不发生流产,也易累及胎儿、新生儿。妊娠初期风疹病毒感染者流产的发生率较高。人免疫缺陷病毒感染与流产密切相关,Temmerman等报道,HIV-1 抗体阳性是流产的独立相关因素。

5.血栓前状态

系凝血因子浓度升高,或凝血抑制物浓度降低而产生的血液易凝状态,尚未达到生成血栓的程度,或者形成的少量血栓正处于溶解状态。

血栓前状态与习惯性流产的发生有一定的关系,临床上包括先天性和获得性血栓前状态,前者是由于凝血和纤溶有关的基因突变造成,如凝血因子Ⅴ突变、凝血酶原基因突变、蛋白 C 缺陷症、蛋白 S 缺陷症等;后者主要是抗磷脂抗体综合征、获得性高半胱氨酸血症以及机体存在各种引起血液高凝状态的疾病等。

各种先天性血栓形成倾向引起自然流产的具体机制尚未阐明,目前研究得比较多的是抗磷脂抗体综合征,并已肯定它与早、中期胎儿丢失有关。普遍的观点认为高凝状态使子宫胎盘部位血流状态改变,易形成局部微血栓,甚至胎盘梗死,使胎盘血供下降,胚胎或胎儿缺血缺氧,引起胚胎或胎儿发育不良而流产。

6.免疫因素

免疫因素引起的习惯性流产,可分自身免疫型和同种免疫型。

（1）自身免疫型:主要与患者体内抗磷脂抗体有关,部分患者同时可伴有血小板减少症和血栓栓塞现象,这类患者可称为早期抗磷脂抗体综合征。在习惯性流产中,抗磷脂抗体阳性率约为21.8%。另外,自身免疫型习惯性流产还与其他自身抗体有关。

在正常情况下,各种带负电荷的磷脂位于细胞膜脂质双层的内层,不被免疫系统识别;一旦暴露于机体免疫系统,即可产生各种抗磷脂抗体。抗磷脂抗体不仅是一种强烈的凝血活性物质,激活血小板和促进凝血,导致血小板聚集,血栓形成;同时可直接造成血管内皮细胞损伤,加剧血栓形成,使胎盘循环发生局部血栓栓塞,胎盘梗死,胎死宫内,导致流产。近来的研究还发现,抗磷脂抗体可能直接与滋养细胞结合,从而抑制滋养细胞功能,影响胎盘着床过程。

(2)同种免疫型:现代生殖免疫学认为,妊娠是成功的半同种异体移植现象,孕妇由于自身免疫系统产生一系列的适应性变化,从而对宫内胚胎移植物表现出免疫耐受,不发生排斥反应,妊娠得以继续。

在正常妊娠的母体血清中,存在一种或几种能够抑制免疫识别和免疫反应的封闭因子,也称封闭抗体,以及免疫抑制因子,而习惯性流产患者体内则缺乏这些因子。因此,使得胚胎遭受母体的免疫打击而排斥。封闭因子既可直接作用于母体淋巴细胞,又可与滋养细胞表面特异性抗原结合,从而阻断母儿之间的免疫识别和免疫反应,封闭母体淋巴细胞对滋养细胞的细胞毒作用。还有认为封闭因子可能是一种抗独特型抗体,直接针对 T 淋巴细胞或 B 淋巴细胞表面特异性抗原受体(BCR/TCR),从而防止母体淋巴细胞与胚胎靶细胞起反应。

几十年来,同种免疫型习惯性流产与 HLA 抗原相容性的关系一直存有争议。有学者提出习惯性流产可能与夫妇 HLA 抗原的相容性有关,在正常妊娠过程中夫妇或母胎间 HLA 抗原是不相容的,胚胎所带的父源性 HLA 抗原可以刺激母体免疫系统,产生封闭因子。同时,滋养细胞表达的 HLA-G 抗原能够引起抑制性免疫反应,这种反应对胎儿具有保护性作用,能够抑制母体免疫系统对胎儿胎盘的攻击。

7.其他因素

(1)慢性消耗性疾病:结核和恶性肿瘤常导致早期流产,并威胁孕妇的生命;高热可导致子宫收缩;贫血和心脏病可引起胎儿胎盘单位缺氧;慢性肾炎、高血压可使胎盘发生梗死。

(2)营养不良:严重营养不良直接可导致流产。现在更强调各种营养素的平衡,如维生素 E 缺乏也可造成流产。

(3)精神、心理因素:焦虑、紧张、恐吓等严重精神刺激均可导致流产。近来还发现,噪音和振动对人类生殖也有一定的影响。

(4)吸烟、饮酒等:近年来育龄妇女吸烟、饮酒,甚至吸毒的人数有所增加,这些因素都是流产的高危因素。孕期过多饮用咖啡也增加流产的危险性。

(5)环境毒性物质:影响生殖功能的外界不良环境因素很多,可以直接或间接对胚胎造成损害。过多接触某些有害的化学物质(如砷、铅、苯、甲醛、氯丁二烯、氧化乙烯等)和物理因素(如放射线、噪音及高温等),均可引起流产。

尚无确切的依据证明使用避孕药物与流产有关,然而,有报道宫内节育器避孕失败者,感染性流产发生率有所升高。

二、病理

早期流产时胚胎多数先死亡,随后发生底蜕膜出血,造成胚胎的绒毛与蜕膜层分离,已分离的胚胎组织如同异物,引起子宫收缩而被排出。有时也可能蜕膜海绵层先出血坏死或有血栓形成,使胎儿死亡,然后排出。8 周以内妊娠时,胎盘绒毛发育尚不成熟,与子宫蜕膜联系还不牢固,此时流产妊娠产物多数可以完整地从子宫壁分离而排出,出血不多。妊娠 8~12 周时,胎盘绒毛发育茂盛,与蜕膜联系较牢固。此时若发生流产,妊娠产物往往不易完整分离排出,常有部分组织残留宫腔内影响子宫收缩,致使出血较多。妊娠12周后,胎盘已完全形成,流产时往往先有腹痛,然后排出胎儿、胎盘。有时由于底蜕膜反复出血,凝固的血块包绕胎块,形成血样胎块稽留于宫腔内。血红蛋白因时间长久被吸收形成肉样胎块,或纤维化与子宫壁粘连。偶有胎儿被挤压,形成纸样胎儿,或钙化后形成石胎。

三、临床表现

(一)停经

多数流产患者有明显的停经史,根据停经时间的长短可将流产分为早期流产和晚期流产。

(二)阴道流血

发生在妊娠12周以内流产者,开始时绒毛与蜕膜分离,血窦开放,即开始出血。当胚胎完全分离排出后,由于子宫收缩,出血停止。早期流产的全过程均伴有阴道流血,而且出血量往往较多。晚期流产者,胎盘已形成,流产过程与早产相似,胎盘继胎儿分娩后排出,一般出血量不多。

(三)腹痛

早期流产开始阴道流血后宫腔内存有血液,特别是血块,刺激子宫收缩,呈阵发性下腹痛,特点是阴道流血往往出现在腹痛之前。晚期流产则先有阵发性的子宫收缩,然后胎儿胎盘排出,特点是往往先有腹痛,然后出现阴道流血。

四、临床类型

根据临床发展过程和特点的不同,流产可以分为7种类型。

(一)先兆流产

先兆流产指妊娠28周前,先出现少量阴道流血,继之常出现阵发性下腹痛或腰背痛。

妇科检查:宫颈口未开,胎膜未破,妊娠产物未排出,子宫大小与停经周数相符。妊娠有希望继续者,经休息及治疗后,若流血停止及下腹痛消失,妊娠可以继续;若阴道流血量增多或下腹痛加剧,则可能发展为难免流产。

(二)难免流产

难免流产是先兆流产的继续,妊娠难以持续,有流产的临床过程,阴道出血时间较长,出血量较多,而且有血块排出,阵发性下腹痛,或有羊水流出。

妇科检查:宫颈口已扩张,羊膜囊突出或已破裂,有时可见胚胎组织或胎囊堵塞于宫颈管中,甚至露见于宫颈外口,子宫大小与停经周数相符或略小。

(三)不全流产

不全流产指妊娠产物已部分排出体外,尚有部分残留于宫腔内,由难免流产发展而来。妊娠8周前发生流产,胎儿胎盘成分多能同时排出;妊娠8~12周时,胎盘结构已形成并密切连接于子宫蜕膜,流产物不易从子宫壁完全剥离,往往发生不全流产。由于宫腔内有胚胎组织残留,影响子宫收缩,以致阴道出血较多,时间较长,易引起宫内感染,甚至因流血过多而发生失血性休克。

妇科检查:宫颈口已扩张,不断有血液自宫颈口内流出,有时尚可见胎盘组织堵塞于宫颈口或部分妊娠产物已排出于阴道内,而部分仍留在宫腔内。一般子宫小于停经周数。

(四)完全流产

完全流产指妊娠产物已全部排出,阴道流血逐渐停止,腹痛逐渐消失。

妇科检查:宫颈口已关闭,子宫接近正常大小。常常发生于妊娠 8 周以前。

(五)稽留流产

稽留流产又称过期流产,指胚胎或胎儿已死亡滞留在宫腔内尚未自然排出者。患者有停经史和/或早孕反应,按妊娠时间计算已达到中期妊娠但未感到腹部增大,病程中可有少量断续的阴道流血,早孕反应消失。尿妊娠试验由阳性转为阴性,血清 β-HCG 值下降,甚至降至非孕水平。B 超检查子宫小于相应孕周,无胎动及心管搏动,子宫内回声紊乱,难以分辨胎盘和胎儿组织。

妇科检查:阴道内可少量血性分泌物,宫颈口未开,子宫较停经周数小,由于胚胎组织机化,子宫失去正常组织的柔韧性,质地不软,或已孕 4 个月尚未听见胎心,触不到胎动。

(六)习惯性流产

习惯性流产指自然流产连续发生 3 次或 3 次以上者。每次流产多发生于同一妊娠月份,其临床经过与一般流产相同。早期流产的原因常为黄体功能不足、多囊卵巢综合征、高催乳素血症、甲状腺功能低下、染色体异常、生殖道感染及免疫因素等。晚期流产最常见的原因为宫颈内口松弛、子宫畸形、子宫肌瘤等。宫颈内口松弛者于妊娠后,常于妊娠中期,胎儿长大,羊水增多,宫腔内压力增加,胎囊向宫颈内口突出,宫颈管逐渐短缩、扩张。患者多无自觉症状,一旦胎膜破裂,胎儿迅即排出。

(七)感染性流产

感染性流产是指流产合并生殖系统感染。各种类型的流产均可并发感染,包括选择性或治疗性的人工流产,但以不全流产、过期流产和非法堕胎为常见。感染性流产的病原菌常常是阴道或肠道的寄生菌(条件致病菌),有时为混合性感染。厌氧菌感染占 60% 以上,需氧菌中以大肠埃希菌和假芽孢杆菌为多见,也见有 β-溶血链球菌及肠球菌感染。患者除了有各种类型流产的临床表现和非法堕胎史外,还出现一系列感染相关的症状和体征。

妇科检查:宫口可见脓性分泌物流出,宫颈举痛明显,子宫体压痛,附件区增厚或有痛性包块。严重时感染可扩展到盆腔、腹腔乃至全身,并发盆腔炎、腹膜炎、败血症及感染性休克等。

五、病因筛查及诊断

诊断流产一般并不困难。根据病史及临床表现多能确诊,仅少数需进行辅助检查。确诊流产后,还应确定流产的临床类型,同时还要对流产的病因进行筛查,这对决定流产的处理方法很重要。

(一)病史

应询问患者有无停经史和反复流产史,有无早孕反应、阴道流血,应询问阴道流血量及其持续时间,有无腹痛,腹痛的部位、性质及程度,还应了解阴道有无水样排液,阴道排液的色、量及有无臭味,有无妊娠产物排出等。

(二)体格检查

观察患者全身状况,有无贫血,并测量体温、血压及脉搏等。在消毒条件下进行妇科检查,注意宫颈口是否扩张,羊膜囊是否膨出,有无妊娠产物堵塞于宫颈口内;宫颈阴道部是否较短,甚至消退,内外口松弛,可容一指通过,有时可触及羊膜囊或见有羊膜囊突出于宫颈外口。子宫大小与停经周数是否相符,有无压痛等。并应检查双侧附件有无肿块、增厚及压痛。检查时操作应轻柔,尤其对疑为先兆流产者。

(三)辅助检查

对诊断有困难者,可采用必要的辅助检查。

1.B超显像

目前应用较广,对鉴别诊断与确定流产类型有实际价值。对疑为先兆流产者,可根据妊娠囊的形态、有无胎心反射及胎动来确定胚胎或胎儿是否存活,以指导正确的治疗方法。一般妊娠5周后宫腔内即可见到孕囊光环,为圆形或椭圆形的无回声区,有时由于着床过程中的少量出血,孕囊周围可见环形暗区,此为早孕双环征。孕6周后可见胚芽声像,并出现心管搏动。孕8周可见胎体活动,孕囊约占宫腔一半。孕9周可见胎儿轮廓。孕10周孕囊几乎占满整个宫腔。孕12周胎儿出现完整形态。不同类型的流产及其超声图像特征有所差别,可帮助鉴别诊断。

(1)先兆流产声像图特征:子宫大小与妊娠月份相符,少量出血者孕囊一侧见无回声区包绕,出血多者宫腔有较大量的积血,有时可见胎膜与宫腔分离,胎膜后有回声区,孕6周后可见到正常的心管搏动。

(2)难免流产声像图特征:孕囊变形或塌陷,宫颈内口开大,并见有胚胎组织阻塞于宫颈管内,羊膜囊未破者可见到羊膜囊突入宫颈管内或突出宫颈外口,心管搏动多已消失。

(3)不全流产声像图特征:子宫较正常妊娠月份小,宫腔内无完整的孕囊结构,代之以不规则的光团或小暗区,心管搏动消失。

(4)完全流产声像图特征:子宫大小正常或接近正常,宫腔内空虚,见有规则的宫腔线,无不规则光团。

B超检查在确诊宫颈机能不全引起的晚期流产中也很有价值。通过B超可以观察宫颈长度、内口宽度、羊膜囊突出等情况,能够客观地评价妊娠期宫颈结构,且具有无创伤可重复等优点,近年来临床应用较多。可作为宫颈功能评价的超声指标较多,如宫颈长度、宫颈内口宽度、宫颈漏斗宽度等。一般认为,宫颈结构随着妊娠进程有所变化,故动态观察妊娠期宫颈结构变化的意义更大。目前国内规定:孕12周时如三条径线中有一异常即提示宫颈功能不全,这包括宫颈长度<25 mm、宽度>32 mm和内径>5 mm。

另外,以超声多普勒血流频谱显示孕妇子宫动脉和胎儿脐动脉,可判断宫内胎儿健康状况及母体并发症。目前常用动脉血流频谱的收缩期速度峰值与舒张期速度最低值的比值,估计动脉血管的阻力,早孕期动脉阻力高者,胎儿血供和营养不足,可诱发胚胎发育停止。

2.妊娠试验

用免疫学方法,近年临床多用试纸法,对诊断妊娠有意义。为进一步了解流产的预后,多选用血清 β-HCG 的定量测定。一般妊娠后 8~9 天在母血中即可测出 β-HCG,随着妊娠的进程,β-HCG逐渐升高,早孕期 β-HCG 倍增时间为 48 小时左右,孕 8~10 周达高峰。血清 β-HCG 值低或呈下降趋势,提示可能发生流产。

3.其他激素测定

其他激素主要有血孕酮的测定,可以协助判断先兆流产的预后。甲状腺功能低下和亢进均易发生流产,测定游离 T_3 和 T_4 有助于孕期甲状腺功能的判断。人胎盘催乳素(HPL)的分泌与胎盘功能密切相关,妊娠 6~7 周时血清 HPL 正常值为 0.02 mg/L,8~9 周为 0.04 mg/L。HPL低水平常常是流产的先兆。正常空腹血糖值为 5.9 mmol/L,异常时应进一步做糖耐量试验,排除糖尿病。

4.血栓前状态测定

血栓前状态的妇女可能没有明显的临床表现,但母体的高凝状态使子宫胎盘部位血流状态改变,形成局部微血栓,甚至胎盘梗死,使胎盘血供下降,胚胎或胎儿缺血缺氧,引起胚胎或胎儿发育不良而流产。如下诊断可供参考:D-二聚体、FDP 数值增加表示已经产生轻度凝血-纤溶反应的病理变化;而对虽有危险因子参与,但尚未发生凝血-纤溶反应的患者,却只能用血浆凝血机能亢进动态评价,如血液流变学和红细胞形态检测;另外凝血和纤溶有关的基因突变造成凝血因子Ⅴ突变、凝血酶原基因突变、蛋白 C 缺陷症、蛋白 S 缺陷症,抗磷脂抗体综合征、获得性高半胱氨酸血症以及机体存在各种引起血液高凝状态的疾病等均需引起重视。

(四)病因筛查

引发流产发生的病因众多,特别是针对习惯性流产者,进行系统的病因筛查,明确诊断,及时干预治疗,为避免流产的再次发生是必要的。筛查内容包括胚胎染色体及夫妇外周血染色体核型分析、生殖道微生物检测、内分泌激素测定、生殖器官解剖结构检查、凝血功能测定、自身抗体检测等。

六、处理

流产为妇产科常见病,一旦发生流产症状,应根据流产的不同类型,及时进行恰当的处理。

(一)先兆流产处理原则

(1)休息镇静:患者应卧床休息,禁止性生活,阴道检查操作应轻柔,精神过分紧张者可使用对胎儿无害的镇静剂,如苯巴比妥(鲁米那)0.03～0.06 g,每天 3 次。加强营养,保持大便通畅。

(2)应用黄体酮或 HCG:黄体功能不足者,可用黄体酮 20 mg,每天或隔天肌内注射 1 次,也可使用 HCG 以促进孕酮合成,维持黄体功能,用法为 1 000 U,每天肌内注射 1 次,或 2 000 U,隔天肌内注射 1 次。

(3)其他药物:维生素 E 为抗氧化剂,有利于受精卵发育,每天 100 mg 口服。基础代谢率低者可以服用甲状腺素片,每天 1 次,每次 40 mg。

(4)出血时间较长者,可选用无胎毒作用的抗生素,预防感染,如青霉素等。

(5)心理治疗:要使先兆流产患者的情绪安定,增强其信心。

(6)经治疗 2 周症状不见缓解或反而加重者,提示可能胚胎发育异常,进行 B 超检查及 β-HCG测定,确定胚胎状况,给以相应处理,包括终止妊娠。

(二)难免流产处理原则

(1)孕 12 周内可行刮宫术或吸宫术,术前肌内注射催产素 10 U。

(2)孕 12 周以上可先催产素 5～10 U 加于 5%葡萄糖液 500 mL 内静脉滴注,促使胚胎组织排出,出血多者可行刮宫术。

(3)出血多伴休克者,应在纠正休克的同时清宫。

(4)清宫术后应详细检查刮出物,注意胚胎组织是否完整,必要时做病理检查或胚胎染色体分析。

(5)术后应用抗生素预防感染。出血多者可使用肌内注射催产素以减少出血。

(三)不全流产处理原则

(1)一旦确诊,无合并感染者应立即清宫,以清除宫腔内残留组织。

（2）出血时间短,量少或已停止,并发感染者,应在控制感染后再做清宫术。

（3）出血多并伴休克者,应在抗休克的同时行清宫术。

（4）出血时间较长者,术后应给予抗生素预防感染。

（5）刮宫标本应送病理检查,必要时可送检胎儿的染色体核型。

（四）完全流产处理原则

如无感染征象,一般不需特殊处理。

（五）稽留流产处理原则

1.早期过期流产

宜及早清宫,因胚胎组织机化与宫壁粘连,刮宫时有可能遇到困难,而且此时子宫肌纤维可发生变性,失去弹性,刮宫时出血可能较多并有子宫穿孔的危险。故过期流产的刮宫术必须慎重,术时注射宫缩剂以减少出血,如一次不能刮净可于5～7天后再次刮宫。

2.晚期过期流产

均为妊娠中期胚胎死亡,此时胎盘已形成,诱发宫缩后宫腔内容物可自然排出。若凝血功能正常,可先用大剂量的雌激素,如己烯雌酚5 mg,每天3次,连用3～5天,以提高子宫肌层对催产素的敏感性,再静脉滴注缩宫素(5～10单位加于5％葡萄糖液内),也可用前列腺素或依沙吖啶等进行引产,促使胎儿、胎盘排出。若不成功,再做清宫术。

3.预防DIC

胚胎坏死组织在宫腔稽留时间过长,尤其是孕16周以上的过期流产,容易并发DIC。所以,处理前应检查血常规、出凝血时间、血小板计数、血纤维蛋白原、凝血酶原时间、凝血块收缩试验、D-二聚体、纤维蛋白降解产物及血浆鱼精蛋白副凝试验(3P试验)等,并做好输血准备。若存在凝血功能异常,应及早使用纤维蛋白原、输新鲜血或输血小板等,高凝状态可用低分子肝素,防止或避免DIC发生,待凝血功能好转后再行引产或刮宫。

4.预防感染

过期流产病程往往较长,且多合并有不规则阴道流血,易继发感染,故在处理过程中应使用抗生素。

（六）习惯性流产处理原则

有习惯性流产史的妇女,应在怀孕前进行必要的检查,包括夫妇双方染色体检查与血型鉴定及其丈夫的精液检查,女方尚需进行内分泌、生殖道感染、血栓前状态、生殖道局部或全身免疫等检查及生殖道解剖结构的详细检查,查出原因者,应于怀孕前及时纠治。

1.染色体异常

若每次流产均由于胚胎染色体异常所致,这提示流产的病因与配子的质量有关。如精子畸形率过高者建议到男科治疗,久治不愈者可行供者人工授精(AID)。如女方为高龄,胚胎染色体异常多为三体,且多次治疗失败可考虑做赠卵体外受精——胚胎移植术(IVF)。夫妇双方染色体异常可做AID,或赠卵IVF及种植前诊断(PGD)。

2.生殖道解剖异常

完全或不完全子宫纵隔可行纵隔切除术。子宫黏膜下肌瘤可在宫腔镜下行肌瘤切除术,壁间肌瘤可经腹肌瘤挖出术。宫腔粘连可在宫腔镜下做粘连分离术,术后放置宫内节育器3个月。宫颈内口松弛者,于妊娠前作宫颈内口修补术。若已妊娠,最好于妊娠14～16周行宫颈内口环扎术,术后定期随诊,提前住院,待分娩发动前拆除缝线,若环扎术后有流产征象,治疗失败,应及时拆除缝线,以免造成宫颈撕裂。国际上有对于有先兆流产症状的患者进行紧急宫颈缝扎术获得较好疗效的报道。

3.内分泌异常

黄体功能不全者主要采用孕激素补充疗法。孕时可使用黄体酮 20 mg 隔天或每天肌内注射至孕10周左右,或 HCG 1 000～3 000 U,隔天肌内注射 1 次。如患者存在多囊卵巢综合征、高催乳素血症、甲状腺功能异常或糖尿病等,均宜在孕前进行相应的内分泌治疗,并于孕早期加用孕激素。

4.感染因素

孕前应根据不同的感染原进行相应的抗感染治疗。

5.免疫因素

自身免疫型习惯性流产的治疗多采用抗凝剂和免疫抑制剂治疗。常用的抗凝剂有阿司匹林和肝素,免疫抑制剂以泼尼松为主,也有使用人体丙种球蛋白治疗成功的报道。同种免疫型习惯性流产采用主动免疫治疗,自 20 世纪 80 年代以来,国外有学者开始采用主动免疫治疗同种免疫型习惯性流产。即采用丈夫或无关个体的淋巴细胞对妻子进行主动免疫致敏,其目的是诱发女方体内产生封闭抗体,避免母体对胚胎的免疫排斥。

6.血栓前状态

目前多采用低分子肝素(LMWH)单独用药或联合阿司匹林是目前主要的治疗方法。一般 LMWH 5 000 U 皮下注射,每天 1～2 次。用药时间从早孕期开始,治疗过程中必须严密监测胎儿生长发育情况和凝血-纤溶指标,检测项目恢复正常,即可停药。但停药后必须每月复查凝血-纤溶指标,有异常时重新用药。有时治疗可维持整个孕期,一般在终止妊娠前 24 小时停止使用。

7.原因不明习惯性流产

当有怀孕征兆时,可按黄体功能不足给以黄体酮治疗,每天 10～20 mg 肌内注射,或 HCG 2 000 U,隔天肌内注射一次。确诊妊娠后继续给药直至妊娠 10 周或超过以往发生流产的月份,并嘱其卧床休息,禁忌性生活,补充维生素 E 并给予心理治疗,以解除其精神紧张,并安抚其情绪。同时在孕前和孕期尽量避免接触环境毒性物质。

(七)感染性流产

流产感染多为不全流产合并感染。治疗原则应积极控制感染,若阴道流血不多,应用广谱抗生素2～3 天,待控制感染后再行刮宫,清除宫腔残留组织以止血。若阴道流血量多,静脉滴注广谱抗生素和输血的同时,用卵圆钳将宫腔内残留组织夹出,使出血减少,切不可用刮匙全面搔刮宫腔,以免造成感染扩散。术后继续应用抗生素,待感染控制后再行彻底刮宫。若已合并感染性休克者,应积极纠正休克。若感染严重或腹、盆腔有脓肿形成时,应行手术引流,必要时切除子宫。

七、护理

(一)护理评估

1.病史

停经、阴道流血和腹痛是流产孕妇的主要症状。应详细询问患者停经史、早孕反应情绪;阴道流血的持续时间与阴道流血量;有无腹痛,腹痛的部位、性质及程度。此外,还应了解阴道有无

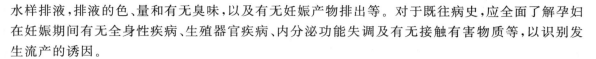

水样排液,排液的色、量和有无臭味,以及有无妊娠产物排出等。对于既往病史,应全面了解孕妇在妊娠期间有无全身性疾病、生殖器官疾病、内分泌功能失调及有无接触有害物质等,以识别发生流产的诱因。

2.身心诊断

流产孕妇可因出血过多而出现休克,或因出血时间过长、宫腔内有残留组织而发生感染。因此,护士应全面评估孕妇的各项生命体征。判断流产类型,尤其须注意与贫血及感染相关的征象(表 6-1)。

表 6-1 各型流产的临床表现

类型	病史			妇科检查	
	出血量	下腹痛	组织排出	宫颈口	子宫大小
先兆流产	少	无或轻	无	闭	与妊娠周数相符
难免流产	中～多	加剧	无	扩张	相符或略小
不全流产	少～多	减轻	部分排出	扩张或有物堵塞或闭	小于妊娠周数
完全流产	少～无	无	全部排出	闭	正常或略大

流产孕妇的心理状况以焦虑和恐惧为特征。孕妇面对阴道流血往往会不知所措,甚至有过度严重化情绪,同时对胎儿健康的担忧也会直接影响孕妇的情绪反应,孕妇可能会表现伤心、郁闷、烦躁不安等。

3.诊断检查

(1)产科检查:在消毒条件下进行妇科检查,进一步了解宫颈口是否扩张、羊膜是否破裂、行无妊娠产物堵塞于宫颈口内;子宫大小与停经周数是否相符、有无压痛等,并应检查双侧附件有无肿块、增厚及压痛等。

(2)实验室检查:多采用放射免疫方法对绒毛膜促性腺激素(HCG)、胎盘生乳素(HPL)、雌激素和孕激素等进行定量测定,如测定的结果低于正常值,提示有流产可能。

(3)B超显像:超声显像可显示有无胎囊、胎动、胎心等,从而可诊断并鉴别流产及其类型,指导正确处理。

(二)可能的护理诊断

1.有感染的危险

与阴道出血时间过长、宫腔内有残留组织等因素有关。

2.焦虑

与担心胎儿健康等因素有关。

(三)预期目标

(1)出院时护理对象无感染征象。

(2)先兆流产孕妇能积极配合保胎措施,继续妊娠。

(四)护理措施

对于不同类型的流产孕妇,处理原则不同,其护理措施亦有差异。护理在全面评估孕妇身心状况的基础上,综合病史及诊断检查,明确基本处理原则,认真执行医嘱,积极配合医师为流产孕妇进行诊断,并为之提供相应的护理措施。

1.先兆流产孕妇的护理

先兆流产孕妇需卧床休息,禁止性生活,禁用肥皂水灌肠,以减少各种刺激。护士除了为其提供生活护理外,通常遵医嘱给孕妇适量镇静剂、孕激素等。随时评估孕妇的病情变化,如是否腹痛加重、阴道流血量增多等。此外,由于孕妇的情绪状态也会影响其保胎效果,因此护士还应注意观察孕妇的情绪反应,加强心理护理,从而稳定孕妇情绪,增强保胎信心。护士须向孕妇及家属讲明以上保胎措施的必要性,以取得孕妇及家属的理解和配合。

2.妊娠不能再继续者的护理

护士应积极采取措施,及时采取终止妊娠的措施,协助医师完成手术过程,使妊娠产物完全排出,同时开放静脉,做好输液、输血准备。并严密检测孕妇的体温、血压及脉搏。观察其面色、腹痛、阴道流血及与休克有关的征象。有凝血功能障碍者应予以纠正,然后再行引产或手术。

3.预防感染

护士应检测患者的体温、血象及阴道流血,以及分泌物的性质、颜色、气味等,并严格执行无菌操作规程,加强会阴部的护理。指导孕妇使用消毒会阴垫,保持会阴部清洁,维持良好的卫生习惯。当护士发现感染征象后应及时报告医师,并按医嘱进行抗感染处理。此外,护士还应嘱患者流产后1个月返院复查,确定无禁忌证后,方可开始性生活。

4.协助患者顺利渡过悲伤期

患者由于失去婴儿,往往会出现伤心、悲哀等情绪反应。护士应给予同情和理解,帮助患者及家属接受现实,顺利渡过悲伤期。此外,护士还应与孕妇及家属共同讨论此次流产的原因,并向他们讲解有关流产的相关知识,帮助他们为再次妊娠做好准备。有习惯性流产史的孕妇在下一次妊娠确诊后卧床休息,加强营养,禁止性生活。补充B族维生素、维生素E、维生素C等,治疗期必须超过以往发生流产的妊娠月份。病因明确者,应积极接受对因治疗。黄体功能不足者。按医嘱正确使用黄体酮治疗,以预防流产;子宫畸形者须在妊娠前先进行矫正手术。宫颈内口松弛者应在未妊娠前做宫颈内口松弛修补术。如已妊娠,则可在妊娠14~16周时行子宫内口缝扎术。

(五)护理评价

(1)护理对象体温正常,血红蛋白及白细胞数正常,无出血、感染征象。

(2)先兆流产孕妇配合保胎治疗,继续妊娠。

(李风瑶)

第十二节 早 产

早产是指妊娠满28周至不足37周(196~258天)间分娩者。此时娩出的新生儿称为早产儿,体重为1 000~2 499 g。各器官发育尚不够健全,出生孕周越小,体重越轻,预后越差。国内早产占分娩总数的5%~15%。约15%早产儿于新生儿期死亡。近年由于早产儿治疗学及监护手段的进步,其生存率明显提高,伤残率下降,国外学者建议将早产定义时间上限提到妊娠20周。

一、病因

诱发早产的常见原因:①胎膜早破、绒毛膜羊膜炎最常见,30%~40%早产与此有关;②下生殖道及泌尿系统感染,如 B 族溶血性链球菌、沙眼衣原体、支原体感染、急性肾盂肾炎等;③妊娠并发症,如妊娠期高血压疾病、妊娠期肝内胆汁淤积症、妊娠合并心脏病、慢性肾炎、病毒性肝炎、急性肾盂肾炎、急性阑尾炎、严重贫血、重度营养不良等;④子宫过度膨胀及胎盘因素,如羊水过多、多胎妊娠、前置胎盘、胎盘早剥、胎盘功能减退等;⑤子宫畸形,如纵隔子宫、双角子宫等;⑥宫颈内口松弛;⑦每天吸烟>10 支,酗酒。

二、临床表现

早产的主要临床表现是子宫收缩,最初为不规则宫缩,常伴有少许阴道流血或血性分泌物,以后可发展为规则宫缩,其过程与足月临产相似,胎膜早破较足月临产多见。宫颈管先逐渐消退,然后扩张。妊娠满 28 周至不足 37 周出现至少 10 分钟一次的规则宫缩,伴宫颈管缩短,可诊断先兆早产。妊娠满 28 周至不足 37 周出现规则宫缩(20 分钟≥4 次,或 60 分钟≥8 次,持续>30 秒),伴宫颈缩短≥80%,宫颈扩张1 cm以上。诊断为早产临产。部分患者可伴有少量阴道流血或阴道流液。以往有晚期流产、早产史及产伤史的孕妇容易发生早产。诊断早产一般并不困难,但应与妊娠晚期出现的生理性子宫收缩相区别。生理性子宫收缩一般不规则、无痛感,且不伴有宫颈管消退和宫口扩张等改变。

三、处理原则

若胎膜未破、胎儿存活、无胎儿窘迫,无严重妊娠并发症时,应设法抑制宫缩,尽可能延长孕周;若胎膜已破,早产不可避免时,应设法提高早产儿存活率。

四、护理

(一)护理评估

1.病史

详细评估可致早产的高危因素,如孕妇以往有流产、早产史或本次妊娠期有阴道流血史,则发生早产的可能性大,应详细询问并记录患者既往出现的症状及接受治疗的情况。

2.身心诊断

妊娠晚期者子宫收缩规律(20 分钟≥4 次),伴以宫颈管消退≥75%,以及进行性宫颈扩张2 cm以上时,可诊断为早产者临产。

早产已不可避免时,孕妇常会不自觉地把一些相关的事情与早产联系起来而产生自责感;由于孕妇对结果的不可预知,恐惧、焦虑、猜测也是早产孕妇常见的情绪反应。

3.辅助检查

通过全身检查及产科检查,结合阴道分泌物的生化指标检测,核实孕周,评估胎儿成熟度、胎方位等;观察产程进展,确定早产的进程。

(二)可能的护理诊断

1.有新生儿受伤的危险

新生儿受伤与早产儿发育不成熟有关。

2.焦虑

焦虑与担心早产儿预后有关。

（三）预期目标

（1）新生儿不存在因护理不当而产生的并发症。

（2）患者能平静地面对事实，接受治疗及护理。

（四）护理措施

1.预防早产

孕妇良好的身心状况可减少早产的发生，突发的精神创伤亦可诱发早产。因此，应做好孕期保健工作，指导孕妇加强营养，保持平静心情。避免诱发宫缩的活动，如抬举重物、性生活等。高危孕妇必须多卧床休息，以左侧卧位为宜，以增加子宫血循环，改善胎儿供氧，慎做肛查和引导检查等，积极治疗并发症。宫颈内口松弛者应于孕 14～18 周或更早些时间做预防性宫颈环扎术，防止早产的产生。

2.药物治疗的护理

先兆早产的主要治疗为抑制宫缩，与此同时，还要积极控制感染治疗并发症。护理人员应能明确具体药物的作用和用法，并能识别药物的不良反应，以避免毒性作用的发生，同时，应对患者做相应的健康教育。常用抑制宫缩的药物有以下几类。

（1）β 肾上腺素受体激动素：其作用为激动子宫平滑肌 β 受体，从而抑制宫缩。此类药物的不良反应为心跳加快、血压下降、血糖增高、血钾降低、恶心、出汗、头痛等。常用药物有利托君、沙丁胺醇等。

（2）硫酸镁：镁离子直接作用于肌细胞，使平滑肌松弛，抑制子宫收缩。一般采用 25％硫酸镁 20 mL 加于 5％葡萄糖液 100～250 mL 中，在 30～60 分钟内缓慢静脉滴注，然后用 25％硫酸镁 10～20 mL 加于 5％葡萄糖液 100～250 mL 中，以每小时 1～2 g 的速度缓慢静脉滴注，直至宫缩停止。

（3）钙通道阻滞剂：阻滞钙离子进入细胞而抑制宫缩。常用硝苯地平 5～10 mg，舌下含服，每天 3 次。用药时必须密切注意孕妇及血压的变化，若合并使用硫酸镁时更应慎重。

（4）前列腺素合成酶抑制剂：前列腺素有刺激子宫收缩和软化宫颈的作用，其抑制剂则有减少前列腺素合成的作用，从而抑制宫缩。常用药物有吲哚美辛及阿司匹林等。但此类药物可抑制胎儿前列腺素的合成和释放，使胎儿体内前列腺素减少，而前列腺素有药物可通过胎盘抑制胎儿前列腺素的合成和释放，使胎儿体内前列腺素减少，而前列腺素有维持胎儿动脉导管开放的作用，缺乏时导管可能过早关闭而致胎儿血液循环障碍。因此，临床已较少应用，必要时仅能短期（不超过 1 周）服用。

3.预防新生儿并发症的发生

在保胎过程中，应每天行胎心监护，教会患者自数胎动，有异常时及时采用应对措施。在分娩前按医嘱给孕妇糖皮质激素如地塞米松、倍他米松等，可促胎肺成熟，是避免发生新生儿呼吸窘迫综合征的有效步骤。

4.为分娩做准备

如早产已不可避免，应尽早决定合理分娩的方式，如臀位、横位，估计胎儿成熟度低，而产程又需较长时间者，可选用剖宫产术结束分娩；经阴道分娩者，应考虑使用产钳和会阴切开术以缩短产程，从而减少分娩过程中对胎头的压迫。同时，充分做好早产儿保暖和复苏的准备，临产后慎用镇静剂，避免发生新生儿呼吸抑制的情况；产程中应给孕妇吸氧；新生儿出生后，立即结扎脐带，防止过多母血进入胎儿循环，造成循环系统负荷过载。

5.为孕妇提供心理支持

安排时间与孕妇进行开放式的讨论,让患者了解早产的发生并非她的过错,有时甚至是无缘由的。也要避免为减轻孕妇的负疚感而给予过于乐观的保证。由于早产是出乎意料的,孕妇多没有精神和物质准备,对产程的孤独无助感尤为敏感,因此,丈夫、家人和护士在身旁提供支持较足月分娩更显重要,并能帮助孕妇重建自尊,以良好的心态承担早产儿母亲的角色。

(五)护理评价

(1)患者能积极配合医护措施。

(2)母婴顺利经历全过程。

（李凤瑶）

第十三节　羊水异常

一、概述

(一)定义

1.羊水过多

妊娠期间羊水量超过 2 000 mL,为羊水过多。羊水的外观和性状与正常无异样,多数孕妇羊水增多缓慢,在较长时间内形成,称为慢性羊水过多;少数孕妇可在数天内羊水急剧增加,称为急性羊水过多。其发生率为 0.5%～1%。

2.羊水过少

妊娠晚期羊水量少于 300 mL 为羊水过少。羊水过少的发病率为 0.4%～4%,羊水过少严重影响胎儿预后,羊水量少于 50 mL,围生儿的死亡率也高达 88%。

(二)主要发病机制

胎儿畸形羊水循环障碍,多胎妊娠血压循环量增加,胎儿尿量增加,胎盘病变、妊娠合并症等导致羊水过多或过少。

(三)治疗原则

治疗方法取决于胎儿有无畸形、孕周大小及孕妇自觉症状的严重程度,羊水过多时应在分娩期警惕脐带脱垂和胎盘早剥的发生。

二、护理评估

(一)健康史

详细询问病史,了解孕妇年龄、有无妊娠合并症、有无先天畸形家族史及生育史。若孕妇羊水过少,应了解其自觉胎动情况。

(二)症状体征

1.羊水过多

(1)急性羊水过多:较少见,多发生于妊娠 20～24 周,由于羊水量急剧增多,在数天内子宫急剧增大,横膈上抬,患者出现呼吸困难,不能平卧,甚至出现发绀,孕妇表情痛苦,腹部因张力过大而感到疼痛,食量减少。由于胀大的子宫压迫下腔静脉,影响静脉回流,导致孕妇下肢及外阴部水肿、静脉曲张。

(2)慢性羊水过多:较多见,多发生于妊娠晚期,羊水可在数周内逐渐增多,多数孕妇能适应,常在产前检查时发现。孕妇子宫大于妊娠月份,腹部膨隆,腹壁皮肤发亮、变薄,触诊时感到皮肤张力大,胎位不清,胎心遥远或听不到。羊水过多的孕妇容易并发妊娠期高血压疾病、胎位不正、早产等。患者破膜后因子宫骤然缩小,可以引起胎盘早剥。产后因患者子宫过大,可引起子宫收缩乏力而致产后出血。

2.羊水过少

孕妇于胎动时感觉腹痛,检查时发现宫高、腹围小于同期正常妊娠孕妇,子宫的敏感度较高,轻微的刺激即可引起宫缩,临产后阵痛剧烈,宫缩不协调,宫口扩张缓慢,产程延长。羊水过少若发生在妊娠早期,可以导致胎膜与胎体相连;若发生妊娠中、晚期,子宫周围压力容易对胎儿产生影响,造成胎儿斜颈、曲背、手足畸形等异常。

(三)辅助检查

1.B超

测量单一最大羊水暗区垂直深度(AFV),AFV≥8 cm即可诊断为羊水过多,若用羊水指数法,羊水指数(AFI)≥25 cm为羊水过多。测量单一最大羊水暗区垂直深度≤2 cm即可考虑为羊水过少,≤1 cm为严重羊水过少;若用羊水指数法,AFI≤5.0 cm可诊断为羊水过少,<8.0 cm应警惕羊水过少的可能。除羊水测量外,B超还可判断胎儿有无畸形,羊水与胎儿的交界情况等。

2.神经管缺陷胎儿的检测

此类胎儿可做羊水及母血甲胎蛋白(AFP)测定。若为神经管缺陷胎儿,羊水中的甲胎蛋白均值超过正常妊娠平均值3个标准差以上有助于诊断。

3.电子胎儿监护

电子胎儿监护可出现胎心变异减速和晚期减速。

4.胎儿染色体检查

需排除胎儿染色体异常时可做羊水细胞培养,或采集胎儿脐带血细胞培养,做染色体核型分析,荧光定量PCR法快速诊断。

5.羊膜囊造影

羊膜囊造影用以了解胎儿有无消化道畸形,但应注意造影剂对胎儿有一定损害,还可能引起胎儿早产和宫腔内感染,应慎用。

(四)高危因素

胎儿畸形、胎盘功能减退、羊膜病变、双胎、母胎血型不合、糖尿病、母体妊娠期高血压疾病可能导致的胎盘血流减少等。

(五)心理-社会因素

孕妇及家属因担心胎儿可能会有某种畸形,会感到紧张、焦虑不安,甚至产生恐惧心理。

三、护理措施

(一)常规护理

向孕妇及其家属介绍羊水过多或过少的原因及注意事项,包括:指导孕妇摄取低钠饮食,防

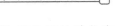

止便秘;减少增加腹压的活动以防胎膜早破;改善胎盘血液供应;自觉胎动监测;出生后的胎儿应认真全面评估,识别畸形。

(二)症状护理

观察孕妇的生命体征,定期测量宫高、腹围和体重,判断病情进展,并及时发现并发症。观察胎心、胎动及宫缩,及早发现胎儿宫内窘迫及早产的征象。羊水过多时行人工破膜,应密切观察胎心和宫缩,及时发现胎盘早剥和脐带脱垂的征象。产后应密切观察子宫收缩及阴道流血情况,防止产后出血。发生羊水过少时,严格 B 超监测羊水量,并注意观察有无胎儿畸形。

(三)孕产期处理

(1)羊水过多:腹腔穿刺放羊水时应防止速度过快、量过多,一次放羊水量不超过 1 500 mL,放羊水后腹部放置沙袋或加腹带包扎以防血压骤降发生休克。腹腔穿刺放羊水时应注意无菌操作,防止发生感染,同时按医嘱给予抗感染药物。

(2)羊水过少患者合并有过期妊娠、胎儿生长受限等,需及时终止妊娠,应遵医嘱做好阴道助产或剖宫产的准备。若羊水过少患者合并胎膜早破或者产程中发现羊水过少,需遵医嘱进行预防性羊膜腔灌注治疗,应注意严格无菌操作,防止发生感染,同时按医嘱给予抗感染药物。有国外文献报道,羊膜腔输液的治疗方法不降低剖宫产和新生儿窒息的发生率,反而可能增加胎粪吸入综合征的发生率,此项治疗手段现已较少应用。

(四)心理护理

让孕妇及家人了解羊水过多或过少的发生发展过程,正确面对羊水过多或过少可能给胎儿带来的不良结局,引导孕产妇减少焦虑,主动参与治疗护理过程。

四、健康指导

羊水过多或过少产妇若胎儿正常,母婴健康平安,应做好正常分娩及产后的健康指导;羊水过多或过少合并胎儿畸形者,应积极进行健康宣教,引导孕产妇正确面对终止妊娠,顺利度过产褥期。

五、注意事项

腹腔穿刺放羊水时严格操作;严密观察羊水量、性质、病情等变化。

(李凤瑶)

第十四节 脐带异常

一、概述

(一)定义

脐带异常包括脐带先露或脱垂、脐带缠绕、脐带长度异常、脐带打结、脐带扭转等,可引起胎儿急性或慢性缺氧,甚至胎死宫内。本节以脐带先露与脱垂为例进行讨论。脐带先露是指胎膜未破时脐带位于胎先露部前方或一侧,脐带脱垂是指胎膜破裂后脐带脱出于宫颈口外,降至阴道内甚至露于外阴部。

(二)病因

导致脐带先露与脱垂的主要原因有头盆不称、胎头入盆困难、胎位异常(如臀先露、肩先露、枕后位)、胎儿过小、羊水过多、脐带过长、脐带附着异常及低置胎盘等。

(三)治疗原则

早期发现脐带异常,迅速解除脐带受压,选择正确的分娩方式,保障胎儿安全。

二、护理评估

(一)健康史

详细了解产前检查结果,有无羊水过多、胎儿过小、胎位异常、低置胎盘等。

(二)临床表现

1.症状

若脐带未受压可无明显症状,若脐带受压,产妇自觉胎动异常甚至消失。

2.体征

出现频繁的变异减速,上推胎先露部及抬高臀部后恢复,若胎儿缺氧严重可伴有胎心消失。胎膜已破者,阴道检查可在胎先露旁或前方触及脐带,甚至脐带脱出于外阴。

(三)辅助检查

1.产科检查

在胎先露旁或前方触及脐带,甚至脐带脱出于外阴。

2.胎儿电子监护

胎儿电子监护可发现伴有频繁的变异减速,甚至胎心音消失。

3.B 型超声检查

B 型超声检查有助于明确诊断。

(四)心理-社会因素

评估孕产妇及家属有无焦虑、恐慌等心理问题,对脐带脱垂的认识程度及家庭支持度。

(五)高危因素

(1)胎儿过小者。

(2)羊水过多者。

(3)脐带过长者。

(4)胎先露部入盆困难者。

(5)胎位异常者,如肩先露、臀先露等。

(6)胎膜早破而胎先露未衔接者。

(7)脐带附着位置低或低置胎盘者。

三、护理措施

(一)常规护理

除产科常规护理外,还需注意协助孕妇取臀高位卧床休息,以缓解脐带受压。

（二）分娩方式的选择

1.脐带先露

若为经产妇,胎膜未破,宫缩良好,且胎心持续良好者,可在严密监护下经阴道分娩;若为初产妇或足先露、肩先露者,应行剖宫产术。

2.脐带脱垂

胎心尚好,胎儿存活者,应尽快娩出胎儿。对于宫口开全,胎先露部已达坐骨棘水平以下者,还纳脐带后行阴道助产术;若产妇宫口未开全,应立即协助产妇取头低臀高位,将胎先露部上推,还纳脐带,应用宫缩抑制剂,缓解脐带受压,严密监测胎心的同时尽快行剖宫产术。

（三）心理护理

（1）了解孕产妇及家属的心理状态,并予以心理支持,缓解其紧张、焦虑情绪。

（2）讲解脐带脱垂相关知识,以取得其对诊疗护理工作的配合。

四、健康指导

（1）教会孕妇自数胎动,以便早期发现胎动异常。

（2）督促其定期产前检查,妊娠晚期及临产后再次行超声检查。

五、注意事项

脐带脱垂为非常紧急的情况,一旦发现,应立即进行脐带还纳,并保持手在阴道内,直到胎儿娩出。

（李凤瑶）

第七章　助产相关护理

第一节　助产操作技术

一、守(观察)宫缩

(一)目的

定时连续观察子宫收缩持续时间、间歇期时间、强度及节律,并及时记录。这是了解产程进展的重要手段,发现异常及早处理。

(二)物品准备

无须特殊物品准备。

(三)操作步骤

(1)评估当时孕妇产程进展情况,了解宫口开大、先露下降、是否破膜等。

(2)助产士坐在产妇一侧,将手掌放于产妇腹壁宫底处,感觉宫缩时宫体部隆起变硬,间歇期松弛变软,连续观察3次宫缩持续时间、强度、间歇时间及规律性,方可记录。

(3)产程中每1～2小时观察记录一次。

(四)注意事项

(1)在连续3次宫缩观察期间,助产士的手不得离开产妇腹壁,手掌自然放松,不得施压刺激子宫。

(2)宫缩观察记录包括子宫收缩持续时间、间歇期时间、强度及节律。

(3)产程开始时子宫收缩持续时间较短(约30秒)且弱,间歇期时间较长(5～6分钟),随着产程进展,持续时间渐长(50～60秒)且强度不断增加,间歇期时间渐短(2～3分钟)。

二、四步触诊法

(一)目的

通过对孕妇的腹部触诊,评估宫底高度、胎儿大小、胎方位、胎先露是否入盆或衔接。

(二)物品准备

测量用皮尺。

(三)操作步骤

(1)操作者洗手后至孕妇床旁,向孕妇解释四步触诊检查的目的。

(2)指导孕妇平卧,双腿屈膝,解开衣服暴露出腹部。

(3)触诊操作检查。

第一步:检查者站在孕妇右侧,双手置于宫底部,了解子宫底部形状,用皮尺测量子宫底高度,评估胎儿大小与妊娠周数是否相符。用手相对在子宫底轻轻触摸,分辨子宫底部胎儿部分是头还是臀。

第二步:检查者双手平放于孕妇腹部两侧,一手固定,另一手轻按检查,两手交替辨别胎背及四肢,如触到平坦部分即为胎儿背部。

第三步:检查者右手置于耻骨联合上方,拇指与其他四指分开,轻轻深按并握住胎儿先露部,进一步查清是头或臀,左右推动胎先露确定是否与骨盆衔接。若胎儿先露部仍可左右移动,表示尚未衔接入盆。若不能移动,表明先露已衔接入盆。

第四步:检查者面向孕妇足端,两手放于先露部两侧,轻轻向骨盆入口方向深压,再次核对胎先露部分与第一步手法判断是否相符,并确定胎先露部入盆程度。

(4)检查完毕,协助孕妇整理好衣服,取舒适卧位或将孕妇扶起。

(5)检查者洗手,告诉孕妇检查结果并记录。

(四)注意事项

(1)检查者温暖双手后方可操作,避免孕妇感觉不适。

(2)检查时注意遮挡孕妇保护隐私。

(3)检查时注意为孕妇保暖,减少不必要的暴露。

(4)检查时注意动作轻柔。

三、阴道检查

(一)目的

检查宫口开大情况,了解产程进展,骨盆内径线,胎先露下降水平及胎方位等。

(二)物品准备

无菌敷料罐一个,无菌纱布若干放于敷料罐中。聚维酮碘原液一瓶,将适量的聚维酮碘原液倒入上述敷料罐中,以浸透纱布为宜,无菌镊子罐(干罐)一个。

(三)操作步骤

(1)检查者戴好帽子、口罩。

(2)按六步洗手法将双手洗干净,戴单只无菌手套(检查者右手)。

(3)用聚维酮碘原液纱布消毒外阴部。外阴消毒范围和顺序为阴裂、双侧小阴唇、双侧大阴唇、会阴体、肛门。

(4)检查者用右手示指和中指轻轻进入阴道进行检查。检查内容:宫口扩张程度、是否有水肿、胎先露下降程度、胎膜是否破裂、骨盆内壁形态、径线等。

(5)检查完毕后,脱去手套,帮助孕妇整理衣服,告知检查结果并记录。

(四)注意事项

(1)检查时注意为孕妇保暖,注意保护孕妇隐私(可使用隔帘或屏风)。

(2)注意检查时手法,避免阴道检查时造成人工剥膜和人工破膜。

四、产时会阴冲洗（分娩或阴道操作前的会阴清洁和消毒）

（一）目的

在进行阴道或宫腔无菌操作前,对外阴进行清洁和消毒,避免阴道、宫腔检查和接产时造成生殖道上行感染。产时会阴冲洗临床通常应用于接产、内诊、人工破膜、阴道手术操作、宫腔操作等技术之前的准备。

（二）物品准备

冲洗盘1个,内有盛39～41℃温水500 mL的容器2个、无菌镊子罐1个、无菌镊子4把、无菌敷料罐2个（其中1个盛放10%～20%肥皂水纱布,另一个盛放聚维酮碘纱布）、无菌接生巾1块、一次性冲洗垫一个、污水桶1个。

（三）操作步骤

（1）向孕妇或产妇解释操作内容,目的是取得她们的配合。协助孕妇或产妇取仰卧位,脱去裤子和内裤,双腿屈曲分开充分暴露外阴部,操作人员站在床尾部或右侧。

（2）将产床调节成床尾稍向下倾斜的位置,并将孕妇或产妇腰下的衣服向上拉,以免冲洗时打湿衣服。

（3）清洁操作。

用第1把镊子夹取肥皂水纱布一块,清洁顺序:阴阜→左右腹股沟→左右大腿内侧上1/3～1/2处→会阴体→两侧臀部,擦洗时稍用力,要将皮肤处的血迹、污物等清洁干净,然后弃掉纱布。

从无菌敷料罐中取第2块肥皂水纱布,需使用无菌镊子传递,按下列顺序清洁擦洗:阴裂→左右小阴唇→左右大阴唇→会阴体（该处稍用力,反复擦洗）→肛门,弃掉纱布及第一把镊子,此过程需要2分30秒。

用温水由外至内缓慢冲净肥皂,约需1分钟。

第2把无菌镊子夹肥皂水纱布:再按（1）、（2）、（3）程序重复冲洗一遍。

（4）消毒操作:第3把无菌镊子夹取聚维酮碘纱布一块,擦洗外阴一遍。按下列顺序:阴裂→左右小阴唇→左右大阴唇→阴阜→腹股沟→大腿内上1/3～1/2处→左右臀部→会阴体→肛门,消毒范围不要超出肥皂擦洗清洁范围,弃掉镊子。

（5）撤出臀下一次性会阴垫,垫好无菌接生巾。

（四）注意事项

（1）注意为孕妇或产妇保暖和遮挡。

（2）用水冲洗前,操作者应先测试水温,可将水倒在操作者的手腕部测水温,水温为39～41℃以产妇感觉适合为宜。

（3）所有冲洗用物均为灭菌物品,每天更换一次,并注明开启时间和日期,操作者严格无菌操作。

（4）冲洗过程中要注意与孕妇或产妇交流和观察产程进展,发现异常,应及时告知医师,并遵医嘱给予相应处理。

五、铺产台

（一）目的

使新生儿分娩在无菌区域内,减少产妇及新生儿的感染机会,使无菌技术得以实施。

(二)物品准备

产包内有一号包皮 1 个、内包皮 1 个、产单 1 个、接生巾 4～6 块、长袜 2 只、计血器 1 个、持针器 1 把、齿镊 1 把、止血钳 3 把(其中至少有一把直钳)、断脐剪 1 把、脐带卷 1 个、敷料碗 2 个、长棉签 4 个、纱布 7 块、尺子 1 把、洗耳球 1 个、尾纱 1 个。

(三)操作步骤

(1)在宫缩间歇,向孕妇解释操作内容和目的,取得孕妇配合。

(2)打开新生儿辐射台提前预热(调节到 28～30 ℃,早产儿需要调节的温度更高)。

(3)接产者刷手后,取屈肘手高姿势进入产房(注意手不能高过头部,不能低于腰部)。

(4)助手按无菌原则将产包内、外包皮逐层打开。

(5)接产者穿隔离衣,检查产包内灭菌指示剂是否达消毒标准,接产者双手拿住产单的上侧两角,用两端的折角将双手包住,嘱孕妇抬起臀部,将产单的近端铺于孕妇臀下,取长袜(由助手协助抬起孕妇左腿),将一只长袜套于孕妇左腿上,助手尽量拉长袜开口处至孕妇大腿根部,在大腿外侧打结。用同样方法穿右侧长袜。

(6)接产者戴无菌手套,将一块接生巾打开,一侧反折盖于腹部,第 2 块接生巾折叠后放于孕妇会阴下方,用于保护会阴。另取 2 块接生巾,按新生儿复苏要求放置于新生儿辐射台上,一块做成肩垫,另一块用于擦拭新生儿。其余物品和器械,按接产使用顺序依次摆好,用无菌接生巾覆盖。

(7)助手将新生儿襁褓准备好,室温保持 26～28 ℃。

(四)注意事项

(1)准备物品时,检查产包有无潮湿、松散等被污染的情况,如有上述情况应更换。

(2)向孕妇解释相关内容,以取得配合。

(3)嘱孕妇及陪产家属勿触摸无菌敷料和物品。

(4)注意为孕妇保暖。

(5)铺台时接产者要注意产程进展,与孕妇保持交流,使其安心,指导孕妇宫缩时屏气用力。

六、胎心监护

(一)目的

通过描记的胎心基线、胎动时胎心变化,动态观察胎儿在宫腔内的反应。

(二)物品准备

胎心监护仪、超声耦合剂、腹带(固定探头用)。

(三)操作步骤

(1)向孕妇解释做胎心监护的目的。

(2)协助孕妇取仰卧位或坐位。

(3)用四步触诊手法了解胎方位,将胎心探头、宫腔压力探头固定于孕妇腹部,胎心探头应放在胎心最清晰的部位,宫腔压力探头应放在近宫底处。

(4)胎儿反应正常时,胎心监护只需做 20 分钟,异常时可根据情况酌情延长监护时间(胎动反应不佳时可以给予腹部适当的声音刺激或触摸刺激,促进胎动)。

(5)医师作出报告,并将所做胎心监护曲线图粘贴于病历报告单上保存。

(6)帮助孕妇整理好衣服,取舒适的卧位或坐位。

(7)整理胎心监护用物。

（四）注意事项

(1)帮助孕妇采取舒适体位,告知大约所需时间。

(2)固定胎心探头和宫腔压力探头时松紧应适度,避免孕妇不舒适。

(3)刺激胎动时,动作要轻柔适度。

(4)胎心监护结束后将结果告知孕妇。

(5)腹带应每天更换、清洁备用。

七、正常分娩接产术

（一）操作目的

规范操作流程,按分娩机转娩出胎儿,适时保护会阴,保障母婴安全。

（二）操作评估

1.适应证

评估能自然分娩的孕妇。

2.禁忌证

头盆不称;异常胎位,如臀位、面先露或胎位不清;无阴道分娩条件如骨盆狭窄、产道梗阻;宫口未开全。

（三）操作准备

1.用物准备

接生台、无菌器械包、一次性产包、消毒棉球、脐带夹（气门芯）、20 mL 针筒、长针头、2％利多卡因、生理盐水、可吸收缝线、无影灯。

2.环境准备

关门窗,调节室温 24～28 ℃;注意隐私。

3.人员准备

操作者着装规范、修剪指甲、外科洗手、戴口罩;孕妇意识清醒能配合,排空膀胱。

（四）操作步骤

(1)向孕妇解释操作目的、签署阴道分娩知情同意书。

(2)评估孕妇的精神状况、合作程度、产程进展情况及胎儿情况,做好沟通,取得配合。

(3)孕妇取舒适的自由体位,会阴消毒,铺无菌操作台。

(4)接产。操作者外科洗手,穿无菌手术衣,戴无菌手套,两人清点器械纱布,摆放好物品。阴道检查:评估会阴条件、胎方位及骨盆情况等。正确把握接生时机,正确指导产妇配合用力,一手适度控制胎儿娩出速度,一手适度保护会阴,尽可能在宫缩间歇期娩出胎头。胎头娩出后,以左手至鼻根向下颏挤压,挤出口鼻内的黏液和羊水。协助复位和外旋转,操作者左手下压胎儿颈部,协助前肩自耻骨弓下娩出,再托胎颈向上使后肩缓缓娩出(或左右手分别放置颈部上下,先左手向下轻压胎儿颈部娩前肩,再右手托胎颈向上娩出后肩)。将储血器置产妇臀下以准确计量出血量。

(5)新生儿护理:如新生儿有窒息,立即按新生儿复苏流程。①初步复苏:擦干保暖、摆正体位、清理呼吸道、刺激。②脐部护理:用气门芯或脐带夹断脐。WHO 建议晚扎脐带。③分娩后1 小时内做好新生儿早吸吮。④进行新生儿常规体检及护理。

(6)协助胎盘娩出。①确认胎盘剥离。②正确手法协助胎盘娩出:宫缩时左手轻压宫底,右手牵拉脐带,当胎盘娩出至阴道口时,用双手捧住胎盘,向同一个方向边旋转边向外牵拉,直至胎盘完全娩出。③检查胎盘,胎膜是否完整,脐带有无异常及有无副胎盘,测量胎盘大小及脐带长度。

(7)检查软产道,如有裂伤或会阴切开,按解剖进行缝合修复(见会阴切开缝合术和会阴裂伤缝合术)。

(8)准确评估出血量。

(9)整理用物,再次双人清点纱布。

(10)协助产妇取舒适体位,整理床单位,注意保暖。

(11)给予相关健康教育指导并协助早吸吮。

(12)分类处置用物。

(13)洗手、记录。

(五)健康指导

1.操作前

解释此项操作的目的,取得孕妇的理解与配合,排空膀胱。

2.操作中

注意与孕产妇沟通,指导配合方法,保持放松状态。

3.操作后

做好饮食、活动、排尿及母乳喂养指导;告知保持会阴部清洁。注意阴道流血,若流血多、肛门有坠胀感或切口疼痛剧烈,应及时告诉医护人员。

(六)注意事项

(1)操作前做好沟通,取得孕妇的配合;排空膀胱,必要时行导尿术。

(2)操作中注意保暖和隐私保护,注意人文关怀。

(3)操作者应遵循自然分娩理念,不亦过早、过多地干预产程。

(4)接产过程中应严密观察宫缩和胎心,及时评估母儿状况,适时接产。

(5)协助胎盘娩出时,不应在胎盘未完全剥离前用力按压子宫和用力牵拉脐带,以免发生拉断脐带甚至造成子宫内翻。

(6)接产过程严格无菌操作规程。

八、胎头吸引器助产术

(一)操作目的

利用负压原理,通过外力按分娩机转进行牵引,配合产力,达到协助胎儿娩出的目的。

(二)操作评估

1.适应证

第二产程延长,包括持续性枕横位,硬膜外麻醉导致孕妇用力差;需要缩短第二产程时间,如产妇心脏病、高血压等内科疾病,胎儿宫内窘迫等;瘢痕子宫,有子宫手术史,不宜过分使用腹压者;轻度头盆不称,胎头内旋转受阻者。

2.禁忌证

头盆不称;异常胎位,如臀位、面先露或胎位不清;无阴道分娩条件如骨盆狭窄、产道梗阻;子宫脱垂或尿瘘修补术后;孕周较小的早产(<34周);怀疑胎儿凝血功能异常;产钳助产失败后;胎头未衔接;宫口未开全或胎膜未破者。

(三)操作准备

1.用物准备

胎头吸引器、导尿管、无菌器械包(同会阴侧切术)、聚维酮碘棉球、20 mL针筒、长针头、麻醉药、生理盐水。

2.环境准备

关闭门窗,调节室温24～28 ℃,注意隐私,必要时围帘或屏风遮挡。

3.人员准备

操作者着装规范、修剪指甲、戴口罩、外科洗手;孕妇意识清醒能配合,排空膀胱。

(四)操作步骤

(1)向产妇解释操作目的,做好沟通,取得配合。签署知情同意书。

(2)评估孕妇的精神状况、产程进展及胎儿情况,排除禁忌证。

(3)注意保暖和隐私保护。

(4)协助孕妇取膀胱截石位,会阴消毒,铺无菌操作台。

(5)操作者外科洗手,穿无菌手术衣,戴无菌手套,检查胎头吸引器有无损坏、漏气、器械组装是否严密。

(6)阴道检查:评估会阴条件、胎方位及骨盆情况等。

(7)检查是否排空膀胱,必要时导尿。

(8)放置胎头吸引器:吸引杯头端消毒,涂无菌液状石蜡,左手分开两侧小阴唇,暴露阴道外口,以左手中、示指掌侧向下撑开阴道后壁,右手持吸引器将吸引杯头端向下压入阴道后壁前方,然后左手中、示指掌面向上,分开阴道壁右侧,使吸引杯右侧缘滑入阴道内,继而手指转向上,提拉阴道前壁,使吸引杯上缘滑入阴道内,最后拉开左侧阴道壁,使吸引杯完全滑入阴道内与胎头顶部紧贴。

(9)抽吸负压:①电动吸引器抽气法,胎头位置低可用40.0 kPa(300 mmHg)负压,胎头位置高或胎儿偏大可用60.0 kPa(450 mmHg)负压,一般情况用50.7 kPa(380 mmHg)负压;②注射器抽吸法,一般由助手用50 mL空针缓慢抽气,一般抽出空气150 mL左右;③一次性整体负压胎吸装置,反复按压抽吸至负压标尺达绿色区域[60.0～80.0 kPa(450～600 mmHg)]。

(10)牵引:右手握持牵引柄,左手中指、示指顶住胎头枕部,缓慢牵引。牵引方向根据胎先露平面,循产轴方向在宫缩时进行,先向下向外牵引协助胎头俯屈,当胎头枕部抵达耻骨联合下方时,逐渐向上向外牵引,使胎头仰伸直至双顶径娩出。宫缩间歇期停止牵引,但保持牵引器不随胎头回缩。胎位不正时,牵引同时应顺势旋转胎头,每次宫缩旋转45°为宜,必要时辅助腹部外倒转进行。

(11)取下吸引器:看到胎儿颌骨时,可拨开橡皮管或放开气管夹,或按压泄气阀,消除吸引器内负压,取出吸引器。

(12)按分娩机转娩出胎儿,处理同正常分娩接产术。

(13)协助产妇穿好衣裤,取舒适体位。

(14)胎盘娩出和新生儿处理同正常分娩接产术。

(15)准确评估出血量。

（16）整理用物,再次双人清点纱布。

（17）协助产妇取舒适体位,整理床单位,注意保暖。

（18）给予相关健康教育指导并协助早吸吮。

（19）分类处置用物。

（20）洗手、记录。

（五）健康指导

1.操作前

解释此项操作的目的,取得产妇的理解与配合,嘱产妇排空膀胱,并签署知情同意书。

2.操作中

注意与产妇沟通,指导配合方法,保持放松状态。

3.操作后

做好饮食、活动、排尿及母乳喂养指导;关注新生儿情况,如有异常及时联系医护人员。

（六）注意事项

（1）操作前做好沟通,取得产妇的配合,签署知情同意书;排空膀胱,必要时行导尿术。

（2）操作前评估全面,排除禁忌证。

（3）操作中注意保暖和隐私保护;注意人文关怀,指导配合。

（4）放置胎头吸引器位置正确:①吸引杯中心应位于胎头"俯屈点",即矢状缝上,后囟前方二横指(约 3 cm)处;②吸引器纵轴应与胎头矢状缝一致,并可作为旋转的标志(整体吸引装置除外);③牵引前应再次检查吸引杯附着位置,右手中、示指伸入阴道,沿吸引杯与胎头衔接处触摸 1 周,检查是否紧密连接,避免阴道壁及宫颈组织夹入。

（5）把握吸引持续时间和次数:大多数文献报道胎吸助产的牵引次数应不超过 3 次,持续时间不超过 20 分钟。

（6）仔细检查新生儿有无头皮气肿、头皮血肿等产伤。

九、肩难产接产术

（一）操作目的

规范操作手法,掌握肩难产处理技术,保障母婴安全。

（二）操作评估

适应证:阴道分娩过程中发生的肩难产。

（三）操作准备

1.用物准备

接生台、无菌器械包、一次性产包、消毒棉球、脐带夹(气门芯)、20 mL 针筒、长针头、2％利多卡因、生理盐水、可吸收缝线、无影灯、新生儿复苏用物。

2.环境准备

关门窗,调节室温 24～28 ℃;注意隐私。

3.人员准备

增加 3 名操作人员,操作者着装规范、外科洗手、戴口罩;孕妇意识清醒能配合,排空膀胱。

（四）操作步骤

（1）胎头娩出后,发生娩肩困难,快速判断肩难产征兆。

(2)立即启动肩难产处理流程(HELPERR操作法)。

H——寻求支援:呼叫上级医师、新生儿医师、助产士等到位。

E——评估会阴:是否行会阴切开或扩大会阴切口。

L——屈大腿:协助孕妇大腿向腹壁屈曲。

P——耻骨上加压配合接生者牵引胎头。

E——阴道内操作。①Rubin手法:助产者的示、中指放在前肩的背侧将肩膀向胸椎方向推动,使胎儿前肩内收压缩肩围。②Woods手法:助产者的示、中指紧贴胎儿后肩的前侧,将后肩向侧上旋转,至前肩位置娩出。③Rubin+Woods联合旋转、反向旋转:当正常旋转方向不能实施时,可以尝试反向旋转。

R——先娩后肩:沿后肩探及肘关节,进而探及前臂,牵引前臂使肘关节屈曲于胸前,以洗脸的方式从胸前娩出后臂,再常规牵引胎头娩出前肩。注意牵引时不能牵引腕关节。

R——翻转孕妇:协助孕妇翻转呈四肢着地位,使双手双膝关节着地。常规牵引胎头,依靠重力作用,先娩出胎儿后肩。

最后方法:不建议采用,仅在上述方法无效时试行,需充分病情告知。方法有胎儿锁骨切断法、耻骨联合切开术、经腹子宫切开术、胎头复位剖宫产。

(3)胎儿娩出后处理同正常分娩接产术,如新生儿有窒息,立即按新生儿复苏流程。

(4)检查新生儿有无骨折等产伤发生。

(五)健康指导

1.操作前

解释此项操作的目的,取得产妇的理解。

2.操作中

注意与产妇沟通,协助产妇变换体位,指导其与助产人员主动配合。

3.操作后

告知新生儿情况,做好饮食、活动、排尿及心理指导。

(六)注意事项

(1)操作前评估孕妇情况,识别肩难产高危因素:既往有肩难产史、妊娠期糖尿病、过期妊娠、巨大儿、孕妇身材矮小及骨盆解剖异常、产程缓慢、行胎头吸引术或产钳助产术。

(2)正确判断肩难产征兆 胎头娩出后在会阴部伸缩(乌龟征),按常规助产方法不能娩出胎肩(建议60秒为宜)。一旦发生,立即呼叫救援人员,启动HELPERR流程。

(3)操作中要不断评估胎心情况,避免先剪断脐带的操作。

(4)耻骨联合加压时注意,手放在胎儿前肩的后部,手掌向下,向侧方用力,使前肩内收。建议压力先持续,后间断,禁忌宫底加压。

(5)每项操作耗时建议以30~60秒为宜,做好抢救时间、步骤与结果的记录。

(6)做好新生儿复苏抢救准备。

(7)操作前后告知病情,做好沟通,取得产妇的配合。

十、软产道检查

(一)操作目的

阴道分娩后常规检查,及时发现宫颈裂伤、阴道裂伤及有无血肿等,及时处理,预防和减少产后出血的发生。

（二）操作评估

适应证：阴道分娩后常规检查。

（三）操作准备

1.用物准备

聚维酮碘液、无菌纱布、无菌垫巾、无菌手套、无影灯，无齿卵圆钳、阴道拉钩、导尿管。

2.环境准备

关门窗，调节室温 24～28 ℃；注意隐私，必要时围帘或屏风遮挡。

3.人员准备

操作者着装规范、修剪指甲、戴口罩、外科洗手；产妇意识清醒能配合。

（四）操作步骤

（1）核对产妇姓名、住院号，向产妇解释操作目的，评估产妇情况、自理能力及合作程度。

（2）注意保暖和隐私保护。

（3）协助取仰卧膀胱截石位，外阴常规消毒，铺无菌巾，必要时导尿排空膀胱。

（4）操作者戴好无菌手套，左手分开阴道，暴露阴道壁，右手持纱布擦干阴道壁血迹，查看阴道壁有无损伤程度。若裂伤严重需用阴道拉钩充分暴露宫颈和阴道。

（5）宫颈检查：持宫颈钳钳夹住宫颈前唇、固定，再持三把无齿卵圆钳顺时针方向依次查看整个宫颈有无裂伤及损伤程度。

（6）宫颈探查后，助手再用拉钩暴露宫颈的前后穹隆和两侧穹隆以及阴道伤口的顶端和阴道的四周。

（7）如有裂伤，按解剖组织逐层缝合。

（8）缝合后常规肛查，肠线有无穿过直肠黏膜及血肿，发现异常，及时处理。

（9）准确评估出血量。

（10）协助产妇穿好衣裤，取舒适体位。

（11）整理床单位，注意保暖。

（12）给予相关健康指导。

（13）整理用物并分类处置。

（14）洗手、记录。

（五）健康指导

1.操作前

解释此项操作的目的，取得产妇的理解与配合，嘱产妇排空膀胱。

2.操作中

注意与产妇沟通，指导配合方法，保持放松状态。

3.操作后

做好饮食、活动、排尿指导；告知保持会阴部清洁；注意阴道流血，若流血多、肛门有坠胀感或切口疼痛剧烈，应及时告诉医护人员。

（六）注意事项

（1）操作前做好沟通，取得产妇的配合；是否排空膀胱，必要时行导尿术。

（2）操作中注意保暖和隐私保护。

(3)严格无菌操作规程,暴露充分。

(4)操作中注意人文关怀,动作轻柔,对裂伤严重者,必要时行麻醉镇痛。

十一、会阴切开术

(一)操作目的

阴道分娩时,为了避免会阴严重裂伤,减少会阴阻力,以利于胎儿娩出,缩短第二产程,保护盆底功能,减少母婴并发症等。

(二)操作评估

初产头位会阴紧、会阴部坚韧或发育不良、炎症、水肿,估计有严重撕裂者;需产钳助产、胎头吸引器助产或初产臀位经阴道分娩者;巨大儿、早产、胎儿生长受限或胎儿窘迫需减轻胎头受压并及早娩出者;产妇患心脏病或高血压等疾病需缩短第二产程者。

(三)操作准备

1.用物准备

聚维酮碘液、无菌棉球和纱布、麻醉药物(1%利多卡因)、20 mL 注射器、长穿刺针、器械产包(侧切剪、线剪、持针器、有齿镊、血管钳、小量杯)、无菌纱布、有尾纱布、可吸收肠线等。

2.环境准备

关门窗,调节室温 24～28 ℃;注意隐私,必要时围帘或屏风遮挡。

3.人员准备

操作者着装规范、修剪指甲、戴口罩、外科洗手;产妇意识清醒能配合。

(四)操作步骤

(1)向产妇解释操作目的,评估产妇情况、自理能力及合作程度。

(2)产妇取膀胱截石位,注意保暖和隐私保护。

(3)操作者外科洗手、穿无菌衣、戴无菌手套,双人清点纱布。

(4)再次评估产妇产程进展情况、会阴条件及胎儿情况,掌握会阴切开指征,签署知情同意书。

(5)未实施硬膜外镇痛者,采用阴部神经阻滞麻醉。

(6)麻醉起效后,适时行会阴切开。左手中、示指伸入胎先露和阴道侧后壁间,右手持剪刀在会阴后联合正中偏左 0.5 cm 处,与正中线呈 45°,于宫缩时剪开皮肤和黏膜 3～4 cm(正中切开时沿会阴正中线向下切开 2～3 cm)。用纱布压迫止血,必要时结扎小动脉止血。

(7)胎儿胎盘娩出后,会阴切口缝合。检查软产道有无裂伤,阴道内置有尾纱条。

(8)按解剖结构逐层缝合。①缝合阴道黏膜:暴露阴道黏膜切口顶端,用 2/0 可吸收缝线自顶端上方 0.5 cm 处开始,间断或连续缝合阴道黏膜及黏膜下组织,至处女膜环对合打结。②缝合肌层:用 2/0 可吸收缝线间断或连续缝合会阴部肌层、皮下组织。③缝合皮肤:用 3/0 或 4/0 可吸收缝线连续皮内缝合。

(9)取出有尾纱布,检查缝合处有无出血或血肿。

(10)肛诊检查肠线是否穿过直肠黏膜及有无阴道后壁血肿。

(11)准确评估出血量。

(12)整理用物,再次双人清点纱布。

(13)协助产妇取舒适体位,整理床单位,注意保暖。

(14)给予相关健康教育指导。

(15)分类处置用物。

(16)洗手、记录。

(五)健康指导

1.操作前

解释此项操作的目的,取得产妇的理解与配合,嘱产妇排空膀胱。

2.操作中

注意与产妇沟通,指导配合方法,保持放松状态。

3.操作后

做好饮食、活动及排尿指导;告知保持会阴部清洁;注意阴道流血,若流血多、肛门有坠胀感或切口疼痛剧烈,应及时告诉医护人员。

(六)注意事项

(1)操作前做好沟通,取得产妇的配合;排空膀胱,必要时行导尿术。

(2)操作中注意保暖和隐私保护。

(3)严格掌握会阴切开术的适应证和切开时机,切开不宜过早,一般预计在2~3次宫缩胎儿可娩出。

(4)切开时剪刀应与皮肤垂直,会阴皮肤与黏膜切口整齐、内外一致;宫缩时,侧切角度宜在60°左右。

(5)正中切开的切口易向下延伸,伤及肛门括约肌。故手术助产、胎儿较大或接产技术不够熟练者不宜采用。

(6)缝合时按解剖结构逐层缝合,注意止血,不留无效腔;从切口顶端上 0.5 cm 缝合第一针。缝合时缝针不宜过密过紧,一般针距为 1 cm。

(7)缝合后仔细检查有无渗血和血肿,肠线有无穿过直肠黏膜,发现异常,及时处理。

十二、会阴裂伤修复术(Ⅰ、Ⅱ度)

(一)操作目的

按解剖结构修复损伤的会阴组织,达到止血、防止伤口感染的目的。

(二)操作评估

1.适应证

不同程度的会阴裂伤。

2.禁忌证

伤口急性感染期。

(三)操作准备

1.用物准备

阴道纱条、聚维酮液、无菌手套、2/0 可吸收线、3/0 可吸收线、持针器、线剪、血管钳、麻醉药物。

2.环境准备

关门窗,调节室温 24~28 ℃;注意隐私,必要时围帘或屏风遮挡。

3.人员准备

操作者着装规范、修剪指甲、戴口罩、外科洗手;产妇意识清醒能配合。

(四)操作步骤

(1)核对产妇姓名、住院号,向产妇解释操作目的,评估产妇情况、自理能力及合作程度。

(2)注意保暖和隐私保护。

(3)协助产妇取仰卧膀胱截石位,外阴常规消毒,铺无菌巾,必要时导尿排空膀胱。

(4)操作者外科洗手、穿无菌衣、戴无菌手套,双人清点纱布。

(5)未实施硬膜外镇痛者,采用阴部神经阻滞麻醉或局部麻醉。

(6)操作者左手分开阴道,暴露阴道壁,右手持纱布擦干阴道壁血迹,查看阴道壁损伤程度,置有尾纱条。

(7)Ⅰ度裂伤修复:用2/0可吸收缝线间断或连续缝合阴道黏膜;3/0或4/0可吸收缝线连续皮内缝合或4号丝线间断缝合皮肤。

(8)Ⅱ度裂伤修复:暴露阴道黏膜切口顶端,自顶端上方0.5 cm处开始,用2/0可吸收缝线间断或连续缝合阴道黏膜和黏膜下组织,裂伤较深者建议间断缝合;用2/0可吸收缝线间断缝合会阴部肌层;3/0或4/0可吸收缝线连续皮内缝合或4号丝线间断缝合皮肤。

(9)取出有尾纱布,检查缝合处有无出血或血肿。

(10)肛诊检查肠线是否穿过直肠黏膜及有无阴道后壁血肿。

(11)准确评估出血量。

(12)整理用物,再次双人清点纱布。

(13)协助产妇穿好衣裤,取舒适体位。

(14)整理床单位。

(15)给予相关健康指导。

(16)整理用物并分类处置。

(17)洗手、记录。

(五)健康指导

1.操作前

解释此项操作的目的,取得产妇的理解与配合,嘱产妇排空膀胱。

2.操作中

注意与产妇沟通,指导配合方法,保持放松状态。

3.操作后

强调饮食指导,无渣半流或流质3天,后根据伤口愈合情况修改饮食;做好活动及排尿指导;告知保持会阴部清洁;注意阴道流血,若流血多、肛门有坠胀感或切口疼痛剧烈,应及时告诉医护人员。

(六)注意事项

(1)操作前做好沟通,取得产妇的配合;排空膀胱,必要时行导尿术。

(2)操作中注意保暖和隐私保护。

(3)正确评估裂伤程度,按解剖结构对合整齐,逐层修复。

(4)选择正确的麻醉方式,对充分暴露、修复组织及镇痛有着重要作用。

(5)缝合后仔细检查有无渗血和血肿,肠线有无穿过直肠黏膜,发现异常,及时处理。

(6)缝合时从伤口顶端上0.5 cm缝合第一针,缝合时缝针不宜过密过紧,一般针距为1 cm,注意止血,不留无效腔。

（7）完善术后谈话和病历书写完整，加强饮食指导。

十三、新生儿窒息复苏

（一）目的

新生儿问世的瞬间有时是十分危急的，产科和儿科的医护人员，尤其是产房的医务人员应熟练掌握新生儿窒息复苏技能和流程，在新生儿出现窒息时能立即得以实施复苏技术，并能相互配合。

（二）物品准备

氧气湿化瓶、氧气管、新生儿复苏气囊（自动充气式或气流充气式）、婴儿低压吸引器、各种型号的气管插管、吸痰管、新生儿喉镜（带有为足月儿和早产儿应用的 2 个叶片）、肾上腺素、生理盐水、胶布、新生儿辐射台、胎粪吸引管、听诊器、各种型号的空针、胃管、胶布等，连接好氧气装置，氧流量调节到每分钟 5 L。

（三）操作步骤

（1）A 建立通畅的气道。

（2）B 建立呼吸。

（3）C 建立正常的循环。

（4）D 药物治疗。

其中为新生儿开放气道和给予通气是最为重要的部分，大部分新生儿窒息复苏在实施了 ABC 方案后很少再需要用药。

1. 评估复苏的适应证

新生儿出生时负责复苏的人员应明确有无以下问题。

（1）羊水情况，有无胎粪污染：胎粪污染，新生儿没有活力时，清理呼吸道应气管插管连接胎粪吸引管，将污染的羊水吸出。

（2）有无呼吸或哭声：出生后没有呼吸或只有喘息时需要复苏。

（3）肌张力情况：肌张力差，没有呼吸时，应实施复苏。

（4）是否足月：早产儿发生窒息的风险更大，不足月时更应做好复苏的准备。

2. 复苏的最初步骤（A——建立通畅的气道）

（1）保暖：新生儿娩出前应关闭门窗、空调，避免空气对流。出生后放在辐射保暖台上（新生儿辐射台，应提前预热），摆正体位（鼻吸气位）。

（2）摆正体位，清理呼吸道。

接生者可以在胎头娩出时，用手将口鼻中的大部分黏液挤出，清理鼻腔黏液时应两侧鼻孔交替进行。

胎儿娩出后，使其仰卧在辐射台上，将新生儿颈部轻度仰伸呈"鼻吸气状"，可使用肩垫（肩垫高度 2～3 cm）抬高肩部，使呼吸道通畅，更有助于保持最佳复苏体位。黏液多的新生儿，则应把头部转向一侧，使黏液积聚在口腔一侧，并尽快吸出。

吸引黏液时，应先清除口腔黏液，后吸鼻腔黏液，以免刺激新生儿呼吸，将羊水或黏液吸入肺部。吸引的负压和吸引管插入的深度都要适度。用吸引管吸引时要边吸边转动吸管，以避免吸管持续吸在一处黏膜上造成损伤。用吸球者，应先捏瘪吸球，排出球腔内的空气再吸，这样可避免气流把黏液推入深部。用电动吸引器的负压应不高于 13.3 kPa（100 mmHg），负压过大易致新生儿气道黏膜损伤。

对于羊水有胎粪污染者,应在胎头娩出产道时即用手法将胎儿口鼻中的黏液挤出,待新生儿全身都娩出后,迅速置于辐射台上,再次用手挤口鼻黏液。如新生儿有活力(新生儿有活力的定义为:哭声响亮或呼吸好,肌张力好,心率>100 次/分),则新生儿不需特殊处理,常规给予吸痰法清理呼吸道。反之,新生儿无活力(新生儿有活力的定义中任何一项被否定时称之为无活力),负责新生儿复苏的儿科或产科医师应立即用新生儿喉镜暴露气管,使用一次性气管插管吸净呼吸道羊水和胎粪,然后再继续下一步。

(3)迅速擦干:待吸净气道后,用毛巾迅速擦干新生儿全身羊水、血迹,注意头部擦干,并将湿巾撤掉。如果此时新生儿仍没有哭声或呼吸,重新摆正体位(新生儿仰卧,头部轻度仰伸——鼻吸气位)。

(4)触觉刺激,诱发呼吸:新生儿被擦干、刺激以后仍没有呼吸或哭声时,可给予触觉刺激诱发呼吸。触觉刺激的方法有两种:①操作者用一只手轻柔地摩擦新生儿背部或躯体两侧;②轻弹或轻拍足底。新生儿大声啼哭,表示呼吸道已通畅,诱发呼吸成功。

上述步骤又称新生儿初步处理,应在 30 秒内完成。初步处理完成后,应对新生儿进行评估,评估内容为:呼吸、心率、皮肤颜色。

常压给氧的原则:如果新生儿给予触觉刺激诱发呼吸成功,就进行常规护理。若新生儿有呼吸,但躯干皮肤发绀,应观察数分钟左右,如没有改善应给予常压吸氧,氧流量调节到每分钟5 L。对于触觉刺激 2 次无效者(不能诱发新生儿呼吸),应立即改用气囊面罩复苏器进行人工呼吸(正压通气)。复苏时短期常压给氧者,可用鼻导管给氧,氧流量以每分钟 5 L 为宜。长时间给氧者,氧气要预热并湿化,以防止体温丢失和气道黏膜干燥,有条件者应检测新生儿血氧浓度。

3.气囊面罩正压通气(B——建立呼吸)

(1)正压通气的指征:新生儿在给予初步处理后,仍然呼吸暂停或喘息;或心率<100 次/分。

(2)自动充气式复苏气囊组成:由面罩(有不同大小,使用时可根据新生儿体重及孕周选择)、气囊、储氧器、减压阀组成。

(3)面罩的安置:操作者位于新生儿的头侧或一侧,新生儿头部轻度仰伸,即"鼻吸气位"使气道通畅。操作者右手持复苏器,面罩放置时按下颏、口、鼻的顺序放置,注意解剖形面罩要把尖端放在鼻根上。操作者一手拇指和中指呈"C"字形环绕在面罩边缘帮助密闭,其余手指注意不要压迫颈部致使气道受阻,另一只手挤压气囊。操作者将面罩紧贴患儿面部形成密闭的空间,但不可过分用力压紧面罩,致使新生儿体位改变和眼部、面部损伤。面罩放置正确后,可挤压气囊加压给氧。加压给氧时,要注意观察胸廓有无起伏,若挤压气囊,胸廓随之起伏,说明面罩密闭良好,此时两肺可闻及呼吸音。如果胸廓抬高呈深呼吸状或听到减压阀开启的声音,则说明充气过量,应减少用力,以防新生儿发生气胸。如观察到上腹部隆起,是气体进入胃内所致,应置胃管将胃内气体、液体抽出。

若挤压气囊,胸廓起伏不明显,应检查原因。可能的原因:①面罩密闭不良,常见于鼻背与面颊间有漏气者;②新生儿体位不当;③口鼻内有黏液阻塞,导致气道受阻;④新生儿口未张开;⑤按压气囊的压力不足。

(4)挤压气囊的速率与压力:气囊正压通气的速率为 40～60 次/分,与胸外按压配合时速率为 30 次/分,首次呼吸所需压力为 3.0～4.0 kPa(30～40 cmH$_2$O),以后挤压气囊的压力为1.5～2.0 kPa(15～20 cmH$_2$O)。

注意:为很好地控制正压通气的频率,操作者应大声计数(大声数一、二、三,当数到一时,按压气囊,数到二、三时,松开气囊)。

(5)气囊面罩正压通气实施 30 秒后,必须对新生儿状况进行评价,评价内容:若心率＞100 次/分,皮肤红润且有自主呼吸,可停止加压给氧,改为常压吸氧,并给予触觉刺激使其大声啼哭。若心率 60～100 次/分;应继续正压通气;若心率低于 60 次/分,则需继续正压人工呼吸,并同时插入心脏按压。

正压通气使用超过 2 分钟时,应插胃管吸净胃内容物,并保留胃管至正压人工呼吸结束。插入胃管的长度为:从新生儿鼻梁部至耳垂再至剑突和脐之间连线中点的距离。胃管插入后用 20 mL 注射器吸净胃内容物,取下空针将胃管用胶布固定在新生儿面部,保持胃管外端开放,以便进入胃内的空气继续排出。

4.胸外心脏按压(C——建立正常的循环)

胸外按压必须与正压通气有效配合。

(1)胸外按压的指征:经过 30 秒有效的正压通气后,对新生儿进行评价,评价内容同上。新生儿如心率低于 60 次/分时,应在实施正压通气的同时实施胸外心脏按压。

(2)胸外按压的方法:胸外按压时新生儿仍需保持头部轻度仰伸"鼻吸气位"。操作者可位于新生儿一侧,站在能接触到新生儿胸部并能正确摆放手的位置,不干扰另一位复苏者的正压通气。按压部位在胸骨下 1/3 处,即两乳头连线与剑突之间(避开剑突)按压深度为新生儿前后胸直径的 1/3。按压手法有拇指法和双指法两种。①拇指法:操作者用双手环绕新生儿胸廓,双手拇指端并排或重叠放置胸骨下 1/3 处,其余手指托住新生儿背部,而且拇指第一指关节应稍弯曲直立,使着力点垂直胸骨。②双指法:操作者用一只手的中指和示指或中指和无名指,手指并拢指端垂直向下按压胸骨下 1/3 处,另一只手放在新生儿背部做支撑。

(3)按压频率:每按压 3 次,正压通气 1 次,4 个动作为一个周期,耗时 2 秒,故 1 分钟 90 次胸外按压,30 次正压通气。胸外按压与正压通气的比例为 3∶1。

(4)胸外按压注意事项:要有足够的压力使胸骨下陷达前后胸直径 1/3,然后放松,放松时用力的手指抬起,但不离开胸壁皮肤,否则每次按压都需要重新定位,不仅耗时,而且按压的深度、速率和节律不易掌控。

注意:胸外按压与正压通气相配合时,由胸外按压的人大声计数,负责正压通气的人进行配合。负责胸外按压的人大声计数:"1、2、3、吸"。数到:"1、2、3"同时给予 3 次胸外按压,当数到"吸"时,负责胸外按压的人手抬起使胸壁回弹,但手指不离开皮肤,负责正压通气的人同时挤压气囊给予一次正压通气。

(5)评估:有效的胸外按压和正压通气实施 30 秒后,应对新生儿情况进行评价(评估内容同前),以决定下一步的复苏该如何进行。

可用听诊器测心率,为节约时间,每次听心率 6 秒,当心率已达 60 次/分以上时,胸外按压可以停止,正压通气仍需继续。若心率仍低于 60 次/分,心脏按压和正压通气应继续实施,同时给予肾上腺素(遵医嘱给药)。心率达到 100 次/分或以上,新生儿又有自主呼吸,应停止正压通气给予常压给氧。

5.复苏后的护理

新生儿经过复苏,生命体征恢复正常以后仍有可能恶化,应给予严密观察和护理。护理分为:常规护理、观察护理、复苏后护理。

（1）常规护理：新生儿出生前没有危险因素,羊水清、足月,出生后只接受了初步复苏步骤就能正常过渡者,可将新生儿放在母亲胸前进行皮肤接触,并继续观察呼吸、活动和肤色。

（2）观察护理：新生儿出生前有危险因素,羊水污染,出生后呼吸抑制、肌张力低、皮肤发绀,新生儿经过复苏后应严密观察,密切评估生命体征,必要时转入新生儿室进行心肺功能和生命体征的监测。病情稳定后,允许父母去探望,抚摸和搂抱新生儿。

（3）复苏后护理：应用正压人工呼吸或更多复苏措施的新生儿需要继续给予支持,他们有再次恶化的可能,应转送到新生儿重症监护室。复苏后护理包括温度控制,生命体征、血氧饱和度、心率、血压等监测。

气管插管的指征:需长时间正压通气、气囊面罩正压通气无效或效果不佳、需要气管内给药及可疑膈疝者。

（四）复苏时注意事项

（1）复苏前做好复苏人员和物品的准备,尤其在胎儿娩出前已经出现胎儿宫内缺氧迹象。

（2）复苏设备应处于备用、完整状态。

（3）实施复苏时应按照复苏流程进行,不可省略复苏步骤。

（4）物品准备时,应将肩垫准备好,辐射台提前打开预热。

（5）正压通气时,操作者一定要大声计数,以保证正压通气的频率。

（6）胸外按压时,按压的手指垂直下压,确保施力在胸骨下 1/3（压迫心脏）。

（7）正压通气和心脏按压应 2 人操作,并默契配合。

（8）给予肾上腺素时要注意浓度配比和剂量。

（9）复苏成功后,仍需严密观察新生儿情况,以防病情反复。

十四、产钳助产的配合

（一）目的

当子宫收缩乏力致第二产程延长;或产妇患有某些疾病,不宜在第二产程过度用力;或胎儿在宫内缺氧,产钳助产是一种应急处理方式,助产士与医师的配合可帮助产妇缩短产程,协助胎儿娩出。

（二）物品准备

无菌侧切包一个,无菌产钳一把,无菌油纱一块（将产钳用无菌油纱快速擦拭一遍待用）。

（三）操作步骤

（1）助产士常规进行会阴神经阻滞及会阴局部麻醉,行会阴侧切。

（2）助产士站在医师左侧,当医师按常规以"三左法则"放置产钳时协助固定先上的左叶,然后协助上好右叶。

（3）当医师在产妇宫缩牵拉产钳时,助产士左手协助胎儿俯屈,右手适时保护会阴。

（4）当胎儿双顶径通过阴道口时,示意医师停止牵拉,由医师依次卸下产钳右叶、左叶,助产士协助胎头娩出,然后进行外旋转,娩出胎肩。

（5）分娩结束后,与医师共同仔细检查宫颈和阴道有无裂伤及裂伤程度,共同评价新生儿有无产伤（包括:锁骨骨折、头皮血肿、头皮撕裂或擦伤、面神经瘫痪等）。

（6）缝合会阴伤口。

(四)注意事项

(1)不要强行牵引,充分估计头盆情况,必要时改为剖宫产。

(2)紧急情况下,应尽快娩出胎儿,但不可粗暴操作。产钳术一般不超过 20 分钟,产钳牵拉不能超过 3 次。

(3)手术后要注意观察宫缩和阴道出血情况,如果宫颈或阴道裂伤,须立即止血和缝合。

(4)产妇产程较长,出现血尿可留置导尿管,并酌用抗感染药物。

(5)仔细检查新生儿后,报告儿科医师适当给予抗感染药。

十五、宫颈裂伤缝合术

(一)目的

防止由于宫颈裂伤造成的产后出血、陈旧的宫颈裂伤造成宫颈功能不全而致习惯性流产。

(二)准备用物

聚维酮碘原液的无菌纱布、阴道壁拉钩、卵圆钳 2 把、2/0 带针可吸收缝合线、组织剪、线剪、持针器、无菌接生巾、无菌纱布。

(三)操作步骤

(1)用聚维酮碘原液的纱布消毒阴道壁黏膜,清除血迹。

(2)铺无菌接生巾,保证整个操作不被污染。有良好的光源或充足的照明。

(3)以阴道拉钩扩开阴道,用宫颈钳或两把卵圆钳钳夹宫颈,并向下牵拉使之充分暴露。

(4)直视下用卵圆钳循序交替,按顺时针或逆时针方向依次检查宫颈一周,如发生裂伤处,将两把卵圆钳夹于裂口两侧,自裂伤的顶端上 0.5 cm 开始用 2/0 可吸收线向子宫颈外口方向做连续或间断缝合。

(5)宫颈环形脱落伴活动性出血,可循宫颈撕脱的边缘处,用 3/0 号可吸收线做连续锁边缝合。

(四)注意事项

(1)充分暴露宫颈,寻找裂伤顶端,查清裂伤部位,缝合的第一针必须在裂伤的顶端 0.5～1 cm,以防回缩的血管漏缝。

(2)当裂伤深达穹隆、子宫下段甚至子宫破裂,从阴道缝合困难时,应行开腹缝合。

(3)伤及子宫动静脉或其分支,引起严重的出血或形成阔韧带内血肿,需要剖腹探查。

(4)较浅的宫颈裂伤,没有活动性出血,可不做处理。

(5)偶尔可见到宫颈环形裂伤或脱落,即使出血不多,也应进行缝合。

(6)宫颈裂伤超过 3 cm 以上,需要缝合。

十六、臀助产

(一)目的

使软产道充分扩张,并按照臀位分娩机制采用一系列手法使胎儿顺利娩出。

(二)物品准备

无菌产包、会阴侧切包、缝合线、20 mL 注射器、7 号长针头、生理盐水、2％盐酸利多卡因、隔离衣、无菌手套。

（三）操作步骤

（1）检查者戴好帽子、口罩。

（2）按六步洗手法将双手洗干净,常规刷手。

（3）穿隔离衣,戴无菌手套。

（4）消毒会阴,铺产台。

（5）"堵臀":当胎臀在阴道口拨露时,用一无菌接生巾堵住阴道口,直至手掌感到压力相当大,阴道充分扩张。

（6）导尿。

（7）局麻:阴部神经阻滞麻醉,会阴局部麻醉。

（8）行会阴侧切术。

上肢助产滑脱法:右手握住胎儿双足,向前上方提,使后肩显露于会阴,左手示指、中指伸入阴道,由后肩沿上臂至肘关节处,协助后肩及肘关节沿胸前滑出阴道,将胎体放低,前肩由耻骨弓自然娩出。

旋转胎体法:用接生巾包裹胎儿臀部,双手紧握,两手拇指在背侧,另4指在腹侧,将胎体按逆时针方向旋转,同时稍向下牵拉,右肩及右臂娩出,再将胎体顺时针旋转,左肩及左臂娩出。

（9）胎头助产。①将胎背转至前方,使胎头矢状缝于骨盆出口前后径一致。②将胎体骑跨在术者左前臂上,同时术者左手中指伸入胎儿口中、示指及无名指扶于两侧上颌骨。③术者右手中指压低胎头枕部使其俯屈,示指及无名指置于胎儿两侧锁骨上,向下牵拉,使胎头保持俯屈。④当胎头枕部抵于耻骨弓时,逐渐将胎体上举,以枕部为支点,娩出胎头,记录时间。

（10）断脐。

（11）新生儿初步处理。

（12）协助娩出胎盘,并检查是否完整。

（13）检查软产道,缝合侧切伤口。

（14）清洁整理用物。

（四）注意事项

（1）术前必须确定无头盆不称、宫口开全、胎臀已入盆,并查清臀位的种类。

（2）充分堵臀。

（3）脐部娩出后2～3分钟内娩出胎头,最长不超过8分钟。

（4）操作动作不可粗暴。

（5）胎头娩出困难时,可由助手在耻骨联合上向下、向前轻推胎头,或产钳助产。

（6）准备好新生儿复苏设备,仔细检查新生儿有无肩臂丛神经损伤和产道损伤。

十七、新生儿与母亲皮肤接触

（一）目的

分娩后尽快母婴皮肤接触可以提高新生儿体温,能够增加母婴感情,促进乳汁分泌。通过触摸、温暖和气味这些感官刺激,促进母乳分泌。

（二）操作步骤

母婴皮肤接触应在出生后60分钟以内开始,接触时间不得少于30分钟。助产士协助产妇暴露出乳房,用毛巾擦拭产妇的双乳及胸部,新生儿娩出后如无异常即刻将其趴在产妇的胸腹部,身体纵轴与母亲保持一致。新生儿双臂及双腿分开放于产妇身体两侧。头偏向一侧防止阻塞呼吸道造成窒息。将新生儿衣被盖于身上,注意保暖,同时勿污染无菌区域。

为保证新生儿安全,嘱产妇双手放于新生儿臀部抱好,防滑落。

(三)注意事项

(1)操作时注意为母婴保暖,并注意保护产妇隐私。

(2)密切观察新生儿有无异常变化,如有异常即刻将新生儿取下进行紧急处理。

(3)母婴皮肤接触时,应有目光交流。

(康风燕)

第二节　正常分娩期产妇的护理

一、第一产程的临床经过及护理

(一)临床经过

1.规律宫缩

分娩开始时,子宫收缩力较弱,持续时间较短(约 30 秒),间歇时间较长(5～6 分钟)。随着产程进展,宫缩持续时间逐渐延长,间歇时间逐渐缩短。子宫口接近开全时,持续时间可达 60 秒及以上,间歇时间 1～2 分钟,且强度不断增加。

2.宫颈口扩张

临产后宫缩规律并逐渐增强,使宫颈口逐渐扩张,胎先露逐渐下降。宫颈口扩张规律是先慢后快,分为潜伏期和活跃期。

(1)潜伏期:从规律宫缩开始至宫颈口扩张 3 cm,此期宫颈口扩张速度较为缓慢,约需 8 小时,最大时限为 16 小时。

(2)活跃期:从宫颈口扩张 3 cm 至宫颈口开全。此期宫颈口扩张速度较快,约需 4 小时,最大时限为 8 小时。

3.胎先露下降

胎先露下降程度作为判断分娩难易的指标之一。潜伏期胎头下降不明显,进入活跃期胎头下降速度加快。判断胎头下降程度是以坐骨棘平面为标志,胎头颅骨最低点达坐骨棘时,记为"0",在坐骨棘平面上 1 cm 时记为"-1",在坐骨棘平面下 1 cm 时记为"+1",依此类推。图 7-1 所示为胎头高低判断示意图。根据每次检查的结果绘制成产程图。产程图是连续描记子宫口扩张和胎先露下降情况的坐标图。它以临产时间(h)为横坐标,以子宫口扩张程度(cm)和胎先露下降程度(cm)为纵坐标,画出子宫口扩张曲线和胎先露下降曲线,便于直观地了解产程进展情况(图 7-2)。

4.胎膜破裂

胎膜破裂(简称破膜)。随着子宫口逐渐开大,胎先露逐渐下降将羊水阻隔为前、后两部分,形成前羊膜囊。胎先露进一步下降使前羊膜囊压力逐渐升高,当压力增高至一定程度时,胎膜自然破裂,多发生在第一产程末期子宫口接近开全或开全时。

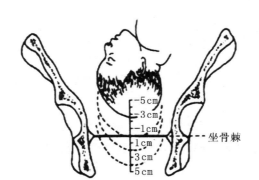

图 7-1 胎头高低判断示意图

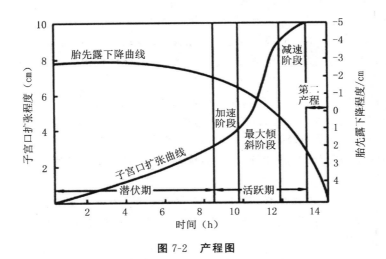

图 7-2 产程图

(二)护理评估

1.健康史

根据产前检查记录了解待产妇的一般情况,包括年龄、体重、身高、营养情况、既往史、过敏史、月经史、婚育史、分娩史等。了解本次妊娠的经过,孕期有无阴道流血、流液及有无内外科合并症等。了解宫缩出现的时间、强度及频率,了解胎位、胎先露、骨盆测量值及胎心情况。

2.身体状况

观察生命体征,了解胎心情况、宫缩、子宫口扩张和胎头下降情况,以及是否破膜,羊水颜色、性状及流出量。

3.心理-社会状况

由于第一产程时间较长,对分娩的认知及对疼痛的耐受性因人而异,且担心胎儿及自身的健康状况,产妇和家属容易产生紧张、焦虑和急躁情绪。

(三)护理问题

1.知识缺乏

缺乏分娩相关知识。

2.焦虑

与疼痛及担心分娩结局有关。

3.急性疼痛

与宫缩、子宫口扩张有关。

(四)护理措施

1.心理护理

讲解相关知识,减轻焦虑:主动热情接待产妇,耐心回答产妇提出的有关问题,适当讲解分娩相关知识,鼓励产妇积极配合分娩,减轻产妇及家属的焦虑情绪。

2.观察产程进展

(1)监测胎心:用胎心听诊器、多普勒仪于宫缩间歇时听胎心。潜伏期每1~2小时听1次,进入活跃期每15~30分钟听1次,并注意心率、心律、心音强弱。若胎心率超过160次/分或低于120次/分或不规律,提示胎儿宫内窘迫,应立即给产妇吸氧并报告医师。

(2)观察宫缩:医护人员将一手掌放于产妇腹壁子宫体近子宫底处,宫缩时子宫体部隆起变硬,宫缩间歇时松弛变软,一般需连续观察3次,每隔1~2小时观察1次。观察并记录宫缩间歇时间、持续时间及强度。

(4)观察破膜及羊水情况:一旦破膜,应立即监测胎心,记录破膜时间和羊水性状、颜色及量。若破膜后胎头未入盆或胎位异常应嘱产妇卧床并抬高臀部,并注意观察有无脐带脱垂征象。破膜超过12小时尚未分娩者,遵医嘱给予抗生素预防感染。

(5)观察生命体征:每隔4~6小时测量生命体征1次,发现异常应酌情增加测量次数,并予相应处理。

3.生活护理

(1)补充能量和水分:鼓励产妇进食易消化、高热量的清淡食物,摄入足量水分,维持水、电解质平衡,保证充足的体力。

(2)活动与休息:临产后胎膜未破且宫缩不强时,鼓励产妇在室内适当进行活动,以促进宫缩,利于子宫口扩张和胎先露下降。初产妇子宫口近开全或经产妇子宫口扩张4cm时应取左侧卧位休息。

(3)清洁卫生:协助产妇擦汗、更衣,保持外阴部清洁、干燥。

(4)排便、排尿:鼓励产妇2~4小时排尿1次,并及时排便,以免影响宫缩及产程进展。

(五)护理评价

(1)产妇是否了解分娩过程的相关知识。

(2)在产程中焦虑是否缓解,并主动配合医护人员。

(3)疼痛不适感是否减轻。

二、第二产程的临床经过及护理

(一)临床经过

1.宫缩增强

此期宫缩强度进一步增强,频率进一步加快,宫缩持续时间可达1分钟甚至更长,间歇时间仅1~2分钟。

2.胎儿下降及娩出

子宫口开全后,胎头下降至骨盆出口压迫盆底组织时,产妇出现排便感,不自主向下屏气用力。会阴部逐渐膨隆变薄,阴唇张开,肛门松弛。宫缩时胎头显露于阴道口,间歇时又缩回,称胎头拨露(图7-3)。经过几次胎头拨露以后,胎头双顶径已超过骨盆出口,宫缩间歇不再回缩,称胎头着冠(图7-4)。此时,会阴极度扩张,胎头继续下降,当胎头枕骨抵达耻骨弓下方后,以此为支点进行仰伸、复位及外旋转,胎儿前肩、后肩、胎体相继娩出,羊水随即涌出。经产妇的第二产程较短,有时仅仅几次宫缩即可完成上述过程。

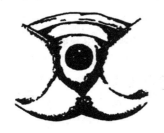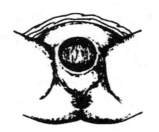

图 7-3 胎头拨露　　　　　　　　　　　　　图 7-4 胎头着冠

(二)护理评估

1.健康史

详细了解第一产程经过及处理情况,并注意了解产妇及胎儿情况。

2.身体状况

了解宫缩及胎心情况、产妇用力方法,观察胎头拨露及胎头着冠情况,评估有无会阴切开指征。

3.心理-社会状况

因剧烈疼痛及对分娩缺乏信心,同时担心胎儿安危而焦虑不安。

4.辅助检查

用胎儿监护仪监测胎心率基线与宫缩的变化。

(三)护理问题

1.焦虑

焦虑与担心分娩是否顺利及胎儿健康有关。

2.疼痛

疼痛与宫缩及会阴伤口有关。

3.有受伤的危险

受伤与可能的会阴裂伤、新生儿产伤有关。

(四)护理措施

1.观察产程

严密观察宫缩强度和频率;了解胎先露下降情况;每5～10分钟听胎心1次,仔细观察胎儿有无急性缺氧,发现异常及时通知医师并给予相应处理。

2.缓解焦虑

医护人员应给予产妇安慰和鼓励,并及时告之产程进展情况,同时协助产妇擦汗、饮水等,缓解产妇紧张、焦虑情绪。

3.正确指导产妇使用腹压

子宫口开全后指导产妇双足蹬在产床上,双手握住产床把手,宫缩时深吸气屏住,随后如排大便样向下屏气用力,宫缩间歇时放松休息,宫缩再现时重复上述动作。至胎头着冠后,指导产妇宫缩时张口哈气,宫缩间歇时稍向下用力使胎儿缓慢娩出。

4.接生准备

初产妇子宫口开全或经产妇子宫口扩张至3～4 cm时,将产妇送至产房做好消毒接生准备。产妇取膀胱截石位,双腿屈曲分开,臀下置便盆或橡胶单,分3步进行外阴擦洗及消毒(图7-5):①先用消毒肥皂水棉球擦洗外阴,顺序为阴阜、大腿内上1/3、大小阴唇、会阴和肛门周围;擦洗顺序为由上向下、由外向内。②然后将消毒干棉球盖于阴道外口(防止擦洗液进入阴道),再用温开水冲去肥皂水。③最后用0.5%聚维酮碘棉球消毒,顺序为大小阴唇、阴阜、大腿内上1/3、会阴和肛门周围。消毒完后移去阴道口棉球及臀下的便盆或橡胶单,铺消毒巾于臀下。检查好接生及新生儿抢救所需的所有用品后,接生者按无菌操作规程行外科洗手、穿手术衣、戴无菌手套、打开产包、铺消毒巾,准备接生。

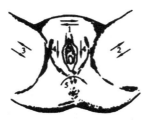 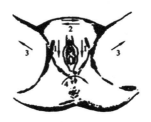

A.外阴擦洗顺序　　　　　　　B.消毒顺序

图7-5　外阴擦洗及消毒

5.接生前评估

行阴道检查了解胎位是否异常,并了解会阴条件及胎头大小,必要时行会阴切开。

6.接生步骤

接生者站在产妇右侧,当胎头拨露使阴唇后联合紧张时开始保护会阴。会阴部盖消毒巾,接生者右肘支在产床上,右手拇指与其余四指分开,利用手掌大鱼际肌压住会阴部,当宫缩时应向上内方托压,左手适度下压胎头枕部,协助胎头俯屈和缓慢下降,宫缩间歇时右手放松但不离开会阴部,以免压迫过久致会阴水肿。当胎头枕骨在耻骨弓下露出时,嘱产妇宫缩时张口哈气,在宫缩间歇时稍用力,待胎头双顶径娩出时,左手协助胎头仰伸,使胎头缓慢娩出。胎头完全娩出后,右手继续保护会阴,左手拇指自胎儿鼻根向下颏挤压,其余四指自喉部向下颌挤压,挤出口鼻内的黏液和羊水,然后协助胎头复位及外旋转,左手将胎儿颈部向下轻压,使前肩自耻骨弓下完全娩出,再轻托胎颈向上,协助娩出后肩(图7-6)。双肩娩出后松开右手,然后双手协助胎体及下肢以侧位娩出。

7.脐带绕颈的处理

胎头娩出后若有脐带绕颈1周且较松时,应将脐带顺肩上推或从胎头滑下;若缠绕过紧或绕颈2周以上,则用两把止血钳夹住后从中间剪断,注意勿使胎儿受伤。

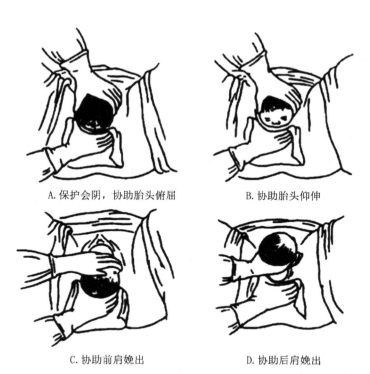

A.保护会阴,协助胎头俯屈　　　　　B.协助胎头仰伸

C.协助前肩娩出　　　　　　　　　　D.协助后肩娩出

图 7-6　接生步骤

(五)护理评价

(1)产妇情绪是否稳定。

(2)疼痛是否缓解。

(3)产妇是否有严重会阴裂伤,新生儿是否发生产伤。

三、第三产程的临床经过及护理

(一)临床经过

1.宫缩胎儿娩出后

子宫底下降至平脐部,宫缩暂停,产妇顿感轻松,几分钟后宫缩再现。

2.胎盘娩出

由于宫缩,附着于子宫壁的胎盘不能相应缩小而与子宫壁发生错位剥离,剥离面出血形成胎盘后血肿。子宫继续收缩,胎盘剥离面越来越大,最终完全剥离而排出。

(二)护理评估

1.健康史

内容同第一、二产程,并了解第二产程的临床经过及处理。

2.新生儿身体状况

(1)Apgar 评分:用于判断新生儿有无窒息及窒息的严重程度。以出生后 1 分钟的心率、呼吸、肌张力、喉反射及皮肤颜色五项体征为依据,每项为 0～2 分(表 7-1)。

(2)一般情况评估:测量身长、体重及头径,判断是否与孕周相符,有无胎头水肿及头颅血肿,体表有无畸形如唇裂、多指(趾)、脊柱裂等。

表 7-1　新生儿 Apgar 评分法

体征	0分	1分	2分
每分钟心率	0	<100 次	≥100 次
呼吸	0	浅、慢而不规则	佳
肌张力	松弛	四肢稍屈曲	四肢活动好
喉反射	无反射	有少量动作	咳嗽、恶心
皮肤颜色	全身苍白	躯干红,四肢青紫	全身红润

3.母亲身体状况

(1)胎盘娩出评估。

胎盘剥离征象包括以下几种:①子宫底上升至脐上,子宫体变硬呈球形(图 7-7)。②阴道少量流血。③阴道口外露的脐带自行下移延长。④用手掌尺侧按压产妇耻骨联合上方,子宫体上升而外露的脐带不回缩。

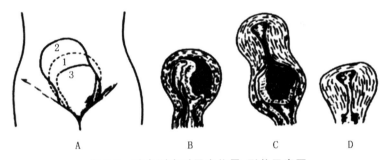

图 7-7　胎盘剥离时子宫位置、形状示意图

胎盘娩出的方式有以下 2 种。①胎儿面娩出式:胎盘从中央开始剥离,而后向周边剥离,其特点是先胎盘娩出,后有少量阴道流血,较多见。②母体面娩出式:胎盘从边缘开始剥离,血液沿剥离面流出,其特点是先有较多阴道流血,后胎盘娩出,较少见。

(2)宫缩及阴道流血量评估:正常情况下,胎儿娩出后宫缩迅速,经短暂间歇后,再次收缩致胎盘剥离。胎盘排出后,若宫缩良好,子宫底下降至脐下两横指,子宫壁坚硬,轮廓清楚,呈球形。若子宫轮廓不清、子宫底位置高为宫缩乏力的表现。阴道出血量多者,多由宫缩乏力、软产道损伤或胎盘残留等因素引起。

(3)软产道检查:胎盘娩出后,应仔细检查会阴、小阴唇内侧、尿道口周围、阴道和宫颈有无裂伤。

(三)护理问题

1.潜在并发症

如新生儿窒息、产后出血等。

2.有母儿依恋关系改变的危险

与产后疲惫及对新生儿性别不满意有关。

（四）护理措施

1.新生儿处理

（1）清理呼吸道：新生儿娩出后应立即置于辐射台保暖，用吸痰管清除口鼻腔内黏液和羊水，保持呼吸道通畅。若新生儿仍不啼哭，可轻抚背部或轻弹足底使其啼哭。

（2）进行 Apgar 评分：出生后 1 分钟进行评分，8～10 分为正常；4～7 分为轻度窒息，缺氧较严重，除一般处理外需采用人工呼吸、吸氧、用药等措施；0～3 分为重度窒息，又称苍白窒息，为严重缺氧，需紧急抢救。缺氧新生儿 5 分钟、10 分钟后应再次评分并进行相应处理，直至连续2 次大于或等于 8 分为止。

（3）脐带处理：用 75％乙醇或 0.5％聚维酮碘消毒脐根及其周围直径约 5 cm 的皮肤，在距脐根 0.5 cm 处用粗棉线结扎第一道，距脐根 1 cm 处结扎第二道（注意必须扎紧脐带以防出血，但要避免过度用力致脐带断裂），距脐根 1.5 cm 处剪断脐带，挤出残余血，用饱和高锰酸钾溶液消毒断面（药液切勿触及新生儿皮肤，以免灼伤），待干后以无菌纱布覆盖，再用脐带卷包裹。目前还有用气门芯、脐带夹、血管钳等方法结扎脐带。处理脐带时注意新生儿保暖。

（4）一般护理：评估新生儿一般情况后，擦净足底胎脂，盖新生儿的足印及产妇拇指印于新生儿记录单上，系上标明母亲姓名、住院号、床号、新生儿性别及体重和出生时间的手圈。用抗生素眼药水滴眼以预防结膜炎。如无禁忌证，产后半小时内进行母婴皮肤早接触、早吸吮，注意新生儿保暖及安全。

2.协助胎盘娩出

胎盘未完全剥离前，切忌牵拉脐带或按摩子宫。当出现胎盘剥离征象时，接生者左手轻压子宫底，右手轻拉脐带使其向外牵引，当胎盘下降至阴道口时，双手捧住胎盘向一个方向旋转并缓慢向外牵拉，协助胎盘、胎膜完整娩出（图 7-8）。若这期间发现胎膜部分断裂，用血管钳夹住断裂上端的胎膜，继续沿原方向旋转直至胎膜完全娩出。

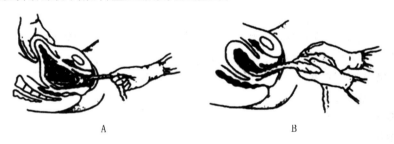

A   B

图 7-8 协助胎盘、胎膜完整娩出

3.检查胎盘、胎膜

胎盘娩出后应立即检查胎盘小叶有无缺损、胎膜是否完整。若疑有副胎盘、胎盘小叶或大部分胎膜残留，应及时行子宫腔探查并取出。

4.检查软产道

胎盘娩出后，应仔细检查软产道，如有裂伤立即予以缝合。

5.预防产后出血

胎儿前肩娩出后立即静脉注射缩宫素 10～20 U，加强宫缩促进胎盘迅速娩出。胎盘娩出后，按摩子宫刺激宫缩，必要时遵医嘱予缩宫素或麦角新碱肌内注射。

6.心理护理

及时告知产妇分娩情况及新生儿情况,给予心理安慰和鼓励,协助母婴接触,建立母子感情。

7.产后2小时护理

胎盘娩出后产妇继续留在产房内观察2小时。严密观察血压、脉搏、宫缩、子宫底高度、膀胱充盈及会阴切口情况。如发现宫缩乏力、阴道流血量多、会阴血肿等立即报告医师并给予相应处理。观察2小时无异常后,方可送产妇回休养室休息。

(五)护理评价

(1)是否发生了产后出血或新生儿窒息等并发症。

(2)产妇是否接受新生儿并进行皮肤接触和早吸吮。

(康风燕)

第三节　催产、引产的观察与护理

一、概述

(一)定义

1.催产

催产是指正式临产后因宫缩乏力需用人工及药物等方法,加强宫缩促进产程进展,以减少由于产程延长而导致母儿并发症。催产常用方法包括人工破膜、缩宫素应用、刺激乳头、自然催产法(如活动、变换体位、进食饮水、放松等)。

2.引产

引产是指在自然临产之前通过药物等手段使产程发动,达到分娩的目的,是产科处理高危妊娠常用的手段之一。引产是否成功主要取决于宫颈成熟程度。但如果应用不得当,将危害母儿健康,因此,应严格掌握引产的指征、规范操作,以减少并发症的发生。促宫颈成熟的目的是促进宫颈变软、变薄并扩张,降低引产失败率、缩短从引产到分娩的时间。若引产指征明确但宫颈条件不成熟,应采取促宫颈成熟的方法。

(二)主要作用机制

1.催产

通过输入人工合成缩宫素和/或刺激内源性缩宫素的分泌,增加缩宫素与体内缩宫素受体的结合,达到诱发和增强子宫收缩的目的。

2.引产

通过在宫颈口放置前列腺素制剂,改变宫颈状态,宫颈变软、变薄并扩张;或通过人工破膜、机械性扩张等,刺激内源性前列腺素释放,诱发宫缩,从而促使产程发动,达到分娩的目的。

(三)原则

严格掌握催产引产的指征、规范操作,以减少并发症的发生。

二、护理评估

(一)健康史

既往病史、孕产史、分娩史、月经周期及末次月经、本次妊娠经过,查看历次产前检查记录,核对孕周。

(二)生理状况

1.评价宫颈成熟度

目前公认的评估成熟度常用的方法是 Bishop 评分法,包括宫口开大、宫颈管消退、先露位置、宫颈硬度、宫口位置五项指标,满分 13 分,评分≥6 分提示宫颈成熟。评分越高,引产成功率越高。评分<6 分提示宫颈不成熟,需要促宫颈成熟。

2.产科检查

判断是否临产及产程进展(有规律宫缩及每小时 1 cm 的宫口开大)、母儿头盆关系。

3.辅助检查

行胎心监护,了解胎儿宫内状况;行超声检查,了解胎盘功能及胎儿成熟度。

(三)适应证和禁忌证

1.引产的主要指征

(1)延期妊娠(妊娠已达 41 周仍未临产者)或过期妊娠。

(2)妊娠期高血压疾病:达到一定孕周并具有阴道分娩条件者。

(3)母体合并严重疾病需提前终止妊娠,如严重的糖尿病、高血压、肾病等。

(4)足月妊娠胎膜早破,2 小时以上未临产者。

(5)胎儿及其附属物因素,如严重胎儿生长受限、死胎及胎儿严重畸形;附属物因素如羊水过少、生化或生物物理监测指标提示胎盘功能不良,但胎儿尚能耐受宫缩者。

2.引产绝对禁忌证

(1)孕妇严重合并症及并发症,不能耐受阴道分娩者或不能阴道分娩者(如心功能衰竭、重型肝肾疾病、重度子痫前期并发器官功能损害者等)。

(2)子宫手术史,主要是指古典式剖宫产术,未知子宫切口的剖宫产术,穿透子宫内膜的肌瘤剔除术,子宫破裂史等。

(3)完全性及部分性前置胎盘和前置血管。

(4)明显头盆不称,不能经阴道分娩者。

(5)胎位异常,如横位,初产臀位估计经阴道分娩困难者。

(6)宫颈浸润癌。

(7)某些生殖道感染性疾病,如疱疹感染活动期。

(8)未经治疗的 HIV 感染者。

(9)对引产药物过敏者。

(10)其他,包括生殖道畸形或有手术史,软产道异常,产道阻塞,估计经阴道分娩困难者;严重胎盘功能不良,胎儿不能耐受阴道分娩;脐带先露或脐带隐性脱垂。

3.引产相对禁忌证

(1)臀位(符合阴道分娩条件者)。

(2)羊水过多。

（3）双胎或多胎妊娠。

（4）分娩次数≥5次者。

4.催产主要适应证

宫颈成熟的引产；协调性子宫收缩乏力；死胎，无明显头盆不称者。

5.缩宫素应用禁忌证

（1）胎位异常或子宫张力过大如羊水过多、巨大儿或多胎时避免使用。

（2）多次分娩史（6次以上）避免使用。

（3）瘢痕子宫（既往有古典式剖宫产术史）且胎儿存活者禁用。

6.前列腺素制剂应用禁忌证

（1）孕妇有下列疾病，包括哮喘、青光眼、严重肝肾功能不全；急性盆腔炎；前置胎盘或不明原因阴道流血等。

（2）有急产史或有3次以上足月产史的经产妇。

（3）瘢痕子宫妊娠。

（4）有宫颈手术史或宫颈裂伤史。

（5）已临产。

（6）Bishop评分≥6分。

（7）胎先露异常。

（8）可疑胎儿窘迫。

（9）正在使用缩宫素。

（10）对地诺前列酮或任何赋形剂成分过敏者。

（四）心理-社会因素

（1）渴望完成分娩，难以忍受缓慢的产程进展，管理"不确定"有困难。

（2）担心孩子在子宫内的情况，又担心催产、引产方法及药物对孩子不好。

（3）害怕疼痛，自感无力应对，担心强烈的子宫收缩会导致子宫破裂。

（4）担心引产不成功，要做剖宫产。

三、护理措施

（一）引产的护理

（1）核对预产期，确定孕周。

（2）查看医师查房记录和辅助检查结果，了解宫颈成熟度、胎儿成熟度、头盆关系、妊娠合并症及并发症的防治方案。

（3）协助完成胎心监护和超声检查，了解胎儿宫内状况。

（4）若胎肺未成熟，遵医嘱，先完成促胎肺成熟治疗后引产。

（5）根据医嘱准备药物。①可控释地诺前列酮栓：1种可控制释放的前列腺素 E_2 栓剂，含有10 mg地诺前列酮，以0.3 mg/h的速度缓慢释放，需低温保存。②米索前列醇：1种人工合成的前列腺素 E_1 制剂，有100 μg和200 μg两种片剂。

（6）做好预防并发症的准备，包括阴道助产及剖宫产的人员和设备准备。

（二）用药护理

协助医师完成药物置入，并记录上药时间。

1.可控释地诺前列酮栓促宫颈成熟

（1）方法：外阴消毒后将可控释地诺前列酮栓置于阴道后穹隆深处，并旋转90°，使栓剂横置于阴道后穹隆，在阴道口外保留 2～3 cm 终止带以便于取出。

（2）护理：置入地诺前列酮栓后，嘱孕妇平卧20～30分钟以利栓剂吸水膨胀；2 小时后经复查，栓剂仍在原位，孕妇可下地活动。

2.米索前列醇促宫颈成熟

（1）方法：外阴消毒后将置米索前列醇于阴道后穹隆深处，每次阴道内放药剂量为 25 μg，放药时不要将药物压成碎片。

（2）护理：用药后，密切监测宫缩、胎心率及母儿状况。

3.药物取出指征

出现下列情况，应通知医师评估后取出药物。①规律宫缩，Bishop 评分≥6 分。②自然破膜或行人工破膜术。③子宫收缩过频（每 10 分钟 5 次及以上的宫缩）。④置药24 小时。⑤有胎儿出现不良状况的证据：胎动减少或消失、胎动过频、电子胎心监护结果分级为Ⅱ类或Ⅲ类。⑥出现不能用其他原因解释的母体不良反应，如恶心、呕吐、腹泻、发热、低血压、心动过速或者阴道流血增多。

（三）催产护理

根据产程评估情况，选择催产方法，并准备相应设备、用具和药品。

（1）选择人工破膜者，按人工破膜操作准备。

（2）选择自然催产法者，提供活动放松、变换体位、进食饮水的支持和指导。

（3）选择应用缩宫素者，则遵医嘱准备药物及溶酶、胎心监护仪，安排专人守护。

（四）用药护理

缩宫素应用。

（1）开放静脉通道。先接入乳酸钠林格液 500 mL（不加缩宫素），行静脉穿刺，按 8 滴/分调节好滴速。

（2）遵医嘱，配置缩宫素。将 2.5 U 缩宫素加入 500 mL 林格液或生理盐水中，充分摇匀，配成 0.5% 浓度的缩宫素溶液，相当于每毫升液体含 5 mU 缩宫素，以每毫升 15 滴计算相当于每滴含缩宫素 0.33 mU。从每分钟 8 滴开始。若使用输液泵，起始剂量为 0.5 mL/min。

（3）根据宫缩、胎心情况调整滴速，一般每隔 20 分钟调整 1 次。应用等差法，即从每分钟 8 滴（2.7 mU/min）调整至 16 滴（5.4 mU/min），再增至 24 滴（8.4 mU/min）；为安全起见也可从每分钟 8 滴开始，每次增加 4 滴，直至出现有效宫缩（10 分钟内出现 3 次宫缩，每次宫缩持续 30～60 秒）。最大滴速不得超过 40 滴/分即 13.2 mU/min，如达到最大滴速仍不出现有效宫缩，可增加缩宫素的浓度，但缩宫素的应用量不变。增加浓度的方法是以乳酸钠林格注射液 500 mL 中加 5U 缩宫素变成 1% 缩宫素浓度，先将滴速减半，再根据宫缩情况进行调整，增加浓度后，最大增至每分钟 40 滴（26.4 mU），原则上不再增加滴数和缩宫素浓度。

（4）专人守护，密切监测宫缩情况、产程进展及胎心率变化，有条件者建议使用胎儿电子监护仪连续监护。

（五）心理护理

（1）关注孕妇焦虑、紧张程度并分析原因；营造安全舒适的环境，缓解紧张情绪，降低焦虑水平。

（2）向孕产妇及家人讲解催产引产相关知识，做到知情选择。

（3）专人守护，增加信任度和安全感，降低发生风险的可能。

（4）允许家人陪伴，可降低孕产妇焦虑水平。

（六）危急状况处理

若出现宫缩过强/过频（连续两个 10 分钟内都有 6 次或以上宫缩，或者宫缩持续时间超过 120 秒）、胎心率变化（>160 次/分或<110 次/分，宫缩过后不恢复）、子宫病理性缩复环、孕产妇呼吸困难等，应进行下述处理。

（1）立即停止使用催产引产药物。

（2）立即改变体位呈左侧或右侧卧位，面罩吸氧 10 L/min，静脉输液（不含缩宫素）。

（3）报告责任医师，遵医嘱静脉给予子宫松弛剂，如利托君或 25％硫酸镁等。

（4）立即行阴道检查，了解产程进展，未破膜者给予人工破膜术，观察羊水有无胎粪污染及其程度。

（5）如果胎心率不能恢复正常，进行可能剖宫产的准备。

（6）如母儿情况、时间及条件允许，可考虑转诊。

四、健康指导

（1）向孕妇及家人讲解催产引产的目的、药物和方法选择，达到充分知情，理性选择。

（2）讲解催产、引产的注意事项。①不得自行调整缩宫素滴注速度。②未征得守护医护人员的允许，不得自行改变体位及下床活动。

（3）随时告知临产、产程及母儿状况的信息，增强缩宫引产成功的信心。

（4）孕产妇在催产、引产期间须经守护的医护人员判断，符合如下条件：①缩宫素剂量稳定。②孕产妇情况稳定，没有并发症。③胎儿情况稳定，没有窘迫的征象时，才被允许活动、改变体位。

（5）指导孕产妇利用呼吸的方法来放松及减轻宫缩痛。

五、注意事项

（1）严格掌握适应证及禁忌证，杜绝无指征的引产。

（2）催产、引产前，一定要认真阅读病历资料，仔细核对预产期，尽量避免被动、单纯执行医嘱，防止人为的早产和不必要的引产。

（3）严格遵循操作规范，正确选择催产方法，尽量应用自然催产法。

（4）遵医嘱准备和使用药物时，认真核对药物名称、用量、给药途径及方法，确保操作准确无误，不能随意更改和追加药物剂量、浓度及速度。

（5）密切观察母儿情况，包括宫缩强度、频率、持续时间、产程进展及胎心率变化，有条件的医院，应常规进行胎心监护并随时分析监护结果，及时记录。

（6）对于促宫颈成熟引产者，如需加用缩宫素，应该在米索前列醇最后一次放置后 4 小时以上，并阴道检查证实药物已经吸收；地诺前列酮栓取出至少 30 分钟后方可。

（7）应用米索前列醇者应在产房观察，监测宫缩和胎心率，如放置后 6 小时仍无宫缩，在重复使用米索前列醇前应行阴道检查，重新评估宫颈成熟度，了解原放置的药物是否溶化、吸收，如未溶化和吸收者则不宜再放。每天总量不得超过 50 μg，以免药物吸收过多。一旦出现宫缩过频，应立即进行阴道检查，并取出残留药物。

（8）因缩宫素个体敏感度差异极大,应用时应特别注意:①要有专人观察宫缩强度、频率、持续时间及胎心率变化并及时记录,调好宫缩后行胎心监护。破膜后要观察羊水量及有无胎粪污染及其程度。②应从小剂量开始循序增量。③禁止肌内、皮下、穴位注射及鼻黏膜用药。④输液量不宜过大,以防止发生水中毒。⑤警惕变态反应。⑥宫缩过强应及时停用缩宫素,必要时使用宫缩抑制剂。

（9）因缩宫素的应用可能会影响体内激素的平衡和产后子宫收缩,而愉悦的心情会增加内源性缩宫素的分泌,故应创造条件,改变分娩环境,允许产妇家人陪伴,让产妇愉快、舒适、充满自信,保持内源性缩宫素的分泌,尽量少用或不用缩宫素。

（康凤燕）

第四节 分娩期焦虑与疼痛产妇的护理

一、焦虑产妇的护理

分娩是一个生理过程,但对产妇而言却是一个持久而强烈的应激源。由于分娩阵痛的刺激及对分娩结局的担忧、产室环境陌生、分娩室的紧张氛围等常使产妇处于焦虑不安甚至恐惧的心理状态。其护理要点如下。

（一）心理护理

建立良好的护患关系,尊重产妇并富有同情心,态度和蔼,耐心听取并解答产妇及家属的疑惑,促使产妇积极配合。允许家属陪伴,减轻产妇的焦虑心理。

（二）产前教育

认真仔细地向产妇讲明妊娠和分娩的经过、可能的变化及出现的问题,帮助产妇了解分娩的过程,还要教给产妇一些分娩过程中的放松技术,使产妇对分娩有充分的思想准备,增强顺利分娩的信心,以减轻产妇的焦虑、恐惧心理。勤测胎心音和监测产妇的生命体征,让产妇休息好,鼓励产妇在宫缩间歇期间,少量多次进食易消化、富有营养的食物,供给足够的饮水,以保证分娩时充沛的精力和体力。

（三）产时指导

指导或帮助按摩下腹部及腰骶部以减轻疼痛,避免消耗过多的体力。第一产程适时鼓励产妇下地活动,促进产程进展。第二产程指导产妇正确使用腹压,使产妇保持信心,顺利娩出胎儿。待产妇有过度换气时,指导其进行深而慢的呼吸,并应用放松技巧,转移其注意力。

（四）做好家属的宣教工作

发挥社会支持系统的作用,产前向产妇的丈夫、父母讲解有关知识和信息,如分娩过程及必要的检查、治疗等,鼓励家人参与及配合,帮助产妇减轻焦虑情绪。

二、疼痛产妇的护理

分娩疼痛主要来自宫缩、宫颈扩张、盆底组织受压、阴道扩张、会阴拉长等,产妇对疼痛的感受因人而异。通过药物性或非药物性干预,疼痛可以减轻。其护理要点如下。

(一)心理支持

态度和蔼,认真听取产妇有关疼痛的诉说,对其予以同情和理解。让产妇的丈夫、家人或医务人员陪伴在旁以便让其随时诉说疼痛,有助于缓解疼痛。

(二)产前教育

向产妇解释分娩过程可能产生的疼痛及原因、疼痛出现的时间及持续时间,使产妇有充分的思想准备,增加自信性和自控感。指导产妇减轻分娩疼痛的方法(如呼吸训练)和放松的方法。

(三)产时指导

在活跃期后,除指导产妇做深呼吸外,医务人员可按压腰骶部的酸胀处或按摩子宫下部,减轻产妇的疼痛感。

(四)暗示、转移方法

通过让产妇听音乐、看相关图片,或和产妇进行谈话等方法转移产妇对疼痛的注意,也可用按摩、热敷、淋浴等方法减轻疼痛。

(五)配合应用镇痛药、麻醉药

按医嘱给予镇静止痛剂可缓解疼痛。用药前应认真评估,并取得产妇同意;用药时应注意剂量、时间、方法;用药后观察产妇及胎儿对药物的反应,发现异常应及时报告医师并进行相应护理。

(康风燕)

第八章　儿科疾病护理

第一节　营养性贫血

一、缺铁性贫血

缺铁性贫血是由于体内铁缺乏导致血红蛋白减少引起的一种小细胞低色素性贫血。

(一)疾病相关知识

1.流行病学

遍及全球,发病年龄以6个月至2岁小儿多见,是我国重点防治的常见病之一。

2.临床表现

起病缓慢,面色苍白、消瘦、出现精神神经症状、易疲乏、易激惹、异食癖。

3.治疗

去除病因,纠正不合理饮食习惯,铁剂治疗。

4.预后

早期发现,对症治疗预后较好。

(二)专科评估与观察要点

(1)皮肤、黏膜:逐渐苍白,以唇、口腔黏膜及甲床最明显,皮肤干燥,毛发枯黄,反甲。

(2)营养状况:早期体重不增或增长缓慢。

(3)精神神经症状:烦躁不安或萎靡不振,易疲乏,注意力不集中,理解力下降,学习成绩下降智能较同龄儿低。

(4)消化系统:食欲缺乏,少数患儿有异食癖,可出现呕吐、腹泻、口腔炎、舌炎,重者可出现萎缩性胃炎或吸收不良综合征。

(5)心血管系统:心率增快,心脏扩大,严重时可出现心力衰竭。

(6)年长儿可有头晕、耳鸣、眼前发黑等症状。

(7)髓外造血:肝脾大,淋巴结肿大。

(8)其他:行为及智力改变,易出现感染。

(三)护理问题

1.活动无耐力

活动无耐力与贫血致组织缺氧有关。

2.营养失调

低于机体的需要量与铁剂的供应不足,吸收不良,丢失过多或消耗增加有关。

3.知识缺乏

缺乏营养及护理知识。

4.潜在并发症

充血性心力衰竭与心肌缺氧有关。

5.潜在不合作

潜在不合作与所给药物及饮食方案有关。

(四)护理措施

(1)注意休息,适量活动:评估活动耐力情况,制订规律的作息时间,活动强度,持续时间,避免剧烈运动,生活规律,睡眠充足。

(2)饮食指导:讲解发病病因,纠正不良饮食习惯,指导饮食制作和合理科学的饮食搭配。鲜牛奶必须煮沸后喂养小儿,提倡母乳喂养,按时添加辅食和含铁丰富的食物。早产儿、低体重儿应在 2 个月时开始补充铁剂。维生素 C、氨基酸、果糖、脂肪酸可促进铁剂吸收,茶、牛奶、咖啡抑制铁的吸收,避免同服。

(3)指导正确应用铁剂、观察疗效与不良反应,观察血红蛋白及网织红细胞上升情况。口服铁剂从小剂量开始,在两餐之间服用,避免引起胃肠道的不适。服药期间大便变黑为正常现象,停药后恢复正常。为避免牙齿变黑,服用铁剂时应用吸管。网织红细胞 2~3 天上升,1~2 周后血红蛋白上升。治疗 3~4 周无效时,积极查找原因。

(4)防治感染:观察早期感染征象,注意无菌操作,实施保护性隔离。

(5)心理护理:给予家长心理疏导,关心患儿,学习成绩下降者减少其自卑心理。

(五)健康指导

(1)讲解本病的发病原因,护理要点。

(2)合理喂养,提倡母乳喂养,培养良好的饮食习惯。

(3)讲解服用铁剂的方法、注意事项,观察疗效。

(4)治疗原发病,预防感染。

(六)护理结局评价

(1)患儿活泼健康。

(2)家长能为患儿提供生长发育所需的含铁及营养丰富的食物。

(3)家长能够叙述病因及掌握护理知识。

(4)患儿血清铁 3 个月内达正常值。

二、营养性巨幼红细胞性贫血

营养性巨幼红细胞性贫血是由于维生素 B_{12} 和/或叶酸缺乏所致的一种大细胞性贫血。

(一)疾病相关知识

1.流行病学

单纯乳类喂养而未及时添加辅食,年长儿偏食、挑食者多见,年龄以 6 个月至 2 岁小儿多见。

2.临床表现

起病缓慢,面色苍白,皮肤蜡黄,毛发稀黄,虚胖,反应迟钝,智力及动作落后或倒退,震颤,共济失调。

3.治疗

去除诱因,加强营养,防治感染,维生素 B_{12} 治疗。

4.预后

精神症状发生时间短的治疗效果恢复快,精神症状出现 6 个月开始治疗的恢复较困难,治疗 6 个月至 1 年无症状改善者,会留有永久性损伤。

(二)专科评估与观察要点

1.皮肤、黏膜

皮肤呈蜡黄色,睑结膜、口唇、甲床苍白,毛发稀黄,颜面轻度水肿或蜡黄色。

2.贫血、出血表现

乏力,轻度黄疸,常有肝脾大。严重者有皮肤出血点或瘀斑。

3.精神神经症状

烦躁不安,表情呆滞,嗜睡,肢体或全身震颤,智力及运动发育落后甚至出现倒退现象。

4.消化系统

常有厌食,可出现呕吐、腹泻、口腔溃疡、舌炎等消化道症状。

5.其他

易出现感染,重症者可有心脏扩大或出现心力衰竭。

(三)护理问题

1.活动无耐力

活动无耐力与贫血致组织缺氧有关。

2.营养失调

低于机体的需要量与各种原因致需要量增加有关。

3.生长发育改变

生长发育改变与营养不足、贫血、维生素 B_{12}、叶酸缺乏致生长发育落后或倒退有关。

4.有感染的危险

有感染的危险与机体免疫力下降有关。

(四)护理措施

(1)注意休息,适量活动:根据患儿的活动耐力情况安排日常活动,一般不需卧床休息,严重贫血时适当限制活动,注意劳逸结合。震颤、烦躁、抽搐者遵医嘱给予镇静剂。心力衰竭时卧床休息。

(2)指导喂养,加强营养:母乳喂养儿及时添加辅食,合理搭配食物,改善乳母营养,养成良好的饮食习惯,维生素 C 可促进叶酸的吸收,提高疗效。年长儿做到不偏食、不挑食。推荐食物种类为肉类、动物肝、肾及蛋类含有丰富的维生素 B_{12},绿色新鲜蔬菜、水果、酵母、动物肝脏、谷类食物含有充足的叶酸。

（3）生长发育的监测：评估患儿的发育状况及智力水平，对于落后者尽早训练和教育。

（4）药物疗效观察 2～4 天症状好转，网织红细胞 1 周增高，贫血症状好转。

（5）预防感染（同缺铁性贫血）。

（五）健康指导

（1）讲解本病的发病原因，预防发病的基本卫生知识。

（2）提供喂养知识，提高母乳喂养水平。

（3）培养良好的饮食习惯，纠正偏食、挑食。

（4）去除病因，积极治疗，合理用药，预防感染。

（六）护理结局评价

（1）患儿运动发育正常，智能不受损伤。

（2）家长掌握喂养的基本知识和预防措施。

（3）红细胞和血红蛋白正常。

（4）无感染发生。

（张露露）

第二节　特发性血小板减少性紫癜

特发性血小板减少性紫癜是儿童常见的出血性疾病，与免疫机制有关，可发生于任何年龄。以自发性皮肤黏膜出血为特征；有些患儿以大量鼻出血或齿龈出血为主，伴有血小板计数减少，骨髓常规显示巨核细胞计数正常或增多，约 80％的患儿在发病前 4 周有病毒感染史。临床上分为急性型、慢性型和反复型。

一、临床特点

（一）症状与体征

（1）皮肤黏膜出血：皮肤黏膜可见针尖样出血或瘀点、瘀斑，以四肢较多，散在或较密集分布，压之不褪色，不高出皮面。

（2）鼻出血或齿龈出血：有些患儿以大量鼻出血或齿龈出血为主。

（3）胃肠道出血：较少见，可表现为黑便。

（4）颅内出血：10％的患儿发生颅内出血，成为特发性血小板减少性紫癜致死的主要原因，表现为头痛、嗜睡、昏迷、抽搐、意识模糊、小婴儿前囟饱满等。

（5）球结膜出血。

（6）少数患儿可有脾大。

（二）辅助检查

（1）血常规：血小板计数减少，急性型可低于 $20 \times 10^9 / L$，出血严重者血红蛋白降低，网织红细胞升高。

（2）出血时间延长，凝血时间正常，血块退缩不良，束臂试验可阳性。

（3）骨髓检查：巨核细胞计数正常或增多，并伴有成熟障碍，产血小板型的巨核细胞计数减

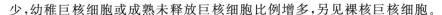

少,幼稚巨核细胞或成熟未释放巨核细胞比例增多,另见裸核巨核细胞。

(4)特发性血小板减少性紫癜患儿血小板抗体含量增高,如血小板抗体持续增高,提示治疗效果欠佳。

二、护理评估

(一)健康史

了解患儿2~3周内有无上呼吸道感染史,以前有无类似出血情况,家族中有无类似出血的患儿。

(二)症状、体征

检查全身皮肤出血点、瘀斑、血肿情况,有无鼻出血、牙龈出血,有无血尿、黑便等消化道及泌尿道出血情况,有无头痛、嗜睡、呕吐、抽搐等颅内出血症状。

(三)社会-心理因素

评估家长对本病相关知识的了解程度,评估患儿对疾病的承受能力。

(四)辅助检查

了解各项检查如血常规尤其是血小板计数,血小板抗体滴度,出、凝血时间等化验结果,判断疾病的严重程度。

三、常见护理问题

(1)合作性问题:出血。

(2)恐惧与出血危险有关。

(3)有感染的危险与糖皮质激素应用,机体抵抗力下降有关。

四、护理措施

(一)出血护理

按出血性疾病护理常规。

(二)病情观察

密切观察病情变化,及时了解患儿血小板动态变化,对血小板计数极低($<20×10^9/L$)者,应密切观察有无自发出血情况发生。出血严重时,如大量鼻出血、黑便、血尿等,应定时测血压、脉搏、呼吸,观察面色、神志变化,正确记录出血量,早期发现失血性休克,及早采取抢救措施。密切观察有无颅内出血的先兆,如头痛、剧烈呕吐呈喷射状,视物模糊,烦躁不安等。

(三)用药护理

(1)避免应用引起血小板减少或抑制其功能的药物,如阿司匹林、双嘧达莫、吲哚美辛等。

(2)肾上腺皮质激素的应用要求剂量准确,适当应用胃黏膜保护剂,注意激素的不良反应,如高血压、高血糖、应激性溃疡等,如为口服给药,一定要发药到口。

(3)大剂量丙种球蛋白应用时要注意减慢液体滴速,及时观察有无变态反应现象,如发热、胸闷、气促、皮疹等,出现以上情况应及时报告医师进行处理。

(4)免疫抑制剂应用时要保护静脉通路,防止发生渗漏,若局部渗漏可用硫酸镁湿敷,注意消化道反应,鼓励多饮水。

(四)健康教育

(1)向家长讲述本病的有关知识、主要治疗手段,使其对该病有所了解,减轻家长及患儿的焦虑情绪。

(2)向家长及患儿说明骨髓穿刺是确诊本病的主要检查手段,讲明穿刺目的、操作过程,减少其顾虑,积极配合医师进行操作。

(3)向家长及患儿说明激素药物应用的重要性及应用过程中会产生短暂的不良反应如外貌、体形变化,胃口增加以及易感染等。

(4)告知家长避免患儿剧烈运动,注意安全,不要碰撞、摔伤,食物不能过硬,选择安全的玩具,在床栏上加护垫。

(5)压迫止血方法指导:受伤组织应加压 10～15 分钟,抬高患肢至心脏高度以上,以减少血流,用冷敷使血管收缩。

五、出院指导

(1)做好自我保护,服药期间不与感染患儿接触,去公共场所需戴口罩,预防感冒,以免引起病情加重或复发。

(2)出院后应按医嘱正确服药,激素类药物不能自行减量或停药,并定期门诊复查。

(3)出院后注意营养,尽量给以温凉、柔软饮食,不要食用带皮及壳的干果类食物,忌辛辣刺激性食物,可适当食用补血类食品,如红枣、花生皮等。

(4)不使用硬质牙刷,不挖鼻孔,用液状石蜡涂鼻腔防止鼻黏膜干燥出血,多饮水。

(5)慢性特发性血小板减少性紫癜脾切除患儿易患呼吸道及皮肤感染,甚至败血症,应酌情应用抗生素。

(6)指导家长识别出血征象,如瘀点、瘀斑,发现面色苍白、虚弱、不安、感觉异常应高度怀疑内出血倾向,出现剧烈的头痛、呕吐、不安、定向障碍、嗜睡等现象,应高度怀疑是否颅内出血,需及早就医。

(张露露)

第三节 过敏性紫癜

过敏性紫癜又称舒-亨综合征,是一种主要侵犯毛细血管的变态反应性疾病,以广泛的小血管炎症为病理基础。主要表现为皮肤紫癜、关节肿痛、腹痛、便血、血尿等。病因尚不明确,相关因素有感染,服用某些药物如苯巴比妥钠,食用鱼、虾、牛奶、蛋等动物蛋白以及花粉吸入,虫咬等。

一、临床特点

本病多见于学龄儿童及青年,病前 1～3 周常有上呼吸道感染史。多为急性起病,首发症状以皮肤紫癜为主,约半数患儿有关节肿痛或腹痛。

(一)皮肤紫癜

反复出现皮肤紫癜是本病的特点,多见于下肢及臀部,对称分布,分批出现,严重者波及上肢

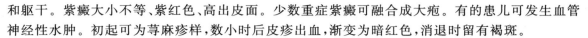

和躯干。紫癜大小不等、紫红色、高出皮面。少数重症紫癜可融合成大疱。有的患儿可发生血管神经性水肿。初起可为荨麻疹样,数小时后皮疹出血,渐变为暗红色,消退时留有褐斑。

(二)消化道症状

约2/3的患儿有消化道症状,反复出现突发性腹痛、恶心、呕吐及便血,伴肠鸣音增强及腹部压痛,有的发生在皮疹出现前。少数患儿可并发肠套叠和肠穿孔。

(三)关节肿痛及肿胀

多累及膝、踝、肘、腕等大关节,呈游走性,数天内消退,关节腔可有渗出,活动受限,不遗留关节畸形。

(四)肾损害

部分患儿在病程1~8周内发生紫癜性肾炎,出现血尿、蛋白尿及管型,伴血压增高及水肿,称为紫癜性肾炎。

(五)其他

偶有颅内出血、鼻出血、牙龈出血等。

二、护理评估

(一)健康史

了解皮疹出现的时间及分布,有无腹痛、便血、关节痛等,病前有无感染史、特殊食物(尤其动物蛋白类)和药物服用史,虫咬、花粉接触史等,以及居住环境,有无寄生虫,有无对药物、食物、花粉等过敏史,既往有无类似发作。

(二)症状、体征

评估患儿皮疹的分布和外观,腹痛和关节肿痛程度。大便的颜色、性状和尿色,有无水肿、血压增高等。

(三)社会-心理因素

评估患儿及家长对疾病的认知程度和治病态度。

(四)辅助检查

血小板计数,出、凝血时间是否正常;大便隐血试验是否阳性及尿常规的变化等。

三、常见护理问题

(一)皮肤黏膜完整性受损

皮肤黏膜完整性受损与变态反应性血管内皮受损有关。

(二)舒适改变

舒适改变与关节和肠道紫癜致腹痛、关节痛有关。

(三)合作性问题

消化道出血、肠套叠和肠穿孔。

四、护理措施

(一)皮肤护理

(1)保持皮肤清洁,避免摩擦、碰伤、抓伤,如有破溃及时处理,防止出血和感染。

(2)衣着宽松、柔软,并保持清洁、干燥。被褥平整、清洁、柔软,防止紫癜受压、破损。

(3)尽量减少肌内注射,静脉注射操作轻柔,尽量一针见血,扎压脉带切勿太紧,拔针后要延长进针部位的压迫时间。

(二)腹痛、便血护理

腹痛、有消化道出血时应卧床休息,给予舒适的体位,出血量多时要绝对卧床休息,给予静脉补液和输血。呕血严重者应注意保持呼吸道通畅。

(三)关节肿痛的护理

观察疼痛及肿胀情况,保持患肢功能位置,协助患儿选用舒适体位,做好日常生活护理。

(四)饮食护理

给予高营养、易消化饮食,避免食用动物蛋白,如鱼、虾、蟹、海鲜、鸡蛋、牛奶等,怀疑引起致病的食物也应避免食用。有肠道出血倾向者给予无渣半流质或流质饮食。呕血严重及便血者,应暂禁食。紫癜性肾炎时应给予低盐饮食。

(五)病情观察

(1)观察紫癜的分布,有无消退或增多。

(2)观察有无腹痛、便血等。腹痛者注意其部位和性质,有无压痛、反跳痛、肌紧张,以排除急腹症如肠套叠等。出血量多时要准确记录出血量,监测脉搏、血压,以便早期发现失血性休克。

(3)观察尿量、尿色、尿比重的变化,出现肾功能损害时,要注意有无水肿及血压升高。

(六)心理护理

过敏性紫癜往往易反复,病程长,患儿及家长多有急躁情绪,应针对具体情况做好解释,消除不良情绪,树立战胜疾病的信心。

(七)健康教育

向家长介绍过敏性紫癜的有关知识,尤其是饮食方面,向患儿及家长做好耐心细致的解释工作,讲明饮食护理的重要性,使家长主动配合治疗、护理。

五、出院指导

(1)避免接触变应原:春天少去公园,以免接触花粉;室内不要养花;家中勿养宠物,避免接触动物皮毛;忌食过敏食物;尽量避免应用过敏性的药物如某些抗生素、磺胺药、苯巴比妥钠、异烟肼等。保持生活环境清洁卫生,养成良好的卫生习惯,避免细菌、病毒、寄生虫感染。

(2)积极寻找变应原:注意进食某些食物、药物或接触某些物品与发病的关系,含动物蛋白的食物应逐步增加种类和量,并仔细观察。

(3)积极锻炼身体,增强抵抗力,尽量避免感染。

(4)肾型紫癜患儿遵医嘱按时、准确用药,对应用激素者应告知可能出现哪些不良反应,用药注意事项,不能随便加量、减量和停药,并要定期随访。

(张露露)

第四节　川　崎　病

川崎病又称皮肤黏膜淋巴结综合征,是一种以全身性血管炎为主要病理改变的急性发热、出

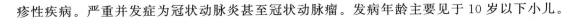

疹性疾病。严重并发症为冠状动脉炎甚至冠状动脉瘤。发病年龄主要见于 10 岁以下小儿。

一、临床特点

（1）发热 5 天以上，高热 39～40 ℃，多数持续 10 天左右。

（2）四肢末端皮肤改变：急性期手足呈坚实性肿胀，指趾末端潮红，持续 1 周左右开始消退。同时在指、趾末端沿指甲与皮肤交界处出现膜状脱皮。

（3）躯干部有多形性红斑，无疱疹及血痂。卡介苗接种处再现红斑。肛周红，数天后有脱皮现象。

（4）两眼球结膜充血、干燥，无分泌物。唇干裂、红，有时有血痂。常见杨梅舌。

（5）口腔黏膜变化：口腔、咽部黏膜充血、疼痛，进食困难。

（6）颈部淋巴结非化脓性肿大，可为一过性。

（7）内脏损害：部分患儿可引起冠状动脉炎、冠状动脉扩张，甚至形成冠状动脉瘤或心肌梗死等病变，此病变可造成突然死亡。

（8）其他：可有呼吸道和消化道症状。偶见无菌性脑膜炎。

（9）辅助检查。①血常规：白细胞总数高，以中性粒细胞为主。C 反应蛋白增高，红细胞沉降率增快。血小板早期正常，以后显著增高。②心脏 B 超检查：冠状动脉扩张，以第 2～3 周检出率最高。

二、护理评估

（一）健康史

了解发热的时间，询问近期有无与麻疹、猩红热等患儿的接触史，有无服药及疗效如何。

（二）症状、体征

测量生命体征，尤其注意体温变化，检查有无皮疹、双眼结膜充血、口唇干燥、颈部淋巴结肿大，手足硬性水肿等。心脏听诊注意有无心脏受累的表现。

（三）社会-心理因素

了解患儿家庭经济状况，评估患儿家长的心理状态，对疾病的认识程度。

（四）辅助检查

了解外周血象、红细胞沉降率、C 反应蛋白等变化，了解超声心动图有无冠状动脉扩张及程度。

三、常见护理问题

（一）体温过高

体温过高与全身性血管炎性反应有关。

（二）皮肤黏膜完整性受损

皮肤黏膜完整性受损与血管炎性改变有关。

（三）合作性问题

冠状动脉炎。

（四）焦虑

焦虑与患儿和/或家长缺乏相关疾病的知识有关。

四、护理措施

(一)注意休息

急性期卧床休息,各种操作集中进行,动作轻柔,减少对患儿的各种刺激。

(二)饮食护理

给予清淡、高热量、高蛋白、高维生素、易消化流质或半流质饮食,避免酸、碱、热、粗等食物。鼓励多饮水。

(三)高热护理

每 4 小时 1 次监测体温并记录。高热时给温水擦浴等物理降温,必要时药物降温。警惕高热惊厥的发生。及时擦干汗液,更衣。

(四)皮肤黏膜护理

口腔护理每天 2 次,饭后及时漱口。维生素 E 涂口唇每天 1~2 次,及时处理口腔溃疡。洗净患儿双手、剪短指甲以免抓伤皮肤,对半脱的痂皮要采取正确的方法去除。肛周可涂少许液状石蜡。

(五)药物治疗护理

准时服用阿司匹林,注意药效及不良反应,长期使用阿司匹林者应注意肝功能损害及消化道症状。丙种球蛋白冲击疗法时偶尔见皮疹,严重可发生喉头水肿、休克。应严密观察,及时处理。

(六)并发症观察

密切观察心率、心音的改变,有无气急、烦躁不安及面色、精神状态的变化。必要时进行心肺监护。

(七)心理护理

及时向家长交代病情,并以安慰,消除紧张情绪,配合治疗。

(八)健康教育

(1)耐心讲解疾病的发展和预后,消除患儿和家长的紧张心理并使其积极配合治疗。

(2)急性期应绝对卧床休息,恢复期可适当锻炼,如有冠状动脉损害应避免剧烈活动。

(3)给予易消化、高热量、高蛋白、高维生素的流质或半流质。鼓励多饮水,避免酸、碱、热、粗、硬等食物。

(4)高热时,温水擦浴,必要时药物降温;及时擦干汗液,及时更衣。

五、出院指导

(1)出院后注意休息,避免剧烈运动,有冠状动脉受累者更应注意。要注意冷暖,防止感冒。

(2)给予易消化、高热量、高蛋白、高维生素的饮食。

(3)正确准时服药,在医师指导下正确减量,最后停服。密切观察有无皮肤出血,恶心、呕吐等症状,如有异常及时就医。

(4)少数患儿可能复发,如有类似症状出现要及时就医。

(5)定时随访,2 年内每 3~6 个月 1 次,2 年后每年 1 次,定期做心脏超声、C 反应蛋白、血常规等检查。

(张露露)

第五节 麻 疹

麻疹是由麻疹病毒引起的急性呼吸道传染病,以发热、咳嗽、流涕、结膜炎、口腔麻疹黏膜斑及全身皮肤斑丘疹为主要表现。麻疹具有高度的传染性,每年全球有数百万人发病。近年来,在全国范围内出现了麻疹流行,8 个月之前的婴儿患病和大年龄麻疹的出现,是我国麻疹流行的新特点。

一、病因

麻疹病毒属副黏液病毒科,为 RNA 病毒,直径为 $100\sim250$ nm,呈球形颗粒,有 6 种结构蛋白。仅有一个血清型,近年来发现该病毒有变异,其抗原性稳定。麻疹病毒在体外生活能力不强,对阳光和一般消毒剂均敏感,55 ℃ 15 分钟即被破坏,含病毒的飞沫在室内空气中保持传染性一般不超过 2 小时,在流通空气中或日光下 30 分钟失去活力,对寒冷及干燥耐受力较强。麻疹疫苗需低温保存。

二、发病机制

麻疹病毒侵入易感儿后出现两次病毒血症。麻疹病毒随飞沫侵入上呼吸道、眼结膜上皮细胞,在其内复制繁殖并通过淋巴组织进入血流,形成第一次病毒血症。此后,病毒被单核巨噬细胞系统(肝、脾、骨髓)吞噬,并在其内大量繁殖后再次侵入血流,形成第二次病毒血症。引起全身广泛性损害而出现高热、皮疹等一系列临床表现。

三、病理

麻疹是全身性疾病,皮肤、眼结合膜、鼻咽部、支气管、肠道黏膜及阑尾等处可见单核细胞增生及围绕在毛细血管周围的多核巨细胞,淋巴样组织肥大。皮疹是由麻疹病毒致敏了的 T 淋巴细胞与麻疹病毒感染的血管内皮细胞及其他组织细胞作用时,产生迟发性的变态反应,使受染细胞坏死、单核细胞浸润和血管炎样病变。由于表皮细胞坏死、变性引起脱屑。崩解的红细胞及血浆渗出血管外,使皮疹消退后留有色素沉着。麻疹黏膜斑与皮疹病变相同。麻疹的病理特征是受病毒感染的细胞增大并融合形成多核巨细胞。其细胞大小不一,内含数十至百余个核,核内外有病毒集落(嗜酸性包涵体)。

四、流行病学

(一)传染源

患者是唯一的传染源。出疹前 5 天至出疹后 5 天均有传染性,如合并肺炎传染性可延长至出疹后 10 天。

(二)传播途径

患者口、鼻、咽、气管及眼部的分泌物中均含有麻疹病毒,主要通过喷嚏、咳嗽和说话等空气飞沫传播。密切接触者可经污染病毒的手传播,通过衣物、玩具等间接传播者少见。

(三)易感人群和免疫力

普遍易感,易感者接触患者后,90％以上发病,病后能获持久免疫。由于母体抗体能经胎盘传给胎儿,因而麻疹多见于 6 个月以上的小儿,6 个月至 5 岁小儿发病率最高。

(四)流行特点

全年均可发病,以冬、春两季为主,高峰在 2～5 月份。自麻疹疫苗普遍接种以来,发病的周期性消失,发病年龄明显后移,青少年及成人发病率相对上升,育龄妇女患麻疹增多,并将可能导致先天麻疹和新生儿麻疹发病率上升。

五、临床表现

(一)潜伏期

平均 10 天(6～18 天),接受过免疫者可延长至 3～4 周。潜伏期末可有低热、全身不适。

(二)前驱期(发疹前期)

从发热至出疹,常持续 3～4 天,以发热、上呼吸道炎和麻疹黏膜斑为主要特征。此期患儿体温逐渐增高达 39～40 ℃。同时伴有流涕、咳嗽、流泪等类似感冒症状,但结膜充血、畏光流泪及眼睑水肿是本病特点。90％以上的患者于病程的第 2～3 天,在第一臼齿相对应的颊黏膜处,可出现 0.5～1.0 mm 大小的白色麻疹黏膜斑(柯氏斑),周围有红晕,常在 2～3 天内消退,具有早期诊断价值。

(三)出疹期

多在发热后 3～4 天出现皮疹,体温可突然升高到 40.0～40.5 ℃。皮疹初见于耳后发际,渐延及面、颈、躯干、四肢及手心足底,2～5 天出齐。皮疹为淡红色充血性斑丘疹,大小不等,压之褪色,直径 2～4 mm,散在分布,皮疹痒,疹间皮肤正常。病情严重时皮疹常可融合呈暗红色,皮肤水肿,面部水肿变形。此期全身中毒症状及咳嗽加剧,可因高热引起谵妄、嗜睡,可发生腹痛、腹泻和呕吐,可伴有全身淋巴结及肝脾大,肺部可闻少量湿啰音。

(四)恢复期

出疹 3～5 天后,体温下降,全身症状明显减轻。皮疹按出疹的先后顺序消退,可有麦麸样脱屑及浅褐色素斑,7～10 天消退。麻疹无并发症者病程为 10～14 天。少数患者,病程呈非典型经过。体内尚有一定免疫力者呈轻型麻疹,症状轻,常无黏膜斑,皮疹稀而色淡,疹退后无脱屑和色素沉着,无并发症,此种情况多见于潜伏期内接受过丙种球蛋白或成人血注射的患儿。体弱、有严重继发感染者呈重型麻疹,持续高热,中毒症状重,皮疹密集融合,常有并发症或皮疹骤退、四肢冰冷、血压下降等循环衰竭表现,病死率极高。此外,注射过减毒活疫苗的患儿还可出现无典型黏膜斑和皮疹的无疹型麻疹。

麻疹的临床表现需与其他小儿出疹性疾病鉴别见表 8-1。

表 8-1　小儿出疹性疾病鉴别

疾病	病原	发热与皮疹关系	皮疹特点	全身症状及其他特征
麻疹	麻疹病毒	发热 3～4 天,出疹期热更高	红色斑丘疹,自头部→颈→躯干→四肢,退疹后有色素沉着及细小脱屑	呼吸道卡他性炎症、结膜炎、发热第 2～3 天口腔黏膜斑
风疹	风疹病毒	发热后半天至一天出疹	面部→躯干→四肢,斑丘疹,疹间有正常皮肤,退疹后无色素沉着及脱屑	全身症状轻,耳后,枕部淋巴结肿大并触痛

续表

疾病	病原	发热与皮疹关系	皮疹特点	全身症状及其他特征
幼儿急疹	人疱疹病毒6型	高热3~5天热退疹出	红色斑丘疹,颈及躯干部多见,一天出齐,次日消退	一般情况好,高热时可有惊厥,耳后、枕部淋巴结亦可肿大
猩红热	乙型溶血性链球菌	发热1~2天出疹,伴高热	皮肤弥漫充血,上有密集针尖大小丘疹,持续3~5天退疹,1周后全身大片脱皮	高热,中毒症状重,咽峡炎,杨梅舌,环口苍白圈,扁桃体炎
肠道病毒感染	埃可病毒柯萨奇病毒	发热时或退热后出疹	散在斑疹或斑丘疹,很少融合,1~3天消退,不脱屑,有时可呈紫癜样或水泡样皮疹	发热,咽痛,流涕,结膜炎,腹泻,全身或颈、枕淋巴结肿大
药物疹		发热、服药史	皮疹痒感,摩擦及受压部位多,与用药有关,斑丘疹、疱疹、猩红热样皮疹、荨麻疹	原发病症状

(五)并发症

(1)支气管肺炎:出疹1周内常见,占麻疹患儿死因的90%以上。

(2)喉炎:出现频咳、声嘶,甚至哮吼样咳嗽,极易出现喉梗阻,如不及时抢救可窒息而死。

(3)心肌炎:少见的严重并发症,多见于2岁以下、患重症麻疹或并发肺炎者和营养不良患者。

(4)麻疹脑炎:多发生于疹后2~6天,也可发生于疹后3周内。与麻疹的轻重无关。临床表现与其他病毒性脑炎相似,多经1~5周恢复,部分患者留有后遗症。

(5)结核病恶化。

六、辅助检查

(一)一般检查

血白细胞总数减少,淋巴细胞相对增多。

(二)病原学检查

从呼吸道分泌物中分离出麻疹病毒,或检测到麻疹病毒均可做出特异性诊断。

(三)血清学检查

在出疹前1~2天时用ELSIA法可检测出麻疹特异性IgM抗体,有早期诊断价值。

七、治疗原则

目前尚无特异性药物,宜采取对症治疗、中药透疹治疗及并发症治疗等综合性治疗措施。麻疹患儿对维生素A的需求量加大,WHO推荐:在维生素A缺乏地区的麻疹患儿应补充维生素A,<1岁的患儿每天给10万单位,年长儿20万单位,共2天,有维生素A缺乏眼症者,1~4周后应重复。

八、护理评估

(一)健康史询问

患儿有无麻疹的接触史及接触方式,出疹前有无发热、咳嗽、喷嚏、畏光、流泪及口腔黏膜改变等;询问出疹顺序及皮疹的性状,发热与皮疹的关系;询问患儿的营养状况及既往史,有无接种麻疹减毒活疫苗及接种时间。

(二)身体状况

评估患儿的生命体征,如体温、脉搏、呼吸、神志等;观察皮疹的性质、分布、颜色及疹间皮肤是否正常;有无肺炎、喉炎、脑炎等并发症。分析辅助检查结果,注意有无血白细胞总数减少、淋巴细胞相对增多;有无检测到麻疹病毒特异性 IgM 抗体,或分离出麻疹病毒等。

(三)心理-社会状况

评估患儿及家长的心理状况、对疾病的应对方式;了解家庭及社区对疾病的认知程度、防治态度。

九、护理诊断

(一)体温过高

体温过高与病毒血症、继发感染有关。

(二)皮肤完整性受损

皮肤完整性受损与麻疹病毒感染有关。

(三)营养失调

低于机体需要量与病毒感染引起消化吸收功能下降、高热消耗增多有关。

(四)有感染的危险

危险与免疫功能下降有关。

(五)潜在并发症

肺炎、喉炎、脑炎。

十、预期目标

(1)患儿体温降至正常。

(2)患儿皮疹消退,皮肤完整、无感染。

(3)患儿住院期间能得到充足的营养。

(4)患儿不发生并发症或发生时得到及时发现和处理。

十一、护理措施

(一)维持正常体温

1.卧床休息

绝对卧床休息至皮疹消退、体温正常为止。室内空气新鲜,每天通风 2 次(避免患儿直接吹风以防受凉),保持室温于 18～22 ℃,湿度 50%～60%。衣被穿盖适宜,忌捂汗,出汗后及时擦干更换衣被。

2.高热的护理

出疹期不宜用药物或物理方法强行降温,尤其是乙醇擦浴、冷敷等物理降温,以免影响透疹。体温＞40 ℃时可用小量的退热剂,以免发生惊厥。

(二)保持皮肤黏膜的完整性

1.加强皮肤的护理

保持床单整洁干燥和皮肤清洁,在保温情况下,每天用温水擦浴更衣一次(忌用肥皂),腹泻患儿注意臀部清洁,勤剪指甲防抓伤皮肤继发感染。及时评估透疹情况,如透疹不畅,可用鲜芫

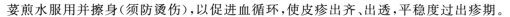

荽煎水服用并擦身(须防烫伤),以促进血循环,使皮疹出齐、出透,平稳度过出疹期。

2.加强五官的护理

室内光线宜柔和,常用生理盐水清洗双眼,再滴入抗生素眼液或眼膏(动作应轻柔,防眼损伤),可加服维生素 A 预防眼干燥症。防止呕吐物或泪水流入外耳道发生中耳炎。及时清除鼻痂、翻身拍背助痰排出,保持呼吸道通畅。加强口腔护理,多喂白开水,可用生理盐水或朵贝液含漱。

(三)保证营养的供给

发热期间给予清淡易消化的流质饮食,如牛奶、豆浆、蒸蛋等,常更换食物品种,少量多餐,以增加食欲利于消化。多喂开水及热汤,利于排毒、退热、透疹。恢复期应添加高蛋白、高维生素的食物。指导家长做好饮食护理,无须忌口。

(四)注意病情的观察

麻疹并发症多且重,为及早发现,应密切观察病情。出疹期如透疹不畅、疹色暗紫、持续高烧、咳嗽加剧、鼻扇喘憋、发绀、肺部啰音增多,为并发肺炎的表现,重症肺炎尚可致心力衰竭;患儿出现频咳、声嘶、甚至哮吼样咳嗽、吸气性呼吸困难、三凹征,为并发喉炎表现;患儿出现嗜睡、惊厥、昏迷为脑炎表现。病期还可导致原有结核病的恶化。如出现上述表现应予以相应护理。

(五)预防感染的传播

麻疹是可以预防的。为控制其流行,应加强社区人群的健康宣教。

1.管理好传染源

对患儿宜采取呼吸道隔离至出疹后 5 天,有并发症者延至疹后 10 天。接触的易感儿隔离观察 21 天。

2.切断传播途径

病室要注意通风换气。进行空气消毒,患儿衣被及玩具暴晒 2 小时,减少不必要的探视,预防继发感染。因麻疹可通过中间媒界传播,如被患者分泌物污染的玩具、书本、衣物,经接触可导致感染,所以医务人员接触患儿后,必须在日光下或流动空气中停留 30 分钟以上,才能再接触其他患儿或健康易感者。流行期间不带易感儿童去公共场所,托幼机构暂不接纳新生。

3.保护易感儿童

(1)被动免疫:对年幼、体弱的易感儿肌内注射人血丙种球蛋白或胎盘球蛋白,接触后 5 天内注射可免于发病,6 天后注射可减轻症状,有效免疫期 3～8 周。

(2)主动免疫:为提高易感者免疫力,对 8 个月以上未患过麻疹的小儿可接种麻疹疫苗。接种后 12 天血中出现抗体,一个月达高峰,故易感儿接触患者后 2 天内接种有预防效果。由于麻疹疫苗免疫接种后阳转率不是 100%,且随时间延长,免疫效果可变弱,美国免疫咨询委员会提出:4～6 岁儿童进幼儿园和小学时,应第二次接种麻疹疫苗,进入大学的年轻人要再次进行麻疹免疫。急性结核感染者如需注射麻疹疫苗应同时进行结核治疗。

十二、护理评价

评价患儿体温是否降至正常,皮疹是否出齐、出透,皮肤是否完整,是否合并其他感染,能否得到充足的营养;患儿家长是否了解麻疹的有关知识,能否配合好消毒隔离、家庭护理等。

(张露露)

第六节 水 痘

水痘是由水痘-带状疱疹病毒(varicella-zoster virus，VZV)所引起的传染性较强的儿童常见急性传染病。临床以轻度发热、全身性分批出现的皮肤黏膜斑疹、丘疹、疱疹和结痂并存为特点，全身中毒症状轻。水痘的传染性极强，易感儿接触水痘患儿后，几乎均可患病。原发感染表现为水痘，一般预后良好，病后可获持久免疫。成年以后再次发病时表现为带状疱疹。

一、病因

水痘-带状疱疹病毒属 α 疱疹病毒亚科，病毒核心为双股 DNA，只有一个血清型。该病毒在儿童时期，原发感染表现为水痘，恢复后病毒可长期潜伏在脊髓后根神经节或颅神经的感觉神经节内，少数人在青春期或成年后，当机体免疫力下降或受冷、热、药物、创伤、恶性病或放射线等因素作用，病毒被激活，再次发病，表现为带状疱疹。水痘-带状疱疹病毒在外界抵抗力弱，不耐热和酸、对乙醚敏感，在痂皮中不能存活，但在疱疹液中可长期存活。

二、发病机制

水痘-带状疱疹病毒主要由飞沫传播，也可经接触感染者疱液或输入病毒血症期血液而感染，病毒侵入机体后在呼吸道黏膜细胞中复制，而后进入血流，形成病毒血症。在单核巨噬细胞系统内再次增殖后释放入血，形成第二次病毒血症。由于病毒入血往往是间歇性的，导致患儿皮疹分批出现，且不同性状皮疹同时存在。皮肤病变仅限于表皮棘细胞层，故脱屑后不留瘢痕。

三、病理

水痘的皮损为表皮棘细胞气球样变性、肿胀，胞核内嗜酸性包涵体形成，临近细胞相互融合形成多核巨细胞，继而有组织液渗出形成单房性水泡。泡液内含大量病毒。由于病变浅表，愈后不留瘢痕。黏膜病变与皮疹类似。

四、流行病学

(一)传染源

水痘患者是唯一传染源，病毒存在于患儿上呼吸道鼻咽分泌物、皮肤黏膜斑疹及疱疹液中。出疹前1天至疱疹全部结痂时均有传染性，且传染性极强，接触者90％发病。

(二)传播途径

主要通过空气飞沫传播。亦可通过直接接触疱液、污染的用具而感染。孕妇分娩前患水痘可感染胎儿，在出生后2周左右发病。

(三)易感人群

普遍易感，以 1～6 岁儿童多见，6 个月以内的婴儿由于有母亲抗体的保护，很少患病。但如孕期发生水痘，则可从胎盘传给新生儿。水痘感染后一般可获得持久免疫，但可以发生带状疱疹。

(四)流行特点

本病一年四季均可发病,以冬、春季高发。

五、临床表现

(一)典型水痘

1.潜伏期

潜伏期 12～21 天,平均 14 天。

2.前驱期

前驱期可无症状或仅有轻微症状,全身不适、乏力、咽痛、咳嗽,年长儿前驱期症状明显,体温可达38.5 ℃,持续 1～2 天迅速进入出疹期。

3.出疹期

发热第 1 天就可出疹,其皮疹特点如下。

(1)皮疹按斑疹、丘疹、疱疹、结痂的顺序演变。连续分批出现,一般 2～3 批,每批历时 1～6 天,同一部位可见不同性状的皮疹。

(2)疱疹形态呈椭圆形,3～5 mm 大小,周围有红晕,无脐眼,经 24 小时。水痘内容物由清亮变为混浊,疱疹出现脐凹现象,泡壁薄易破,瘙痒感重,疱疹 3～4 天在中心开始干缩,迅速结痂,愈后多不留疤痕。

(3)皮疹为向心性分布,躯干部皮疹最多,四肢皮疹少,手掌和足底更少。皮疹的数目多少不一,皮疹愈多,全身症状愈重。

(4)水痘病变浅表,愈后多不留瘢痕。部分患儿疱疹可发于口腔、咽喉、结膜和阴道黏膜,破溃后形成溃疡。

水痘为自限性疾病,一般 10 天左右自愈。

(二)重型水痘

少数体质很弱或正在应用肾上腺皮质激素的小儿,如果感染水痘,可发生出血性和播散性皮疹,病儿高热,疱疹密布全身,疱疹内液呈血性,皮肤黏膜可出现瘀点和瘀斑,病死率高。

(三)先天性水痘

妊娠早期发生水痘,偶可引起胎儿畸形,致新生儿患先天性水痘综合征。接近产期感染水痘,新生儿病情多严重,病死率高达 30 %。

(四)并发症

水痘患儿可继发皮肤细菌感染、肺炎和脑炎等,水痘脑炎一般于出生后 1 周左右发生。水痘应注意与天花、丘疹样荨麻疹鉴别。

六、辅助检查

(一)血常规

外围血白细胞计数正常或稍低。

(二)疱疹刮片检查

可发现多核巨细胞及核内包涵体。

(三)血清学检查

做血清特异性抗体 IgM 检查,抗体在出疹 1～4 天后即出现,2～3 周后滴度增高 4 倍以上即可确诊。

七、治疗原则

(一)对症治疗

可用维生素 B_{12} 肌内注射,如有高热可给予退热剂但避免使用阿司匹林,以免增加 Reye 综合征的危险。可给予人血丙种球蛋白免疫治疗及血浆支持,以减轻症状和缩短病程。对免疫功能受损或正在应用免疫抑制剂的患儿,应尽快将糖皮质激素减至生理量并尽快停药。

(二)抗病毒治疗

阿昔洛韦(ACV)为目前首选抗水痘病毒的药物,但只有在水痘发病后 24 小时内用药才有效。

八、护理诊断

(一)皮肤完整性受损

皮肤完整性受损与病毒感染及细菌继发感染有关。

(二)有传播感染的危险

危险与呼吸道及疱疹液排出病毒有关。

(三)潜在并发症

脑炎、肺炎、血小板减少、心肌炎。

九、护理措施

(一)恢复皮肤的完整性

(1)室温适宜,衣被不宜过厚,以免造成患儿不适,增加痒感。勤换内衣,保持皮肤清洁。防止继发感染。剪短指甲,婴幼儿可戴并指手套,以免抓伤皮肤,继发感染或留下疤痕。

(2)皮肤瘙痒吵闹时,设法分散其注意力,或用温水洗浴、局部涂 0.25% 冰片炉甘石洗剂或 5% 碳酸氢钠溶液,亦可遵医嘱口服抗组胺药物。疱疹破溃时涂 1% 甲紫,继发感染者局部用抗生素软膏,或遵医嘱给抗生素口服控制感染。有报道用麻疹减毒活疫苗 $0.3\sim1.0$ mL 一次皮下注射,可加速结痂,不再出现新皮疹,疗效明显。

(二)病情观察

注意观察精神、体温、食欲及有无呕吐等,如有口腔疱疹溃疡影响进食,应给予补液。如有高热,可用物理降温或适量退热剂,忌用阿司匹林,以免增加 Reye 综合征的危险。水痘临床过程一般顺利,偶可发生播散性水痘、并发肺炎或脑炎,应注意观察,及早发现,并予以相应的治疗及护理。

(三)避免使用肾上腺皮质激素类药物(包括激素类软膏)

应用激素治疗其他疾病的患儿一旦接触了水痘患者,应立即肌内注射较大剂量的丙种球蛋白$0.4\sim0.6$ mL/kg,或带状疱疹免疫球蛋白 0.1 mL/kg,以期减轻病情。如已发生水痘,肾上腺皮质激素类药物应争取在短期内递减,逐渐停药。

(四)预防感染的传播

1.管理传染源

大多数无并发症的水痘患儿多在家隔离治疗,应隔离患儿至疱疹全部结痂或出疹后 7 天止。

2.保护易感者

保持室内空气新鲜,托幼机构宜采用紫外线消毒。避免易感者接触,尤其是体弱、免疫缺陷者更应加以保护。如已接触,应在接触水痘后72小时内给予水痘-带状疱疹免疫球蛋白(VZIG)125～625 U/kg 肌内注射,或恢复期血清肌内注射,可起到预防或减轻症状的作用。孕妇如患水痘,则终止妊娠是最好的选择,母亲在分娩前5天或新生儿生后2天患水痘,也应使用 VZIG。近年来国外试用水痘-带状疱疹病毒减毒活疫苗效果满意,不良反应少,接触水痘后立即给予即可预防发病,即使患病症状也很轻微。所以凡使用免疫抑制剂或恶性病患儿在接触水痘后均应立即给予注射。

(五)健康教育

水痘传染性强,对社区人群除进行疾病病因、表现特点、治疗护理要点知识宣教外,为控制疾病的流行,重点应加强预防知识教育。如流行期间避免易感儿去公共场所。介绍水痘患儿隔离时间,使家长有充分思想准备,以免引起焦虑。告之卧床休息时间及至热退及症状减轻。保证患儿足够营养,饮食宜清淡、富含营养,多饮水。为家长示范皮肤护理方法,注意检查,防止继发感染。

(张露露)

第七节　猩　红　热

猩红热是由 A 组乙型溶血性链球菌引起的急性呼吸道传染病,常在冬末春初流行,多见于3岁以上儿童。临床以发热、咽峡炎、草莓舌、全身弥漫性鲜红色皮疹和疹退后片状蜕皮为特征。少数起病后1～5周可发生变态反应性风湿病及急性肾小球肾炎。

一、病因

A 组乙型溶血性链球菌是唯一对人类致病的链球菌,具有较强的侵袭力,能产生致热性外毒素,又称红疹毒素,是本病的致病菌。该菌外界生命力较强,在痰液和渗出物中可存活数周,但对热及一般消毒剂敏感。

二、发病机制

病原菌及其毒素等产物在侵入部位及其周围组织引起炎症和化脓性变化,并进入血液循环,引起败血症,致热毒素引起发热和红疹。

三、病理

链球菌及其毒素侵入机体后,主要产生如下3种病变。

(一)化脓性病变

病原菌侵入咽部后,由于 A 组菌的 M 蛋白能抵抗机体的白细胞的吞噬作用,因而可在局部产生化脓性炎症反应,引起咽峡炎、化脓性扁桃体炎。

（二）中毒性病变

细菌毒素吸收入血后引起发热等全身中毒症状。红疹毒素使皮肤和黏膜血管充血、水肿、上皮细胞增殖与白细胞浸润，以毛囊周围最明显，出现典型猩红热皮疹。

（三）变态反应性病变

病程2~3周。少数患者发生变态反应性病理损害，主要为心、肾及关节滑膜等处非化脓性炎症。人体可对红疹毒素产生较持久的抗体，一般人一生只得一次猩红热。再次感染这种细菌时仅表现为化脓性扁桃体炎。

四、流行病学

（一）传染源

患者及带菌者为主，自发病前24小时至疾病高峰传染性最强。

（二）传播途径

主要通过空气飞沫直接传播，亦可由食物、玩具、衣服等物品间接传播。偶可经伤口、产道污染而传播。

（三）易感人群

人群普遍易感。10岁以下小儿发病率高。

（四）流行特征

四季皆可发生，但以春季多见。

五、临床表现

（一）普通型

1.潜伏期

1~12天，一般2~5天。

2.前驱期

数小时至1天。起病急、畏寒、高热，多为持续性，常伴头痛、恶心呕吐、全身不适、咽部红肿、扁桃体发生化脓性炎症。

3.出疹期

（1）皮疹：多在发热后第2天出现，始于耳后、颈部及上胸部，24小时左右迅速波及全身。皮疹特点为全身弥漫性充血的皮肤上出现分布均匀的针尖大小的丘疹，压之褪色，触之有砂纸感，疹间无正常皮肤，伴有痒感。皮疹约48小时达高峰，然后体温下降、皮疹按出疹顺序，2~4天内消失。

（2）特殊体征：腋窝、肘窝、腹股沟处可见皮疹密集并伴出血点，呈线状，称为帕氏线。面部潮红，有少量皮疹，口鼻周围无皮疹，略显苍白，称为口周苍白圈杨梅舌是指病初舌被覆白苔，3~4天后白苔脱落，舌乳头红肿突起。

4.脱屑期

多数患者于病后1周末，按出疹顺序开始脱屑，躯干为糠皮样脱屑，手掌、足底可见大片状脱皮，呈"手套""袜套"状。脱皮持续1~2周。

5.并发症

并发症为变态反应性疾病，多发生于病程的2~3周。主要有急性肾小球肾炎、风湿病、关节炎等。

（二）轻型

起病缓,低热,全身中毒症状轻,咽部稍充血,皮疹稀少,色淡或隐约可见。

（三）重症

发病急,中毒症状重,咽峡炎明显,皮疹呈片状红斑,甚至为出血疹,常有高热、烦躁或嗜睡,甚至昏迷、惊厥、休克,易并发肺炎、蜂窝织炎、急性肾小球肾炎、风湿性关节炎等。

（四）外科猩红热

多继发于皮肤创伤、烧伤或产道感染,皮疹常在创口周围出现,然后波及全身,全身症状轻。预后好。

六、辅助检查

（一）血常规

白细胞总数增高,可达$(10\sim20)\times10^9/L$,中性粒细胞占80%以上。

（二）咽拭子培养

治疗前取咽拭子或其他病灶分泌物培养,可得到乙型溶血性链球菌。

七、治疗原则

首选青霉素G治疗,中毒症状重或伴休克症状者。应给予相应处理,防治并发症。

八、护理诊断

（一）体温过高

体温过高与感染、毒血症有关。

（二）皮肤黏膜完整性受损

受损与皮疹、脱皮有关。

（三）有传播的危险

危险与病原体播散有关。

（四）舒适改变

改变与咽部充血、皮疹有关。

（五）合作性问题

中耳炎、肺炎、蜂窝织炎、急性肾小球肾炎、风湿性关节炎。

九、护理措施

（一）发热护理

(1)急性期患者绝对卧床休息2～3周以减少并发症。高热时给予适当物理降温,但忌用冷水或酒精擦浴。

(2)急性期应给予营养丰富的含大量维生素且易消化的流质、半流质饮食,恢复期给软食,鼓励并帮助患者进食。提供充足的水分,以利于散热及排泄毒素。

(3)遵医嘱及早使用青霉素G,7～10天。并给溶菌酶含片或用生理盐水、稀释2～5倍的复方硼砂溶液漱口,每天4～6次。

（二）皮肤护理

观察皮疹及脱皮情况，保持皮肤清洁，可用温水清洗皮肤（禁用肥皂水），剪短患儿指甲，避免抓破皮肤。脱皮时勿用手撕扯，可用消毒剪刀修剪，以防感染。

（三）密切观察病情

意测量体温，观察咽部变化、皮疹的发生发展，有无中毒症状。重型患儿应严密监测生命体征，密切观察精神状态、神志、周围循环，并注意观察血压变化，有无眼睑水肿、尿量减少及血尿等。每周送尿常规检查两次。

（四）预防感染的传播

1.隔离患儿

呼吸道隔离至症状消失后 1 周，连续咽拭子培养 3 次阴性后即解除隔离。有化脓性并发症者应隔离至治愈为止。

2.切断传播途径

室内通风换气或用紫外线照射进行消毒，患者鼻咽分泌物须以 2%～3%氯胺或漂白粉澄清液消毒，被患者分泌物所污染的物品，如食具、玩具、书籍、衣被褥等。可分别采用消毒液浸泡、擦拭、蒸煮或日光曝晒等。

3.保护易感人群

对密切接触者需医学观察 7 天，并可口服磺胺类药物或红霉素 3～5 天以预防疾病发生。

（五）健康教育

向家长说明猩红热的发病原因、传染源、传播途径，呼吸道隔离的意义。密切接触者应医学观察 7～12 天。患儿的分泌物及污染物应消毒处理，患儿居室应进行空气消毒。多饮水有助于体内毒素的排出。

（张露露）

第九章 急诊科疾病护理

第一节 昏 迷

昏迷是一种严重的意识障碍、随意运动丧失、对体内外(如语言、声音、光、疼痛等)一切刺激均无反应并出现病理反射活动的一种临床表现。在临床上,可由多种原因引起,并且是病情危重的表现之一。因此,如遇到昏迷的患者,应及时判断其原因,选择正确的措施,争分夺秒地抢救,以挽救患者生命。

昏迷的原因分为颅内、颅外因素。①颅内因素:中枢神经系统炎症(脑膜炎、脑脓肿、脑炎等),脑血管意外(脑出血、脑梗死、蛛网膜下腔出血),占位性病变(脑肿瘤、颅内血肿),脑外伤,癫痫。②颅外病因:严重感染(败血症、伤寒、中毒性肺炎等),心血管疾病(休克、高血压脑病、阿-斯综合征等),内分泌与代谢性疾病(糖尿病酮症酸中毒、低血糖、高渗性昏迷、肝昏迷、尿毒症等),药物及化学物品中毒(有机磷农药、一氧化碳、安眠药、麻醉剂、乙醚等),物理因素(中暑、触电)。

一、昏迷的临床表现

昏迷是病情危重的标志,病因不同其临床表现也各异。

(1)伴有抽搐者,见于癫痫、高血压脑病、脑水肿、尿毒症、脑缺氧、脑缺血等。

(2)伴有颅内压增高者,见于脑水肿、脑炎、脑肿瘤、蛛网膜下腔出血等。

(3)伴有高血压者,见于高血压脑病、脑卒中、嗜铬细胞瘤危象。

(4)伴有浅弱呼吸者,见于肺功能不全、药物中毒、中枢神经损害。

(5)患者呼出气体的气味对诊断很有帮助,如尿毒症患者呼出气体有氨气味,酮症酸中毒有烂苹果味,肝昏迷有肝臭味。

二、护理评估

(一)健康史

应向患者的家属或有关人员详细询问患者以往有无癫痫发作、高血压病、糖尿病及严重的心、肝、肾和肺部等疾病。了解患者发作现场情况,发病之前有无外伤或其他意外事故(如服用毒物、高热环境下长期工作、接触剧毒化学药物和煤气中毒等),最近患者的精神状态和与周围人的关系。

(二)身体状况

1.主要表现

应向患者家属或有关人员详细询问患者的发病过程、起病时有无诱因、发病的急缓、持续的时间、演变经过;昏迷是首发症状还是由其他疾病缓慢发展而来的,昏迷前有无其他表现(指原发病的表现:如有无剧烈头痛、喷射样呕吐;有无心前区疼痛;有无剧烈的咳嗽、咳粉红色痰液、严重的呼吸困难、发绀;有无烦躁不安、胡言乱语;有无全身抽搐;有无烦渴、多尿、烦躁、呼吸深大、呼气呈烂苹果味等),以往有无类似发作史,昏迷后有无其他的表现。

2.体格检查

(1)观察检查生命体征。①体温:高热提示有感染性或炎症性疾病。过高可能为中暑或中枢性高热(脑干或下丘脑损害)。过低提示为休克、甲状腺功能低下、低血糖、冻伤或镇静安眠药过量。②脉搏:不齐可能为心脏病。微弱无力提示休克或内出血等。过速可能为休克、心力衰竭、高热或甲状腺功能亢进危象。过缓可能为房室传导阻滞或阿-斯综合征。缓慢而有力提示颅内压增高。③呼吸:深而快的规律性呼吸常见于糖尿病酸中毒,称为 Kussmual 呼吸;浅而快速的规律性呼吸见于休克、心肺疾病或安眠药中毒引起的呼吸衰竭;脑的不同部位损害可出现特殊的呼吸类型,如潮式呼吸提示大脑半球广泛损害,中枢性过度呼吸提示病变位于中脑被盖部,长吸式呼吸为脑桥上部损害所致,丛集式呼吸系脑桥下部病变所致,失调式呼吸是延髓特别是其下部损害的特征性表现。④血压:过高提示颅内压增高、高血压脑病或脑出血。过低可能为脱水、休克、心肌梗死、镇静安眠药中毒、深昏迷状态等。昏迷时不同水平脑组织受损的表现见表 9-1。

表 9-1　昏迷对不同水平脑组织受损的表现

脑受损部位	意识	呼吸	瞳孔	眼球运动	运动功能
大脑	嗜睡、昏睡、昏迷、去皮质状态	潮式呼吸	正常	游动、向病灶侧凝视	偏瘫、去皮质强直
间脑	昏睡、昏迷、无动性缄默	潮式呼吸	小	游动、向病灶侧凝视	偏瘫、去皮质强直
中脑	昏睡、昏迷、无动性缄默	过度换气	大、光反应消失	向上或向下偏斜	交叉偏、去大脑强直
脑桥	昏睡、昏迷、无动性缄默	长吸气性、喘息性	小如针尖样	浮动向病灶对侧凝视	交叉偏、去大脑强直较轻
延髓	昏睡、昏迷、无动性缄默	失调性、丛集性呼吸	小或大	眼-脑反射消失	交叉性瘫呈迟缓状态

(2)神经系统检查。①瞳孔:正常瞳孔直径为 2.5～4.0 mm,小于 2 mm 为瞳孔缩小,大于 5 mm 为瞳孔散大。双侧瞳孔缩小见于吗啡中毒、有机磷杀虫药中毒、巴比妥类药物中毒、中枢神经系统病变等,如瞳孔针尖样缩小(小于 1 mm),常为脑桥病变的特征,1.5～2.0 mm 常为丘脑及其下部病变。双侧瞳孔散大见于阿托品、山莨菪碱、多巴胺等药物中毒,中枢神经病变见于中脑功能受损;双侧瞳孔散大且对光反射消失表示病情危重。两侧瞳孔大小若相差 0.5 mm 以上,常见于小脑天幕病及霍纳综合征。②肢体瘫痪:可通过自发活动的减少及病理征的出现来判断昏迷患者的瘫痪肢体。昏迷程度深的患者可重压其眶上缘,疼痛可刺激健侧上肢出现防御反应,患

侧则无;可观察患者面部疼痛的表情判断有无面瘫;也可将患者双上肢同时托举后突然放开任其坠落,瘫痪侧上肢坠落较快,即坠落试验阳性;偏瘫侧下肢常呈外旋位,且足底的疼痛刺激下肢回缩反应差或消失,病理征可为阳性。③脑膜刺激征:伴有发热者常提示中枢神经系统感染;不伴发热者多为蛛网膜下腔出血。如有颈项强直应考虑有无中枢神经系统感染、颅内血肿或其他造成颅内压升高的原因。④神经反射:昏迷患者若没有局限性的脑部病变,各种生理反射均呈对称性减弱或消失,但深反射也可亢进。昏迷伴有偏瘫时,急性期患侧肢体的深、浅反射减退。单侧病理反射阳性,常提示对侧脑组织存在局灶性病变,如果同时出现双侧的病理反射阳性,表明存在弥漫性颅内损害或脑干病变。⑤姿势反射:观察昏迷患者全身的姿势也很重要,临床上常见两种类型:一种为去大脑强直,表现为肘、腕关节伸直,上臂内旋和下肢处于伸展内旋位。提示两大脑半球受损且中脑及间脑末端受损。另一种为去皮质强直,表现为肘、腕处于屈曲位,前臂外翻和下肢呈伸展内旋位。提示中脑以上大脑半球受到严重损害。这两种姿势反射,可为全身性,亦可为一侧性。

(3)检查患者有无原发病的体征:有无大小便失禁,呼气有无特殊气味,皮肤颜色有无异常,肢端是否厥冷,肺部听诊有无湿啰音,听诊心脏的心音有无低钝,有无心脏杂音,腹肌有无紧张,四肢肌肉有无松弛,四肢肌力有无减退,眼球偏向哪侧,眼底检查有无视盘水肿。

(三)心理状况

由于患者病情发展快、病情危重,以及抢救中紧张的气氛、繁多的抢救设施,常引起患者家属的焦虑,而病情的缓解需要时间,家属常因关心患者而产生对治疗效果不满意。

(四)实验室检查

1.CT 或 MRI 检查

怀疑脑血管意外的患者可采取本项目,可显示病变的性质、部位和范围。

2.脑脊液检查

怀疑脑膜炎、脑炎、蛛网膜下腔出血的患者可选择,可提示病变的原因。

3.血糖、尿酮测定

怀疑糖尿病酮症酸中毒、高渗性昏迷、低血糖的患者可选择本项目,能及时诊断,并在治疗中监测病情变化。此外,根据昏迷患者的其他病因选择相应的检查项目,以尽快做出诊断,为挽救患者生命争取时间。

(五)判断昏迷程度

由于昏迷患者无法沟通,导致询问病史困难,因此,护士能够正确地进行病情观察和判断就显得非常重要,首先应先确认呼吸和循环系统是否稳定,而详细完整的护理体检应等到对患者昏迷的性质和程度判断后再进行。

1.临床分级法

主要是给予言语和各种刺激,观察患者反应情况,加以判断,如呼叫姓名、推摇肩臂、压迫眶上切迹、针刺皮肤、与之对话和嘱其执行有目的的动作等。注意区别意识障碍的不同程度:①嗜睡,是程度最浅的一种意识障碍,患者经常处于睡眠状态,唤醒后定向力基本完整,但注意力不集中,记忆稍差,如不继续对答,很快又入睡。②昏睡,处于较深睡眠状态,不易唤醒,醒时睁眼,但缺乏表情,对反复问话仅能做简单回答,回答时含混不清,常答非所问,各种反射活动存在。③昏迷,意识活动丧失,对外界各种刺激或自身内部的需要不能感知。按刺激反应及反射活动等可分三度(表 9-2)。

表 9-2　昏迷的临床分级

昏迷分级	疼痛刺激反应	无意识自发动作	腱反射	瞳孔对光反射	生命体征
浅昏迷	有反应	可有	存在	存在	无反应
中昏迷	重刺激可有	很少	减弱或消失	迟钝	轻度变化
深昏迷	无反应	无	消失	消失	明显变化

2.昏迷量表评估法

(1)格拉斯哥昏迷量表(GCS):是在 1974 年英国 Teasdale 和 Jennett 制定的。以睁眼(觉醒水平)、言语(意识内容)和运动反应(病损平面)三项指标的 15 项检查结果来判断患者昏迷和意识障碍的程度。以上三项检查共计 15 分,凡积分低于 8 分,预后不良;5~7 分预后恶劣;积分小于 4 分者罕有存活。即以 GCS 分值愈低,脑损害的程度愈重,预后亦愈差。而意识状态正常者应为满分(15 分)。

此评分简单易行,比较实用。但临床发现:3 岁以下小孩不能合作;老年人反应迟钝,评分偏低;语言不通、聋哑人、精神障碍患者等使用受到限制;眼外伤影响判断;有偏瘫的患者应根据健侧作为判断依据。此外,有人提出,GCS 用于评估患者意识障碍的程度,不能反映出极为重要的脑干功能状态(表 9-3)。

表 9-3　GCS 计分法

记分项目	反应	计分
Ⅰ.睁眼反应	自动睁眼	4
	呼唤睁眼	3
	刺激睁眼	2
	任何刺激不睁眼	1
Ⅱ.语言反应	对人物、时间、地点定向准确	5
	不能准确回答以上问题	4
	胡言乱语、用词不当	3
	散发出无法理解的声音	2
	无语言能力	1
Ⅲ.运动反应	能按指令动作	6
	对刺痛能定位	5
	对刺痛能躲避	4
	刺痛时肢体屈曲(去皮质强直)	3
	刺痛时肢体过伸(去大脑强直)	2
	对刺痛无任何反应	1
总分		

(2)Glasgow-Pittsburgh 昏迷观察表:在 GCS 的临床应用过程中,有人提出尚需综合临床检查结果进行全面分析,同时又强调脑干反射检查的重要性。为此,Pittsburgh 又加以改进补充了另外四个昏迷观察项目,即对光反射、脑干反射、抽搐情况和呼吸状态,称之 Glasgow-Pittsburgh 昏迷观察表,见表 9-4。合计为七项 35 级,最高为 35 分,最低为 7 分。在颅脑损伤中,35~28 分

为轻型,27~21 分为中型,20~15 分为重型,14~7 分为特重型颅脑损伤。该观察表即可判定昏迷程度,也反映了脑功能受损水平。

表 9-4 Glasgow-Pittsburgh 昏迷观察表

项目		评分	项目		评分
Ⅰ.睁眼反应	自动睁眼	4		大小不等	2
	呼之睁眼	3		无反应	1
	疼痛引起睁眼	2	Ⅴ.脑干反射	全部存在	5
	不睁眼	1		睫毛反射消失	4
Ⅱ.语言反应	言语正常(回答正确)	5		角膜反射消失	3
	言语不当(回答错误)	4		眼脑及眼前庭反射消失	2
	言语错乱	3		上述反射皆消失	1
	言语难辨	2	Ⅵ.抽搐情况	无抽搐	5
	不语	1		局限性抽搐	4
Ⅲ.运动反应	能按吩咐动作	6		阵发性大发作	3
	对刺激能定位	5		连续大发作	2
	对刺痛能躲避	4		松弛状态	1
	刺痛肢体屈曲反应	3	Ⅶ.呼吸状态	正常	5
	刺痛肢体过伸反应	2		周期性	4
	无反应(不能运动)	1		中枢过度换气	3
Ⅳ.对光反应	正常	5		不规则或低换气	2
	迟钝	4		呼吸停止	1
	两侧反应不同	3			

三、护理诊断

(一)意识障碍

意识障碍与各种原因引起的大脑皮质和中脑的网状结构发生抑制有关。

(二)清理呼吸道无效

清理呼吸道无效与患者意识丧失不能正常咳嗽有关。

(三)有感染的危险

危险与昏迷患者的机体抵抗力下降、呼吸道分泌物排出不畅有关。

(四)有皮肤完整性受损的危险

危险与患者意识丧失而不能自主调节体位、长期卧床有关。

四、护理目标

(1)患者的昏迷减轻或消失。

(2)患者的皮肤保持完整,无压疮发生。

(3)患者无感染的发生。

五、昏迷的救治原则

昏迷患者的处理原则:主要是维持基本生命体征,避免脏器功能的进一步损害,积极寻找和治疗病因。具体包括以下内容。

(1)积极寻找和治疗病因。

(2)维持呼吸道通畅,保证充足氧供,应用呼吸兴奋剂,必要时进行插管行辅助呼吸。

(3)维持循环功能,强心、升压、抗休克。

(4)维持水、电解质和酸碱平衡。对颅内压升高者,应迅速给予脱水治疗。每天补液量 1 500~2 000 mL,总热量为 1 500~2 000 kcal。

(5)补充葡萄糖,减轻脑水肿,纠正低血糖。用法是每次 50% 葡萄糖溶液 60~100 mL 静脉滴注,每 4~6 小时 1 次。但怀疑为高渗性非酮症糖尿病昏迷者,最好等血糖结果回报后再给葡萄糖。

(6)对症处理。防治感染,控制高血压、高热和抽搐,注意补充营养。注意口腔呼吸道、泌尿道和皮肤护理。

(7)给予脑代谢促进剂。

六、护理措施

(一)急救护理

(1)速使患者安静平卧,下颌抬高以使呼吸通畅。

(2)松解腰带、领扣,随时清除口咽中的分泌物。

(3)呼吸暂停者立即给氧或口对口人工呼吸。

(4)注意保暖,尽量少搬动患者。

(5)血压低者注意抗休克。

(6)有条件尽快输液。

(7)尽快呼叫急救站或送医院救治。

(二)密切观察病情

(1)密切观察患者的生命指征,神志、瞳孔的变化,神经生理反射有无异常,注意患者的抽搐、肺部的啰音、心音、四肢肢端温度、尿量、眼底视神经、脑膜刺激征、病理反射等,并及时、详细记录,随时对病情作出正确的判断,以便及时通知医师并及时进行相应的护理,并预测病情变化的趋势,采取措施预防病情的恶化。

(2)如患者出现呼吸不规则(潮式呼吸或间停呼吸)、脉搏减慢变弱、血压明显波动(迅速升高或下降)、体温骤然升高、瞳孔散大、对光反射消失,提示患者病情恶化,须及时通知医师,并配合医师进行抢救。

(三)呼吸道护理

协助昏迷患者取平卧位,头偏向一侧,防止呕吐物误吸造成窒息(图 9-1)。帮助患者肩下垫高,使颈部舒展,防止舌后坠阻塞呼吸道,保持呼吸道通畅。立即检查口腔、喉部和气管有无梗阻,及时吸引口、鼻内分泌物,痰黏稠时给予雾化吸入。用鼻管或面罩吸氧,必要时需插入气管套管,机械通气。一般应使 PaO_2 至少高于 10.7 kPa(80 mmHg),$PaCO_2$ 在 4.0~4.7 kPa(30~35 mmHg)。

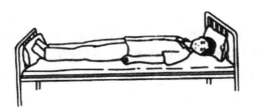

图 9-1 昏迷患者的卧位

(四)基础护理

1.预防感染

每 2～3 小时翻身拍背 1 次,并刺激患者咳嗽,及时吸痰。口腔护理 3～4 次/天,为防止口鼻干燥,可用 0.9％氯化钠水溶液纱布覆盖口鼻。患者眼睑不能闭合时,涂抗生素眼膏加盖纱布。做好会阴护理,防止泌尿系统感染。

2.预防压疮

昏迷患者由于不能自主调整体位,肢体长期受压容易发生压疮,护理人员应每天观察患者的骶尾部、股骨大转子、肩背部、足跟、外踝等部位,保持床单柔软、清洁、平整,勤翻身,勤擦洗,骨突处做定时按摩,协助患者被动活动肢体,并保持功能位,有条件者可使用气垫床。

3.控制抽搐

可镇静止痉,目前首选药物是地西泮,10～20 mg 静脉滴注,抽搐停止后再静脉滴注苯妥英钠 0.5～1.0 g,可在 4～6 小时内重复给药。

4.营养支持

给昏迷患者插胃管,采取管喂补充营养,应保证患者每天摄入高热量、高蛋白、高维生素、易消化的流质饮食,如牛奶、豆浆或混合奶、菜汤、肉汤等。B 族维生素有营养神经的作用,应予以补充。鼻饲管应每周清洗、消毒 1 次。

5.清洁卫生

(1)每天帮患者清洁皮肤,及时更换衣服,保持床铺的清洁干燥;如患者出现大小便失禁,应及时清除脏衣服,用清水清洁会阴部皮肤,迅速更换干净的衣服,长期尿失禁或尿潴留的患者,可留置尿管,定期开放(每 4 小时 1 次),每天更换 1 次尿袋,每周更换 1 次尿管,每天记录尿量和观察尿液颜色,如患者意识转清醒后,应及时拔出尿管,鼓励和锻炼患者自主排尿;如患者出汗,应及时抹干净,防止患者受凉。

(2)每天对患者进行口腔清洁,观察口腔和咽部有无痰液或其他分泌物、呕吐物积聚,如发现有,应及时清理口咽部和气管,防止患者误吸造成窒息。

(五)协助医师查明和去除病因

(1)遵医嘱采取血液、尿液、脑脊液、呕吐物等标本进行相应的检查,以查明患者昏迷的病因。

(2)及时建立静脉通道,为临床静脉用药提供方便。

(3)针对不同病因,遵照医嘱采取相应的医疗措施进行抢救。如有开放性伤口应及时止血、缝合、包扎;如消化道中毒者,及时进行催吐、洗胃、注射解毒剂;如糖尿病酮症酸中毒患者,及时应用胰岛素治疗并迅速补充液体;如癫痫持续状态患者,应及时应用苯妥英钠等药物。

(4)遵照医嘱维持患者的循环和脑灌注压,对直接病因已经去除的患者,可行脑复苏治疗(应用营养脑细胞的药物)以促进神经功能的恢复。

(六)健康教育

应向患者家属介绍如何照顾昏迷的患者,应注意哪些事项,如病情恶化,应保持镇静,及时与医师和护士联系。患者意识清醒后,应向患者和家属宣传疾病的知识,指导他们如何避免诱发原发病病情恶化的因素,并指导患者学会观察病情,及时发现恶化征象,及时就诊,以防止昏迷的再次发生。

七、护理评价

(1)患者的意识是否转清醒。

(2)患者的痰液是否有效排出。

(3)呼吸道是否保持通畅。

(4)皮肤是否保持完整,有无压疮,肺部有无感染发生。

(周志丽)

第二节　中　　暑

一、中暑的病因、发病机制与分类

中暑广义上类似于热病,泛指高温高湿环境对人体的损伤。按严重程度递增顺序可细分为热昏厥、热痉挛、热衰竭和热射病(也就是狭义的中暑概念)。其他还有先兆中暑、轻症中暑等概念,因较含糊或与许多夏季感染性疾病的早期表现难以鉴别,仅用热昏厥、热痉挛、热衰竭和热射病等诊断已可描述各种中暑类型,故本节不做介绍。

民间喜欢将暑天发生的大部分疾病往中暑上套,事实上很多仅为病毒或细菌感染的早期表现(如感冒、胃肠炎等),需注意鉴别。同时民间还盛传中暑不能静脉补液的谬论,需注意与患者沟通解释。2010年7月,中暑已被列入了国家法定职业病目录。

(一)病因及发病机制

下丘脑通过调节渴感、肌张力、血管张力、汗腺来平衡产热与散热。

1.散热受限

散热机制有三种:出汗、传导对流、辐射。辐射为通过红外线散射,正常时占散热的65%,其与传导对流方式相比优点在于基本不耗能,但在高温环境下失效。而出汗在正常时占散热的20%,在高温环境下则成为主要散热方式,但需消耗水、电解质与能量,并在高湿环境性能下降,100%相对湿度时完全失效。

(1)环境因素:高温、高湿环境如日晒、锅炉房及厚重、不透气的衣物。一般温度>32 ℃或湿度>70%就有可能发生。

(2)自身体温调节功能下降:①自身出汗功能下降。肥胖、皮肤病如痂皮过厚、汗腺缺乏、皮肤血供不足、脱水、低血压、心脏病导致的心排血量下降如充血性心力衰竭导致皮肤水肿散热不良及老年人或体弱者等。②抑制出汗。酗酒、抗胆碱药如阿托品等、抗精神病药物、三环抗抑郁药、抗组胺药、单胺氧化酶抑制剂、缩血管药和β受体阻滞剂等。③脱水。饮水不足、利尿药、泻

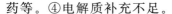

药等。④电解质补充不足。

2.产热过多

强体力活动时多见于青壮年或健康人,或药物如苯环利定、麦角酸二乙酰胺、苯异丙胺、可卡因、麻黄素类和碳酸锂等的使用。

3.脱水、电解质紊乱

中暑时因大量出汗、呼吸道水分蒸发和摄入水分不足造成大量失水,同时电解质丢失。但是往往丢水大于丢钠造成高渗性脱水。不同类型的脱水之间也可相互转化,如若伤员单纯补充饮用淡水会导致低渗性脱水。

(二)不同的中暑类型

1.热昏厥

皮肤血管扩张及血容量不足导致突然低血压,脑及全身血供不足而意识丧失,多为体力活动后。此时皮肤湿冷,脉弱。收缩压低于 13.3 kPa(100 mmHg)。

2.热痉挛

为大量出汗而脱水、电解质损失,血液浓缩,然后单纯饮淡水导致稀释性低钠血症,引起骨骼肌缓慢的、痛性痉挛、颤搐,一般持续 1～3 分钟。由于体温调节、口渴机制正常,此时血容量尚未明显不足,生命体征一般尚稳定,如体温多正常或稍升高,皮肤多湿冷。

3.热衰竭

脱水、电解质缺乏造成发热、头晕、恶心、头痛、极度乏力,但体温调节系统尚能工作,治疗不及时会转变为热射病。与热射病在表现上的主要区别在于没有严重的中枢神经系统紊乱。此时口渴明显,肛温>37.8 ℃,皮肤湿,大量出汗,脉细速,可有轻度的中枢神经症状(头痛、乏力、焦虑、感觉错乱、歇斯底里),高通气(为了排出热量)而导致呼吸性碱中毒。其他症状还有恶心、呕吐、头晕、眼花、低血压等及热晕厥、热痉挛的症状。治疗关键是补液。

4.热射病

为在热衰竭基础上再进一步发展,体温调节功能失调而引起的高热及中枢神经系统症状在内的一系列症状体征,在热衰竭的症状基础上会有典型的热射病症状:超高热、标志性特点、肛温>41 ℃。意识改变是标志性特点,神志恍惚并继发突发的癫痫、谵妄或昏迷;无汗,在早期可能有汗,但很快会进展到无汗。除以上 3 点外还有以下表现:血压先升后降,高通气导致呼吸性碱中毒,伴随心、肝、凝血、肾等损伤。热射病可分为两型:经典型以上症状在数天时间内慢慢递增,多见于湿热环境或老年、慢性病伤员,此型无汗;劳累型以上症状可迅速发生,多为青壮年,伴有体力活动,但可能还会继续出汗。治疗关键是降温补液并处理并发症。

二、现场评估与救护

(一)病史、查体

了解发病原因:①环境,包括环境温度与湿度、通风情况、持续时间、动作强度、身体状况及个体适应力等。②症状:如口干、乏力、恶心、呕吐、头晕、眼花、神志恍惚等。③查体:测量生命体征,如肛温、脉搏和血压等。

(二)评估体温

接诊可能为中暑的伤员后首先评估体温,如体温是否 39 ℃以上。

(1)若否,并考虑可能为热晕厥时。通过平卧位、降温、补充水分(肠内,必要时静脉)可恢复,必要时需观察监护以发现某些潜在的疾病。

体位治疗：平卧位，可将腿抬高，保证脑血供。

（2）若否，并考虑可能为热痉挛时。通过阴凉处休息、补充含电解质及糖分的饮料可恢复，在恢复工作前一般需休息1～3天并持续补充含钠饮料直到症状完全缓解。同时可通过被动伸展运动、冰敷或按摩来缓解痉挛。

口服补液方法：神志清时，饮用冷的含电解质及糖分的饮料（稀释的果汁、牛奶、市场上卖的运动饮料或稀盐汤等）来补充。

（3）若是，则可能为热衰竭或热射病。

（三）评估意识状态

若意识改变，可能为热射病，否则为热衰竭。

（四）热衰竭救护

若为热衰竭，马上开始静脉补液。

补液方法：严重时需要静脉输液来补充等张盐水，0.9％生理盐水、5％葡萄糖或林格液均可。2～4小时内可补充1 000～2 000 mL液体；并根据病情判断脱水的类型，判断后续补液种类。严重的低钠血症可静脉滴注最高3％的高张盐水。有横纹肌溶解风险时可加用甘露醇或碱化尿液，监测出入量，留置导尿管，维持尿量50 mL/h以上，来预防肾衰竭。神志清时也可口服补液。

（五）热射病救护

若为热射病，在气道管理、维持呼吸、维持循环的基础上马上降温到39 ℃（蒸发降温），处理并发症。

1.评估气道、保持呼吸道通畅，维持呼吸

注意气道的开放，必要时气管插管；置鼻胃管，可用于神志不清时补液及预防误吸。给氧，高流量给氧如100％氧气吸入直到体温降到39 ℃。

2.降温方法

脱离湿热环境，防止病情加重。置于凉快、通风的地点（室内、树荫下）；松开去除衣物，尽量多的暴露皮肤。

（1）蒸发法降温：用冷水（15 ℃）喷到全身，并用大风量风扇对着伤员吹。其他方法还有腋窝、颈部、腹股沟、腘窝等浅表动脉处放置降温物品如冰袋等，以及冷水洗胃或灌肠，但效果不及蒸发法。有条件的使用降温毯。必要时可将身体下巴以下或仅四肢浸入冷水，直到体温降到39 ℃就停止浸泡，这对降温非常有效，但很可能会导致低血压及寒战，甚至可考虑使用肌肉松弛药来辅助降温。

（2）寒战的控制：氯丙嗪25～50 mg静脉注射或静脉滴注，或地西泮5～10 mg静脉注射，减少产热，注意血压呼吸监护。目标是迅速（1小时内）控制体温。

非甾体抗炎药应禁用（如阿司匹林、吲哚美辛、对乙酰氨基酚等），因中暑时非甾体抗炎药已无法通过控制体温调节中枢来达到降温效果，反而会延误其他有效治疗措施的使用。但可考虑使用糖皮质激素。

3.补液方法

参见热衰竭。但在神志障碍时口服补液要慎用，防止误吸。

三、进一步评估与救护

(一)辅助检查

辅助检查主要用来了解电解质及评估脏器损伤。血电解质(热痉挛:低钠;热射病:高钠、低钠、低钾、低钙、低磷均可能)、肾功能(肌酐、血尿素氮升高,高尿酸)、血气分析(呼吸性碱中毒、代谢性酸中毒、乳酸酸中毒)、尿常规(比重)、血常规(白细胞增多、血小板减少)、心肌酶学、转氨酶、出血和凝血时间(凝血酶原时间延长,弥散性血管内凝血)、心电图(心肌缺血,ST-T 改变),必要时血培养。评估肾衰竭、心力衰竭、呼吸窘迫、低血压、血液浓缩、电解质平衡、凝血异常的可能。

(二)评估脱水的类型

根据病情判断是等渗、高渗还是低渗性脱水。中暑时多为高渗性脱水,但若伤员单纯饮用淡水会导致低渗性脱水。

(三)鉴别是否为药物或其他疾病引起

比如恶性综合征,如抗精神病药物引起的高烧、强直及昏迷;恶性高热,如麻醉药引起;血清素综合征,如 5-羟色胺选择性重摄取抑制剂与单胺氧化酶抑制剂合用引起;抗胆碱药、三环抗抑郁药、抗组胺药、吸毒、甲状腺功能亢进毒症、持续长时间的癫痫、感染性疾病引起的发热。

(四)注意病情进展

热衰竭伤员体温进一步升高并出汗,停止时会转为热射病。

(五)各种并发症的处理

呼吸衰竭如低氧、气道阻力增加时若考虑 ARDS,需呼吸机 PEEP 模式支持人工呼吸。监测血容量及心源性休克的可能,血流动力学监测如必要时漂浮导管测肺动脉楔压、中心静脉压等,低血压、心力衰竭时补液、使用血管活性药物如多巴酚丁胺。持续的昏迷癫痫需进一步查头颅CT、腰穿、气管插管、呼吸机支持。凝血异常如紫癜、鼻衄、呕血或弥散性血管内凝血等,监测出血和凝血血小板等,考虑输注血小板及凝血因子,若考虑弥散性血管内凝血早期给予肝素。少尿、无尿、肌酐升高、肌红蛋白尿等肾衰竭表现:补液维持足够尿量,必要时透析治疗。

若在急性期得到恰当及时治疗,没有意识障碍或血清酶学升高的伤员多数能在 1～2 天内恢复。

四、健康教育

最重要的是预防。教育公众,中暑是可预防的。避免长时间暴露于湿热环境,使用遮阳设备,多休息。在进入湿热环境前及期间多饮含电解质及糖分的冷饮如稀释的果汁、市场上卖的运动饮料或 1% 稀盐汤、非碳酸饮料来补充水分电解质。特别是告知一些老年人不要过分限制食盐摄入。避免含咖啡因的饮料,因其会兴奋导致产热增多。教育高危人群:体力劳动者、运动员、老年、幼儿、孕妇、肥胖、糖尿病、酗酒、心脏病等,以及使用吩噻嗪类、抗胆碱能类等药时的人都是高危人群,不要穿厚重紧身衣物,认识中暑的早期症状体征。告知中暑伤员,曾经中暑过,以后也容易中暑,如对热过敏,起码 4 周内避免再暴露。暑天有条件地使用空调降温。在暑天不能把儿童单独留在车内。

(周志丽)

第三节 淹 溺

一、概述

淹溺又称溺水,是指人淹没于水中,水和水中污泥、杂草堵塞呼吸道或反射性喉、支气管痉挛引起通气障碍而窒息。如跌入粪池、污水池和化学物品池中,可引起皮肤和黏膜损伤及全身中毒。

(一)病因与发病机制

1.病因

淹溺最常见的原因是溺水,造成淹溺的主要因素包括以下几点。

(1)游泳时或意外事件时落入水中,可发生淹溺。如游泳中换气过度,体内 CO_2 排出过多,引起呼吸性碱中毒,导致手足抽搐;疲劳过度、水温过低等原因可引起腓肠肌痉挛而发生淹溺。

(2)水下作业时潜水用具发生故障,发生潜水病,或潜水时间过长、过度疲劳,而使体内血氧饱和度过低,引起意识障碍而发生淹溺。

(3)人不慎跌入粪池、污水池、化学物质储存池中,造成淹溺,并引起皮肤和黏膜损伤及全身中毒。

2.发病机制

(1)人淹没于水中,多因紧张、惊恐、寒冷等因素的强烈刺激,反射性地引起喉头和支气管痉挛,声门紧闭,造成缺氧。

(2)由于缺氧,淹溺者被迫进行深呼吸。吸入的水愈多,肺顺应下降愈明显,最终出现呼吸衰竭,产生低氧血症、高碳酸血症及呼吸性酸中毒,并可伴有代谢性酸中毒。低氧血症及组织缺氧最终导致肺水肿甚至脑水肿。

(3)如呼吸道吸入淡水,水可迅速经肺泡被吸收入血液循环,使血容量增加,血液稀释而发生血、电解质平衡失常,红细胞破裂引起血管内溶血,血钾浓度增高,血钠、血钙、血氯浓度降低,血浆蛋白减少。如海水进入呼吸道和肺泡,引起血容量减少,造成血液浓缩,血钠、血氯、血钙、血镁浓度增加。高钙血症可引起心动过缓和传导阻滞,甚至心脏停搏;高镁血症可抑制中枢神经和周围神经,扩张血管,而血容量减少又使血压下降,动脉血氧分压降低,机体缺氧,引起脑水肿、代谢性酸中毒,最终导致心力衰竭、循环障碍。两者的病理特点比较见表9-5。

表 9-5 淡水淹溺与海水淹溺病理特点比较

项目	淡水淹溺	海水淹溺
血液总量	增加	减少
血液渗透压	降低	增加
电解质变化	钾离子增加,钠离子、钙离子、镁离子减少	钠离子、钙离子、镁离子、氯离子增加
心室颤动发生率	常见	少见
主要死因	急性肺水肿、脑水肿、心力衰竭、心室颤动	急性肺水肿、脑水肿、心力衰竭

(二)临床表现

患者从水中被救上岸后,主要表现:①神志不清。②皮肤发绀、四肢冰冷。③呼吸、心跳微弱或已停止,血压测不到。④口旁、鼻内充满泡沫状液体。⑤胃扩张。

(三)救治原则

(1)立即清理口、鼻中的污泥、水草等杂物,保持呼吸道畅通。若呼吸道被水阻塞,要立即取俯卧位,头偏向一侧,腹下垫高,救护者用手按压其背部;或救护者一腿跪地一腿屈膝,将淹溺者腹部置于救护者屈膝的腿上,头部向下并偏向一侧,救护者用手按压其背部,可使呼吸道和胃部的积水倒出;也可将淹溺者扛在救护者的肩上,肩顶住淹溺者的腹部,上下抖动以达到排水的目的。注意排水时间不可过长,倒出口、咽、气管内的水分即可,以免延误抢救的时机。如为海水淹溺,高渗性液体使血浆渗入肺部,此时应取低头仰卧位,以利水分引流。

(2)呼吸、心脏停搏者立即行心肺脑复苏。

(3)输氧:几乎所有的患者都存在低氧血症。可吸入高浓度氧或进行高压氧治疗,如有条件可使用人工呼吸机。

(4)复温:如患者体温过低,根据情况做好体外或体内复温措施。

(5)维持水、电解质平衡:淡水淹溺者,适当限制入水量,并积极补充氯化钠溶液;海水淹溺者,因血容量低,不宜过分限制入水量,并注意补液,纠正低血容量;根据患者病情,酌情补充碳酸氢钠。以纠正代谢性酸中毒。

(6)防治并发症:如肾上腺糖皮质激素可防治肺水肿、脑水肿、ARDS及溶血等。如合并急性肾功能不全、心律失常、心功能不全、弥散性血管内凝血等,应及时做出相应处理。

二、护理评估

(一)病史

淹溺最常见于儿童、青少年。应详细了解淹水的时间、水温、被救起的方式、现场处理情况等。

(二)身心状况

1.症状与体征

患者常有意识障碍,牙关紧闭,呼吸、心脏搏动微弱或停止。皮肤黏膜苍白或发绀,四肢发冷,口腔、鼻腔内可充满泡沫、泥沙、水草等,上腹部膨胀、隆起伴胃扩张。复苏过程中可出现各种心律失常、心力衰竭、ARDS、脑水肿、弥散性血管内凝血及急性肾衰竭等,病程中常合并肺部感染。淹溺发生在寒冷水中,可出现低温综合征。

2.心理与社会

患者苏醒后,常可出现焦虑、恐惧、失眠,甚至出现短时记忆丧失。

(三)辅助检查

1.血常规

淡水淹溺者可出现血红蛋白下降。

2.血气分析

可出现低氧血症、高碳酸血症、呼吸性酸中毒合并代谢性酸中毒。

3.电解质

淡水淹溺者可出现血清钠、血清氯降低,血清钾增高;海水淹溺者,血清钠、血清氯、血清镁、血清钙可增高。

4.胸部 X 线检查

可见肺不张或肺水肿,肺野可见大片絮状炎性渗出物。

三、护理诊断

(一)液体量过多

液体量过多与淹溺者吸入的水可迅速经肺泡进入血液循环,使血容量增加有关。

(二)意识障碍

意识障碍与低氧血症、脑组织缺氧、肺水肿、脑水肿有关。

(三)潜在并发症:心脏停搏

心脏停搏与心肌严重缺氧、电解质紊乱、心律失常有关。

四、护理目标

(1)清除患者体内过多体液,恢复正常呼吸。

(2)患者意识清楚,反应正常,生活自理。

(3)患者未发生心脏停搏,或心脏停搏经心肺脑复苏后恢复正常。

五、护理措施

(一)一般护理

(1)迅速清除呼吸道异物。

(2)吸氧:对于心肺复苏有效者,给予高流量氧气吸入。

(3)迅速建立静脉通道,并保持输液畅通。

(4)加强基础护理:对昏迷患者要注意皮肤护理,定时翻身,以预防压疮;呼吸道分泌物较多者,应吸痰、翻身、拍背,以利排痰;定时清洁口腔。可留置胃管,用于胃肠减压和防止呕吐。

(二)急救护理

(1)立即行心肺脑复苏,直至出现自主呼吸和心律。如心脏搏动、呼吸未恢复者,继续行人工呼吸和胸外心脏按压,边转运边抢救。

(2)注意患者的神志变化,昏迷患者要观察瞳孔的大小、对光反射,注意有无散大、固定。

(3)监测每小时尿量。出入量相差过多时应通知医师,便于及时发现肾脏损害和心力衰竭。

(4)严密观察生命体征的变化。随时采取应急措施,做好观察记录。

(5)对于神志已经清醒,肺部检查正常,但还存在缺氧、酸中毒或低温者,应注意保温,并继续留在观察室,以防止病情反复和恶化。对于淹溺的危重患者,呼吸、心脏搏动没有恢复或已恢复但不稳定者,应送重症监护病房抢救。对于心电监护的心律、血压、血氧饱和度的变化,随时通知医师,及时处理。

(6)对复苏成功者,要观察 24~48 小时,防止患者出现病情反复。

(三)心理护理

患者清醒后,精神可能受到极大刺激和创伤,甚至留下遗忘症、惊恐等精神症状。护士应针对患者的具体情况,给予患者精心的心理护理。培养患者的自理能力,使心理重新康复。

六、护理评价

(1)患者肺水肿消退,呼吸频率、节律正常,低氧血症被纠正。

(2)患者神志清楚,思维敏捷,恐怖心理消除。

(3)未发生心脏停搏,或经复苏术后心律恢复正常,生命体征平稳。

（周志丽）

第四节 烧 伤

一、现场急救

(一)及时脱离致伤源

1.火焰烧伤

火焰烧伤急救措施见表9-6。

表9-6 火焰烧伤脱离致伤源

灭火	应尽快离开火区,扑灭身上的火焰 迅速卧地滚动或用衣、被等覆盖灭火 也可跳进附近水池或清河沟内灭火
煤气泄漏	应立即关闭煤气开关 帮助伤者离开密闭和通风不良现场,避免或减轻吸入性损伤 切忌打火、开灯及敲打玻璃,以防发生爆炸
汽油烧伤	凝固汽油烧伤应立即用湿布数层或湿被、湿衣物 覆盖创面,使之与空气隔绝,时间要长,以免复燃
注意事项	火焰烧伤后切忌喊叫、站立奔跑、或用手扑打灭火,以防呼吸道和双手烧伤,创面冲洗后不要涂以中药、甲紫、香灰等有色物质,也不要涂抹牙膏、蛋清、泡菜水等,更不能涂以活血化瘀中药,以免诱发急性肾衰竭

2.热液烫伤

热液烫伤急救措施见表9-7。

表9-7 热液烫伤脱离致热源

脱离方法	首先帮助伤者迅速脱离致热源 迅速跳入就近冷水池中或剪开被浸湿衣服 若为四肢小面积烧伤,可将患处浸泡在冷水中或用流动自来水冲洗,多需 0.5～1 小时,以减轻疼痛和局部损害
注意事项	不宜脱衣物,应小心剪开 流动水冲洗时冲力不宜过大

3.化学烧伤

化学烧伤急救措施见表9-8。

表9-8　化学烧伤脱离致热源

生石灰烧伤	先用干布将生石灰粉末去除干净
	再用流动清水冲洗,以防生石灰遇水产热,使创面加深
沥青烧伤	用水降温后,可用汽油或松节油清洗
磷烧伤	应立即扑灭火焰,脱去污染的衣服,隔绝空气
	先用干布擦掉磷颗粒,可在夜间或暗室内用镊子将颗粒清除
	再用大量清水冲洗创面及其周围的正常皮肤
	浸入流水中洗刷更好
	冲洗要半小时以上
	冲洗后创面忌暴露和用油质敷料包扎,可用湿布覆盖创面
	四肢可用水浸泡,使磷与空气隔绝以防燃烧
石炭酸烧伤	因石炭酸不溶于水,所以应先用肥皂水冲洗后再用清水冲洗
硫酸烧伤	脱去被污染衣物
	防止硫酸烧伤范围扩大
	立即用大量流动清水冲洗
注意事项	迅速脱离现场,脱去被化学物质浸渍的衣服,注意保护未被烧伤的部位
	无论何种化学物质烧伤均用大量流动清水冲洗2小时以上,禁用中和剂
	流动水冲洗强调大量、现场进行
	头面部烧伤时,应首先注意眼,优先予以冲洗,还要注意耳、鼻、口的冲洗,冲洗要彻底,禁用手或手帕揉擦五官

4.电烧伤

电烧伤急救措施见表9-9。

表9-9　电烧伤脱离致热源

电火花、电弧烧伤	立即切断电源,或用不导电的物体拨离电源,呼吸心搏骤停者进行心肺复苏
电击伤	触电时应立即切断电源,使伤员脱离电源
	为争取时间,可利用现场附近的绝缘物品挑开或分离电器、电线
注意事项	不可用手拉伤员或电器、电线,以免施救者触电
	切断电源和灭火后,发现伤员出现昏迷休克、呼吸不规则、呼吸、心跳停止,应立即进行现场抢救
	心跳、呼吸恢复后迅速将伤员转送到最近的医疗单位进行处理

5.热压伤

热压伤脱离致热源措施见表9-10。

表9-10　热压伤脱离致热源

脱离方法	切断运转机械电源
	降温:可用大量流动冷水冲淋高温机械及受压部位
	想办法尽快解除压力,必要时可拆卸或切割机器
注意事项	热压伤一般受伤时间长,应注意安抚患者情绪
	切割机器会产热,应注意局部降温

(二)急救护理措施

急救护理措施见表9-11。

表 9-11　急救护理措施

判断伤情	首先检查危及伤员生命的合并伤：如大出血、窒息、开放性气胸、严重中毒、骨折、脑外伤等 初步估计烧伤面积和深度 询问受伤经历
脱离现场	一般伤员经灭火后，应及时脱离现场，转移至安全地带及就近的医疗单元
补液治疗	如急救现场不具备输液条件，烧伤后一般可口服烧伤饮料或淡盐水，也要少量多次，如出现腹胀或呕吐，应即停用，切忌大量饮用白开水、饮料、牛奶等不含盐的非电解质液 烧伤较重者，如条件允许应快速建立静脉通道，给予静脉补液，对于重度烧伤患者应开放两条静脉通道，确保液体按时足量输入
创面护理	烧伤急救时，创面仅清水冲洗，不宜涂敷药物、甲紫、蛋清、中药 灭火后应开始注意防止创面污染，可用烧伤制式敷料或其他急救包、三角巾等进行包扎，或身边干净床单、衣服等进行简单覆盖创面 寒冷季节应注意保暖
疼痛护理	评估患者疼痛情况 对轻度烧伤患者，可遵医嘱予以口服止痛片或肌内注射哌替啶 大面积烧伤者，由于外周循环差和组织水肿，肌内注射不易吸收，可将哌替啶稀释后静脉缓慢推注 老人、婴幼儿、合并吸入性损伤或颅脑损伤者禁用哌替啶和吗啡 对所用的药物名称、剂量、给药途径和时间必须详细记录
心理护理	与患者及家属交谈，观察中，了解心理需求及心理反应 针对个体情况进行针对性的心理护理 介绍治疗疾病相关知识，消除患者不必要的担心 指导患者自我放松

(三)转送护理措施

1.现场转送

(1)经现场急救以后，应急送到就近的医院进行抗休克及创面处理。

(2)不要向较远的大医院或专科医院转送，以免耽误抢救时机。有临床资料显示，烧伤后是否能得到及时的液体复苏与休克的发生率息息相关，而病员是否平稳度过休克期与病员的死亡率呈正相关。原则上，在决定送或转院时一定要病员的休克基本稳定，不能因为转送病员延误休克的救治。如果早期救治困难，可请上级医院会诊。

2.经初步处理后转送上级医院

经初步处理后转送上级医院见表9-12。

(四)急诊科救治护理措施

1.轻、中度烧伤患者的急诊救治护理措施

轻、中度烧伤患者的急诊救治护理措施见表9-13。

2.严重烧伤患者的急诊救治护理措施

严重烧伤患者的急诊救治护理措施见表9-14。

表 9-12　转送护理

转送禁忌证	患者休克未得到纠正 呼吸道烧伤未得到适当处理 患者有合并伤或并发症,途中有发生危险的可能 转送距离超过 150 km,应特别慎重
转送时机	烧伤面积 29% 以下者,休克发生率低,与入院时间无明显关系,随时转送均可 烧伤面积 30%～49% 的患者,最好能在伤后 8 小时内送到指定的医院,否则最好在当地医院抗休克治疗后再转送,或在转送途中进行补液治疗 烧伤面积 50%～69% 的患者,最好能在伤后 4 小时内送到指定医院,或就地抗休克使患者情况相对稳定后24 小时后再转送 烧伤面积在 70%～100% 的患者,在伤后 1～2 小时送到附近医院,否则应在原单位积极抗休克治疗,等休克控制后,于 48 小时后再转送 小孩、老年人代偿能力差,休克发生早,面积不大也可发生休克,一般可参照成人转送时机增加一个档次 对每一位烧伤患者,最合适的转送时机应依具体情况(烧伤深度、烧伤面积、吸入性损伤、复合伤、中毒等)及转送条件等综合而定
转送前的护理	将伤员姓名、性别、年龄、受伤原因、受伤时间、烧伤面积及病情、处理等基本情况,电话或书面告知接收医院,以便做好急救准备 建立静脉通道:烧伤面积较大的患者或转送路途较远者,应进行持续性静脉补液 创面处理:妥善包扎创面,敷料稍厚,吸水性强,短期不至于渗透 保持呼吸道通畅:头面颈部深度烧伤或伴有吸入性损伤者,估计在转送途中发生呼吸道梗阻的患者,应备氧气袋和气管切开包,亦可先行气管插管或气管切开 安置保留尿管:烧伤较严重的患者应留置尿管,以便观察尿量,了解休克情况及调整途中补液速度 处理复合伤:患者若有复合伤或骨折时,应给予提前处理 使用抗生素:一般轻者遵医嘱口服抗生素,不能口服或估计口服吸收不良时,遵医嘱予以肌内注射或静脉滴入抗生素
转送途中护理	选择合适的工具:若汽车长途转送,车速不易太快,力求平稳减少颠簸。若飞机转送患者,起飞和降落时,使头部保持低平位。搬动患者上下楼梯应头部向下,以维持脑部的血液供应,在车厢中头部应在车头方向 严密观察病情变化:密切观察神志、脉搏、呼吸、尿量等,详细记录输液量、尿量和用药的剂量、时间等。头面颈部烧伤未做气管切开或插管的患者,应特别注意观察呼吸的变化。已有气管切开或插管的患者应保持气道通畅 有效补液:病情较轻的患者,可给少量多次口服烧伤饮料或含盐饮料。严重烧伤患者途中应按计划有效补液 镇静、止痛:途中要有良好的镇静、镇痛,但应注意防止过量,头面颈部烧伤未做气管切开的患者,转送途中禁用冬眠药物 转送途中注意防寒、防暑、防尘、防震,战时则应注意防空 有复合伤或中毒的伤员,应注意全身情况及局部和伤肢包扎固定等,上有止血带的患者,要按时进行松解与处理 达到终点时,陪同的医护人员应向接收单位医师、护士介绍患者病情及治疗经过,并送交各项治疗护理记录单

表 9-13 轻、中度烧伤患者的急诊救治护理措施

了解病史	简要询问患者或现场目击者,以了解受伤原因、受伤时间及环境、与烧伤因子接触的时间,现场处理措施
判断伤情	初步评估烧伤面积和深度,成人烧伤面积 15% 以上、小孩 10% 以上或伴有休克者,应建立静脉通道补液
	检查有无复合伤或中毒,以便向医师汇报及做应急处理
饮食护理	视病情需要进食进水
	给予静脉补液或口服烧伤饮料或含盐饮料
	禁饮大量白开水等其他不含盐的非电解质饮料
	无恶心、呕吐者,可酌情进食,先进流质,再半流质,再普食
药物的护理	评估患者疼痛情况
	遵医嘱给予镇痛、镇静药物
	破伤风抗毒素(TAT)皮试阴性者遵医嘱给予肌内注射,阳性者做脱敏注射或肌内注射破伤风免疫球蛋白
创面处理	生命体征平稳者,尽早协助医师行清创
	根据患者创面情况清创后采取暴露或包扎疗法
未住院患者的健康指导	嘱患者回家后保持创面清洁干燥
	可以用红外线仪、或其他辅助干燥设备促进创面干燥
	肢体受伤患者应予以抬高患肢,减轻肢体肿胀
	遵医嘱口服抗生素 3～5 天,预防和控制创面感染
	嘱患者进食营养丰富清淡易消化的食物,禁辛辣刺激性食物
	采取包扎疗法的患者,敷料如有浸湿,应及时到门诊换药,3～5 天后来医院拆除外层包扎敷料,改为半暴露疗法
	保持室内清洁,干燥,禁扫地
	如有不适及时就诊,定期门诊随访

表 9-14 严重烧伤患者的急诊救治护理措施

了解病史	简要询问患者或现场目击者,了解受伤原因、受伤时间及环境,与烧伤因子接触的时间,了解有无高坠伤、恶心、呕吐、昏迷
	了解进饮进食量,呕吐物的量、性状、颜色
	了解现场处理措施
判断伤情	初步评估烧伤面积和深度,以决定输液的量、速度,为抢救做好准备
	检查有无复合伤或中毒
	检查鼻毛、眉毛、睫毛、头发有无烧焦,有无声嘶等
迅速建立静脉通道补液	一般可先采取浅表静脉穿刺输液,宜选择粗大血管
	对于全身大面积烧伤患者,静脉穿刺困难,可协助医师行静脉切开或深静脉置管
严密监护	重危患者必要时需行心电监护,中心静脉压监测
	监测生命体征、电解质、酸碱度等
	准确记录出入量、治疗措施、病情发展等
	抽血进行电解质、血常规、凝血常规、血型等检查。
	有条件者进行血气分析
	注意观察有无复合伤、中毒或吸入性损伤
	声音嘶哑、呼吸困难患者应给予氧气吸入,及时吸痰,保持气道通畅,必要时配合医师行气管插管或气管切开术
	四肢、躯干深度环形烧伤应配合医师行切开减压术

创面护理	保持创面清洁,避免污染
	一般在休克控制后、全身情况改善,病情相对平稳后进行创面处理
用药护理	评估患者疼痛情况
	必要时在补足血容量的情况下,遵医嘱给予镇痛、镇静药物
	对破伤风抗毒素(TAT)皮试阴性者,遵医嘱给予肌内注射,阳性者做脱敏注射或肌内注射破伤风免疫球蛋白
	遵医嘱应用抗生素、激素等药物
饮食护理	休克期患者在没有恶心、呕吐的情况下,可适当给予流质饮食
	口渴者给予烧伤饮料或含盐液体
办理入院	协助办好入院手续
	通知病房接收患者,将患者安置在烧伤重症监护室

二、创面处理

烧伤创面早期处理的目的是清洁创面,尽量去除污染,防治感染,保护创面。

对于轻度烧伤的病员,早期可采用彻底清创法。清创后,创面根据部位及深度可采用包扎疗法或暴露疗法。

对于重度烧伤患者,根据入院时休克的程度决定清创的时间。一般应该在休克控制后进行清创术。烧伤早期多采用简单清创,基本要求是床旁、无须麻醉、迅速(10～30分钟),尽量减轻对病员的创伤打击。

三、烧伤患者的入院早期处理

(一)轻度烧伤或无休克的中度烧伤救治及护理

轻度烧伤或无休克的中度烧伤救治及护理见表9-15。

表9-15 轻度或无休克的中度烧伤救治及护理

了解病史	详细了解病史,受伤原因、受伤时间及环境,与烧伤因子接触的时间,烧伤后的处理与经过
询问伤情	了解患者年龄、职业、体重
	询问药物过敏史及用药史
清洁卫生	脱去患者的脏衣服及鞋袜,去掉创面污染的敷料
	头面部烧伤者应剃头及胡须,会阴部烧伤者应剃去阴毛
	安置患者于清洁的病床上,清洁患者未受伤的皮肤
判断伤情	估计烧伤面积和深度
	检查有无复合伤或中毒,并判断其严重程度
药物护理	未注射破伤风抗毒素者,行破伤风皮试,结果阴性者给予注射,阳性者做脱敏注射或注射破伤风免疫球蛋白
	遵医嘱使用抗生素
	观察药物疗效及不良反应
静脉补液	根据烧伤面积和深度,遵医嘱建立静脉通道补液

创面护理	用红外线仪照射创面,保持创面干燥 协助医师行清创术
体位	根据烧伤的部位和面积采取不同的体位 颈部烧伤患者,应采取高肩仰卧位,使充分暴露创面 肢体烧伤患者,应抬高患肢,减轻肿胀 定时协助床上翻身,防止创面受压,促进创面愈合
疼痛护理	提供安静舒适的环境 评估患者疼痛情况 遵医嘱给予镇痛药物
饮食护理	视病情需要饮水、进食 可口服烧伤饮料或含盐的饮料,忌口服白开水等不含盐的非电解质饮料 可酌情进食营养丰富、清淡易消化的食物

(二)严重烧伤患者的救治及护理

1.严重烧伤救治及护理常规

严重烧伤救治及护理常规见表 9-16。

表 9-16　严重烧伤救治及护理常规

了解病史 询问伤情	详细了解病史,受伤原因、受伤时间及环境,与烧伤因子接触的时间,烧伤后的处理与经过 询问有无高坠伤、恶心、呕吐、昏迷 询问进饮进食量,呕吐物的量、性状、颜色 了解年龄、职业,测量体重(不能测者要询问伤前体重) 询问药物过敏史及用药史
保持呼 吸道通畅	保持呼吸道通畅,怀疑吸入性损伤者取高肩仰卧位 对头面部深度烧伤或有呼吸困难、声音嘶哑者,给予氧气吸入 备气管切开包及吸痰用物,协助医师行气管切开或气管插管,及时吸出气道分泌物
检查有 无合并伤	有重物压伤及高坠伤史的患者,应检查有无颅脑损伤、内脏破裂、骨折、胸部损伤等 对危及生命的大出血,应立即通知医师,进行紧急抢救措施
疼痛护理	评估患者疼痛情况 在血容量补足的前提下,必要时遵医嘱给予镇痛药物 提供安静舒适的环境 做好心理护理
严密监护	持续心电监护 监测生命体征、尿量 观察神志、皮肤温度、末梢循环 抽血进行电解质、尿素氮、肌酐、血常规、凝血、血型等检查

安置保留尿管	尿量是反映复苏效果最直接、最可靠的指标之一
	留置尿管,准确记录每小时尿量及 24 小时总量
	成人尿量维持在 30～50 mL/h,婴幼儿、儿童尿量应维持在 1 mL/(kg·h)
	严重电烧伤和大面积深度烧伤,有严重血红蛋白尿和肌红蛋白尿者,成人尿量应维持在 50～100 mL/h
药物的护理	遵医嘱行抗生素皮试,静脉滴注抗生素
	注射破伤风者,行破伤风皮试,结果阴性者给予注射,阳性者做脱敏注射或注射破伤风免疫球蛋白
	遵医嘱应用激素,如地塞米松治疗
	遵医嘱应用预防消化道溃疡的药物,如西咪替丁、雷尼替丁、法莫替丁等
	观察药物疗效及不良反应
饮食护理	休克期患者在没有恶心、呕吐的情况下,可适当给予流质饮食
	口渴者给予烧伤饮料或含盐液体
	严重烧伤或进口进食困难者可行管喂或胃肠外营养
创面护理	持续红外线仪照射创面,保持创面干燥
	一般在休克控制、病情相对平稳后进行
	清创时重新核对烧伤的面积和深度

2.严重烧伤患者的补液护理

严重烧伤患者的补液护理见表 9-17。

表 9-17 严重烧伤患者的补液护理

建立静脉 通道补液	迅速建立有效静脉通道补液,一般先采取表浅静脉穿刺
	不宜在环形烧伤肢体的远端进行静脉穿刺
	电击伤肢体表浅静脉多已烧毁,故不宜做静脉穿刺
	穿刺部位尽量远离创面
	对于全身大面积烧伤,表浅静脉穿刺补液困难者,应协助医师行静脉切开或深静脉置管补液
液体疗法 的原则	一般应遵循先晶后胶,先盐后糖,先快后慢的原则
	晶体和胶体比例为(1～2)∶1
	胶体液以血浆为首选
	伤后第一个 24 小时内不宜输全血,合并显性失血者除外
	若需用全血,尽量不用库存血
	血浆代用品宜限制在 1 500 mL 以内,多采用右旋糖酐-40
	电解质溶液用 0.9% 氯化钠溶液、碳酸氢钠等
	若非内环境紊乱,一般以补等渗液为主
液体疗法 的监测	根据烧伤面积及深度,按休克补液计划调整补液量
	监测患者的血压、脉搏、呼吸、尿量、神志、末梢循环等调节补液量

(周志丽)

第五节　电　击　伤

一、概述

当超过一定极量的电流或电能量(静电)通过人体引起组织不同程度损伤或器官功能障碍时,称为电击伤,俗称触电。电流通过中枢神经系统和心脏时,可引起心室颤动或心搏骤停、呼吸抑制,甚至造成死亡(或假死);电流局限于某一肢体时,可造成该肢体致残。

(一)病因与发病机制

1.病因

电击的常见原因是人体直接接触电源,或在高压电和超高压电场中,电流或静电电荷经空气或其他介质电击人体。电击引起的致伤原因主要为以下几点。

(1)主观因素:不懂用电常识,违章进行用电操作,如在电线上挂晒衣物、违规布线、带电操作等。

(2)客观因素:工作环境差或没有采取必要的安全保护措施。常见的电击多为110～220 V交流电所致。如电器漏电、抢救触电者时抢救者用手去拉触电者等;各种灾害,如火灾、水灾、地震、暴风雨等造成电线断裂或高压电源故障,引起电击或雷电引起电击。

2.发病机制

人体本身也有生物电,当外界电流通过人体时,人体便成为电路中导体的一部分。电击对人体的影响取决于电流的性质和频率、强度、电压、接触的部位、接触的时间、接触部位的电阻及通过人体的途径等。

(1)电流的性质和频率:电流分为交流电和直流电,人体对两种电流的耐受程度不同,通常情况下,对人体而言,交流电比直流电危险,交流电低频对心脏的损害极强。

(2)电流的强度:电流的强度越大,人体组织受到的损伤就越大。一般认为2 mA以下的电流仅产生轻微的麻木感;50 mA以上的电流,如通过心脏可引起心室颤动或心搏骤停,还可引起呼吸肌痉挛而致呼吸停止;100 mA以上的电流通过脑部,可造成意识丧失。

(3)电压的高低:高压电较低压电危险性更大。<36 V的电压称为安全电压,目前家用及工业用电器设备电压多≥220 V,如通过心脏能引起心室颤动;1 000 V以上高压电击时,可以造成呼吸肌麻痹、呼吸停止、心搏骤停。高压电还可引起严重烧伤。

(4)电阻大小:人体可看作由各种电阻不同的组织组成的导体,电阻越小,通过的电流越大。人体组织电阻由大到小依次为骨骼、皮肤、脂肪、肌肉、血管和神经。当电流通过血管、神经、肌肉,则造成严重危害。

(5)电流通过的途径与时间:如电流流经心脏,则可引起心室颤动,甚至心搏骤停;如果电流经头部流至足底,多为致命电损伤。

(二)临床表现

1.全身症状

轻度触电者有一时性麻木感,并可伴有心悸、头晕、面色苍白、惊慌、四肢软弱无力;重者可出现抽搐、昏迷或休克,并可出现短暂心室颤动,严重者呼吸、心脏停搏。

2.局部表现

局部表现主要为电灼伤。低电压的皮肤烧伤较明显,高压放电时,灼伤处可立刻出现焦化或炭化,并伴组织坏死。

3.体征

轻者无体征,重者有抽搐、昏迷、休克、呼吸及心跳停止等体征。

(三)救治原则

1.立即帮助触电者脱离电源

应立即关闭电闸、切断电路;如不可能关闭电闸断电,则应迅速用木棍、竹竿、皮带等绝缘物品拨开电线或使触电者脱离用电器等。

2.心肺脑复苏

呼吸停止者,立即进行口对口人工呼吸。也可采用压胸式人工呼吸;心脏停搏者,同时进行心脏按压,如无效可考虑开胸心脏按压;如电流进出口为两上肢,心脏多呈松弛状态,可使用肾上腺素或10%氯化钙;如电流进出口分别为上下肢,则心脏多呈收缩状态,选用阿托品为宜。同时可应用高渗葡萄糖、甘露醇,以减轻脑水肿。

3.防治各种并发症

及时发现和处理水、电解质和酸碱平衡紊乱,防治休克、肝肾功能不全等。

4.局部治疗

保持创面清洁,预防感染,可酌情给予抗生素治疗,并可行破伤风类毒素预防破伤风;清除坏死组织,局部包扎止血、骨折固定,如病变较深,可行外科探查术。

二、护理评估

(一)病史

电击伤发生在人体成为电路回流的一部分或受到附近电弧热效应影响的情况下,主要包括以下几点。

1.闪电击伤

闪电时,患者当时所处的位置为附近最高的物体或靠近1个高的物体(如1棵大树)。

2.高电压交流电击伤

常于身上有导体接触头顶上方的高压电时(如导电的钓鱼竿),也可见于误入带电导体附近。

3.低电压交流电击伤

可见于用牙齿咬电线、在自身接地的同时接触带电的用电器或其他带电物品。

4.直流电击伤

少见,如无意中接触电力火车系统的带电铁轨。

(二)身心状况

1.症状与体征

(1)电击伤:表现为局部的电灼伤和全身的电休克。临床上可分为3型。①轻型:触电后立即弹离电流,表现为惊慌、呆滞、四肢软弱、心动过速、呼吸急促、局部灼伤疼痛等。②重型:意识障碍、心率增快、节律不整、呼吸不规则,可伴有抽搐、休克,有些患者可出现假死状态。③危重型:昏迷、心跳及呼吸停止、瞳孔扩大。

（2）电热灼伤：损伤主要为电流进口、出口和经过处的组织损伤，触电的皮肤可呈现灰白色或焦黄色。早期可无明显的炎性反应，24～48小时后周围组织开始发红、肿胀等炎症反应，1周左右损伤组织出现坏死、感染，甚至发生败血症。

（3）闪电损伤：被闪电击中后，常出现心跳、呼吸立即停止。皮肤血管收缩，可出现网状图案。

（4）并发症和后遗症：电击伤后24～48小时常出现严重室性心律失常、神经源性肺水肿、胃肠道出血、弥散性血管内凝血等。约半数电击伤者出现单侧或双侧鼓膜破裂。电击数天至数月可出现神经系统病变、视力障碍。孕妇可发生死胎和流产。

2.心理与社会

部分患者于电击伤后可出现恐惧、失眠等。

（三）辅助检查

1.常规检查

常规检查可行血、尿常规检查，血、电解质检查，肝、肾功能检查。血清肌酸磷酸激酶（CPK）升高反映肌肉损伤，见于严重的低电压和高电压电击伤。

2.X线检查

X线检查可了解电击伤后有无骨折、内脏损伤。

3.心电图

心电图可有心肌损害、心律失常，甚至出现心室纤颤及心脏停搏。

4.脑电图

意识障碍者可行脑电图检查，但脑电图检查对于早期治疗方案的制订并不起决定性作用。

三、护理诊断

（一）皮肤完整性受损

皮肤完整性受损与电击伤引起的皮肤灼伤有关。

（二）意识障碍

意识障碍与电击伤引起的神经系统病变有关。

（三）潜在并发症

心律失常与电流流经心脏，引起心电紊乱有关。

四、护理目标

（1）患者皮肤清洁、干燥，受损皮肤愈合。

（2）患者意识清楚，反应正常，生活自理。

（3）患者心律失常未发生，或发生心律失常后得到及时控制。

五、护理措施

（一）一般护理

（1）迅速将患者脱离电源。

（2）吸氧：对于重症中暑者给予鼻导管吸氧，危重病例行面罩吸氧，必要时给予高压氧治疗。

（3）体位：如患者已昏迷，则应头偏向一侧或颈部伸展，并定时吸痰，保持呼吸道畅通。

（4）迅速建立静脉通道，并保持输液畅通。

（二）急救护理

（1）密切观察患者的神志、瞳孔、生命体征、尿量（尿量应维持在 30 mL/h 以上）、颜色、尿相对密度的变化。对于血压下降者，立即抢救，做好特护记录。

（2）心电监护：进行心电监护（包括心律、心率及血氧饱和度等）和中心静脉压监测，应维持 48～72 小时。如出现心室纤颤者，及时给予电除颤及用药物配合除颤，并可应用利多卡因、溴苄胺等药物，同时给予保护心肌的药物。

（3）观察电击局部的创面，注意创面的色泽及有无异常分泌物从创口流出，保持创面清洁，定期换药，防治感染。

（4）严密观察电击局部肢体有无肿胀、疼痛、触痛、活动障碍及血运情况，警惕出现局部肢体缺血坏死。如发现异常立即报告医师，及时做出处理。

（5）保护脑组织：在患者头部及颈、腋下、腹股沟等大血管处放置冰袋，将体温降至 32 ℃。可应用甘露醇、高渗葡萄糖、糖皮质激素、纳洛酮等预防和控制脑水肿，给予脑活素、三磷酸腺苷、辅酶 A 等促进脑细胞代谢的药物。

（三）心理护理

患者清醒后，精神可能受到极大刺激和创伤，甚至留下遗忘症、惊恐等精神症状，并可出现白内障或视神经萎缩，也可能致残。针对患者的具体情况，护士要给予患者精心的心理护理，培养患者的自理能力，同时做好营养支持，使受到严重损伤机体得以重新康复。

六、护理评价

（1）患者受伤皮肤无感染，伤口如期愈合。

（2）患者心律失常未发生，或发生心律失常后得到及时控制，生命体征平稳。

（3）患者意识清楚，反应敏捷，恐惧感消失，能认识电击伤的原因，并有预防触电及安全用电的知识。

（周志丽）

第十章　社区相关护理

第一节　社区护理理论

一、概述

(一)医学模式与基本卫生保健

1.医学模式的概念

医学模式是人们观察、解决健康和疾病问题的指导,是以科学发展观和思维方式去研究医学的属性、功能和规律,对健康和疾病总体特征及其本质的哲学的概括,是人类防治疾病和获取健康的态度和方式。

医学模式的发展经历了神灵主义医学模式、自然哲学的医学模式、机械论的医学模式、生物医学模式、生物-心理-社会医学模式五个历程。其中,生物-心理-社会医学模式的主要特征是强调健康和疾病中生物、心理、社会因素的相互作用,并强调三者之间的相互关联,心理因素和社会因素是通过人体内的中介机制,即神经系统、内分泌系统和免疫系统对生物机体起作用,从而影响到人群的健康状况。所以,该模式为人们提供了更为广阔的健康观和疾病观,因而得到 WHO 和国际社会医学界的认可。

2.基本卫生保健概念

1978 年,世界卫生组织(WHO)和联合国儿童基金会在阿拉木图召开了国际基本卫生保健会议。会议发表的《阿拉木图宣言》中指出:基本卫生保健是最基本的,人人都能得到的,体现社会平等权利的,人民群众和政府都能负担得起的卫生保健服务。推行基本卫生保健是实现"2000 年人人享有卫生保健"的战略目标的关键和基本途径。20 世纪 50 年代,在新中国成立初期,一直加强基层医疗卫生体系建设,把卫生工作重点放到农村。组织城市卫生人员下乡巡回医疗,加强人民公社卫生工作,以预防为主、以农村为重点,开展群众性爱国卫生运动,取得了一定成效,得到国际专家的好评,为国际基本卫生保健提供了实证经验和理论基础。WHO 倡导基本卫生保健后,1983 年我国政府承诺响应并努力实现 WHO 提出的"2000 年人人享有卫生保健"战略目标,1988 年,再次把"2000 年人人享有卫生保健"纳入社会经济发展总体目标,使卫生事业与经济发展同步增长。1990年,5个部委发布《我国农村实现"2000年人人享有卫生保健"的规划目标》,要求2000年全面达标。2009年,我国启动新一轮医改,在《中共中央国务院关于深化医药卫生体制改革的意见》提出:"有效减轻居民就医费用负担,切实缓解'看病难、看病贵'"的近期目标,以及"建立健全覆盖城乡居民的基本医疗卫生制度,为群众提供安全、有效、方便、价廉的医疗卫生服务"的长远目标。到2020年,要基本建立覆盖城乡居民的基本医疗卫生制度。基本医疗卫生制度的建立,将使基本卫生保健得到进一步深化。2007年全国卫生工作会议上提出的基本卫生保健制度,就是一种由政府组织,向全体居民提供安全、有效、方便、价廉的公共卫生和基本医疗服务的保障制度。这项制度的实质是加强公共卫生体系、农村卫生体系和城市社区卫生体系建设,并健全财政经费保障机制,完善公共卫生机构和城乡基层卫生机构的公共服务职能。这项制度以"人人享有基本卫生保健"为目标,以公共卫生机构、农村卫生机构和城市社区卫生机构为服务主体,采用适宜医疗技术和基本药物,由政府承担人员经费和业务经费。这项制度坚持预防为主,防治结合,注重公平和效率,有利于缩小群众的基本卫生保健服务差距。

主要包括以下几方面内容。

(1)四大方面。①健康促进:健康教育、保护环境、合理营养、饮用安全卫生水、改善卫生设施、开展体育锻炼、促进心理卫生、养成良好生活方式等。②预防保健:采取有效措施,预防各种疾病的发生、发展和流行。③合理治疗:及早发现疾病,及时提供有效的治疗,防止疾病恶化,争取早日痊愈。④社区康复:对丧失了正常功能或功能上有缺陷的残疾者,提供医学的、教育的、职业的和社会的综合帮助,尽量恢复其功能,使他们重新获得生活、社会活动的能力。

(2)八项要素。①针对当前主要卫生问题及预防和控制方法的健康教育。②改善食品供应与合理营养。③供应足够的安全饮用水和基本的环境卫生设施。④妇幼保健和计划生育。⑤主要传染病的免疫接种。⑥预防和控制地方病。⑦常见病和外伤的合理治疗。⑧提供基本的药物。

第34届世界卫生组织大会上又增加一项内容:"使用一切可能的办法,通过影响生活方式和控制自然及社会心理环境来预防控制慢性非传染性疾病和促进精神卫生。"

3.基本卫生保健的基本原则

(1)政府主导:包括立法、筹资、组织、监督,保证公平性。

(2)合理布局:人们接受卫生服务的机会必须是均等的,不能忽视乡村和某一地区的人口或城郊居民。

(3)社区参与:社区主动参与有关本地区卫生保健的决策,政府各部门的协调行动。

(4)预防为主:卫生保健的主要工作应是预防疾病和促进健康,以寻找和消除各种致病因素为核心。

(5)适宜技术:卫生系统中使用的方法和技术是能被接受和适用的。

(6)综合途径:卫生服务仅仅是所有保健工作的一部分,应与营养、教育、饮用水供给、住房同属于人类生活中最基本的需要。

(7)合理转诊:健全双向转诊制度,积极引导居民合理利用卫生保健服务资源,形成小病在社区,大病在医院,康复回社区的卫生保健服务格局。

(二)社区卫生服务的概念和特点

1.社区卫生服务概念

社区卫生服务是以人群健康为中心、家庭为单位、社区为范围、需求为导向,以妇女、儿童、老年人、慢性患者、残疾人、贫困居民等为服务重点,以解决社区主要卫生问题、满足基本卫生需求为目的,融预防、医疗、保健、康复、健康教育、计划生育技术服务等为一体,有效、经济、方便、综合、连续的基层卫生服务。

2.社区卫生服务原则

(1)坚持社区卫生服务的公益性质,注重卫生服务的公平性、效率性和可及性。

(2)坚持政府主导,鼓励社会参与,多渠道发展社区卫生服务。

(3)坚持区域卫生规划,调整现有卫生资源、健全社区卫生网络。

(4)坚持公共卫生和基本医疗并重,中西医并重,防治结合。

(5)坚持以地方为主,因地制宜,探索创新,积极推进。

3.社区卫生服务特点

(1)公益性:社区卫生服务承担基本医疗,公共卫生服务等为公益性质服务。

(2)主动性:以家庭为单位,以主动性服务、上门服务为主要方式服务于社区所有居民。

(3)全面性:以社区居民为服务对象,包括健康人群、亚健康人群及患者群。

(4)综合性:除基本医疗服务外,社区卫生服务的内容还包括预防、保健、康复、健康教育及计划生育技术指导等服务。

(5)连续性:社区卫生服务内容和对象决定了其服务的连续性。自生命孕育期至生命结束,社区卫生服务人员将对社区居民生命全周期提供相应的健康管理等服务。

(6)可及性:社区卫生服务从服务的内容、时间、价格及地点等方面更加贴近社区居民的需求。

4.在医药卫生体制改革中,社区卫生的地位和作用

《中共中央国务院关于深化医药卫生体制改革的意见》及《医药卫生体制改革近期重点实施方案》中提出:"建立健全覆盖城乡居民的基本医疗卫生制度,为群众提供安全、有效、方便、价廉的医疗卫生服务"的目标。社区卫生服务的持续、健康发展,是医药卫生体制改革成功与否的关键所在。

(1)发展社区卫生服务是适应医学模式转变的具体体现。随着经济社会的不断发展,疾病谱逐步改变,慢性病成为当前主要卫生问题。而医学模式随之发生转变,从生物医学模式向生物-心理-社会医学模式转变,不仅要从生物医学角度治疗疾病,还要针对心理、社会因素进行干预,对个体进行系统、全面的健康维护。社区卫生服务正是运用生物-心理-社会医学模式,对健康、亚健康和患者群提供预防、保健、医疗、康复等综合、连续的基本医疗和公共卫生服务,社区卫生服务的发展符合当前医学发展规律,是医学模式转变的具体体现。

(2)发展社区卫生服务是建立基本医疗卫生制度的重要内容。要实现建立基本医疗卫生制度的目标,将建立公共卫生服务体系、医疗服务体系、医疗保障体系、药品供应保障体系四大体系。社区卫生服务机构是城市医疗服务体系和公共卫生服务体系的双重基础。社区卫生服务机构通过开展健康教育、传染病防治、慢性病管理、妇幼保健、康复等公共卫生服务,普及健康知识,提高群众自我保健水平。社区卫生服务采取适宜医疗技术、使用基本药物,为社区居民提供基本、有效、价廉的医疗服务,广泛开展常见病、多发病和诊断明确的慢性病的诊疗服务,根据病情及时将患者转诊到上级医院,从而实现轻症在社区、重症到医院、康复回社区的合理就医格局,满足群众基本医疗卫生需求,减轻个人、家庭和社会的负担。社区卫生服务的良性发展,对于建立基本医疗卫生制度将起到至关重要的作用。

（3）发展社区卫生服务是医药卫生改革中四大体系的重要交汇点。《中共中央国务院关于深化医药卫生体制改革的意见》中明确提出,建设覆盖城乡居民的公共卫生服务、医疗服务、医疗保障、药品供应保障四大体系。社区卫生服务机构是公共卫生和基本医疗服务体系的双重网底,构建以社区卫生服务中心为主体的社区卫生服务网络,有利于夯实城市公共卫生和医疗服务体系的基础。加强社区卫生服务体系建设和提高社区卫生服务水平,也是缓解"看病难、看病贵"问题的重要手段。社区卫生服务机构也是城市医疗保障体系的重要支撑,充分发挥社区卫生服务在城镇职工、居民基本医疗保险以及医疗救助中的作用,有利于方便参保人群就近就医,同时也可以有效节约医疗保险费用。社区卫生服务机构是城市实行国家基本药物制度的重要载体,社区卫生服务机构将全部配备和使用基本药物,实行零差率销售,保障群众基本用药,这不仅大大减轻居民的医药费用负担,而且必将促进社区卫生服务机构公益性的回归。因此,社区卫生服务是医药卫生体制改革的一个重要交汇点和突破口。

（4）发展社区卫生是解决医疗服务公平性的必由之路。三级综合医院需要在"高、精、尖"的项目上开展工作,由于资源有限,难以满足所有人的需要,社区卫生服务可以解决广大居民的基本健康问题。因此,落实预防为主的卫生工作方针,有利于节约卫生资源。而发展社区卫生服务,可以合理配置卫生资源,有效地调整社区卫生服务体系的机构、功能、布局,提高效率,降低成本,形成以社区卫生服务机构为基础,大中型医院为区域医疗中心,合理引导社区居民到社区卫生服务机构就诊,从而提高医疗服务的公平性,真正形成分级医疗现代医学模式的格局。

5.社区卫生服务功能

根据国务院下发的《关于发展城市社区卫生服务的指导意见》及卫健委和国家中医药管理局颁布的《城市社区卫生服务机构管理办法（试行）》的文件,社区卫生服务涵盖了医疗、预防、保健、健康教育、计划生育技术指导、康复等领域,社区卫生服务的功能特点明显区别于医院服务,是医疗卫生服务体系中的重要组成部分。

（1）公共卫生服务：①城乡居民健康档案管理。②健康教育。③预防接种。④0～6岁儿童健康管理。⑤孕产妇健康管理。⑥老年人健康管理。⑦高血压患者健康管理。⑧2型糖尿病患者健康管理。⑨重性精神疾病患者健康管理。⑩传染病及突发公共卫生事件报告和处理。⑪卫生监督协管服务。

（2）基本医疗服务：①运用适宜的中西医药及技术,开展常见病、多发病、慢性病管理。②急诊、院前急救服务。③出诊、家庭病床和家庭护理等家庭卫生服务。④临终关怀服务。⑤与综合医院和专科医院建立定点协作关系,提供会诊及双向转诊服务,开展康复服务。⑥政府卫生行政部门批准的其他适宜医疗服务。

二、社区护理

（一）社区护理的概念与特点

社区护理作为社区卫生服务工作的重要组成部分,是医院护理工作的延伸,为社区全人群提供健康服务,有其特定的理论、概念、工作内容和方法。

1.社区护理的概念

美国护理学会将社区护理定义为"社区护理是将护理学与公共卫生学理论相结合,用以促进和维护人群健康的一门综合学科。以健康为中心,以社区人群为对象,以促进和维护社区人群健康为目标"。

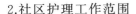

2.社区护理工作范围

(1)社区慢性身心疾病患者的管理:包括社区慢性病患者、传染病及精神病患者,为他们提供所需要的护理及健康管理。

(2)社区保健服务:向社区各类人群提供不同的保健服务,主要人群是儿童、妇女、老年人。

(3)社区急、重症患者的转诊服务:协助医师,将急、重症患者安全、顺利转入上级医疗机构,使之得到及时、必要的救治。

(4)社区康复服务:向社区残障者提供康复护理服务,帮助他们改善健康状况,恢复功能,提高生活质量,包括康复期患者的健康服务。

(5)社区临终服务:为临终患者及家属提供他们所需要的各类身心服务,以帮助患者走完人生的最后一步,同时尽量减少对家庭其他成员的影响。

(6)社区健康教育:是指以促进和维护居民健康为目标,向社区各类人群提供有计划、有组织、有评价的健康教育活动,使居民养成健康的生活方式及行为,最终提高其健康水平。

(7)其他:家庭护理和指导、急救服务、机构内部管理、社区协调等。

3.社区护理的特点

社区护理来源于公共卫生护理,因此它具有公共卫生学的特点,又具有护理学的特征。

(1)以社区人群健康为中心:社区护理主要目标是促进和维护社区人群的健康,以社区人群为主要服务对象。因此,需要社区护士在社区护理工作中,收集和分析社区人群的健康状况,发现和解决健康问题,而不是简单的照顾者。

(2)社区护理服务内容综合性:社区护理服务的对象是全部人群,在健康问题上存在着很大的差异,要求社区护士从整体全面的观点出发,对社区人群、家庭、个人提供集卫生管理、社会支持、家庭护理、个人防护、心理健康于一体的综合性服务。

(3)社区护士具备较高的自主性:社区护士提供上门的主动服务居多,通过独立的判断、决策,对服务区域较为分散的场所提供综合的护理服务,因此,社区护士比医院护士具备更高的自主性。

(4)社区护士必须和团队成员密切合作:在社区护理工作中,社区护士要与社区医疗卫生相关人员、社区居民、社区管理者等相关人员密切合作。

4.社区护士角色

社区卫生服务的性质决定了社区护士角色的多样性,要求社区护士扮演不同角色。

(1)健康照顾者:是护士基本角色。要为社区有需求的人群提供各种照顾,包括医疗照顾和生活照顾。

(2)健康计划者:在护理活动中,社区护士应运用专业的护理知识对患者的资料进行收集,评估患者的健康状况,提出护理问题,并及时为患者制订相应的护理计划,采取有效的护理措施。

(3)健康协调者:社区卫生服务是团队合作的工作模式,社区护士与社区人群接触最多,熟悉辖区内各种资源。因此,社区护士将协调社区内各类人群的关系,包括本机构人员之间及与外部人员之间的关系,如与社区居民、辖区内的单位、社区管理者之间的关系。

(4)健康教育者:社区护士运用各种方法,将健康教育贯穿于工作中,促使人们提高健康意识,改变不良生活方式,预防疾病,提高居民健康水平。

(5)组织管理者:社区护士要充分利用社区资源,根据社区的主要健康问题及居民需求,设计、组织各种健康教育和健康促进活动。

(6)护理研究者:社区护士在工作中,针对遇到的问题,用科学的方法解决问题,为护理学科的发展及社区护理的不断完善提供依据。

(7)社区卫生代言人:社区护士要了解相关的卫生政策及法律,及时将社区居民健康监测的相关问题上报有关部门,以便政府的相关部门有效地解决,维护社区居民的健康利益。

5.社区护理和医院护理的区别

(1)工作定位不同:社区护理工作以基本卫生保健为主体,健康为中心,家庭为单位,社区为范围,社区护理需求为导向,开展社区"预防、保健、健康教育、计划生育和常见病、多发病、诊断明确的慢性病的治疗和康复"工作中,提供相关的护理服务。医院护理工作中要贯穿"以患者为中心"的服务理念,为患者提供基础护理和护理专业技术服务。

(2)工作范围不同:社区护士工作范围广泛,按照生命全周期的特点,为社区各类人群,包括健康人群、亚健康人群、患者群的健康管理;社区急、重症患者的院前急救与转诊;社区康复护理;社区临终关怀护理。医院护理以专科护理为主。

(3)护理对象不同:社区护理对象包括个人、家庭乃至全人群,社区护士不仅要了解服务对象的家庭、社会文化,还要对其健康进行评估,提供个性化的健康管理,而不是单纯地治疗护理患者;医院护理对象是患者群,多以恢复患者健康为主,护士只负责在院期间的需要。

(4)工作地点不同:社区护理服务地点在社区卫生机构和家庭,社区护士在进行居家访视时,对其所工作的环境需要作出判断和评估;医院护理地点相对固定,主要工作发生在医院内,护士对环境比较熟悉。

(5)工作特点不同:社区护士具有高度的自主性和独立性,提供上门的主动服务居多,需要通过独立的判断、决策,进行各种护理服务;医院护理工作范围局限,工作流程化、制度化,可以按照计划完成。

(6)合作伙伴不同:社区护士不但与医务人员密切合作,还需要与社区居民及家属、当地政府机关、辖区单位的各类人群联系;医院护理工作主要是与护患之间,与医务人员的密切合作。

6.社区护理在社区卫生服务中的意义

(1)社区护理是社区卫生服务的重要部分:社区护理融在基本公共卫生服务及基本医疗服务的发展之中,社区护理以临床理论知识和技能为基础,以整体观为指导,结合社区的特点,通过健康管理和连续性照顾,对社区内的个体、家庭和群体进行护理管理,帮助人们实现健康的生活方式,最佳地发挥机体的潜能,促进全面健康水平的提高。

(2)社区护理是人口老龄化和医学模式转变的需要:随着我国人口结构变化,健康老龄化观念的提出,带来了许多相应的社区保健需求;而疾病谱的变化,慢性病社区护理的需求量增加,也是在现代的生物-心理-社会医学模式下开展工作的重要保证。可见,社区护理是提高社区人群保健意识和能力的有效途径。

(3)社区护理是确保社区卫生服务质量的关键环节:为实现我国社区卫生服务目标,社区卫生服务的多项基本公共卫生工作,需要社区护理人员实施完成,社区护理质量,直接影响到社区卫生服务的质量。

(二)社区护理程序

社区护理程序是社区护士应用护理程序的步骤,对社区中的个人、家庭及社区健康进行护理时使用的方法。

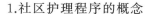

1.社区护理程序的概念

社区护理程序是社区护士为护理对象提供护理照顾时所应用的程序,是应用基础理论中的系统理论、人的基本需要理论、信息交流理论和解决问题理论,通过评估、诊断、计划、干预和评价5个步骤,系统、科学地解决护理问题的一种工作方法。

2.社区护理程序的步骤

(1)社区护理评估:社区护理评估是指有计划、有步骤地收集社区存在或潜在健康问题有关资料的过程,并对所收集资料进行整理和分析,以判断服务对象的健康问题,帮助社区护士作出正确的分析和诊断。社区护理评估是社区护理程序的第一步,也是社区护理过程的基础和核心,评估的质量直接影响社区护理诊断。

(2)社区护理诊断:社区护理诊断是对个人、家庭或社区存在的或潜在的健康问题的反应及其相关因素的陈述,并且这些反应通过护理干预得以改变,从而导向健康的方向。社区护理诊断反映的是社区或社区人群的健康状况,为社区护士选择有效的护理措施提供基础。

在社区护理工作中,常采用北美护理诊断协会提出的护理诊断系统和OMAHA护理诊断系统。北美护理诊断协会提出的护理诊断系统即PES模式。P(problem)代表社区健康问题,E(etiology)代表相关因素或危险因素,S(symptoms and signs)代表症状和体征或主客观资料。但并不是所有的社区护理诊断的陈述都具备PES、PE、P3的陈述方法。OMAHA护理诊断系统是专用于社区护理实践的分类系统。由护理诊断(问题)分类系统、社区干预分类系统和护理结果评价系统三部分构成。社区护理诊断问题常用OMAHA系统进行分类,它将护理诊断分为环境、心理社会、生理、健康相关行为4个领域,共44个诊断,见表10-1。

表 10-1 护理诊断(问题)分类

领域	护理诊断(问题)分类
环境	收入、卫生、住宅、邻居/工作场所的安全、其他
心理社会	社会接触、角色改变、人际关系、精神压力、哀伤、情绪稳定性、照顾、忽略儿童/成人、生长与发育、其他
生理	听觉、视觉、说话与语言、咀嚼、认知、疼痛、意识、皮肤、神经肌肉骨骼系统与功能、呼吸、循环、消化、排便功能、生殖泌尿系统功能、产前产后、其他
健康相关行为	营养、睡眠与休息形态、身体活动、个人卫生、酗酒或滥用毒品、家庭计划、健康指导、处方用药、特殊护理技术、其他

社区护理诊断的排序通常采用1984年墨客(Muecke)与1996年斯坦若普(Stanhope)和兰凯斯特(Lancaster)提出的优先顺序和量化8个准则:①社区对问题的了解。②社区对解决问题的动机。③问题的严重程度。④可利用的资源。⑤预防的效果。⑥社区护士解决问题的能力。⑦健康政策与目标。⑧解决问题的快速性与持续性。每项给分可采用0~4分或1~10分标准。所得综合分数越高,越是急需解决的问题。同时护理诊断优先顺序的排列应考虑到服务对象的意见和要求。

(3)社区护理计划:社区护理计划是护理活动的指南,其目的是明确护理目标、确定护理要点、提供评价标准、设计实施方案。社区护理计划是一种合作性的、有顺序的、循环的程序,以达到预期目标。

预期目标是指服务对象接受护理措施后所能达到的健康状态或行为的改变。目标的制定应做到特定的、可测量的、可达到的、相关的、有时间期限的,以利于护理计划的落实和评价。一般来讲,社区护理目标分为长期目标和短期目标。而每一个护理诊断可以有多个目标,但是一个目标只针对一个护理诊断。例如:①护理问题——婴儿喂养不当。②相关因素——与照顾者知识缺乏有关。③长期目标——1个月内婴儿体重增加 1.5 kg。④短期目标——2 天内父母掌握喂养孩子的技能。

(4)社区护理干预:社区护理干预是为实现预期目标所采取的护理活动及具体的实施方法。干预过程应针对护理诊断提出的相关因素,结合服务对象的具体情况,运用护理知识和经验来选择。

在选择具体的护理实施时要注意以下几点:做什么;谁来做;对谁做;怎么做,包括时间、地点、标准。

通常的措施:①独立性措施,即社区护士独立提出和完成的活动,如为服务对象进行健康教育、教会服务对象使用血压计、定期上门访视等;②合作性措施,即社区护士与其他人员合作完成的活动,如与居委会工作者共同完成社区人群的健康教育等;③依赖性措施,即指遵照医嘱完成的活动,如静脉输液、导尿等。

(5)社区护理评价:社区护理评价是护理程序的最后一个步骤,是对整个护理计划实施后是否达到护理目标予以评价的过程,是总结经验、吸取教训、改进工作的系统化过程。

社区护理评价步骤:①收集资料。通过收集有关资料并加以分析,与护理目标比较,了解符合的程度及存在的差距。②修改计划。通过护理目标是否实现,反馈计划是否解决了服务对象的健康问题,从而决定继续执行计划或调整计划。

评价形式分为过程评价和结果评价。过程评价对护理程序的各个阶段进行评价,使社区护理活动不断完善。结果评价是在服务对象经过各项计划执行后,针对护理活动的近期和远期目标进行评价。

(张瑞娟)

第二节　健　康　教　育

一、健康教育的基本概念

(一)健康的内涵

1948 年,世界卫生组织将健康定义为"健康不仅仅是没有疾病或不虚弱,而是身体的、精神的健康和社会适应的完美状态"。在《阿拉木图宣言》中,世界卫生组织不但重申了该定义,还进一步指出:"达到尽可能高的健康水平是世界范围内一项最重要的社会性目标,而其实现则要求卫健委及社会各部门协调行动。"我国也在宪法中明确规定,维护全体公民的健康和提高各族人民的健康水平,是社会主义建设的重要任务之一。这些均说明健康是人们的基本权利,促进人群的健康是政府及相关部门所应承担的责任。社区卫生服务机构作为卫健委的基层单位,在维护和促进人群健康的工作中起着举足轻重的作用。社区护士也应当学习和掌握相关知识,做好居民健康"守门人"。

对于健康的理解,应当注意以下两个方面内容。首先,健康是一个全方位的概念,包括生理健康、心理健康及社会适应能力良好。每一个人都是一个完整的整体,不应将其割裂成不同的部分。同样的,一个人的健康也应当是身体、精神的健康和社会适应完好状态,而不仅仅是不得病。基于这种理解,社区护士在工作中应当努力促进居民各方面健康水平的提高,而不仅仅将工作重点放在对躯体疾病的管理上。其次,从健康到疾病是一个连续变化的过程,即健康与疾病之间不存在明确的界限。真正绝对健康和极重度疾病的人在人群中都是极少数,绝大多数人是在两个极端之间的位置上不断地变化。换句话说,健康与疾病的状态是可以相互转化的。如果有适宜的干预,人们就能向更健康的水平发展,反之则可能向疾病的方向变化。因此,社区护士可以积极地采取健康教育、健康促进等干预措施,以便提高人群的健康水平。

(二)影响健康的因素

影响健康的因素种类繁多,基本可以归纳为以下 4 类。

1.行为和生活方式因素

行为和生活方式因素是指因自身不良行为和生活方式,直接或间接给健康带来的不利影响。如冠心病、高血压、糖尿病等均与行为和生活方式有关。

(1)行为因素:行为是影响健康的重要因素,许多影响健康水平的因素都通过行为来起作用。因此,改变不良行为是健康教育的根本目标。按照行为对自身和他人健康状况的影响,健康相关行为可以分成促进健康的行为与危害健康的行为两种。促进健康行为指朝向健康或被健康结果所强化的基本行为,客观上有益于个体与群体的健康。促进健康行为可以分成基本健康行为、预警行为、保健行为、避开环境危险的行为和戒除不良嗜好 5 种。基本健康行为指日常生活中一系列有益于健康的基本行为。如平衡膳食、合理运动等。预警行为指预防事故发生和事故发生以后正确处置的行为,如交通安全、意外伤害的防护等。保健行为指正确合理地利用卫生保健服务,以维持身心健康的行为。如定期体检、患病后及时就诊、配合治疗等。避开环境危险的行为指主动地以积极或消极的方式避开环境危害的行为。如离开污染的环境、避免情绪剧烈波动等。戒除不良嗜好指戒除生活中对健康有危害的个人偏好,如吸烟、酗酒等。危害健康的行为是指偏离个人、他人乃至社会的健康期望,客观上不利于健康的行为。危险行为可以分成不良生活方式与习惯、致病行为模式、不良疾病行为和违反社会法律、道德的危害健康行为四种。不良生活方式是一组习以为常、对健康有害的行为习惯,常见的有高脂饮食、高盐饮食、缺乏锻炼等。这些不良生活方式与肥胖、心血管系统疾病、癌症和早亡等密切相关。致病行为模式是指导致特异性疾病发生的行为模式。常见的是 A 型行为模式和 C 型行为模式。A 型行为模式是与冠心病密切相关的行为模式,其特征为高度的竞争性和进取心,易怒,具有攻击性。而 C 型行为模式是与肿瘤发生有关的行为模式,核心行为表现是情绪过分压抑和自我克制。疾病行为指个体从感知到自身有病到完全康复这一过程中所表现出的一系列行为,不良疾病行为多为疑病、讳疾忌医、不遵从医嘱等。违反社会法律、道德的危害健康行为,如吸毒、药物滥用、性乱等。

(2)生活方式:生活方式是一种特定的行为模式,是建立在文化、社会关系、个性特征和遗传等综合因素及基础上逐渐形成的稳定的生活习惯,包括饮食习惯、运动模式、卫生习惯等。生活方式对健康有巨大影响。有资料显示,只要有效控制不合理饮食、缺乏体育锻炼、吸烟、酗酒和滥用药物等不良生活方式,就能减少 $40\%\sim70\%$ 的死亡,1/3 的急性残疾,2/3 的慢性残疾。

2.环境因素

人的健康不仅仅包括个体的健康,还包括个体与环境的和谐相处。良好的环境可以增进健康水平,反之可能危害健康。一般环境可以分为内环境和外环境。内环境指机体的生理环境,受到遗传、行为和生活方式以及外环境因素的影响而不断变化。外环境则包括自然环境与社会环境。自然环境包括阳光、空气、水、气候等,是人类赖以生存和发展的物质基础,是健康的根本。良好的自然环境对于维持和促进健康具有重要意义。社会环境包括社会制度、法律、经济、文化、教育、人口、职业、民族等与社会生活相关的一切因素,这些因素对健康的影响主要通过影响个体的健康观念、健康行为来实现。

3.生物学因素

常见的生物学因素包括遗传因素、病原微生物及个体的生物学特性。

(1)遗传因素:遗传因素主要影响了个体在某些疾病上的发病倾向。有些人由于遗传缺陷而在出生时即表现为某些先天遗传病,也有些人则由于某些基因的变化而更容易罹患某些慢性疾病,如高血压、糖尿病和肿瘤。

(2)病原微生物:病原微生物导致的感染曾经是引起人类死亡的主要原因,而随着社会的发展,生活方式因素对健康的影响越来越大。但是,在儿童和老年人中间,病原微生物导致的感染仍然十分常见。

(3)个人的生物学特征:个人的生物学特征包括年龄、性别、健康状态等。不同的生物学特征导致个体对疾病的易感性不同。例如,结核病在老人、儿童和体弱的人群中更容易发生。

4.健康服务因素

健康服务又称卫生保健服务,是维持和促进健康的重要因素。社区卫生服务机构就是提供卫生保健服务的重要部门。健康服务水平的高低直接影响到人群的健康水平。

(三)社区健康教育

1.社区健康教育的概念和目标

健康教育是通过有计划、有组织、有系统的社会和教育活动,促使人们自愿改变不良的健康行为和影响健康行为的相关因素,消除或减轻影响健康的危险因素,预防疾病,促进健康和提高生活质量。社区健康教育是在社区范围内,以家庭为单位,社区居民为对象,以促进居民健康为目标,有计划、有组织、有评价的健康教育活动。其目的是发动和引导社区居民树立健康意识,关心自身、家庭和社区的健康问题,积极参与社区健康教育活动,养成良好的卫生行为和生活方式,以提高自我保健能力和群体健康水平。

社区健康教育的目标:①引导和促进社区人群健康和自我保护意识。②使居民学会基本的保健知识和技能。③促使居民养成有利于健康的行为和生活方式。④合理利用社区的保健服务资源。⑤减低和消除社区健康危险因素。健康教育的核心目标是促使个体或群体改变不健康的行为和生活方式。然而,改变行为和生活方式是一项艰巨而复杂的任务。很多不良行为受到社会习俗、文化背景、经济条件和卫生服务状况的影响。仅凭社区卫生服务人员一己之力是很难达到理想效果的。因此,真正的健康教育除了包括卫生宣传,还要提供改变不良行为所必需的条件以便促使个体、群体和社会的不良行为改变。因此,社区护士在工作中,除了要出色地完成健康教育讲座等卫生宣传工作,还要有意识地与社区中各种部门或组织合作,努力创造适宜的环境与完备的条件,以便提高健康教育的效果。

2.社区健康教育的重点对象及主要内容

社区健康教育是面对社区全体居民的,因此,社区健康教育的对象不仅仅包括患者群,还包括健康人群、高危人群及患者的家属和照顾者。

(1)健康人群:健康人群是社区中的主体人群,他们由各个年龄阶段的人群组成。对于这类人群,健康教育主要侧重于促进健康与预防疾病的知识与技能。目的是帮助他们保持健康、远离疾病。由于年龄段不同,各个群体的健康教育重点也不尽相同。儿童的主要健康教育内容包括生长发育的促进、常见病的预防、意外伤害的防治、健康生活习惯的建立等。成年人的主要健康教育内容包括良好生活习惯的维持、避免不良生活刺激、老年期疾病的早期预防、心理健康保健等。女性则还要增加生殖健康、围生期保健、更年期保健等。老年人的主要健康教育内容包括养生保健、老年期常见病的预防以及心理健康等。

(2)具有致病危险因素的高危人群:高危人群主要是指那些目前仍然健康,但本身存在某些致病的生物因素或不良行为及生活习惯的人群。这一类人群发生某些疾病的概率高于一般健康人群,如果希望减少疾病发生率,这类人群是干预的重点。对高危人群的健康教育重点依然是健康促进与疾病预防,但与高危因素有关的疾病预防应当作为首选教育内容。高危人群主要健康教育内容包括对危险因素的认识、控制与纠正。

(3)患者群:患者群包括各种急、慢性病患者。这类人群依据疾病的分期可以分为临床期患者、恢复期患者、残障期患者及临终患者。对前三期患者的健康教育重点是促进疾病的康复,主要健康教育内容是与疾病治疗和康复相关的知识与技能。临床期患者更侧重于与治疗相关的内容,恢复期及残障期患者更侧重于康复的内容。对于临终患者,健康教育重点是如何轻松地度过人生的最后阶段,主要健康教育内容包括正确认识死亡、情绪的宣泄与支持等。

(4)患者的家属和照顾者:患者家属和照顾者与患者长期生活在一起,一方面他们可能是同类疾病的高危人群,另一方面长期的照顾工作给他们带来了巨大的生理和心理压力,因此对他们的健康教育也十分必要。对于这类人群,健康教育的重点是提供给他们足够的照顾技巧及自我保健知识。主要健康教育内容包括疾病监测技能、家庭护理技巧及自我保健知识等。

3.社区医护人员的健康教育职责

依照《中华人民共和国执业医师法》等有关法律法规,对患者进行健康教育是社区医护人员必须履行的责任和义务。中国卫健委在2001年11月印发的《城市社区卫生服务基本工作内容(试行)》中,将健康教育列为社区卫生服务的一项基本工作任务。因此,健康教育是社区医护人员向社区居民提供社区卫生服务的一项重要手段,社区医护人员是社区健康教育的主要实施者,其具体任务如下。

(1)做好辖区内的社区诊断,掌握影响社区居民健康的主要问题。

(2)依据市、区健康教育规划和计划要求,结合本社区的主要健康问题,制订社区健康教育工作计划和实施方案。

(3)普及健康知识,提高社区居民健康知识水平,办好社区健康教育宣传。

(4)针对社区不同人群,特别是老人、妇女、儿童、残疾人等重点人群,结合社区卫生服务,组织实施多种形式的健康教育活动。

(5)负责社区疾病预防控制的健康教育,针对社区主要危险因素,对个体和群体进行综合干预。

(6)对社区居民进行生活指导,引导社区居民建立科学、文明、健康的生活方式。

(7)对社区健康教育效果进行评价。

(8)指导辖区学校、医院、厂矿、企业、公共场所的健康教育工作。

二、社区健康教育方法与技巧

所谓"工欲善其事,必先利其器",要想获得良好的健康教育效果,必须合理选择教育方法。在社区中进行健康教育可以针对个人、家庭和群体,采取多种多样的方法。社区护士常用的健康教育方法有健康教育专题讲座、健康咨询、发放健康教育宣传材料等。社区护理人员掌握健康教育的基本方法和技能,将大大促进社区卫生服务中健康教育的开展,不断提高为社区居民健康服务的水平。

(一)健康教育专题讲座

健康教育专题讲座是专业人员就某一专题向社区的相关人群进行理念、知识、方法、技能等的传授。如糖尿病患者的饮食治疗、高血压患者的家庭用药指导等。在健康教育专题讲座中可能用到的方法和技巧主要有讲授、提问与讨论、角色扮演与案例分析、示教与反示教等。在具体实践过程中,社区护士可以根据教育对象的特点和教育内容的不同,综合选择这些技巧和方法。

1.讲授

讲授适用于传授知识,是最常用的教育方法,常常用来传授机制、定义或概念性的知识等,用其他方法不容易表达清楚,必须使用讲解、逻辑推理等方法方能阐明的部分。社区健康教育中的讲授最好能满足短小精悍、重点突出、直观生动的特点。

(1)短小精悍:是指讲座规模与讲座时间不宜过大过长。一般社区健康教育活动每次人数不超过30个,这样有利于护士和听课者之间的互动,能够提高居民听课的兴趣,也有利于护士观察居民的反应。每次讲授的时间也不要过长,最好不要超过2小时,一般以30~60分钟为宜。一般成年人注意力集中的时间大约在1小时,过长的时间容易引起听课者的疲劳,降低讲授效果。

(2)重点突出:在制订健康教育计划时,应当明确所讲的核心知识点是什么。所谓核心知识点,就是在任务分析中确定的为了达到目标所必须掌握的各种知识与技能。讲授时要给重点内容留出充分的讲授时间,以保证居民可以充分理解所讲的内容。需要的话还可以结合其他的方法反复强调或解释重点内容。

(3)直观生动:讲授时选用的教具以直观教具为宜,如挂图、模型等。直观的教具可以加深居民的理解,提高讲授效果。讲课的语言则应当生动鲜活。用居民可以理解的生活用语代替专业用词,用居民身边的例子代替枯燥的说教的方式可以起到提高讲授效果的作用。

以讲解高血压的监测为例,可以先用小区里高血压患者发生的危险情况作为开端,吸引居民关注高血压的危害性。接下来讲解什么是高血压,此时注意用"高压""低压"代替"收缩压""舒张压"这样的专业术语。接下来就是有关血压监测的意义和方法的讲解,这应当是这一次课的重点,至少要将一半以上的时间留给这部分内容。此外,还可以辅助以常用的血压监测的仪器的实物或照片,以便加深居民的印象。

讲授时容易出现的问题是护士单方面向居民灌输知识,此时教育效果不如启发居民学习的动机、与居民产生双向互动的效果好。在上面的例子里,讲授开始时使用的实际例子就是启发居民学习动机的方法,而在讲解血压测量的方法时,还可以向居民提问或请居民协助做示范,这种互动既可以提高居民的学习兴趣,又可以改善居民的注意力,提高讲课效果。

2.提问与讨论

提问和讨论是鼓励居民参与到健康教育互动中来的最常用的方法。一般由护士提出希望大家回答或讨论的问题,然后通过居民的反馈或讨论来了解其对相关内容的认知程度、态度或其他相关技能的掌握程度。提问既可以用于讲授或讨论前的评估,也可以用于健康教育后的评价手段。而讨论则可以通过居民之间的互相交流、互相启发,起到调动居民学习积极性、丰富教学内容、提高教学效果的作用。提问和讨论适用于培训知识、态度、交流技能、决策技能,是使用广泛的健康教育方法。

(1)提问的要点:①问题应当是经过精心准备的,或者能够激发学习兴趣,或者可以开启思路,或者用于评估或评价。②提问之后要给居民留有充分的时间进行思考和反馈,让听众有时间消化问题才能强化认识、加深思考,问题与答案连接过分紧密会降低提问的效果。③当居民对问题进行反馈或讨论时,不要急于评价正确与否,应当为居民提供充分发表自己意见的机会。过快地对居民的看法进行评价容易打消其思考和表达的积极性,对以后类似的活动造成阻碍。④不要过度使用提问。每一次提问都可以吸引居民的注意力,提高他们听课的兴奋性,但过度使用会导致听众疲劳,减弱教育效果。

(2)讨论的要点:①控制分组讨论的人数。如果希望讨论气氛热烈、每个人都能够发表看法,则应控制每组讨论人数以 5~6 人为宜,最多不要超过 15~20 人。②明确需要讨论的内容。要提前充分准备,对需要讨论的内容和中间可能出现的问题要做到心中有数,以便控制讨论的节奏与方向。③讨论的时间要充分。根据讨论内容决定讨论时间,一般至少需要 5 分钟。这样才能保证每个人都能有时间思考和表达。④护士在讨论中起到主持的作用。由护士根据讨论的内容和预期的目的来引导讨论的方向与节奏,同时可以做记录。注意在讨论过程中也不要评价居民反应正确与否,以防阻碍讨论的进行。⑤在讨论结束后要及时总结。每一次讨论都有其预期的目的。如果是评估,则在讨论后要将评估的结果予以小结;如果是评价,则在讨论后应当对居民的反应予以评判,说明其对知识或技能的掌握程度如何,应当如何保持或改进。

以促进母乳喂养的健康教育为例,在开始课程之前可以先提问,"请各位妈妈们都说说你们现在用的是哪种喂养方法呀?为什么你们愿意使用这种方法喂养孩子呢?"这是对喂养现状的评估。根据评估结果,护士可以讲授母乳喂养与人工喂养相比所具有的优点。之后,可以组织妈妈们讨论:目前导致她们不愿意母乳喂养的原因是什么?那些选择了母乳喂养的妈妈是如何克服这些困难的? 此时应当鼓励听众踊跃表达自己的看法,护士仅仅起到记录和鼓励所有人都发言的作用。在讨论之后护士还应当总结大家的意见,针对干扰母乳喂养的因素提出一些解决的方法或建议。整体时间控制在 1 小时左右,根据参加人数,保证讨论时间不少于 5 分钟。

3.角色扮演与案例分析

角色扮演是一种独特的教学方法,它主要用于改善态度和交流技能,培训决策技能时也可以使用这种方法。而案例分析主要用于培训决策技能和解决问题的方法。这两种方法有很多相似的地方,在实际工作中有时会混合使用。为完成一次角色扮演或案例分析,一般经过下列几个步骤。

(1)编写脚本或案例:编写的内容必须与教育内容密切相关,同时应当具有典型的背景、人物、人物关系。为提高教育效果,可以准备正反两个脚本,或者可以选择社区中实际发生的案例进行改编。

(2)组织角色扮演或案例分析:首先,确定角色时本着自愿的原则,决不能强迫。接下来护士需要给表演者解释剧情和各自扮演的角色的特点,保证其能够按照角色的特点表演。之后向观众解释他们需要观察的内容。整体表演时间以 5~10 分钟为宜,过于冗长会令人厌烦。表演结束后,护士可以提问观众对表演的反应,或者请扮演者陈述自己的感受,最后进行小结。组织案例分析的过程一般包括介绍案例、讨论案例、汇报与总结 3 个步骤,与分组讨论的方法相似,在此不再加以赘述。

4.示教与反示教

要达到最好的教育效果,必须同时提供给受教育者听、看和动手实践的机会,示教与反示教就是这样一种教育方法。所谓示教与反示教是指由教育者为教育对象演示一个完整程序及正规的操作步骤,然后由教育对象在教育者的帮助指导下重复这一正确操作的全过程。示教与反示教是培训操作技能的最重要的方法。在进行示教与反示教时应当注意以下几个问题。

(1)充分准备:教育者在进行示教前必须对所示教的内容有充分了解。以示教血压测量为例,护士不但要能够正确进行血压测量的步骤,还要对血压测量过程中容易出现的问题和需要注意的地方有深刻认识,这样在示范的时候才能够既准确又有针对性。此外,在社区开展的健康教育活动一定要立足于居民实际生活情景。还以测量血压为例,护士不但要能够正确使用水银血压计,还要能够使用家庭中常见的电子血压计。因此在准备教具的时候,不能仅仅准备医院里常见的,更应当准备家庭中常见的用具。还要注意的是,为保证练习效果,需要准备数量充足的教具,以便每个受教育者都有机会练习。

(2)分解示范:对居民不太熟悉的各种操作,尤其是较为复杂的操作,或者教育对象是年纪较大的老人,应当把整个操作过程分解成一个个简单的步骤,让受教育者掌握每一个分解步骤之后,再连贯操作。护士可以先连贯地将操作过程示范一次,然后分解示范每一个步骤,并同时讲解每个步骤的操作要点,最后再连贯示范全过程一次。

(3)指导反示教:在护士讲解和示范完毕后,应当让居民进行反示教,即练习。当居民在反示教的过程中,护士需要仔细观察居民每一个步骤是否正确,及时给予指导或纠正。首先可以让居民对每一个步骤单独练习,当每一个步骤都正确无误之后,则开始连贯地进行全部操作的反示教,此时主要是增加受教育者的熟练度。

(二)健康咨询

咨询就是通过帮助咨询对象分析明确他们的问题和提供正确的信息,帮助咨询对象自己作出正确的决定。健康咨询则是围绕健康问题展开的咨询。作为健康教育的形式之一,社区护士进行的健康咨询常常是一对一、面对面的咨询,此时护士不但要有丰富的医学护理知识,还要能够正确运用人际交流技巧。

1.健康咨询的基本步骤

健康咨询有 6 个基本步骤,而每一步骤又都需要不同的交流技能,各步骤间是相互衔接并需要不断地反复循环使用于咨询过程中。

(1)问候:咨询中的问候不是一般的寒暄,而是与咨询对象建立良好关系的关键性开始,特别是初次见面时的问候。护士不仅要衣着整洁、热情、大方,还要态度真诚。此时,要合理运用语言与非语言沟通技巧,尤其是非语言沟通技巧,让居民产生亲切和信任的感觉,这样才会将自己的真实问题告诉护士。需要注意的是,护士不要将自己的情绪带进咨询过程中,在整个咨询过程中都应该保持积极、宽容的心态,这样才能使健康咨询顺利进行。

(2)询问:询问先从一般性问题问起,逐渐深入到问题的本质。此时宜多使用开放性问题。如"今天感觉如何?""这两天血糖控制得如何?"在交谈中,护士要认真倾听,不要随便打断对方的讲话,以免导致其不能充分表达自己的问题。当居民提出问题之后,护士还要注意自己的反应,应当以正面、积极的反应为主,尽量不要简单评价对与错。

　　例如,一名新近诊断为糖尿病的老人对护士倾诉:"自从诊断为糖尿病以后,我就什么都不敢吃了。以前我一顿可以吃四两米饭,现在最多吃一两,饿的我好难受!"护士适宜的反应可以是:"是呀,饭量从一顿四两一下子减到一顿一两,这样恐怕谁都难以适应。可是糖尿病患者也可以吃饱呀。您如果有时间的话,我就给您说说怎么才能吃得饱又不会影响血糖,好不好?"在这段话中,护士首先理解了患者的感受,让他感觉到自己被接纳,之后又提出建议,进而引导患者学习食品交换份法。如果护士说的是:"谁让您什么都不吃的? 糖尿病患者也不是什么都不能吃呀!来,我给您说说怎么吃。"与上一种方式相比,护士这样的表达会让对方感到自己的行为受到了否定,这种情况下,护士即便给患者讲解,也不容易引起对方的共鸣。

　　(3)讲解基本知识及方法:讲述和介绍一些基本知识与技能需要利用健康教育的手段。但由于此时教育对象比较单一,常常就只有1个居民在听,因而要针对前来咨询的人的具体情况给予讲解,做到有的放矢。例如,有位居民前来询问母乳喂养的方法,护士就可以不必从母乳喂养的优点谈起,而是直接介绍母乳喂养的具体方法。常用的教育手段可参见前面健康教育方法的介绍。

　　(4)帮助咨询对象作出合理的选择:咨询是帮助咨询对象作出选择,而不是强迫和劝告。这是护士在进行健康咨询中需要注意的重要问题。作为专业人士,护士常常会下意识地认为自己的建议都是正确的,因而忽略了居民才是真正最了解自己生活的人。要知道,一个人如果不是自觉自愿地作出改变,那么即便是暂时发生的改变,也无法持续很久。在社区健康教育与咨询的内容中,改变生活方式的内容占了很大的比重。对这一类的知识,如果居民不是发自内心的认可接受的话,是很难真正持久地改变自己的习惯的。因而,护士此时要做的是,客观地从各个方面为居民分析利弊,最终让居民自己做出决定。当然,护士此时可以有一定的倾向性。例如,一名高血压患者对是否有必要每天监测血压有疑问,则护士可以向其介绍监测血压的重要性,同时询问是什么原因使他觉得不需要每天监测,然后针对这些原因提出解决的方法。如果最终居民还是没有接受建议,护士也不应该批评对方,而是可以通过主动为其测量血压的方法来完成血压监测。

　　(5)解释如何使用这些方法:如果希望知识真正转化为行为,则如何运用知识是很重要的问题。同样的,在健康咨询中护士除了讲解基本知识以外,还需要教导居民如何运用这些知识。尤其需要注意的是,知识的运用方法一定要符合居民本身的实际情况。如介绍家庭消毒方法时,应当以家庭内已有的设施为基础,如蒸煮、微波消毒、阳光暴晒等,而不一定非要使用消毒柜。只有符合居民实际条件又简便易行的方法才最容易被居民接受。

　　(6)接受反馈:接受反馈实际上发生在咨询的每一个步骤当中,每当护士讲解时或讲解后应当注意倾听和观察居民的反应。根据对方的反馈调整下一步要咨询的内容。例如,某位老人因为血压一直控制不稳定前来咨询,经询问,他一直没有改善饮食习惯。于是,护士开始向其讲解高血压患者饮食调节的方法,可是老人表示对此已经很熟悉,并且能够准确说出具体方法。此时护士就应当及时调整咨询方向,转而询问究竟是什么原因使老人无法改善饮食习惯,进而提出相应的解决方案。此外,对咨询对象的随访与追踪也是接受反馈的方法之一,尤其是慢性病管理中,长期连续的追踪有利于调节咨询方案,以便更好地为居民服务。

　　2.健康咨询的特点

　　成功而有效的咨询往往具有以下特点,也是护士在健康咨询中需要遵循的。

　　(1)良好的人际关系:信任是良好人际关系的基础,成功的健康咨询也是以信任为基础的。

为建立良好的人际关系,护士必须合理运用沟通技巧,从初次见面开始就发展出相互信任和接纳的关系。

(2)宽松的沟通氛围:在健康咨询中应当允许居民充分地表达自己的意见,无论其问题如何,护士都应该保持着开放与接纳的态度,让对方感到无论自己有什么问题都不会被批评否定。此外,护士的咨询建议也不应该是强迫对方必须执行的,而是充分尊重居民的选择权,由居民自己做决定。开放宽松的沟通氛围有利于咨询的顺利进行。

(3)准确地发现问题:发现问题是解决问题的基础。社区护士在健康咨询中要保持一颗敏感的心,要能对居民的情况感同身受,这样才能准确发现对方的问题。尤其是对于一些隐藏的问题,可能居民本人也说不清楚,这时就需要护士利用专业技能来帮助居民分析和确认问题了。如一位脑卒中患者的家属告诉护士该患者不配合康复。评估后护士发现,一方面这名患者十分迫切地希望康复,另一方面又总是不愿意进行训练。为找出问题所在,护士连续几天上门为患者进行康复训练,还亲自为其进行示范。最终发现,原来家属使用的一些辅助器械与患者的身体不相称,导致患者在使用过程中肢体疼痛,而他本人语言表达又有困难,无法与家属沟通,最后只好选择抵制康复训练的方法来表达。在这个例子中,正是由于护士能够亲自尝试患者的训练过程,才发现了问题。因而,切实体验居民的感受是发现问题的关键。

(4)合理建议:健康咨询的建议应当是针对咨询对象的实际情况、能够确实解决其问题而又简便易行的方法。千篇一律、笼统模糊的建议是难以被接受的,只有结合实际情况、可操作性强的建议才会受到居民的欢迎。如在有关均衡膳食的咨询中,说明每天应当摄入多少热量、蛋白质、脂肪、碳水化合物不算好的建议,只有把这些数字转化成相当于多少菜、多少饭、几个鸡蛋、几两肉这样具体的食物时,才是真正解决问题的建议。

(5)保密:由于健康咨询与居民的生活密切相关,因而可能会涉及一些个人隐私问题,所以护士一定要注意遵守保密原则,不可以把居民的情况随便告诉给其他人。这是建立信任的基础。

(三)健康教育资料的设计制作

在进行健康教育时,如何选择和制定合适的教育资料是一项关键性的工作。在社区工作中,除了利用现有的健康教育资料以节省时间和经费外,很多情况下需要制作新的材料。制作健康教育资料应当注意以下的问题。

1.正确选择健康教育资料的媒介

按照媒介的特性不同,教育资料可以分成印刷类媒介和电子类媒介两大类型。基于制作简便、费用低廉的优点,印刷类媒介是最常见的类型。所谓印刷类媒介,就是一般所说的文字性资料,常见的有标语、宣传册或宣传单、宣传画等。其主要的优点是可以让居民享有阅读的主动权,不会产生强迫对方接受的感觉。此外,便于保存也是印刷类媒介的一大优点。但由于阅读的主动权在居民手中,为提高阅读兴趣和效果,社区护士需要结合社区居民的特点及需求制作宣传资料,以保证受众的范围。相比较而言,电子媒介,也就是所谓的视听性资料,受众面就比较广,而且传播迅速、生动逼真,因而成为现代社会广为使用的传播手段。但其缺点是需要专业人员制作、费用较高,因而在一般社区内的小型健康教育中并不经常使用。

2.合理安排健康教育资料的内容和形式

电子媒介的健康教育资料制作过程比较复杂,专业性强,因此通常不是由社区护士制作完成。此处仅介绍印刷类媒介的设计制作。

(1)标语:是最简练和最富有宣传性的一种健康教育形式。为吸引居民的注意,标语应当颜色鲜艳、字体醒目。而标语的内容则应当言简意赅而又具有鼓动性。例如,在小区门口张贴黄底红字的大标语"每天运动一小时,健康长寿过百岁"。要注意的是,由于字数有限,标语最主要的目的就是要告诉居民该做什么。如果还有空间,则可以说明为什么这么做以及如何去做。如"均衡饮食好"就说明了要求做什么。而"均衡饮食保健康"则说明了做什么和为什么这么做。"膳食宝塔为基础,均衡饮食保健康"中则包含了全部3个方面的信息。

(2)宣传册或宣传单:是印刷类宣传品中最常用而效果较好的一种。一般适用于内容较多、文字较长的情况。宣传单/册常常被作为讲座的辅助资料,因而内容应当与讲座密切相关,既可以是讲座重点内容的总结或再现,也可以是讲座内容的补充。例如,讲解糖尿病食品交换份法时,宣传册的内容可以是食品交换份法的具体操作步骤,也可以是常见食物的食品交换份值。在形式方面,图文并茂的宣传单/册更容易吸引居民的学习兴趣。制作出的宣传单/册文字与纸张的对比应当强烈,字体应当清晰、大小适中,方便居民,尤其是老年人阅读。

(3)宣传画:是利用直观形象的方式进行健康教育,而且不受文化水平的影响,突破文字和语言的限制,是社区居民喜闻乐见的宣传方式。好的宣传画应当主题突出、色彩鲜明、清晰易懂。如果要配以文字,则注意不可喧宾夺主。

(张瑞娟)

第三节　社区妇女保健与护理

一、社区妇女保健

(一)概述

1.社区妇女保健的概念

社区妇女保健是以维护和促进妇女健康为目的,以预防为主,以保健为中心,以基层为重点,以社区妇女为对象,防治结合,开展以生殖健康为核心的保健工作。社区妇女保健工作实施预防为主的措施,做到以人为中心、以护理程序为框架、以服务对象的需求为评价标准,强调妇女健康的社会参与、政府责任、三级妇幼保健网的建立健全。

2.社区妇女保健工作的意义

目前,我国社区妇女保健工作主要包括三级妇幼保健网的建立健全,大力开展以社区妇女生殖健康为核心的保健工作,针对女性的生理、心理、社会特点及健康、行为等方面的问题,有组织地定期对不同时期的妇女(围婚期、孕期、产褥期、哺乳期、围绝经期)开展妇科常见病、多发病的普查及普治工作,降低妇女的患病率、伤残率、孕产妇及围生儿的死亡率等,控制妇女一生中不同时期某些疾病的发生,性传播疾病的传播,达到促进妇女身心健康的目的,从而提高妇女的健康水平。

(二)社区妇女保健工作内容

妇女保健工作内容包括妇女各期保健指导、计划生育技术指导、常见妇科疾病及恶性肿瘤的普查普治,以及妇女劳动和社会保障等。

1.妇女各期保健指导

(1)青春期保健:青春期是指性器官发育成熟,出现第二性征的年龄阶段。这一时期生长发育迅速,社区护士除应给予合理营养知识指导,培养少女健康饮食行为及良好卫生习惯外,还应联合相关专业人员对青春期少女进行性知识、性伦理、性道德等方面的教育和指导,加强对心理行为问题的预防和疏导,培养少女自尊、自爱、自信的优良品质。同时通过定期体格检查,早期发现各种疾病。

(2)性成熟期保健:此期保健的主要目的是维护正常的生殖功能。给予计划生育指导、疾病普查与卫生宣教,避免妇女在性成熟期内因孕育或节育引发各种疾病,以便早期治疗,确保妇女身心健康。

(3)围婚期保健:围婚期是指从确定婚配对象到婚后受孕前的这一段时期。围婚期保健主要是围绕结婚前后,为保障婚配双方及其后代健康所进行的一系列保健服务措施。主要内容有婚前医学检查、围婚期健康教育及婚前卫生咨询 3 个部分。做好围婚期保健工作,是家庭幸福和提高人口素质的基础。

(4)围生期保健:围生期是指妊娠满 28 周到产后 1 周这一时期。围生期保健主要包括对孕产妇、胎儿、新生儿进行一系列保健工作,如孕产妇并发症的防治,胎儿的生长发育、健康状况的预测和监护及制定防治措施、指导优生等工作。

(5)围绝经期保健:围绝经期指绝经前后一段时期,卵巢功能衰退而停止排卵,月经开始不规则,进而停经,通常发生于 45～55 岁。社区护士应指导围绝经期妇女维持规律生活,采取均衡饮食及适量运动,定期接受健康检查并多参加社交活动。

(6)老年期保健:世界卫生组织规定,发展中国家 60 岁以上者为老年人,发达国家 65 岁以上者为老年人。社区护士应指导老年期妇女合理膳食,保持规律生活,定期体检(特别是妇科检查),维持心理平衡;积极参加社会活动,发挥自己的才能与兴趣,多与家人沟通,保持家庭和谐,从而提高老年期妇女的生命质量。

2.计划生育技术指导

社区要积极开展避孕节育咨询与指导,做好避孕节育的知情选择。指导育龄人群实施有效的避孕措施。为辖区内育龄妇女提供避孕、节育技术服务,开展避孕节育知识宣传普及。做好性生活指导,提高夫妻生活质量。

3.妇科疾病与恶性肿瘤的普查普治

加大社区健康宣传力度,建立健全妇女保健网络。对于育龄妇女及高危人群定期进行普查工作,宣传定期体检的重要性,使疾病早发现、早治疗,提高妇女的生命质量。

4.妇女的劳动和社会保障权益

妇女的劳动就业权益受法律保护,妇女享有劳动安全和健康权。所有用人单位都应当根据妇女的生理特点,按照相关法律法规保护妇女在工作和劳动时的安全和健康。妇女在经期、孕期、产期和哺乳期受特殊保护。妇女在生育方面享有社会保障权。社区应做好妇女的劳动保护和社会权益保障工作。

二、围婚期妇女健康保健

围婚期保健内容包括配偶的选择、婚前检查、最佳生育年龄、受孕时机的选择、计划生育及家庭成员适应。

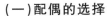

（一）配偶的选择

婚姻不仅是两性的结合，而且要孕育下一代，优生始于择偶，因此择偶时不仅要有感情和性爱的基础，而且要有科学的态度。选择配偶应考虑的因素：遗传因素、健康因素、适宜的年龄。近亲不相恋，我国《婚姻法》第六条明确规定：直系亲属和三代以内的旁系血亲（三代以内有共同祖先）禁止结婚。

（二）婚前检查

婚前检查有利于了解夫妻双方以及下一代的健康状况和发育情况，及早发现疾病，有利于优生，提高民族素质。婚前检查的内容包括以下几方面。

1.询问病史

询问双方的健康史和家族史，是否近亲婚配、有无遗传病史和精神病史，如色盲、血友病等，女方的月经史，男方的遗精史等。

2.全身体格检查

测量血压、体重、身高，检查女性的第二性征。

3.生殖器官检查

了解生殖器官发育是否良好，重点在于发现影响婚育的生殖器疾病。

4.实验室检查

实验室检查包括血尿常规、肝功能、阴道分泌物涂片检查等。2003 年 10 月 1 日通过的《婚姻法》规定，婚前检查可在自愿的基础上进行。

（三）婚前生育指导

1.最佳生育年龄

我国《婚姻法》规定的结婚年龄是男性 22 周岁，女性 20 周岁。在我国，妇产科专家认为，女性的最佳生育年龄为 25～29 岁；男性的最佳生育年龄为 25～35 岁。研究表明：在这个年龄阶段内的女性，全身器官发育成熟，卵子质量高，选择在这个时期怀孕生育危险性最低。

2.最适宜受孕时机

生育时机的选择应包括生理条件、心理条件及经济条件等的成熟，选择良好的生育时机，为下一代的身体健康，智力培养做相应的科学准备。受孕应在双方生理、心理都处于最佳状态的时期，长期口服避孕药的妇女应停用两个月后再受孕。受孕前 3 个月，男女双方最好戒烟酒，保持营养状态良好。注意怀孕前工作与生活环境，避免接触对胎儿有害的物质，如放射线、化学物质、致畸或致突变物质等。从营养供给角度看，受孕的最佳季节，应是夏末秋初的 7～9 月份，此时蔬菜、瓜果收获，有利于孕妇摄取足够的营养物质。第二年的 4～6 月份分娩，此时正值春末夏初，气候温和，有利于产妇身体恢复和下一代的健康发育。

3.计划生育咨询与指导

计划生育是指有计划生育子女的措施，是控制人口数量，提高人口素质，使人口增长与经济、资源和社会发展相适应的有效措施。基本原则是晚婚晚育，少生优生，从而有计划地控制人口。

社区护士应根据夫妇意愿，结合家庭经济、社会、宗教等背景，以及年龄、生育能力、生育要求和全身健康因素，指导妇女科学合理受孕。计划生育措施主要包括避孕、绝育及避孕失败的补救措施。

（1）避孕：就是用科学的方法来阻止和破坏正常受孕过程中的某些环节，使女方暂时不能受孕的方法。所采用的避孕方法很多，主要有工具避孕法、药物避孕法、安全期避孕法、紧急避孕法等。

工具避孕法包括阴茎套、阴道隔膜、宫内节育器等措施。阴茎套是以非药物形式去阻止受孕的简单方式之一,为男性用避孕工具,使用方便,没有不良反应,使用前后注意检查有无破损。阴道隔膜是一种女用避孕工具,俗称子宫帽,性交前将阴道隔膜放在阴道内盖住子宫颈,阻止精子进入子宫腔,从而起到避孕作用。如患有子宫脱垂、膀胱或直肠膨出、重度宫颈糜烂等情况的妇女不宜使用。宫内节育器是一种简便、安全、经济、有效、可逆的节育方法。放置时间常规为月经干净后3～7天,人工流产时可在术后立即放置,自然流产在经后3～10天,正常分娩者在分娩后3个月,剖宫产妇女则应在产后半年放置。如果妇女有较严重的全身急慢性疾病,如发热、严重贫血、心脏疾病、肿瘤等,或生殖系统急慢性炎症、月经过多过频、子宫畸形等,均不宜放置宫内节育器。另外,放置前应了解月经情况,排除妊娠后方可放置。术后休息3天,至少2周内禁止盆浴及性交,术后1个月、3个月、6个月定期复查。

药物避孕法:通过药物抑制下丘脑促性腺激素释放激素,使垂体分泌促卵泡素和促黄体素减少,从而抑制排卵,改变宫颈黏液性状,不利于精子穿过,改变子宫内膜形态与功能,不适宜受精卵着床,以达到避孕目的。国内应用的避孕药为人工合成的甾体激素避孕药,其特点为安全、有效、经济、简便。用药前应先询问病史,如果妇女患有严重的心血管疾病、糖尿病、血液系统疾病、甲状腺功能亢进、子宫肿瘤、乳房肿块、恶性肿瘤等则不宜使用口服避孕药。哺乳期妇女为减少对乳汁分泌的影响,应在产后6～8个月服用。月经间隔期偏长或45岁以上的妇女不宜服药,以避免卵巢功能早衰。

安全期避孕法:利用月经周期推算法、基础体温测量法及宫颈黏液观察法等,掌握女性的排卵期,避开排卵期性交来避孕,使精子和卵子错过相逢的机会。妇女的排卵往往会受情绪、生活环境、健康或性生活等影响而有改变,甚至有时会发生额外排卵,所以安全期避孕效果并不十分可靠,最好与外用避孕药或安全套配合使用。

紧急避孕法:指在无保护性生活或避孕失败后的3天内,妇女为防止非意愿妊娠而采取的避孕方法,是一种临时补救措施。其方法有宫内节育器和服用紧急避孕药。

(2)绝育:通过手术或药物,达到永久不育的目的。

(3)避孕失败补救:早期妊娠可采用药物流产和手术流产,中期妊娠可采用引产术。

三、孕期妇女健康保健

妊娠是指胎儿在母体内发育成长的过程,从卵子受精开始至胎儿自母体娩出为止,共40周。社区护士通过对妊娠期不同阶段妇女进行相应健康指导,建立围生期保健手册,减少妊娠期各种并发症的发生,提高孕产妇疾病预防质量,保障孕期母子健康和优生优育。

(一)孕期妇女的生理、心理变化

1.生理变化

(1)生殖系统:①子宫体明显增大变软,妊娠12周时超出盆腔,妊娠晚期子宫多呈不同程度的右旋。妊娠12～14周起,子宫出现不规则的无痛性收缩;②卵巢略有增大,停止排卵;③阴道分泌物增多,pH降低,对防止细菌感染有重要作用;④外阴皮肤增厚,大阴唇内血管增多及结缔组织变松软,故伸展性增加。

(2)乳房:乳头及乳晕变大,颜色加深,妊娠末期尤其接近分娩期时挤压乳房,可有少量淡黄色稀薄液体溢出,称为初乳。

(3)呼吸系统:妊娠期妇女呼吸方式为胸腹式呼吸,由于呼吸道黏膜充血水肿,孕妇常感到呼吸困难。

(4)循环及血液系统:妊娠期心脏向左、上、前移位。妊娠晚期心率每分钟增加 10～15 次,血容量增加 35%,易出现妊娠期生理性贫血。

(5)消化系统:约半数孕妇在早期有恶心、呕吐、食欲减退等消化道症状,在妊娠 3 个月前后症状消失。妊娠期因胃肠蠕动减慢,易引起上腹饱胀和便秘。

(6)泌尿系统:妊娠期因子宫增大压迫膀胱,会有尿频现象。

2.心理变化

妊娠期妇女常见的心理反应有惊讶和震惊、矛盾心理、接受、情绪不稳和内省。美国心理学家鲁宾提出妊娠期孕妇为接受新生命的诞生,维持个人及家庭的功能完整,必须完成 4 项孕期母性心理发展任务:①确保自己及胎儿能安全顺利地渡过妊娠期、分娩期;②促使家庭重要成员接受新生儿;③学习为孩子贡献自己;④情绪上与胎儿连成一体。社区护士应及时评价妊娠期妇女的心理变化,给予恰当的指导,帮助她们顺利渡过这一时期。

(二)孕产妇健康管理

1.建立围生期保健手册

在孕 12 周前为孕妇建立《孕产妇保健手册》,进行第一次产前访视。《孕产妇保健手册》由孕妇居住地的乡镇卫生院或社区卫生服务中心建立。建册时详细、准确地了解孕妇情况并登记,建册后将手册交孕妇保管,每次产前检查时给医师记录检查结果。

2.产前检查时间

产前检查应从确定怀孕开始。孕 12 周前至少进行 1 次检查,孕 12～28 周时每 4 周进行 1 次产检,孕 28～36 周时每 2 周进行 1 次产检,孕 36 周后每周进行 1 次产检,有高危因素者增加产前检查次数。

3.产前检查内容

(1)首次产前检查:详细询问既往史、家族史、个人史等,观察孕妇发育、营养及精神状况、步态与身高、乳房发育、心脏有无疾病、脊柱及下肢有无畸形,测量血压、体重、骨盆测量、腹部及阴道与肛门检查、血尿常规、血型、肝肾功能、心电图、B 超,推算孕妇的预产期,根据检查结果做好高危妊娠筛查及评分,对高危险因素需要转诊到上级医疗机构者,在 2 周内随访转诊结果。

(2)复诊产前检查:复查胎位、检查胎儿大小与成熟度等。

4.产检健康教育

设立孕妇培训学校,通过讲课、看录像、座谈及科普宣传等方式,将孕期的保健知识、危险症状、临产前的一些现象及各种育婴常识教给孕妇,对其进行保健指导,增强她们的自我照顾能力。

(三)高危妊娠筛查

1.妊娠高危因素

有下列危险因素的孕妇属于高危妊娠。

(1)妊娠年龄大于 35 岁的高龄孕妇。

(2)既往有流产、早产、死胎、死产、胎儿畸形等生育史。

(3)B 超见前置胎盘、胎盘早剥、羊水过多或过少,胎位不正,胎儿发育异常,母儿血型不合。

(4)妊娠高血压综合征。

(5)母亲骨盆狭小或畸形,既往有骨盆骨折病史。

(6)妊娠期合并心脏病、肾炎、糖尿病、急慢性肝炎、肺结核、重度贫血等。

(7)妊娠期服用有害物质或药物,接触放射线等因素。

(8)胎位异常,巨大儿、多胎妊娠。

(9)本人或配偶有遗传疾病者。

(10)家族中有遗传性疾病者。

2.高危妊娠筛查方法

对于有可能发生遗传性疾病的高危妊娠妇女,社区护士应鼓励其积极接受产前遗传诊断,服务内容包括以下几方面。

(1)超声波诊断:超声波检查是利用高频率声波的反射作用,经电子信号而呈现在荧光屏上,以判断胎儿的生存性、胎数及胎儿是否畸形。这是目前于怀孕20~22周所做最简易、安全的产前诊断方法。

(2)羊膜腔穿刺术:羊膜腔穿刺术是指在超声波的定位及监视下,以22号穿刺针进入子宫腔内抽取羊水,然后对羊水中所含的生化物质及胎儿剥落细胞进行培养及分析,能诊断唐氏综合征及染色体异常的胎儿。适用于怀孕16~18周的孕妇,为目前针对高龄产妇积极推动的产前诊断方法。

(3)胎儿绒毛膜组织检查:胎儿绒毛膜组织检查是经由阴道或腹部从胎盘取出少许绒毛样本做检查,能早期诊断染色体或基因异常的胎儿。适用于怀孕9~11周的孕妇,但这种方法较易发生感染、出血及流产,仅适用于必要时实施。

(4)母血筛检甲胎蛋白:母血筛检甲胎蛋白是抽取母亲血液做筛检,以早期了解胎儿是否为神经管缺损或染色体异常的高危人群,适合怀孕16~20周的孕妇。

(5)胎儿脐带采血:胎儿脐带采血是在超声波的引导下,以穿刺针插入脐带抽取胎儿血液,检查是否有血友病或海洋性贫血等疾病。适用于怀孕20周以后的孕妇。

(四)孕期保健指导

1.日常生活保健

(1)饮食:为保证孕期营养供给,每天供给足够的热能、蛋白质、脂肪、维生素和微量元素,满足孕妇和胎儿营养需求。食物多样化,多食蔬菜、水果,禁止吸烟、饮酒及摄入刺激性饮料。

(2)个人衣着与卫生:衣着以宽松、舒适、透气性好为宜,不穿高跟鞋。养成良好卫生习惯,勤洗澡,以淋浴为宜。

(3)休息与活动:合理安排生活与工作,避免重体力工作、加班及从事有毒有害工种,保证充足睡眠,夜间睡眠时间不少于8小时,午睡1~2小时。睡眠宜采取左侧卧位,利于增加回心血量,减轻下肢水肿。

(4)口腔保健:保持良好口腔卫生,饭后、睡前漱口、刷牙,防止细菌滋生,如患龋齿及牙病,应及时就诊。

(5)乳房护理:良好的乳房护理可以为产后成功母乳喂养做好准备。从妊娠7个月开始,指导孕妇每天用温水擦洗乳房、乳头,增加乳头上皮摩擦耐受力,以免哺乳时乳头发生皲裂,但避免使用肥皂等洗涤用品。根据乳房的大小佩戴合适的全棉乳罩以免乳房下垂。

(6)孕期性生活指导:孕期不是绝对禁止性生活,但妊娠12周以前和28周以后应避免性生活。

2.心理卫生指导

社区护士根据早、中、晚不同孕期孕妇的心理需要,给予适当的支持与帮助,使其保持良好的心情。

(1)怀孕早期(孕12周末以前):此期常有矛盾心理,因早孕反应引起身体不适而感到焦虑。社区护士指导丈夫体贴爱护妻子,给妻子、胎儿创造一个和睦、温馨、完美的家庭气氛,让妻子尽快适应怀孕。

(2)怀孕中期(孕13周至27周末):接受怀孕事实,对胎儿充满幻想与期望。社区护士应多给孕妇介绍怀孕、分娩的有关知识及胎儿有关的信息,解释其疑惑的问题,指导孕妇进行胎教。

(3)怀孕晚期:孕妇会感到自己很脆弱且易受到伤害,随着预产期的临近,孕妇出现期待而又恐惧的心理。社区护士鼓励孕妇表达内心感受,给予科学指导与解释,必要时让孕妇了解产房及设备,以减少产妇对分娩的恐惧和忧虑,对配合医护人员的处理,顺利分娩是很重要的。

3.孕期用药指导

孕妇在整个妊娠期间应慎重服药。特别是妊娠初期前2个月,需在医师的指导下合理用药。不可随意滥用抗生素、抗肿瘤药、激素类和解热镇痛药物等。由药物引起的胎儿损害或畸形,一般发生在妊娠的头3个月,特别是前8周内最为突出。

4.妊娠期的营养指导

孕期营养供给的关键是指导孕妇均衡摄入各种食物,粗细搭配,荤素适当,克服偏食,多食蔬菜、水果,少吃辛辣食物,戒烟酒,出现妊娠水肿时,每天盐的摄入量<4 g。

(1)热量:怀孕期间每天增加0.42～1.26 mJ热量,蛋白质、脂肪、糖类在人体内氧化后均能产生热量,其中蛋白质占15%,脂肪占20%,糖类占65%。热量主要来源于谷物、薯类等。

(2)蛋白质:妊娠期需增加蛋白质的摄入,以供母体的生理调节及胎儿的生长发育,并为分娩时的消耗做准备。我国营养学会提出在妊娠4～6个月期间,孕妇每天增加蛋白质15 g,妊娠7～9个月期间,每天增加25 g。优质蛋白主要来源于牛肉、牛奶、鸡蛋、鸡肉、鱼等。

(3)脂肪:摄入适量脂肪以保证胎儿的正常发育及脂溶性维生素的吸收,对促进乳汁分泌也有帮助。孕妇每天摄入脂肪量不宜过多,每天60～70 g,其中可以提供7.5～15.0 g植物油。

(4)糖类:妊娠期间对于糖类的需求主要通过主食中的淀粉来获取,每天进食0.4～0.5 kg主食,即可满足需求。

(5)微量元素:妊娠期间对于微量元素的需求,除铁外,几乎所有的微量元素均可在平时的食物中得到补充。①铁:我国营养学会建议孕妇每天膳食中的铁摄入量为28 g,如不足时可根据医嘱口服铁剂,同时伴服维生素C,以利于铁的吸收。②钙、磷:是构成骨骼的成分,妊娠全过程均应补钙,最佳食物来源有牛奶、小鱼干、黄豆制品、蛋黄、海带等。③锌:与生育和免疫功能有关,孕3个月后,每天从食物中补充20 mg,其主要存在于动物蛋白和谷物中。④碘:为甲状腺激素成分,缺乏易造成呆小症,在整个妊娠期,每天膳食中碘的供给量为175 μg,最佳食物来源为紫菜、海带、加碘食盐。

(6)维生素:妊娠期间维生素的摄入主要从食物中获取。①孕妇体内若缺乏维生素A,可发生夜盲、贫血、早产、胎儿畸形。每天膳食中维生素A供给量为1 000 μg,主要存在于动物性食物中,如牛奶,动物肝脏等。②B族维生素:尤其是叶酸摄入量应增加,特别是妊娠前3个月,如缺乏易发生胎儿神经管缺陷畸形。应保证每天膳食中叶酸供给量为0.8 mg。主要来源于谷类、豆类、绿叶蔬菜等食物中。妊娠前3个月最好口服叶酸。③维生素C是形成骨骼、牙齿、结缔组织的必需物质,每天膳食中维生素C的摄入量为80 mg,主要食物来源于柿椒、柑橘、柠檬、山楂、枣等。④维生素D若缺乏可影响胎儿骨骼发育,每天膳食中维生素D的摄入量为10 μg,鱼肝油中含量最多,其次为肝、蛋黄、鱼,多晒太阳也利于体内合成维生素 D。⑤维生素 E 可以减少自然流产,每天需摄入 10 mg,主要食物来源于麦芽、花生油、麻油、坚果、绿叶蔬菜、蛋类、奶类等。

5.孕期自我监护方法指导

做好孕期自我监护对保证胎儿和母体健康十分重要,社区护士指导孕妇和家属自己数胎动,听胎心率是在家中对胎儿情况进行监护的可行手段。①胎动的监护方法:从妊娠 30 周开始,每天早、中、晚各数1 小时,将 3 个小时所数的总数乘以 4,并做好记录,如果胎动每天在 30 次以上,说明胎儿情况良好,不足 30 或继续减少,表明胎儿宫内缺氧,应及时就医。②听胎心音的方法:每天定时听胎心音并记录,胎心音正常为 120～160 次/分,如果胎心音每分钟超过 160 次或每分钟不足 120 次,均属异常,应及时就诊。③测量体重:指导孕妇每周测体重,一般孕妇体重增长每周不超过 0.5 kg,整个妊娠期增加 10.0～12.5 kg,体重的增加视个人孕前的体重而定。如果妊娠期体重不增加,说明胎儿生长缓慢,如孕妇体重每周增加超过 0.5 kg,要注意有无妊娠水肿。

(五)妊娠期常见症状的管理

妊娠期出现不适是每个孕妇都会经历的,但因个体差异,这些不适症状会有所不同,而且在不同妊娠期所出现的症状也会有所不同。

1.恶心、呕吐

大部分孕妇约在妊娠 6 周出现早孕反应,12 周左右消失。此期间应避免空腹或过饱,每天可少量多餐,饮食宜清淡易消化,晨起时宜缓慢,避免突然改变体位。对于呕吐严重者,或 12 周以后仍继续呕吐,甚至影响孕妇及胎儿营养时,须住院治疗,纠正水、电解质紊乱。对于偏食者,在不影响饮食平衡的情况下可不予特殊处理。

2.尿频、尿急

妊娠早期属于正常现象,告知孕妇有尿意时应及时排空。

3.水肿

妊娠后期易发生下肢水肿,休息后可消退,这属于正常现象。若出现凹陷性水肿,经休息后水肿仍不消退,则应警惕合并其他疾病,查明原因并给予及时治疗。社区护士应指导孕妇睡眠时采取左侧卧位,下肢垫高 15°,以促进下肢血液回流。

4.静脉曲张

已出现症状的孕妇应避免长时间站立或行走,注意经常抬高下肢,促进下肢血液回流;会阴部有静脉曲张者,可于臀下垫枕,抬高髋部休息。

5.便秘

了解孕妇的饮食,排便习惯,分析引起便秘的可能因素。指导孕妇养成良好的排便习惯,增加每天饮水量,多进食蔬菜、水果等含纤维多的食物,如韭菜、芹菜、香蕉等,并注意适当运动。未经医师许可,不得擅自使用大便软化剂或轻泻剂。

6.腰背痛

指导孕妇在日常生活工作中注意保持良好的姿势,避免过度疲劳;如需长时间弯腰,应适当调整姿势。疼痛严重者,必须卧床休息。

7.下肢肌肉痉挛

妊娠期间应注意补钙,禁止滥用含钙、磷的片剂。社区护士应告知孕妇预防及减轻症状的方法:①避免穿高跟鞋,以减少腿部肌肉的紧张度;②避免腿部疲劳、受凉;③发生下肢肌肉痉挛时,孕妇应背屈肢体或站立前倾以伸展痉挛的肌肉,或局部热敷按摩。

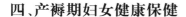

四、产褥期妇女健康保健

(一)产褥期妇女生理变化

1.生殖系统的变化

(1)子宫：产后子宫变化最大，胎盘娩出后的子宫逐渐恢复至非孕状态的过程，称为子宫复旧，约需6周时间。包括子宫体的复旧、子宫内膜的再生和子宫颈的复原。

(2)阴道及外阴：分娩后阴道壁肌肉松弛，肌张力低，黏膜较光滑，约产后3周黏膜皱开始出现，产褥期内阴道壁肌张力可逐渐恢复，但不能完全恢复至妊娠前水平。分娩时会阴因受压产生充血、水肿或不同程度的裂伤，可数天内消失或愈合。

(3)盆底组织：盆底肌肉及筋膜常因过度扩张而失去弹力，也可出现部分肌纤维断裂，严重时可导致产后阴道前后壁膨出或子宫脱垂。

2.内分泌系统的变化

分娩后雌激素、孕激素水平急剧下降。至产后1周时已降至未孕时水平。不哺乳产妇一般于产后6～10周恢复月经，哺乳产妇因催乳素的分泌可抑制排卵，月经复潮延迟，甚至在哺乳期间月经一直不来潮。产后较晚恢复月经者，首次月经来潮常有排卵，故哺乳妇女在月经恢复前也有受孕的可能。

3.乳房的变化

主要变化是泌乳，但乳汁分泌在很大程度上取决于哺乳时的吸吮刺激。此外，产妇的营养、睡眠、健康情况和情绪状态都将影响乳汁的分泌。

4.腹壁的变化

腹壁皮肤受妊娠子宫膨胀的影响，弹力纤维断裂，腹直肌呈不同程度分离，产后明显松弛，张力低，须至产后6周或更长的时间方能恢复。妊娠期出现的下腹正中线色素沉着，于产褥期逐渐消退，原有的紫红色妊娠纹变为白色，成为永久性的白色妊娠纹。

5.血液循环系统的变化

妊娠期血容量增加，于分娩后4～6周可恢复至未孕状态。产后3天内，由于胎盘循环停止，大量血液从子宫进入体循环，以及组织间液的回吸收，使回心血量增加，心脏负担再次加重。因此，有心脏病的产妇易发生心力衰竭。

6.泌尿系统的变化

妊娠期滞留在体内的大量水分，于分娩后的最初几天经由肾脏排出，故产后尿量明显增加。在临产期分娩过程中，膀胱过分受压，导致黏膜充血、水肿，肌张力降低，加之产后外阴伤口疼痛，不习惯卧床排尿等原因，容易发生尿潴留。膀胱充盈可影响子宫收缩而导致产后出血，因此要及时处理。孕期发生的肾盂输尿管生理性扩张，需4～6周恢复正常。

7.消化系统的变化

产后1～2天内产妇常感口渴，喜进汤食，但食欲欠佳，以后逐渐好转。胃肠肌张力蠕动减弱，约需2周恢复正常。产后因卧床时间长，缺乏运动，腹直肌及盆底肌肉松弛，加之肠蠕动减弱，易发生便秘。

(二)产褥期妇女心理变化

妊娠和分娩是妇女一生中的重大改变，产褥期妇女会经历一系列复杂的心理变化。分娩后产妇会出现一系列反应，表现为高涨的热情、希望、高兴、满足感、幸福感，也可能有失眠、失望、抑郁等情绪不稳定表现。产后抑郁症是在分娩后常见的一种普遍心理障碍,是介于产后抑郁性精神病和产后忧郁之间的一种精神疾病。一般在产后第 1 天至第 6 周之间发生,而产后第 1～10 天被认为是发生产后抑郁症的危险期。

产褥期是产妇的心理转换时期。如果受到体内外环境的不良影响、刺激,也容易发生各种身心障碍。因此,社区护士应了解和掌握产褥期妇女的心理改变,做好产褥期妇女的心理护理,使其情绪稳定,顺利地度过产褥期。

(三)产褥期妇女保健指导

产褥期是产妇身心恢复的重要时期,照护质量直接影响产妇的身心恢复。产褥期保健指导由社区护士提供,通过询问、观察、一般体检和妇科检查,必要时进行辅助检查,对产妇恢复情况进行评估。

1.日常生活指导

(1)清洁与舒适:产妇的休养环境以室温 22～24 ℃为宜,光线适宜,通风适当,保持空气清新,防止受凉。指导产妇保持个人卫生,包括会阴部、身体清洁及维持正常排泄等。

(2)合理饮食与营养:社区护士应该协助产妇获取适当和均衡的饮食,进食富含营养、清淡、易消化的食物,保证足够的热量,以促进其身体的健康和身材的恢复。哺乳期妇女每天应增加 500 kcal 热量,选择鱼、肉、蛋、奶、豆类及含钙、铁丰富的食物。哺乳期妇女应避免食用咖啡与浓茶、含脂肪多的食物、过咸或烟熏制食品、刺激性调味品、酒类,以免影响婴儿行为及生长发育。

(3)休息与睡眠:社区护士应指导产妇适应与婴儿同步休息,每天至少保证 8 小时睡眠,保持生活规律。

2.产后活动与锻炼

产后运动有助于增强腹肌张力、恢复身材、促进子宫复旧、骨盆底收缩和复旧、促进血液循环、预防血栓性静脉炎等。社区护士根据产妇个体情况指导产妇在产后 24 小时内以卧床休息为主,顺产者在产后6～12 小时内即可下床轻微活动;行会阴侧切或剖宫产的产妇,可适当推迟活动时间。运动方式及时间:腹式呼吸及阴道收缩运动在产后第 1 天;胸部运动于产后第 2 天;颈部运动于产后第 4 天;腿部运动于产后第 5 天;膝胸卧式促进子宫收缩运动于产后第 7 天;仰卧臀部上举运动在产后第 10 天;仰卧起坐腹部运动在产后第 15 天进行。指导产后运动时注意运动量由小到大,强调循序渐进,视产妇耐受程度逐渐增加活动量,避免过度劳累,运动时若有出血及不适感立即停止并休息。剖宫产术后的妇女可先选择促进血液循环的项目,如深呼吸运动,其他项目待伤口愈合后再逐渐进行。

3.母乳喂养及乳房护理指导

鼓励产妇喂哺母乳,母乳喂养对母婴均有益。喂养过程中应注意以下事项。

(1)哺乳时间:原则是按需哺乳。产妇于产后半小时内开始哺乳,哺乳时间为半小时以上。若母亲患有结核病、肾脏病、心脏病、艾滋病及严重贫血时则不可母乳喂养。尽早哺乳,以维持乳腺通畅,减轻乳房胀痛。

(2)指导产妇进行正确的乳房护理及新生儿喂养:乳房应保持清洁干燥。每次哺乳前应洗手,并将乳房、乳头用温开水清洗。哺乳时,母亲和新生儿均应选择最舒适的位置,一手拇指放在乳房上方,其余四指放在乳房下方,将乳头和乳晕大部分放入新生儿口中,用手托住乳房,防止乳房堵住新生儿鼻孔。哺乳时应让新生儿吸空一侧乳房后再吸另一侧,两侧乳房交替哺乳。哺乳后应将新生儿抱起,轻拍背部 1～2 分钟,排出胃内空气,以防呕吐。如果出现乳头皲裂,轻者可继续哺乳,哺乳前湿热敷乳房和乳头3～5分钟,挤出少量乳汁,使乳晕变软易被新生儿吸吮。哺乳时先在损伤轻的一侧乳房哺乳,以减轻对乳房的吸吮力。哺乳结束后,挤出少量乳汁涂在乳头和乳晕上,短暂暴露使乳头干燥。如皲裂严重则暂停哺乳,可将乳汁挤出或用吸乳器吸出后喂养。世界卫生组织指出,4～6个月内的婴儿只需母乳,不必添加喂水或其他饮料。哺乳期妇女应佩戴合适的棉质乳罩,避免过紧或过松。母乳喂哺应按需哺乳,提倡早接触,早吸吮。母乳喂哺的时间一般以10个月～1年为宜。

(3)产妇若因病不能哺乳,则应尽早退乳:最简单的方法是停止哺乳,少进汤汁类食物。

4.心理指导

观察产妇的心理状况,给予其在心理及社会等方面相应的护理措施。社区护士通过家庭访视,增强产妇照顾新生儿的信心,确立母亲的角色和责任,使母子之间建立独特的亲子依附关系。

5.家庭适应与协调

随着孩子的出生,家庭角色的变化,父母角色,夫妻关系需要重新调整,互相理解与共同承担家务。社区护士应指导丈夫做好接纳新成员的心理和行为准备,确立父亲的角色,主动为妻子分担照顾新生儿的责任,承担家务劳动,在日常生活中应对妻子关心、体贴。新生儿不仅给家庭带来了希望与欢乐,同时也带来了责任与压力,所以夫妻双方要扮演好各自的角色,适应角色的转变,才能促进家庭的健康发展。

(四)产褥期常见健康问题的护理

1.乳腺炎

产褥期乳腺炎是产褥期的常见病,常常继发于乳头皲裂、乳房过度充盈、乳腺管阻塞。

(1)预防。①保持乳头和乳晕的清洁:经常用温水清洗乳房,每次哺乳前后用温水清洗乳头和乳晕,保持局部干燥。如有乳头内陷者更应注意清洁。②养成良好的按需哺乳习惯:每次将乳汁吸尽,避免乳汁淤积,如有淤积可用吸乳器或按摩乳房帮助乳汁排空,不可让婴儿含着乳头睡觉。③如有乳头破损或皲裂要及时治疗。④保持婴儿口腔卫生:及时治疗婴儿口腔炎。⑤纠正乳头内陷。⑥营养供给:注意摄入清淡、易消化、富含营养的食物,多饮水,忌食辛辣、刺激、油腻的食物。

(2)护理措施。①炎症初期:可继续哺乳。哺乳前,湿热敷乳房3～5分钟,并按摩乳房;哺乳时先哺患侧乳房。每次哺乳时注意吸空乳汁,减轻淤积。用绷带或用乳托将乳房托起,局部用冰敷,以减少乳汁分泌。注意充分的休息。②炎症期:停止哺乳,定时用吸乳器或手法按摩排空乳汁,用宽松乳罩托起乳房,以减轻疼痛和肿胀。给予局部热敷、药物外敷或理疗,以促进局部血液循环和炎症消散。根据医嘱早期使用抗菌药物。③脓肿形成期:行脓肿切开引流术,切口应符合美容要求并防止损伤乳管,保持引流通畅,切口定时更换敷料,保持清洁干燥。

2.产后尿失禁

产后尿失禁是由于分娩时,胎儿先露部分对盆底韧带及肌肉的过度扩张,特别是使支持膀胱底及上2/3尿道的组织松弛所致。社区护士应指导产妇保持会阴及尿道口清洁。注意多饮水,多食水果、高纤维蔬菜,防止便秘。坚持做盆底肌锻炼,使盆底肌肉的功能逐渐复原。为防止产后尿失禁,产妇在身体尚未复原之前不宜过早进行剧烈运动。

3.产后抑郁

由于内分泌的变化,大脑皮质与皮质下中枢的相互关系发生改变,皮质下中枢平衡失调,常会导致产妇情绪不稳,偶尔可见某种精神疾病状态。这种精神疾病反应常与难产手术、产后感染或不良妊娠结局等精神创伤有关。其特征包括注意力无法集中、健忘、心情不平静、时常哭泣或掉泪、依赖、焦虑、疲倦、伤心、易怒、暴躁、无法忍受挫折等。临床可表现为焦虑、激动、忧郁、睡眠不佳、食欲缺乏、言语行动缓慢。也可表现出谵妄状态或躁狂状态。产后抑郁症并非单一原因造成，它是生物、心理、社会因素以多种不同方式相互作用的结果。

产后抑郁的预防措施包括倾听产妇诉说心理问题，做好产妇的心理疏导工作，消除不良的社会心理因素、减轻产妇的心理负担和躯体不适症状；对于有不良个性的产妇，应给予相应的心理指导，减少或避免精神刺激，减轻生活中的应激压力；促进和帮助产妇适应母亲的角色，指导产妇如何与婴儿进行交流和接触，使其逐渐参与到护理孩子的日常生活中，逐步建立亲子依附关系；发挥社会支持系统的作用，改善家庭关系，合理进行家务分工，减轻产妇劳累；为产妇提供自我护理指导和常见问题的处理方法，减少产妇的困惑和无助感；高度警惕产妇的伤害性行为，注意保护安全；重症患者应接受心理医师或精神科医师的治疗。

（张瑞娟）

第四节　社区老年人保健与护理

一、老化的相关理论与应用

老化的生物学理论对衰老机制的阐述有遗传学说、免疫学说、自由基学说、神经-内分泌学说、体细胞突变论、差错灾难论、应激论等，这些已在老年护理学等相应课程中学习。老化的社会学理论如撤退理论、活动理论、社会情绪选择理论等，对于老年人保健的科学研究与老年人福利政策的制定、老年人健康教育与服务提供有着重要的影响。

（一）撤退理论

1.理论产生的背景

撤退理论由堪萨斯市的成年生活研究（Kansas City Studies of Adult Life）中分析出来的学说。最早由 Cumming 和 Henry 于 1961 年在《变老》一书中提出，后经其他社会学家、老年学家发展完善。撤退理论概括了老年人口参与社会生活的总趋势，成为有影响的老年社会学理论。

2.理论的主要观点

（1）老人与社会相互脱离具有代表性：随着年龄的增长，社会与个人之间的往来关系减少，这是不可避免的。撤退的主要形式有两个方面。①来自社会方面的撤退：即社会通过一定的退休制度，使老年人口退出原来从事的工作岗位，由成年人口接替，达到撤退的目的。②来自个人的撤退：即人在成年期形成的各种社会关系，在进入老年期后，因为社会工作的撤退，许多社会关系减弱，逐渐从原有的社会角色中撤退以适应老年期的社会生活。

（2）撤退过程有其生物的和心理的内在原因并且不可避免：伴随老化，老年人体力、智力衰退，记忆能力、创造性思维能力及参与社会的活动能力下降，难以适应先前的高负荷的角色功能，保持他们社会地位的动机逐渐减弱，再加上社会对老年人角色期待的影响，老年人自身接受撤退或按撤退规则来指导自己的行为规范是合情合理的，也是必然的。社会紧缩老人的编制则是因为要把老人占据的位置和承担的角色让给年轻人。

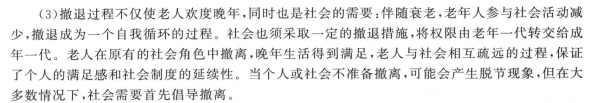

(3)撤退过程不仅使老人欢度晚年,同时也是社会的需要:伴随衰老,老年人参与社会活动减少,撤退成为一个自我循环的过程。社会也须采取一定的撤退措施,将权限由老年一代转交给成年一代。老人在原有的社会角色中撤离,晚年生活得到满足,老人与社会相互疏远的过程,保证了个人的满足感和社会制度的延续性。当个人或社会不准备撤离,可能会产生脱节现象,但在大多数情况下,社会需要首先倡导撤离。

3.理论在社区护理中的应用

老年人必定要从一定的社会角色中退出,社会也必然需要一定的撤退机制。老年人个人与社会同步撤离,有较好的协调机制,才能使个人与社会处于一种和谐状态,老年人安享晚年生活,社会代际交替和谐发展。当个人与社会撤离不同步,则会影响老年人个人的身心健康和发生社会角色的冲突,就可能使老年人患"离退休综合征"。因此,社区护士可以借鉴撤退理论做好老年期角色转换过程中的身心健康服务。

(1)引导个人角色撤退顺应社会期待:人的社会角色的转换是一个自然的过程,一定社会制度下,个人社会角色撤退是可期待的,如退休年龄、退出政坛的年龄等,是一个普遍的、明确的撤退时间。在这一时限内,社区护士在社区健康教育中可利用撤退理论,促进老年人在社会机制下提前做好撤退准备,从心理上接受撤退现实,并做好撤退后的准备,以适应社会角色变迁,避免"离退休综合征"的发生。此外,除离退休这样一个跨度较大的角色变迁以外,老年期还将面临其他角色的变换,如丧偶、患病、失能等情况,老年人还需不断从原有角色中撤退,如何选择新角色功能,撤退理论提供较好的理论指导。

(2)根据个人角色撤退现状改善社会功能:由于身体、心理及文化和专业修养的不同,个人从社会角色中撤退的愿望和社会对其的期望有个体差异,虽然退休了,有部分老年人仍然选择继续工作、参与社会活动等,有些老年人虽然离开了工作岗位,但仍然希望有一定的空间发挥他们的社会作用。因此,社区可以创造一定的社会活动条件,培育老年人组织,如老年人志愿服务组织、老年人书画协会等,社区护士可以根据老年人的身心状况,做好康复护理,协助老年人参与社会活动,满足老年人的社会心理需要。

(二)活动理论

1.理论产生的背景

撤退理论在老年社会学理论研究中具有重要意义,产生了很大的影响。十年后,迪克大学老年和人类发展研究中心对老年人进行研究,提出了与撤退理论完全相反的结论,认为老年人无论是生活的满足程度或者活动水平都没有或者很少减退。许多调查结果也表明,多数人在老年期,并不是完全从他们的社会角色中撤离,而是继续他们在中年期就已建立的社会职务与角色,从事生活与社会活动,照样倾向于维持他们原先的生活方式,尽可能保持早年养成的习惯、人格特征、生活方式等。活动理论以欧内斯特·W.伯吉斯为代表的社会学家们逐步发展起来,与撤退理论相反,该理论认为老年人若要获得使他们感到满意的老年生活,就必须维持足够的社会互动。

2.理论的主要观点

(1)大多数老年人仍然保持活动和社会参与:活动理论认为社会与个人的关系在中年期和老年期并没有截然的不同,老年期同样有着活动的愿望,个体在社会中的角色并不因年龄的增长而减少。一个人只要在生理上和心理上有足够的能力,他便可以扮演其角色、履行其义务。老年人的活动水平,参与活动的次数或者与社会疏远的情况受过去生活方式和社会经济状况的影响,而不是一个不可避免的,内在的必然过程。例如,一个经常是被动、退缩的人,不会因为退休而变得更为活跃,一个经常参加许多社会活动的人,也不会因为退休后或移居他地时全部停止活动。

(2)活动是老年期生活的需要:维持或开展适当的体力、智力和社会活动,可促进老年人晚年生活幸福。老年人继续参加经济活动、社会活动、健身活动对老年人身心健康与生活满足产生正面的影响,老人的社会参与层面越高,他的精神和生活满意度也会随之增加。活动理论强调参与、活动与社会互动,认为老年人应该积极参与社会,用新的角色取代因丧偶或退休而失去的角色,通过新的参与、新的角色替代以改善老年人因社会角色中断所引发的情绪低落,将自身与社会的距离缩小到最低限度。老年人应该尽可能地保持中年人的生活方式以否定老年的存在,积极参与力所能及的一切社会活动,保持活力,赢得社会的尊重。对于一个正在变老的人,活动变得尤其重要,因为其健康和社会福利有赖于继续参加活动,并在社会互动中找到生活的意义、人生的价值,取得积极的、恰当的自我形象,获得良好的生活满足感。

(3)老年人有责任保持自身的活动程度:进入晚年,不一定变得"没有角色可扮演",老年人应当有新的角色,同其他生命周期一样,在社会活动中做出应有的贡献。老年人退休后的社会角色及其社会发展都有赖于老年人自己的活动程度,老年人有责任去保持自己的活跃程度,新角色的建立,要靠他们自身的努力,而不是社会提供更多的机会让老人去保持自己的社会活跃程度。

3.理论的应用

(1)协助开创其他补偿性角色来取代失落的角色:由于现实生活中往往剥夺了老年人期望扮演的社会角色的机会,使得老人所能活动的社会范围变窄,活动程度变小,从而使老人对自身存在的价值产生迷茫,因此应有补偿性的活动来维持老人在社会及心理上的适应。如老人退休,就应有职业以外的活动补充,如老人丧偶或亲友死亡,就应有其他人际交往的弥补。活动理论可以帮助我们理解、尊重社区老年人在社区生活中的各种表现,有针对性地开展健康服务,指导老年人参与社区活动,如参与老人活动中心、老年大学、老年服务中心、志愿者组织等的活动。

(2)尽可能长地维持老年人的活动能力:活动是保证老年期生活质量的基础,社区护理中应从心理上充分调动老年人的主观能动性,从身体功能上,做好保健和康复服务,尽可能长地维持老年人的肢体功能,并提供必要的辅具和设施,帮助老年人参与社区活动,维持老年人健康。另外,对于"活动"的理解,并不仅仅指躯体的行为活动,也包括心理活动和心灵的领悟,对于完全失能的老人,也应该从心理的角度,促进老年人保持积极的态度,以获得良好的生活满足感。

(三)社会情绪选择理论

1.理论产生的背景

由于年龄的增长,老年人在生理和一些心理功能方面呈现下降趋势,尤其是在某些认知能力方面趋于减退,但老年人在情绪方面,并不像认知能力那样呈现出减弱的趋势,许多研究表明,整个成年人阶段情绪幸福度是上升的。个体这种在身体健康、认知能力等方面的下降,而情绪及幸福感却维持在较高水平的矛盾现象称为"老化的悖论"。个体如何在生理功能下降情况下将情绪和幸福感维持在较高水平?在未来时间洞察力改变的情况下,又如何调整社会目标及选择社会同伴?以斯坦福大学的 Carstensen 教授为代表的学者提出了社会情绪选择理论,对此提供了全面、合理的解释。

2.理论的主要观点

(1)老年人偏向于选择以情绪管理为目标。人类的社会目标有两大类:知识获得目标和情绪管理目标。当人们知觉到未来时间很充足时,更多地关注未来导向的目标,即与知识追寻有关,追求新知识,学习获得性行为。当感到时间非常有限时,表现为情绪导向的社会目标,通过与他人交往来实现情绪状态的优化,包括寻找生活意义的欲望,获得亲密的情感和追求生命的真谛及体验情感上的满足,是现时导向的目标。一般而言,年轻人知觉到未来时间比较充裕,优先选择以获取知识为目标。而老年人则相反,偏向选择以情绪管理为目标。情绪调节目标旨在控制纷繁的情绪状态,关注生命的意义和情感的亲密性,表现为回避消极情绪状态,趋向积极情绪状态。

获取知识和调节情绪的动机共同组成了生命过程中激发社会行为目标的动力系统,在具体情境中,知识相关的目标与情绪调节的目标会相互竞争,个体在权衡两类目标的重要性后才能做出选择,进而产生相应的行为反应。

(2)未来时间洞察力影响社会目标选择:未来时间洞察力是个体对未来时间的认知、体验和行动倾向的一种人格特质。社会情绪选择理论中,未来时间洞察力侧重于个体对将来一段时间的有限性或无限性的知觉,这种知觉会对个体当前行为产生影响。个体的一生都由各种社会目标指导,如寻求新奇事物、感情需要、扩展个人视野等,不同社会目标的相对优先性随个体对未来时间的洞察力的变化而变化。当知觉到生命中(或事件)剩余时间很充裕,知识获得目标放在首位,人们更愿意结识新朋友、扩大社交圈子,努力为自己的未来建立广泛的人际关系。当感到未来时间很有限时,情绪管理目标变得相对重要,优先选择与较为熟悉的社会伙伴在一起,年龄越大,个体越喜欢与熟悉、亲密的同伴接触。

(3)老年人偏向选择较小的社会关系网络:老年人对未来时间洞察力的改变,偏向选择以情绪管理为导向的社会目标,势必影响老年人社会网络的组织结构。研究发现,老年期个体的社会网络会缩小,情绪亲密的社会伙伴会继续维持而次要的社会伙伴慢慢被排除在外,年龄越大,越趋向于与相对亲近的人保持联系,如家庭成员、亲密朋友等。随年龄增大,个体缩小社会关系网络,优先选择亲密的社会伙伴,是因为他们能够提供可信赖的情感回报,对老年人自身健康和主观幸福感是有益的。研究证实,家庭支持和朋友支持对提高老年人的主观幸福感和生活满意度都有重要作用,但家庭支持比朋友支持的作用更大,特别是在情感支持上。

(4)老年人更重视积极情感体验:社会情绪选择理论认为个体越接近人生终点,就越关注社会互动的质量,越有目地改善社会关系中的情感成分,关注事件的积极信息,关注自己的情绪满意度。虽然老年人总体认知资源较少,但他们用目标一致的方式分配认知资源,从而成功地管理情绪,并保持积极的情绪体验。如果老年人不太关注将来,那么他们晚年生活将是高质量的,诸如退休、死亡之类的事件不会对他们造成过大的负面影响。

3.理论的应用

(1)社区健康管理中重视与老人的情感交流:社会情绪选择理论认为老年人优先选择情绪管理目标,更重视其中的情感体验。在老年人社区健康管理中,健康知识学习、健康行为建立的健康教育干预方面,需要社区护士与老年人有更多的沟通,特别是情感上的交流。如戒烟,对于戒烟带来的不确切的好处与吸烟带来的实际身体和人际交流情感上的体验相比,权衡未来时间的有限性,老年人往往选择后者而拒绝戒烟,在老年人戒烟干预上,需要对戒烟带来的不良体验予以补偿,包括生理上和情感上的补偿,重视情绪管理策略,才能促进健康目标的达成。

(2)加强社区支持:社会情绪选择理论认为随年龄增大,老年人社会关系网络缩小,优先选择亲密的社会伙伴,趋向于与相对亲近的人保持联系。随着家庭的小型化,空巢、独居老人增多,社区活动、邻里互助为老年人提供了一定的社会活动空间,促进老年人建立一定社交网络,补偿家庭支持的不足。社区护士一方面在健康服务上促进老年人参与社区活动,同时,社区护士应成为老年人社会网络的一员,经常与老年人交流治疗、康复、保健活动的心得,提高老年人的情绪满意度。

(3)重视积极信息的作用:社会情绪选择理论认为老年人在注意、记忆和情绪的选择上更关注积极信息和积极情感的体验。在老年人健康管理中,重视积极信息对老年人健康行为的促进作用,如老年糖尿病患者的管理上,善于发现老年人一些积极的因素,如血糖较前控制要好、能注意饮食、开始运动锻炼等,比经常说老年人没有控制好血糖、饮食尚不规范、运动量不够等负面的信息,其效果要好。另外,在健康教育的榜样作用上,也应多选择一些正面的案例。比如,介绍某百岁老人的生活方式,比用某老人吸烟导致肺癌而死亡的个案信息,更能引起老人的积极情感体验,更能促进教育目标的达成。另外,长寿老人的介绍也使老人对未来时间洞察力发生改变,延长对未来时间的预期,有利于健康积极行为的建立。

二、社区老年人的健康管理

为深化医药卫生体制改革,促进基本公共卫生服务逐步均等化,自 2009 年以来,国家启动实施基本公共卫生服务项目,免费为城乡居民提供建立居民健康档案、健康教育等 11 类 41 项服务,社区老年人健康管理是其中内容之一。本文主要介绍"国家基本公共卫生服务规范"中社区老年人的健康管理内容、流程、要求及考核指标,梳理当前社区老年人健康管理现状,思考社区老年人健康管理的发展。

(一)国家老年人健康管理服务规范

1.服务对象

辖区内 65 岁及以上常住居民。

2.服务内容

每年为老年人提供 1 次健康管理服务,包括生活方式和健康状况评估、体格检查、辅助检查和健康指导。

(1)生活方式和健康状况评估:通过问诊及老年人健康状态自评了解其基本健康状况、体育锻炼、饮食、吸烟、饮酒、慢性疾病常见症状、既往所患疾病、治疗及目前用药和生活自理能力等情况。

(2)体格检查:包括体温、脉搏、呼吸、血压、身高、体重、腰围、皮肤、浅表淋巴结、心脏、肺部、腹部等常规体格检查,并对口腔、视力、听力和运动功能等进行初步测量、判断。

(3)辅助检查:包括血常规、尿常规、肝功能(血清谷草转氨酶、血清谷丙转氨酶和总胆红素)、肾功能(血清肌酐和血尿素氮)、空腹血糖、血脂和心电图检查。

(4)健康指导:根据体检情况,告知健康体检结果并进行相应健康指导。①对发现已确诊的原发性高血压和 2 型糖尿病等患者纳入相应的慢性病患者健康管理;②对体检中发现有异常的老年人建议定期复查;③进行健康生活方式以及疫苗接种、骨质疏松预防、防跌倒措施、意外伤害预防和自救等健康指导;④告知或预约下一次健康管理服务的时间。

3.服务流程

社区老年人健康管理服务的流程示意如图 10-1。

4.服务的基本要求

(1)开展老年人健康管理服务的乡镇卫生院和社区卫生服务中心应当具备服务内容所需的基本设备和条件。

(2)加强与村(居)委会、派出所等相关部门的联系,掌握辖区内老年人口信息变化。加强宣传,告知服务内容,使更多的老年人愿意接受服务。

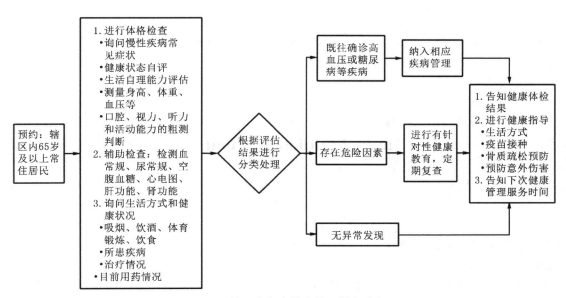

图 10-1 社区老年人健康管理服务流程

（3）每次健康检查后及时将相关信息记入健康档案。具体内容详见《城乡居民健康档案管理服务规范》健康体检表。对于已纳入相应慢性病健康管理的老年人,本次健康管理服务可作为一次随访服务。

（4）积极应用中医药方法为老年人提供养生保健、疾病防治等健康指导。

5.考核指标

（1）老年人健康管理率:老年人健康管理率 $=\dfrac{\text{接受健康管理人数}}{\text{年内辖区内 65 岁以上常住居民}} \times 100\%$。

（2）健康体检表完整率:健康体检表完整率 $=\dfrac{\text{抽查填写完整的健康体检表数}}{\text{抽查的健康体检表数}} \times 100\%$。

（二）社区老年人健康管理现状与展望

1.社区老年人健康管理现状

（1）普遍开展老年人健康信息管理:随着各地公共卫生服务均等化相关政策的实施,社区卫生服务普遍建立了有关慢性病管理、健康档案管理的信息化管理平台,开展相关信息的管理,其管理人群中老年人占有很大比例。另外,各地全面启动老年人健康体检工作,通过开展健康体检,掌握老年人健康状况及主要危险因素,逐步为老年人建立个人健康档案,实施老年人健康管理,实现无病早预防,有病早发现、早干预、早治疗,提高健康水平,改善老年人生活质量的目标。

（2）老年人健康干预工作逐步开展:老年人健康管理的目的是促进老年人健康,当前有关利用社区老年人体检资料分析老年人健康问题及危险因素、对某一类型的老年人群进行护理方面的研究报道较多。但如何利用老年人健康信息,对社区老年人开展规范化的群体与个体健康干预相结合的健康教育研究不多。除国家老年人健康管理规范以外,健康管理技术标准、健康干预评价标准及老年人健康风险预测、转诊规范等研究尚需不断深入。

（3）老年人参与健康管理的积极性有待提高:随着国家卫生体制改革,社区卫生服务快速发展,队伍素质较快提升,社区慢性病管理和老年人体检工作较好开展,相关工作逐步得到社区老年人的信任,但离"健康守门人"的目标还有距离。在社区健康管理工作中,老年人还处于被动接受阶段,相互联系、沟通的渠道并不十分密切,老年人对健康管理意义的认识和主动参与活动的积极性还有待提高。

2.社区老年人健康管理展望

(1)健康管理信息技术与网络服务技术平台有望得到建立和完善:目前,社区老年人健康体检信息逐步实现计算机管理,各地区局域网络在不断建立和完善中,为老年人健康信息的利用提供了技术基础。社区卫生服务健康信息管理逐步规范发展,结合网络信息技术,社区老年人健康档案网络化将逐步推进。同时,在信息录入途径方面也将更加便捷,可以利用手机等工具随时随地与网络沟通。当然,随着互联网技术的发展和完善,隐私保护也会得到加强。

(2)网络化健康信息管理为老年人健康服务:老年人健康信息管理逐步网络化,各级医疗机构及老年人自身可以共享信息,为老年人的日常保健和医疗、护理提供方便。随着社区卫生服务工作的完善,人一生的健康信息通过网络实现系统化的信息管理,信息可以随着户籍迁移,使之更好地为健康服务。

(3)老年健康管理产业发展:以健康管理为平台,理论研究与实践探索相结合,互联网技术和医疗、护理技术相互渗透,以学术、技术引领的健康管理产业将得到发展。有关老年人健康产品、相关软件与设备以及中医为特色的预防保健体系将会得到进一步发展。

(4)老年人健康水平提高:利用健康管理平台,老年人与社区卫生服务人员关系更加密切,整合社区资源,以健康信息管理为中介的常规化的老年人健康干预工作不断推进,社区老年人健康评估、健康干预计划、干预措施实施与干预效果评价过程不断循环,最终达到老年人健康水平的提高。

三、老年人居家安全问题及护理

跌倒、误吸、噎食是老年人常见的意外事件,可导致老年人骨折、吸入性肺炎、甚至危及老年人生命,是老年人居家的重要安全问题。

(一)临床特征

卫健委《老年人跌倒干预技术指南》中指出,跌倒是指突然的、不自主的、非故意的体位改变,倒在地上或更低的平面上。据报道,65岁以上老年人中有1/3的人、80岁以上中有1/2的人每年有过一次跌倒,在这些跌倒的人中,约有一半发生反复跌倒,其中约1/10的人发生严重后果,如髋关节骨折、其他骨折、软组织损伤、头颅损伤等。跌倒是活动受限、日常生活活动能力下降和入住机构或医院的独立危险因素。虽然跌倒频繁发生并有潜在的严重后果,但却往往被人们忽视,因此,社区护士在社区健康护理中需要强调跌倒的预防。

老年人易发生误吸、噎食,尤其是脑卒中、帕金森病、老年痴呆等慢性病患者更易发生。误吸是指进食时在吞咽过程中有数量不一的液体或固体食物进入到声门以下的气道。误吸可引起剧烈咳嗽、吸入性肺炎,甚至窒息死亡。噎食通常是指食物堵塞咽喉部或卡在食道的第一狭窄处,引起窒息。发生噎食主要表现:①进食突然中断;②不能说话;③呼吸停止而迅速发生缺氧症状;④用手按住喉部并用手指指向口腔。

(二)相关因素

1.跌倒的相关因素

引起老年人跌倒的原因主要是老年人自身生理病理方面的因素和环境因素,如运动功能失

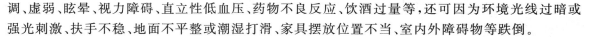

调、虚弱、眩晕、视力障碍、直立性低血压、药物不良反应、饮酒过量等,还可因为环境光线过暗或强光刺激、扶手不稳、地面不平整或潮湿打滑、家具摆放位置不当、室内外障碍物等跌倒。

2.误吸、噎食的相关因素

老化和疾病因素导致吞咽功能障碍是误吸、噎食的基础,同时食物性状、进食习惯也是影响因素。引起误吸、噎食主要因素有以下几种。

(1)吞咽功能减退:正常吞咽动作需口、咽、食管共同参与,在神经、肌肉的协调下完成。随着年龄的增长,老年人咽喉部感知觉减退,神经肌肉的协调功能变差,吞咽反射减低,再加上咀嚼功能下降,唾液分泌减少致食物润滑作用降低,容易发生噎食;同时,吞咽过程中防止异物进入气道的反射性动作减退,容易发生误吸;此外,脑血管意外等疾病也是重要的影响因素。

(2)进食习惯不良:坐位略前倾位进食,便于吞咽。仰卧进食、边进食边谈笑、进食速度过快、大口进食等不良习惯易导致误吸,也容易发生噎食。

(3)食物性状影响:进食过于黏稠、粗糙、干燥的食物易发生噎食,如牙齿不好的老人大口进食糯米团子,由于食物本身的黏性使老人难以嚼碎而吞咽块状食物,易发生噎食;另外,水和汤类食物可使一些高龄老人和脑血管意外的患者发生误吸。

(三)护理措施

1.预防跌倒

(1)评估老人跌倒的危险因素:对老人身体状况如视力、平衡能力、活动能力、疾病、用药及居住环境中外在影响因素如照明不良、地面不平或有障碍物、桌椅家具不稳、设施不全或缺陷等进行评估,根据具体情况跟进措施,改善环境,尽量减少跌倒的影响因素,避免老人跌倒。

(2)做好心理护理:老年人常有不服老和不愿麻烦别人的心理,对一些力所不能及的事情,也要自己尝试去做,如爬高、搬重物等,这会增加老年人跌倒等意外事件发生的可能性。因此,要做好心理疏导工作,使老年人正确掌握自己的健康状况和活动能力。

(3)活动柔和:老年人日常活动或体育锻炼时动作要柔和,避免突然转身、闪避、跳跃等,外出行走步伐要慢,尽可能用双脚来支撑身体重心。

(4)防止直立性低血压:老年人从卧位或蹲位站立时,动作要慢,平时避免长时间站立。

(5)消除环境中的危险因素:如地板防滑,桌椅不摇晃,照明设施良好且方便,衣、裤、鞋大小合适,拐杖、轮椅等设施完好。

(6)提供必要的帮助:如提供拐杖,专人扶持,在浴盆、便池边安装扶手,高龄老人外出有人陪伴。

(7)坚持锻炼:坚持有规律的锻炼活动,保持良好的骨骼、关节和肌肉功能,提升机体的平衡能力。

2.跌倒应急处理

(1)不急于搬动老人:老人跌倒不首先扶起老人,以免不当措施导致二次损伤。

(2)迅速检查伤情:检查意识是否清楚,询问跌倒过程、受伤部位、是否有口角㖞斜、偏瘫等;检查局部组织是否有淤血、出血、肿胀、压痛、畸形;检查肢体活动,注意有无骨折和脊柱受伤;检查有无头痛、胸痛、腹痛等。

(3)求救并保持呼吸道通畅:有意识不清或疑有骨折、内脏损伤的情况,迅速拨打急救电话。对意识不清的老人,注意清理老人口腔的分泌物、呕吐物,头侧转,解开衣服领扣,保持呼吸道通畅。心跳、呼吸停止者迅速进行心肺复苏。

（4）正确处理局部伤情：有骨折者予以固定；出血者予以止血；扭伤、挫伤者局部制动、冷敷；脊柱有压痛疑有骨折者，避免搬运时脊柱扭曲。在初步的处理下，迅速送往医院处理。

（5）做好病情观察：无明显组织损伤的老人，扶老人起来，并观察血压、脉搏等情况。

3.预防噎食、误吸

（1）尽量坐位进食：老年人宜坐立、上身略前倾位进食。尽量协助卧床老人坐位进食，不能坐位者抬高床头，头转向一侧进食。

（2）细嚼慢咽：小口进食，细嚼慢咽，不催促或限制老人进食时间。

（3）养成良好的进食习惯：进食期间集中注意力，勿谈笑，避免边看电视边进食。咳嗽、多痰、喘息患者，进食前协助排痰、吸氧、减少喘息，避免进食中咳嗽。

（4）合理加工和选择食物：老人食物宜细、软，避免过于干燥、粗糙及大块的食物，食物去刺、剔除骨头。喝稀食易呛咳者，可将食物加工成糊状。

4.噎食急救

如患者坐位或立位，抢救者站在患者身后，一手握拳顶住上腹部，另一手握在拳头外，用力向后向上冲击。如患者意识不清，则行卧位上腹部冲击法，患者平卧头侧转，施救者双手置患者上腹部，向下向上冲击。

（张瑞娟）

第五节　社区慢性病患者护理的相关理论与应用

在社区慢性病管理的护理实践中，需要理论与模式来指导实践，以提高实践的科学性、可行性和有效性。本节主要介绍在慢性病管理中常用的理论和模式。

一、社会认知理论

（一）理论产生的背景与主要观点

早在 20 世纪 60 年代，美国著名心理学家班杜拉提出了社会认知理论，主要用于帮助解释人类复杂行为的获得过程。班杜拉认为，人们对其能力的判断在其自我调节系统中起主要作用，并由此于 1977 年首次提出自我效能感的概念。班杜拉在总结前人的研究时发现，过去的理论和研究把主要注意力集中于人们知识获取或行为的反应类型方面，而忽视了支配这些知识和行为之间相互作用过程。班杜拉提出的社会认知理论认为，通过操控个体的个人因素、行为归因及环境因素来影响行为本身的变化，其核心思想是强调人类的行为是个体与环境交互作用的产物。可归纳为以下 4 个观点。

1.观察学习

班杜拉认为，人类大多数的行为是个体通过观察他人（榜样或示范）对所受刺激发生反应并得到强化而完成的学习，即观察学习。观察学习包括 4 个基本过程：注意过程、保持过程、产出过程和动机过程。注意过程是指个人对外部环境的一些事物产生了兴趣；保持过程是个人将观察到的信息符号化，并将他们编码后储存在记忆中；在产出过程中，个人将储存的记忆符号选择、转化和表现为具体的操作和行为的外显过程；动机过程是个人通过记忆中的符号表征预计行动产

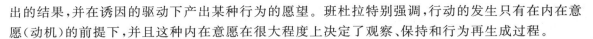

出的结果,并在诱因的驱动下产出某种行为的愿望。班杜拉特别强调,行动的发生只有在内在意愿(动机)的前提下,并且这种内在意愿在很大程度上决定了观察、保持和行为再生成过程。

2.强化行为

强化行为形成后其巩固或终止取决于行为的强化(外部强化和内部强化)。外部强化来自他人的反应或其他的环境因素,若是正面反应,此种行为就会受到正强化,继续实行;反之,则终止。内部强化即自我调节,即人能依照自我确立的内部标准来调节自己的行为。自我调节包括自我观察、自我评价和自我体验3个阶段,它体现了在行为形成中个体具有主观能动性。

3.自我效能感

自我效能感是指人们关于自己是否有能力控制影响其生活的环境事件的信念,即个体对自己能否在一定水平上完成某一活动所具有的能力判断、信念或主体自我把握与感受。自我效能感是社会认知理论的核心内容。该理论认为,从个体的认知到行为的转变主要取决于自我效能感和预期结果。预期结果是指对采纳健康行为的益处的感知。自我效能感对行为的形成、改变极为重要,效能感越强,行为形成、改变的可能性就越大。

班杜拉认为有4个方面的因素影响自我效能感的形成和改变。①个体的行为结果:以往的成功经验能够提升个人的自我效能感,而多次的失败会使之降低。②模仿或替代:在社会生活中,许多知识经验不是通过亲身实践获得,而是通过观察与模仿他人行为而习得。榜样的行为和成就给观察者展示了达到成功所需要采取的策略,以及为观察者提供了比较与判断自己能力的标准。当看到与自己接近的人成功能促进自我效能感的提高,增加了实现同样目标的信心。③他人评价及言语劝说:在直接经验或替代经验的基础上进行劝说和鼓励的效果最大,而缺乏事实依据的言语劝告对形成自我效能感效果不明显。④身心状态:个体对生理、心理状态的主观知觉影响着自我效能感的判断。疲劳或疼痛、焦虑、害怕或紧张等易降低个体的自我效能感。其他如个人的性格、意志力等对自我效能感也有影响。

4.交互作用

根据社会认知论的观点,个体的行为既不是单由内部因素驱动,也不是单由外部刺激控制,而是由行为、个人、环境三者之间交互作用所决定的,因此社会认知理论又被称作交互决定论。交互决定论认为人有能力影响自己的命运,同时也承认人不是自己意愿的自由行动者。

(二)理论的应用

社会认知理论阐述了健康行为改变的社会心理学机制及促进其行为改变的方法,从理论上解释了人类复杂的行为,强调了认知性因素在行为改变中的作用。该理论作为一个实用的理论框架,广泛应用于解释健康行为的发生及影响因素,以及设计、实施改变健康行为的干预项目。该理论已被广泛应用于戒烟、成瘾行为、体育锻炼、疾病预防和康复等各行为干预领域。例如,某社区护士想帮助一组肥胖妇女减肥,护士指导她们要减少食物的摄入量,选择健康食品,以及加强体育锻炼。通过介绍有关均衡饮食和积极锻炼方面的可靠信息、一起分享真实的案例和成功减肥先后的照片对比,以此帮助她们形成减少食物摄取量和增加运动量能够达到减肥的预期结果,并维持其动机水平,以促成她们的目标行为。

自我效能感的提高广泛应用于关节炎、糖尿病、心脑血管疾病、高血压、终末性肾病、癌症、精神疾病等慢性病的康复治疗和护理中。目前,国内外许多学者认为在自我效能感的基础上,进行慢性病的自我管理很重要,包括发展基础练习、认知训练、解决问题能力、思想交流能力等各个方面。如对慢性病患者进行健康教育时,以自我效能感理论为依据,帮助患者学习自我管理知识、技能和提高自信心,以及针对患者自我效能感水平和活动表现来制订个体化的护理干预措施等。

从班杜拉对自我效能感的定义可以看出,自我效能感可通过特定的任务、活动或具体的情景来测量。以自我效能理论为框架编制的一般自我效能感量表(GSES)是应用最为广泛的测量工具。该量表是由德国临床和健康心理学家 Ralf Schwarzer 和他的同事最早于 1981 年编制的,共20 个测试题,后经修改缩减为 10 个测试题,现已被译成 25 种文字得以广泛使用,并被证实有较高的信度和效度,在不同的文化背景中具有普遍性。

二、Orem 自理缺陷护理理论

(一)理论产生的背景与主要观点

Orem 自理缺陷护理理论是由美国著名护理理论家 Orem(Dorothea E. Orem)提出的。20 世纪 50 年代末,Orem 在美国健康-教育-福利部教育工作办公室从事护理咨询工作,曾参加了如何完善及提高护理教育的研讨会,并深受启发和鼓舞,开始了对护理现象及本质的探讨。她逐渐认识到,当人们无法照顾自己时就需要护理。正是基于这种思想,Orem 创立和发展了自理缺陷护理理论,并在 1971 年出版的《护理:实践的概念》一书中首次公开阐述,并多次再版使该理论内容更加完善。Orem 理论由 3 个相互联系的理论组成:即自理理论、自理缺陷理论和护理系统理论,分别阐明了什么是自理,何时需要护理,以及如何提供护理三个方面的问题。

1.自理理论

解释了什么是自理,人有哪些自理需求,以及影响满足自理需求的因素。主要包括以下概念。

(1)自理:自理即自我护理,指个体为维持生命和健康所采取的一系列调节活动。正常成年人能进行自理活动,对于依赖他人照顾的个体,如婴幼儿、老年人和残疾人等则需要他人协助或代替完成自理活动。

(2)自理能力:指个体完成自理活动的能力。个体的自理能力通过学习和实践而不断得到提升。自理能力存在个体差异,同一个人在不同的生命阶段或处于不同的健康状况下,自理能力也会有所改变。

(3)治疗性自理需求:指个体应该采取行动以满足自己当前正面临的维持生命和健康的所有自理需求。自理需求包括 3 个方面。①普遍的自理需求:是指所有人在生命周期的各个发展阶段都存在的,与维持自身正常结构和完整功能有关的需求,如摄入足够的空气、水和食物,维持正常的排泄功能等。②发展的自理需求:指人生命发展过程中,各阶段特定的自理需求或在某特定的情况下出现的新需求,如婴儿期或失业时的特殊自理需求等。③健康不佳时的自理需求:指个体在疾病受伤或残疾时,或者在诊断或治疗过程中产生的需求,如高血压患者要定时测量血压、遵医嘱服药等。

2.自理缺陷理论

自理缺陷是指个体受到部分或全部的限制,而使个体自理能力无法满足部分或全部的自我照顾。这是 Orem 护理理论的核心部分,阐明了个体什么时候需要什么样的护理。Orem 认为,在某一特定的时期内,个体有特定的自理能力和治疗性自理需求,当这种自理需求大于自理能力时就需要护理活动的参与。自理缺陷是这部分的核心,当个体的自理需求超过了自理能力或依赖性照顾能力时,就出现了自理缺陷。由于自理能力与自理需求之间的平衡被破坏,个体需要借助外界力量——护士的帮助来恢复平衡。因此,自理缺陷的出现是个体需要护理的原因。

3.护理系统理论

Orem 在理论中阐明了如何通过护理帮助个体满足其治疗性自理需求。护士根据个体的自理需求和自理能力的不同,分别采用三种不同的护理系统,即全补偿系统、部分补偿系统和辅助-教育系统。对于同一个患者,可能会在不同的阶段,依据其自理能力和治疗性自理需求的变化而选择不同的护理系统。

(1)全补偿系统:指个体不能参与自理活动,由护士完成其治疗性自理需求,个体处于完全被动状态。在此系统中,需要护士进行全面的帮助,以满足个体在氧气、水、营养、排泄、个人卫生、活动及感官等各个方面的需求。该系统适用于病情危重需绝对卧床休息、昏迷、高位截瘫的患者等。

(2)部分补偿系统:指在满足患者治疗性自理需求的过程中,患者有能力进行部分自理活动,其余部分需要由护士提供护理来完成。如会阴侧切产后,产妇可以自己进食,但需要护士提供会阴伤口消毒等。

(3)辅助-教育系统:指患者能进行自理活动,但必须在护士提供咨询、指导或教育的条件下才能完成。如高血压患者,需要在护士的帮助下,正确监测血压、遵医嘱服药、控制体重等。

(二)理论的应用

在应用 Orem 理论的实践中,社区护士应注意发挥理论的指导作用,全面评估慢性病患者的自理需求和自理能力,才能根据个体的不同状况采取不同的护理系统。如对于社区中患有高血压、糖尿病等慢性病患者的护理中,社区护士应侧重发挥教育、支持和指导等作用,帮助患者树立自理意识,积极调动和激发其主观能动性,最大限度地挖掘其自理潜能,尽可能让其作为一个独立自主的个体参与到家庭和社会生活中去。Orem 理论的应用有利于发挥慢性病患者在维持、促进和恢复健康中的主体作用,提高自理能力,进而使其通过有效的自我护理达到控制疾病、预防并发症和改善生活质量的目标。

三、行为改变的相关理论与模式

(一)理论与模式产生的背景与主要观点

随着健康心理学领域对疾病的关注点从治疗和干预转向对疾病的预防,以及全球性和区域性健康促进战略的全面制定和实施,健康行为及健康行为改变理论越来越受到护理学、心理学、公共卫生学、社会学等多学科研究者的重视。健康行为指个体为了预防疾病、保持自身健康所采取的行为,包括改变健康危险行为(如吸烟、酗酒、不良饮食及无保护性行为等)、采取积极的健康行为(如经常锻炼、定期体检等)及遵医行为。行为改变理论可指导行为干预和健康教育,逐步改变人们的不良行为,建立健康的行为习惯,最终达到提高健康的目的。从心理社会角度构建的健康行为改变理论对健康行为的预测、预防和干预起到极其重要的作用,而有效的行为干预必须建立在相应的理论基础之上。自 20 世纪 50 年代研究者建立健康信念理论模式以来,健康行为改变理论经历了蓬勃发展的时期,经过专家学者们的不断探索和扩展,先后提出了多种理论或模式,有代表性的健康行为改变理论有理性行动理论/计划行为理论、健康信念模式、健康促进模式和跨理论模式,目前广泛应用于各个领域之中。

1.理性行动理论及计划行为理论产生的背景与主要观点

理性行动理论(TRA)/计划行为理论的理论源头可以追溯到菲什拜因(Fishbein)的多属性态度理论。该理论认为行为态度决定行为意向,预期的行为结果及结果评估又决定行为态度。

后来,美国学者菲什拜因和阿耶兹(Ajzen)发展了多属性态度理论,于1975年提出了理性行动理论。理性行动理论认为行为意向是决定行为的直接因素,它受行为态度和主观规范的影响。由于理性行动理论假定个体行为受意志控制,严重制约了理论的广泛应用,因此为扩大理论的适用范围,阿耶兹于1985年在理性行动理论的基础上,增加了知觉行为控制变量,初步提出计划行为理论。阿耶兹于1991年发表了《计划行为理论》一文,标志着计划行为理论的成熟。

计划行为理论有以下几个主要观点:①非个人意志完全控制的行为不仅受行为意向的影响,还受执行行为的个人能力、机会及资源等实际控制条件的制约,在实际控制条件充分的情况下,行为意向直接决定行为;②准确的知觉行为控制反映了实际控制条件的状况,因此它可作为实际控制条件的替代测量指标,直接预测行为发生的可能性,预测的准确性依赖于知觉行为控制的真实程度;③行为态度、主观规范和知觉行为控制是决定行为意向的三个主要变量,态度越积极、重要他人(如配偶、家人、朋友等)支持越大、知觉行为控制越强,行为意向就越大,反之就越小;④个体拥有大量有关行为的信念,但在特定的时间和环境下只有相当少量的行为信念能被获取,这些可获取的信念也叫突显信念,它们是行为态度、主观规范和知觉行为控制的认知与情绪基础;⑤个人以及社会文化等因素(如人格、智力、经验、年龄、性别、文化背景等)通过影响行为信念间接影响行为态度、主观规范和知觉行为控制,并最终影响行为意向和行为;⑥行为态度、主观规范和知觉行为控制从概念上可完全区分开来,但有时它们可能拥有共同的信念基础,因此它们既彼此独立,又两两相关。下面具体解释计划行为理论3个主要变量的含义,以进一步阐明理论的内涵。

(1)行为态度:指个体对执行某特定行为喜爱或不喜爱程度的评估。依据菲什拜因和阿耶兹的态度期望价值理论,个体拥有大量有关行为可能结果的信念,称为行为信念。行为信念包括两部分,一是行为结果发生的可能性,即行为信念的强度,另一个是行为结果的评估。行为强度和结果评估共同决定行为态度。

(2)主观规范:指个体在决策是否执行某特定行为时感知到的社会压力,它反映的是重要他人或团体对个体行为决策的影响。与态度的期望价值理论类似,主观规范受规范信念和顺从动机的影响。规范信念是指个体预期到重要他人或团体对其是否应该执行某特定行为的期望;顺从动机是指个体顺从重要他人或团体对其所抱期望的意向。

(3)知觉行为控制:指个体感知到执行某特定行为容易或困难的程度,它反映的是个体对促进或阻碍执行行为因素的知觉。它不但影响行为意向,也直接影响行为本身。知觉行为控制的组成成分也可用态度的期望价值理论类推,它包括控制信念和知觉强度。控制信念是指个体知觉到的可能促进或阻碍执行行为的因素,知觉强度则是指个体知觉到这些因素对行为的影响程度。

2.健康信念模式产生的背景与主要观点

健康信念模式(health belief model)是由霍克巴姆(Hochbaum)于1958年在研究了人的健康行为与其健康信念之间的关系后提出的,1974年经贝克(Becker)及其同事修改、发展、完善成为健康信念模式。健康信念模式强调信念是人们采取有利于健康的行为的基础,人们对健康、疾病持有什么样的信念,就会采取相应的行为,从而影响个体健康。此模式主要用于预测人的预防性健康行为和实施健康教育,健康信念模式成为欧美国家健康促进的最常用理论模式之一。健康信念模式主要包括三部分内容:个人感知、修正因素、行为的可能性(图10-2)。

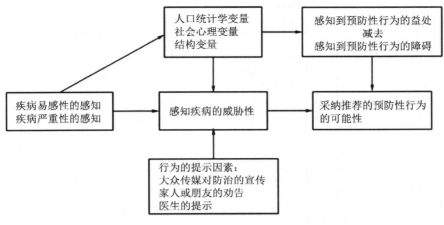

图 10-2　健康信念模式

(1)个人感知:包括对特定疾病易感性、严重性和威胁性的认识。个体对疾病的易感性和严重程度的认识共同决定了个体对疾病威胁性的感知,当个体相信有严重后果时,才会感到该疾病对自己的威胁,进而才有可能采取健康行为。个体对疾病威胁性评价越高,采取健康行为的可能性就越大。

(2)修正因素:指影响和修正个体对疾病感知的因素。包括人口统计学变量,如年龄、性别、民族等;社会心理变量,如个性、社会阶层、同伴间的影响等;结构变量,如个体所具有的疾病和健康知识、此前对疾病的了解等;修正因素还包括行为的提示因素,即健康行为产生的诱发因素,如媒体对疾病防治的宣传、家人或朋友的劝告、医师的警示等。修正因素越多,个体采纳健康行为的可能性就越大。

(3)行为的可能性:个体是否采纳预防性健康行为,取决于感知到行为的益处是否大于行为的障碍。其理论的中心是个体信念影响个体的行为。一个人如果认为某一疾病的易感性及严重程度高,预防措施的效果好,采取预防性措施的障碍少,则其健康信念强,易采取医护人员所建议的预防性措施。

3.健康促进模式产生的背景与主要观点

健康促进模式由美国护理学者娜勒·潘德(Nolar J Pender)于1982年提出,并分别于1996年和2002年进行了修订。该模式提出了影响个人进行健康促进活动的生物-心理-社会因素,强调了认知因素在调节健康行为中的作用。模式中包含三大要素:个人特征和经验、对行为的认知和情感及行为结果(图10-3)。

(1)个人特征和经验:包括先前相关行为和个人因素。先前相关行为是指通过感知的自我效能、益处、障碍及与该活动相关的情感来影响后续的行为;而个人因素则分为生理、心理和社会文化三个方面,如年龄、性别、种族、文化程度、自我激励、对健康的定义等。

(2)对行为的认知和情感:在该模式中,这部分是最主要的行为促成因素,由对行为益处的认知、对行为障碍的认知、对自我效能的认知、行动相关情感、人际间的影响及情景的影响共同组成,包括了个人、社区和社会在健康促进中的地位和影响方式,这些因素可以由护理活动来修正,从而影响健康促进行为。

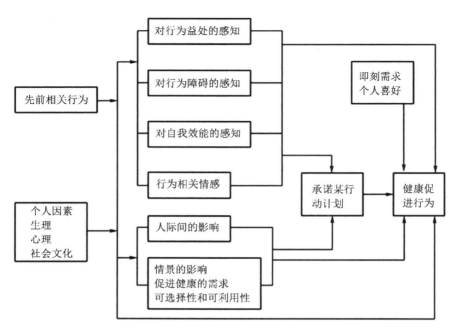

图 10-3　健康促进模式

（3）行为结果：包含了行动计划的承诺、即刻需求和个人喜好、健康促进行为。整个健康促进模式的最终目标是使个体形成健康促进行为，并整合为健康促进生活方式。

4.跨理论模式产生的背景与主要观点

跨理论模式（TTM）是由美国心理学教授普洛查斯卡（Prochaska）于 20 世纪 80 年代初，在整合了若干行为干预理论的基本原则和方法的基础上提出的。跨理论模式是一个有目的的行为改变的模式，它把重点集中在行为改变方面的个体决策能力，而非社会的、生物学的影响力。它是在综合多种理论的基础上，形成的一个系统地研究个体行为改变的方法。该理论模式提出，个体的行为变化是一个连续的过程而非单一的事件，人们在真正做到行为改变之前，是朝向一系列动态循环变化的阶段变化过程发展。对所处不同阶段的个体应采取不同的行为转换策略，促使其向行动和保持阶段转换。该理论模式试图去解释行为变化是如何发生的，而不仅仅是为什么会发生。它描述了人们如何改变一个不良行为和获得一个积极行为的过程。

跨理论模式的内容架构分为 4 个部分：变化阶段、变化过程、自我效能和决策平衡。跨理论模式的 4 个组成部分结合了 3 个维度的变化，即变化阶段、变化过程和变化水平。通过变化阶段反映了人们在何时产生行为改变，通过变化过程体现了人们的行为改变过程，通过贯穿于变化阶段和变化过程中的自我效能和决策平衡反映影响人们行为改变的因素，这些因素体现了不同的变化水平。

（1）变化阶段：是跨理论模式的核心，指的是行为发生的时间，各行为变化阶段的划分参考了行为改变的时间性、动机和恒心层面。跨理论模式把人的行为改变过程分为 5 个主要行为变化阶段，揭示了被其他行为改变理论所忽略的关键环节。这 5 个行为变化阶段是前意向阶段、意向阶段、准备阶段、行动阶段和保持阶段。这些变化阶段反映了个体行为变化的意图，不同个体可能会以不同的变化率通过各个阶段向前变化，也可能会退回，并且可能会选择在行为变化统一体的不同变化点重新进入，通过这些阶段的运动可以被看作是循环往复的。

（2）变化过程：包括内隐性与外显性的活动，是个人为修正其行为所运用的认知、情感、行为和人际之间的策略和技巧，既为问题行为者提供了改变行为的重要策略，也提供了群体健康行为产生的干预方法和策略。了解变化过程是促使问题行为者成功进行行为变化的关键，是了解个体处在哪个行为变化阶段，然后运用恰当的策略或变化过程来促进其行为转变。

（3）自我效能：跨理论模式中运用的自我效能结构，整合了班杜拉的自我效能感理论和施夫曼（Shiffman）的对行为改变的故态复萌阶段与保持阶段的应对模型。环境性诱因与自信心是自我效能中两个重要的伴随结构。其中，自信心代表了在特定情景下人们拥有的信心使其能应对高危险而不是回退到不健康行为或者高危险习惯中。环境性诱因反映在中等困难情形下参与一个特定行为的欲望强度。环境性诱因和自信心在变化阶段中的作用是相反的。环境性的自信心在预测个体进入准备阶段和行动阶段的能力上胜过其他人口统计学变量。环境性诱因始终是预测行为的故态复萌和退回到早期变化阶段的最好变量。

（4）决策平衡：描述了个体行为改变发生与否的原因及其重要性，它是跨理论模型的决策部分。跨理论模型通过经验测试，逐渐形成了决策平衡的稳定结构：即正面因素和负面因素，也称为行为改变的知觉益处和知觉障碍，这是跨理论模式中两个重要的中间结果变量。知觉益处是行为改变的积极方面，或者是行为改变的益处和理由（行为改变的原因）；知觉障碍是行为改变的消极方面，或者是行为改变的障碍（不发生改变的原因）。一般来说，个体决定从一个阶段发展到下一个阶段的行为变化是建立在对采取健康行为的知觉益处和知觉障碍权衡的基础之上。在行为变化阶段的早期，对健康行为的知觉益处较低，并且随着行为变化阶段的发展而增长，知觉障碍在行为变化的早期则较高，并且随着阶段的发展而降低。

（二）理论与模式的应用

1.理性行动理论及计划行为理论的应用

理性行动理论主要用于分析态度如何有意识地影响个体行为，关注基于认知信息的态度形成过程，其基本假设认为人是理性的，在做出某一行为前将综合各种信息来考虑自身行为的意义和后果。例如，某糖尿病患者如果认为她的丈夫或孩子希望她进行体育锻炼，而她又有遵从他们意愿的动机，使她坚信体育锻炼对控制自身的病情有积极的效果，她就会早点儿起床，每天从繁忙的日程安排中抽出时间锻炼。

计划行为理论不仅可以用来解释和预测行为，还可以用来干预行为。在应用计划行为理论的研究中发现，行为态度、主观规范和知觉行为控制对行为意向的预测率保持在40%~50%，行为意向和知觉行为控制对健康行为改变的贡献率为20%~40%。该理论已经在饮食、锻炼、吸烟、饮酒等健康相关行为的研究中得到了广泛的应用，并成功地预测了佩戴汽车安全带、定期体检和自我检查乳腺等健康行为的发生。

2.健康信念模式的应用

该模式最初用于解释人们的预防保健行为，特别是分析哪些因素影响慢性病患者的遵医行为，后被广泛应用于各种健康相关行为的改变上，如饮食控制、个人卫生行为、乳腺癌及宫颈癌的常规检查等领域。此模式考虑了个体的认知水平和影响个体认知的内外因素，也考虑了传媒和医护工作者对个体的影响。社区护士的目标和职责是使个体对自身及所患的慢性病有正确的和充分的认识，促进慢性病患者实施健康行为。

3.健康促进模式的应用

这个模式可以用来解释生活方式或探究特定的健康促进行为，并对健康促进行为的决定因素提出实证的支持。健康促进生活方式包含的健康行为有两种：一种是健康保护行为，其目的是消除或降低疾病发生的概率如交通事故的预防、环境污染的控制等；另一种是健康促进行为，其目的是积极地增加个体健康、自我实现和自我满足，以促使个体趋于正向且适度的安适状态。健康促进行为包括规律运动、休闲活动、休息、适当营养、压力管理、负起健康责任、发展适当的社会支持系统及达到自我实现等。

4.跨理论模式的应用

跨理论模式改变了传统的一次性行为事件的干预模式，为分阶段的干预模式，根据行为改变者的需求提供有针对性的行为干预策略和方法。该模式应用于慢性病管理领域主要包括两个方面：一方面，用于改变人们的不良行为如戒烟、戒酒、戒除药物滥用、控制体重、减少饮食中的高脂肪的摄入量等；另一方面，用于帮助人们培养有益健康的行为如定期锻炼身体、合理膳食、压力管理等。

行为改变理论存在广泛的适用领域，在解释和预测行为方面有非常重要的指导作用。但是，每种理论都只是从某一角度来阐明行为改变的规律，不可能解决行为干预的所有问题，在行为预测和预防干预上均存在一定的不足和局限。现在越来越多的研究已经尝试将两种或者多种理论结合，并开始逐步应用于行为改变上。如有研究提出，综合运用健康信念模式和理性行动理论解释结核病筛检行为。因此，在进行行为干预时应先分析可能影响目标行为的因素，找出能更好解释这一行为的一种或几种理论模型，从而在这些理论模型的指导原则下进行行为干预，以取得更有效的干预结果。此外，各种行为是受社会、文化、经济等诸多因素影响的，理论在实践中应用时，需要充分考虑到各种影响因素的差异，制定出适合我国或当地情况的理论框架。

（张瑞娟）

第六节　社区慢性病患者的自我管理

慢性病自我管理是指患者学会管理自身所患疾病必需的一些技能之后，在卫生专业人员的支持下，承担一些管理慢性病的医疗和预防性保健活动。慢性病自我管理的主要内容：①所患疾病的医疗和行为管理，如按时服药、加强锻炼、就诊、改变不良饮食习惯等；②角色管理即患者应维持日常的角色，像正常人一样，要承担一些任务，如工作、做家务并进行一定的社会交往等；③情绪的管理，即控制自己的情绪等心理方面的护理。有效的自我管理能够使慢性病患者积极主动地参与到自己的健康管理中，借助互动式的帮助使参与者成功地树立管理自我健康和保持主动及充满意义的生活能力的信心，在卫生保健专业人员的协助下，依靠自己解决慢性病给日常生活带来的各种躯体和情绪方面的问题，从而改善患者的生活质量和提高他们独立生活能力，以达到促进人群健康的目的。

一、社区慢性病患者的自我管理过程

在自我管理过程中，护士的责任是进行患者自我管理的指导，并监督患者自我管理过程中，对疾病的系统观察、反应的处理和疗效评价等。另外，护理人员还应研究激发患者自我管理的动机和积极性。自我管理方法的实施者是患者，所涉及的有关知识和技能需要护士进行讲授、训练

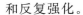

和反复强化。

(一)评估阶段

1.健康体检

定期健康体检可以全面了解各器官功能,为早期健康行为干预提供科学依据。体检的次数和项目根据个人的身体状况和医疗条件决定。自我管理要求慢性病患者通过阅读体检报告知道自己哪项检查正常,哪项检查处于边缘状态,哪项检查不正常,通过与社区卫生服务人员沟通,了解自己的患病情况,目前存在的危险因素有哪些等。此外,应指导慢性病患者对自身所患疾病的自我监测方法,如糖尿病患者的自测血糖、高血压患者自我监测血压等,以提高患者对自我健康管理的信心。

2.健康危险因素

评估自身存在哪些慢性病危险因素,包括不健康的生活习惯、环境因素、精神心理因素和个体固有因素等。

(二)制订计划阶段

1.制订计划的方法

社区护士应指导慢性病患者通过健康评估,了解自己的身体状况,根据其严重程度,明确哪些问题是最先需要解决的,哪些问题是最容易解决的,哪些问题是需要观察的。然后按照主次的优先次序进行排序。如果护士发现患者对自己的能力持怀疑态度,应指导其将最容易解决的问题放在前面,通过对问题的解决过程来提高自我管理的信心;如果发现其自我管理能力较强,就将最迫切需要解决的问题放在首位。然后,可将健康问题分类,如营养、运动、心理等,找出生活中需要改变的不利于健康的行为,根据掌握的预防保健知识,结合个人的饮食习惯、生活方式和健康意愿,制订出适合患者的健康计划。

2.制订计划的原则

(1)切合实际的原则:在制订计划时,社区护士要指导患者结合自身情况,制订出通过努力可以实现的目标,避免制订脱离实际、无法做到的计划。如让每天吸一盒烟的患者突然完全戒烟,多数人很难做到,其戒烟计划应该是每天吸烟量逐渐减少,直到彻底戒除。

(2)循序渐进的原则:改变多年的不良生活习惯不是一蹴而就的。如果平时不喜欢运动的患者,应逐渐增加运动量,以达到应有的主动运动标准。

(3)持之以恒的原则:开始自我管理慢性病时会遇到一些困难,社区护士应帮助患者认识到,为了改善其健康状况,实施健康计划是贯穿一生的行为,只有坚持下去形成习惯,才能达到促进健康和提高生活质量的目的。

(4)相互支持的原则:社区护士指导慢性病患者的家庭成员,在患者改变不良生活习惯的过程中,应及时给予支持和鼓励,切忌责怪抱怨。对正在戒烟的患者不能责备"你怎么还吸烟",而应鼓励患者"你这阶段吸烟量减少了,下一步的计划一定能顺利完成"。有了家庭的支持和帮助,自我管理计划才能圆满完成。

(三)实施阶段

1.社区动员

与街道有关领导、社区卫生服务中心领导面谈及会议讨论,以获得社区领导、社区卫生部门的参与和支持。可聘请有关专家分别对社区卫生干部和社区医务工作者培训有关"慢性病自我管理"的内容。使他们对这部分工作内容深入了解,并能积极参与和支持患者的自我管理活动。

动员活动包括人际之间的口头宣传,社区居委卫生干部对慢性病患者的动员,以及发放慢性病自我管理宣传单等。

2.开展培训和授课

对社区慢性病患者进行慢性病自我管理知识和技能的培训和指导,授课内容包括学习如何进行慢性病自我管理,指导慢性病患者完成自我管理的任务,照顾好自己所患的疾病(按时服药、加强锻炼、就诊、改变饮食习惯);完成自己的日常活动(做家务、工作、社会交往等);管理自己因患病所致的情绪变化等。

(四)效果评价阶段

自我管理是一个漫长的过程,社区护士应指导慢性病患者通过写日记的方式,把自己日常生活中已经改变的行为,有待改变的行为分别记录下来,以督促自己按计划完成。每次查体后进行小结,重新修订其自我管理计划。对目前的自我管理效果评价。国内外研究将效果评价分成患者疾病控制和医疗服务利用两大方面,评价因疾病不同往往采用其中一种或多种指标。

1.患者疾病控制的评价指标

包括临床和实验室评价(如糖化血红蛋白,肺功能测定等)、自觉症状评价(如疼痛、气短等)、自我功能评价(如健康评估和日常活动能力评估等)、心理状态评价(如抑郁、焦虑、生活质量中有关心理方面的内容)、生活质量和行为评价(如锻炼、饮食、预防措施等)。

2.医疗服务利用的评价指标

主要指是否减少卫生资源的利用,如患者急诊就诊次数减少、住院时间缩短、住院次数减少等。

3.患者生活质量的评价指标

健康调查简表,广泛用于评价慢性病患者与健康相关的生活质量改善情况,包括总分和9个项目分,分别是躯体功能、身体状况、躯体疼痛、总体健康、生命活力、社会功能、情绪状况、心理健康和自述健康状况。总分越高表明健康状况越好。SF-36用于评定与多种慢性疾病相关的生活质量,具备较好的信度及效度。大量研究表明,慢性病患者由于病症对躯体和心理的长期影响,与健康相关的生活质量受到相应影响和降低,加之活动减少、心理抑郁、治疗和控制疾病等诸多生活限制等,加重患者日常生活的负担和内容,扰乱患者的生活秩序。

二、社区慢性病患者疾病自我监测与就医指导

慢性病的治疗是一个长期、连续和动态的过程。为了提高慢性病患者的自我管理能力,社区护士应指导他们主动与医务人员配合做好自身所患疾病的监测,合理安排日常生活,并依病情变化及时就诊。

(一)慢性病患者的疾病自我监测

1.用药的监测

慢性病患者通常需要长期服用某些药物,社区护士应指导患者将用药的时间、药名、剂量、效果等情况记录下来。因为患者即使是严格"遵医嘱服药",由于长期服药后体内产生的耐药性或抗药性各自差异很大,如果患者能够通过自己长期而细心的监测,把服药的情况提供给医务人员,就能达到安全用药和提高疗效的目的。

2.临床表现和体检结果的监测

指导患者监测慢性病的临床表现,如糖尿病的"三多一少"、全身乏力、低血糖症状等。因为

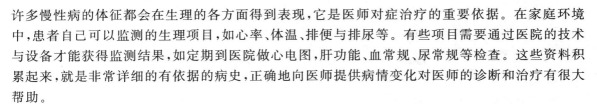

许多慢性病的体征都会在生理的各方面得到表现,它是医师对症治疗的重要依据。在家庭环境中,患者自己可以监测的生理项目,如心率、体温、排便与排尿等。有些项目需要通过医院的技术与设备才能获得监测结果,如定期到医院做心电图,肝功能、血常规、尿常规等检查。这些资料积累起来,就是非常详细的有依据的病史,正确地向医师提供病情变化对医师的诊断和治疗有很大帮助。

3.生活方式的监测

指导患者每天记录饮食量、营养量、工作量、活动量等。对一些反常气候造成的身体不舒服,也应予以记录在案。饮食起居、生活方式往往是反映疾病的一面镜子。患者通过对生活内容的监测,可以及时判断自己的身体状况和病情,以便医师采取相应的治疗措施。

(二)慢性病患者的就医指导

1.慢性病患者就诊时的注意事项

(1)要备用一份当地各大医院相关科室、专家门诊时间表、预约挂号电话及相关网上信息等,以了解各大医院专家出诊的时间,有目的性地进行咨询、电话预约及网上预约等。

(2)慢性病患者一般病情比较稳定,可以自主选择就诊时间,避开门诊上午以及每周一、二的高峰时间,可选择周三下午的时间看病;而且没有必要非得选择专家门诊,除非病情出现大的变化。

(3)既然慢性病患者初诊已在大医院诊断明确,可以选择社区医院继续诊治、检查、复查,带上在大医院专家诊治的病历。

(4)在平日诊疗过程中,向医师汇报自己的健康情况,如疾病的诊断、药物剂量、效果、饮食习惯等,使医师加深了对自己病因、病情的了解,还能得到他们及时、正确的指导和帮助。

2.慢性患者急诊就医指征

慢性病在某些因素的影响下,可以出现一些急诊指征,护士指导患者一旦发现应及时去医院急诊就医。

(1)糖尿病患者:当患者发生感染、手术、心肌梗死、脑血管意外(脑卒中)、暴饮暴食、中断或突减胰岛素等降糖药治疗时,均可诱发病情危重的酮症酸中毒,需要及时抢救。指导患者认识酮症酸中毒的特征:①软弱无力,精神极差、表情淡漠、嗜睡;②病情突然加重,多饮、多尿;③原来食欲较好,突然食欲下降,并有轻度恶心、呕吐;④患者出现高热;⑤少数患者腹痛剧烈,酷似急腹症。

(2)高血压患者:患者在情绪波动、酒后、饱餐、劳累、寒冷刺激等影响下,可能会出现高血压危象,需要及时抢救。指导患者认识高血压危象的特征:①明显头晕,剧烈头痛;②鼻出血、视物模糊;③短暂意识不清;④一侧肢体麻木,活动障碍;⑤语言混乱;⑥恶心、呕吐等。

(3)冠心病患者:指导患者认识下列冠心病危急情况的特征。①睡眠中突然呼吸困难;②不能平卧,坐起症状稍缓解;③喘息伴咳嗽;④咳泡沫样痰或粉红色泡沫样痰(左心衰竭);⑤持续性胸前区绞痛、压榨感,伴呼吸困难、出冷汗、脉律不齐(急性心肌梗死)等。当出现上述症状之一时,及时去医院急诊就医。

(4)慢性肾炎患者:指导患者认识下列慢性肾炎危急情况的特征。①头痛剧烈,血压明显升高;②水肿加重,尤其是全身水肿明显,伴呼吸困难,多为心力衰竭;③患者高烧,呼吸急促;④消化道症状加重,频繁恶心、呕吐、厌食、呃逆;⑤尿量显著减少,每天尿量 400 mL 以下;⑥皮肤出现瘀斑、鼻出血、牙龈出血等;⑦精神极差,神志蒙眬或不清。当出现上述症状之一时,及时去医院急诊就医。

(5)慢性阻塞性肺疾病患者:指导患者认识下列慢性阻塞性肺疾病危急情况的特征。①发热;②咳嗽加剧,咳脓样痰;③气促加重;④下肢水肿;⑤精神极差、嗜睡等。当出现上述症状时,及时去医院急诊就医。

三、社区慢性病患者的用药指导

社区护士在指导慢性病患者进行服药自我管理时,重点要帮助患者理解服药的种类越多其不良反应和危险性越大,患者切记按医嘱服药,不能擅自服药。服药时要记住自己服用药物的名称,包括商品名称和化学名称,了解服用药物的机制和不良反应,正确进行自我服药的管理。

(一)慢性病患者服药特点

慢性病患者往往服用多种药物,而且服药的时间较长,所以容易产生药物的不良反应及药物中毒,因而患者难以坚持连续服药,或忘服、漏服及不能按要求时间服药等现象。此外,由于药物种类复杂,含有同种成分的药物较多,如果自行购买药物服用,不注意药物成分,很有可能导致重复用药,使累加用药量增大,这样会产生更大的不良反应,严重时甚至会威胁患者的生命。总之,社区护士要评估慢性病患者服药存在的问题,帮助患者认识这些问题,以提高患者用药的依从性和安全性。

(二)慢性病患者服药的注意事项

1.服药与饮水

任何口服药物无论是片剂、胶囊、丸剂等,都要溶解于水中才易于吸收产生药效。特别是长期卧床的患者和老年人,应指导在服药时和服药后多饮水(不少于 100 mL),以防止药物在胃内形成高浓度药液而刺激胃黏膜。有的患者行动不便,服药干吞或喝水很少,如入睡前或深夜采用这种方法服药就更危险,因为药物会黏附在食管壁上或滞留在食管的生理狭窄处,而食管内的黏液可使药物部分溶解,导致药物在某一局部的浓度过高,有些药物在高浓度时对黏膜有很大的刺激和腐蚀作用。慢性病患者常用的药物,如阿司匹林、维生素 C、碳酸氢钠等,如黏附于食管壁的时间过长,轻者刺激黏膜,重者可导致局部溃疡。

2.抗酸药物与某些药物的相互作用

胃酸分泌过多者常服用的抗酸类药物,如复方氢氧化铝片、碳酸氢钠等,不能与氨基糖苷类抗生素、四环素族、多酶片、乳酶生、泼尼松、地高辛、普萘洛尔(心得安)、维生素 C、地西泮(安定)、铁剂等合用,因为合用后有的可使药物疗效降低甚至丧失药效,有的会增强药物的毒性作用。

3.服药间隔

服药时间间隔不合理也会对疗效产生不良影响,要做到延长药效,保证药物在体内维持时间的连续性和有效的血药浓度,必须注意合理的用药间隔时间。尤其是抗生素类药物,如口服每天3 次或 4 次,应安排为全天 24 小时均匀分开,以 8 小时给药 1 次为例,可将用药时间定在早 7 时,下午 3 时及晚上 11 时(或睡前)。

4.口服药物与食物的关系

一般服用西药不用忌口,但有的食物中的某些成分能与药物发生反应,会影响药物的吸收和利用,应给予指导。如补充钙剂时不宜同时吃菠菜,因菠菜中含有大量草酸,后者与钙剂结合成草酸钙影响钙的吸收,而使药物疗效降低。更不能单纯依赖药物,忽视生活调节。

四、社区慢性病患者的运动指导

生命在于运动。规律的运动可增强心肺功能,抑制血栓的形成,促进骨骼的健康,加快脂肪代谢,缓解紧张、焦虑和抑郁等不良情绪,以及增强机体的抵抗力。国内外多项研究表明,积极的运动对健康具有诸多益处,包括减少过早死亡的危险,降低各类慢性病的患病风险,如心血管疾病、脑卒中、2型糖尿病、高血压、癌症(如结肠癌、乳腺癌)、骨质疏松和关节炎、肥胖、抑郁等。因此,加强体育锻炼,提高人群健康水平,也是慢性病患者自我健康管理的重要内容。

(一)慢性病患者运动的种类及特点

慢性病患者运动锻炼选择有氧运动,主要分为三种类型,其一是侧重于身体柔软性的运动锻炼,身体柔软性是指关节和肌肉在正常活动领域内灵活运动的能力。这种运动锻炼常见的有体操、舞蹈、太极拳、五禽戏等。其二是侧重于增强肌力的运动锻炼,如果坚持锻炼,低下的肌力能逐渐恢复。常见的运动锻炼有举杠铃、仰卧起坐、腰背肌练习等。其三是增强机体耐力的运动锻炼,这种锻炼可通过增加肺活量,来维持活动的能力。常见的运动锻炼有慢跑、快步行走、骑车、游泳等。

(二)慢性病患者的运动指导

1.选择适合慢性病患者的运动项目

社区护士应指导慢性病患者依据自己的年龄、身体状况、爱好、经济文化背景等选择适宜的有氧运动项目,如步行、慢跑、爬楼梯、骑自行车、游泳、健身操、打太极拳、跳交谊舞、扭秧歌等。下面介绍几种常见的运动项目。

(1)步行:一种既简便易行又非常有效的有氧运动。步行可在上下班或工作之余进行,步行的动作柔和,不易受伤,非常适合慢性病患者,一般速度应控制在 $80\sim100$ m/min。

(2)慢跑:有运动基础者,可以参加慢跑锻炼。一般慢跑的速度为 100 m/min 比较适宜,锻炼时步幅要小,要放松,尽量采用使全身肌肉及皮下组织放松的方式跑步,不主张做紧张剧烈的快跑。运动时间在 30 分钟以上,跑步和走路可以交替进行。

(3)爬楼梯:每天爬楼梯不但能增强心肺功能,而且能增强肌肉与关节的力量,还能提高髋、膝、踝关节的灵活性。这是由于爬楼梯时加强了心肌的收缩,加快了血液循环,促进了身体的新陈代谢。另外,静脉血液回流的加快,可以有效防止心肌疲劳和静脉曲张。以正常的速度爬楼梯,其热量消耗是静坐的10多倍,比散步多3倍,因此,爬楼梯也是值得推荐的运动方式。

(4)太极拳:一种合乎生理规律轻松柔和的健身运动。练习太极拳除全身各个肌肉群和关节需要活动外,还要配合均匀的呼吸,以及横膈运动。在打太极拳时还要求尽量做到心静,精力集中,这样可对中枢神经系统起到积极的放松作用,同时由于有些动作比较复杂,需要有良好的支配和平衡能力,从而提高了大脑和神经的调节功能。慢性病患者可依据自身的具体情况选择拳术动作的快慢和重心的高低。

2.慢性病患者参加体育锻炼应掌握的原则

(1)在参加体育锻炼前,要进行体格检查,以了解身体发育和健康情况,尤其是心血管系统和呼吸系统功能状况和疾病的组织器官情况。

(2)在制订体育锻炼计划时,要根据自己的年龄、性别、身体健康状况、兴趣爱好、体格检查结果、锻炼基础及气候条件等选择运动的种类,适当安排运动方式和运动量,有条件时请专业人员帮助设计。

(3)必须遵守循序渐进的原则,体育锻炼的运动量要由小到大,动作由易到难,使身体逐渐适应。运动量应在自己的承受能力之内,运动结束后,有轻松爽快的感觉。如果突然做大运动量的活动,容易损害患者的身体功能,甚至加重病情。

(4)坚持锻炼,持之以恒。长期坚持,规律进行,建立良好的锻炼习惯,才能使疗效逐渐积累,以恢复和提高自理能力。

(5)慢性病患者应当按照运动处方锻炼或在医务人员的监督指导下进行锻炼;在锻炼时要特别注意自身疾病征象的变化,发现不良反应,应立即停止运动并及时咨询医务人员改变锻炼方法或调整运动量;还要接受定期检查,以了解和评定治疗效果。

3.慢性病患者运动锻炼的要求

(1)自由选择有氧运动,有效而简便易行的运动方式有步行、慢跑、爬楼梯、骑自行车、打太极拳等。身体活动量的调整应循序渐进,逐渐增加活动量,如每两周增加一定的活动量。定期检查身体,以观察锻炼的效果或是否有不良影响。

(2)运动场地要平坦,运动环境中要保持一定的空气对流,一般选择在空气新鲜的室外。避免在过冷或过热环境中运动,注意补充水分。一般选择在进餐后 30～60 分钟进行运动,避开饥饿或饱餐后的运动。

(3)运动前热身,做 5～10 分钟的准备活动。运动结束时至少有 5 分钟的放松运动,做舒展动作如散步等。在运动时要注意穿松颈、宽袖、宽身和棉织物等有利于散热的衣裤,选择适合于步行、慢跑的运动鞋。

(4)运动持续时间可自 10 分钟开始,逐步延长至 30～40 分钟。运动频率和时间为每周至少150 分钟,如 1 周运动 5 天,每次 30 分钟。运动强度为 110～130 步/分,心率 110～130 次/分。运动过程中如果身体感到不适,应立即停止运动。参与某项运动时,遵守该项运动的基本规则,掌握运动的基本技术,如出现运动损伤时,及时处理。

五、社区慢性病患者的饮食指导

合理的膳食和营养是预防和治疗慢性病的重要手段之一。社区护士应指导慢性病患者科学地调配饮食,帮助他们依个人的疾病情况、饮食习惯、经济状况等制订合理的膳食计划。

(一)甲状腺病患者的饮食指导

1.甲状腺功能亢进患者的饮食指导

(1)高热量和高蛋白饮食:结合临床治疗需要和患者进食情况而定,一般总热量约为12 550 kJ/d,蛋白质供给量为 1.5～2.0 g/(kg·d)。

(2)少食多餐、饮食搭配合理:注意补充 B 族维生素和维生素 C,钾、镁、钙等矿物质;适当控制高纤维素食物,尤其腹泻时。补充充足的水分,每天饮水量 2 500 mL 左右。忌暴饮暴食,忌烟酒、咖啡、浓茶、辛辣食物等。

(3)禁食含碘高的食物:禁食海带、紫菜、海鱼、海蜇皮、海参、虾等海产品。对于含碘食盐,由于碘在空气中或受热后极易挥发,故只需将碘盐放在空气中或稍加热即可食用。

2.甲状腺功能低下患者的饮食指导

(1)补充适量碘:食用碘盐,国内一般采用每 2～10 kg 盐加 1 g 碘化钾的浓度用以防治甲状腺肿大,使发病率明显下降,适用于地方性甲状腺肿流行区。此外,对生育妇女更要注意碘盐的补充,防止因母体缺碘而导致子代患克汀病。

(2)供给足量蛋白质:保证充足的蛋白质摄入量,才能维持机体蛋白质平衡,氨基酸是组成蛋白质的基本成分,甲状腺功能低下的患者消化吸收功能下降,酶活力下降,故应补充必需氨基酸,供给足量蛋白质,改善病情。

(3)膳食调配合理:选用适量海带、紫菜,可用碘盐、碘酱油。炒菜时要注意,碘盐不宜放入沸油中,以免碘挥发而影响碘摄入。蛋白质补充可选用蛋类、乳类、肉类、鱼类;优质植物蛋白,如各种豆制品等。摄入新鲜蔬菜及水果补充维生素。有贫血者应摄入富含铁的饮食、补充维生素 B_{12},如动物肝脏、瘦肉、绿色蔬菜等,必要时还要供给叶酸等。

(4)限制和忌选食物:甲状腺功能低下患者常伴有高脂血症,故应限制脂肪摄入。每天脂肪供给量占总热量20%左右,并限制富含胆固醇的饮食,如动物内脏、鱼子、蛋黄、肥肉等。忌食生甲状腺肿物质,如卷心菜、白菜、油菜、木薯、核桃等。

(二)痛风患者的饮食指导

1.限制嘌呤类食物的摄取

禁用高嘌呤食物,每100 g食物含嘌呤100～1 000 mg的高嘌呤食物有肝、肾、心、脑、胰等动物内脏;肉馅、肉汤;鲤鱼、鲭鱼、鱼卵、小虾、蚝、沙丁鱼等;限用含嘌呤中等量的食物,每100 g食物含嘌呤90～100 mg中等量嘌呤的食物有牛肉、猪肉、绵羊肉、菠菜、豌豆、蘑菇、扁豆、芦笋、花生、豆制品等。

2.鼓励摄入碱性食物

增加碱性食品摄取,可以降低血清尿酸的浓度,甚至使尿液呈碱性,从而增加尿酸在尿中的可溶性,促进尿酸的排出。应鼓励患者多摄入蔬菜和水果等碱性食物,既能促进排出尿酸又能供给丰富的维生素和无机盐,以利于痛风的恢复。

3.避免烟酒及刺激性食物

乙醇可刺激嘌呤合成增加,升高血清和尿液中的尿酸水平。辣椒、咖喱、胡椒、芥末、生姜等食品调料,浓茶、咖啡等饮料均能兴奋自主神经,诱使痛风急性发作,应尽量避免应用。

4.摄入充足水分,保持足够尿量

如患者心肺功能正常,应维持尿量每天2 000 mL左右,以促进尿酸排泄。伴肾结石者最好能达到每天尿量3 000 mL,痛风性肾病致肾功能不全时应适当控制水分。因此,一般患者每天液体摄入总量应达2 000～3 000 mL。液体应以普通开水、茶水、矿泉水、汽水和果汁为宜。

(三)慢性肾脏病患者的饮食指导

1.控制蛋白质的摄入

慢性肾脏病应根据肾功能减退程度决定蛋白质的摄入量及性质。肾功能正常时,蛋白质一般不宜超过1 g/(kg·d);轻度肾功能减退,蛋白质0.8 g/(kg·d);中重度肾功能减退,蛋白质摄入严格限制[0.4～0.6 g/(kg·d)]。在低蛋白饮食中约50%蛋白质应为优质蛋白,如鸡蛋、牛奶、鱼及精肉。低蛋白饮食时,可适当增加糖的摄入,以满足机体能量需要。低蛋白饮食是慢性肾脏病治疗的重要手段,低蛋白饮食可以改变慢性肾脏病的病程,延缓慢性肾脏病的进展速度,减少并发症。

2.限制盐和脂肪的摄入

摄入盐过多会使血压增高,而高血压是慢性肾脏病及肾功能不全进展的主要原因。有高血压或水肿的患者应限制盐的摄入,建议低于3 g/d,特别注意食物中含盐的调味品,少食盐腌食品及各类咸菜。高脂血症是促进肾脏病变加重的独立危险因素,慢性肾脏病易出现脂质代谢紊乱,因此应限制脂肪摄入,尤其应限制含有大量饱和脂肪酸的肥肉、脑、蛋黄等。

3.适当补充维生素及叶酸

补充维生素尤其是 B 族维生素、维生素 C 及叶酸等,每天饮食中摄入足够的新鲜蔬菜和水果等。

(四)骨质疏松症患者的饮食指导

1.补充钙质

指导患者从膳食中补充钙,每天摄取钙不少于 850 mg,以满足机体骨骼中钙的正常代谢。含钙丰富的食物有牛奶、酸奶及其他奶制品,饮用牛奶不但钙含量丰富、吸收率高,而且还可提供蛋白质、磷等营养成分,是一种良好的补钙方法。牛奶最好饮用脱脂奶或低脂肪奶,因为饮食中热量和脂肪过量会干扰钙的吸收。其次,排骨、脆骨、豆类、虾米、芝麻酱、海藻类、深绿色蔬菜也是钙的良好来源。

2.饮食结构合理

应荤素搭配、低盐为准。蛋白质是组成骨基质的原料,可增加钙的吸收和贮存,应摄入足够的蛋白质如肉、蛋、乳及豆类等。多食碱性食物,如蔬菜、水果,保持人体弱碱性环境可预防和控制骨质疏松症。不吸烟、不饮酒,少饮咖啡、浓茶,不随意用药,均可避免影响机体对钙的吸收。

3.补充维生素 D

维生素 D 能促进食物中钙磷的吸收,促进骨骼的钙化。含维生素 D 较高的食物有鱼肝油、海鱼、动物肝脏、蛋黄、奶油等。

六、社区慢性病患者压力应对的指导

由于社会竞争的日趋激烈,生活节奏的不断加快,人们受到的心理、社会因素的挑战也明显增加,各种类型压力在慢性病的发生、发展及控制过程中具有重要的影响。压力一方面引起慢性病患者的心理痛苦,另一方面通过影响神经内分泌的调节和免疫系统的功能等,使机体产生器官结构改变和功能障碍。社区护士应帮助慢性病患者认识压力并有效应对压力,以维护和促进其心理健康。

(一)慢性病患者常见的压力源种类

一切使机体产生压力反应的因素均称为压力源,包括生理、心理、环境和社会文化因素等多方面。慢性病患者常见的压力源有三类,其一是与生活环境改变相关的压力源,如患病打乱了家庭正常的生活节奏、患病不得不改变的饮食习惯等;其二是与医护行为相关的压力源,如不清楚治疗的目的和效果而对预后的担心、侵入性操作带来的恐惧以及对医务人员过高的期待等;其三是与疾病相关的压力源,如长期用药、需要经常监测病情、医疗费用使家庭支出增加、不清楚疾病的预后、疾病致自我概念变化与紊乱等。

(二)压力对慢性病患者的影响

1.生理影响

由于压力源的影响,慢性病患者机体产生一系列的生理变化,肾上腺释放大量的肾上腺素进入血液,表现为心跳加快、血压升高、呼吸加快、血糖增加、胃肠蠕动减慢、肌张力增加、敏感性增强等。如机体持久或重复地面临压力源,又不能很好地适应,导致器官功能更加紊乱,机体抵抗力进一步下降,加重原有疾病或产生新的不适或疾病。

2.心理影响

压力对心理的影响,由于个体的遗传、个性特征、年龄、文化、健康和情绪的不同,其对压力产生的心理反应和应对也不同,大致可分为两类:有的患者具有坚定的意志品质能够面对现实,采取适当对策,改变对压力的认识,稳定自己的情绪,从而较快适应患者角色,并积极配合治疗。而有的患者出现消极的心理反应,表现为焦虑、震惊、否认、怀疑、依赖、自卑、孤独、羞辱、恐惧、愤怒等,常采取无效的应付行动。由于神经-体液调节的作用,生理反应必然影响到情绪,而人的情绪又影响生理反应,生理反应所引起的躯体症状,反过来又加重情绪的恶化,两者互为因果并形成恶性循环,导致疾病更加复杂。

(三)帮助慢性病患者正确应对压力的指导策略

应对是人们持续地通过意识和行为的努力去应付某些来自内部和/或外部的、超过了个人原有储备能力的特殊需求的过程,是处理问题或缓解由问题带来的情绪反应的过程。当人们面对某种压力时,总要采用各种方式来缓解自身的压力感。社区护士要首先评估慢性病患者所承受压力的程度、持续时间、过去所承受压力的经验及可以得到的社会支持等,协助其找出具体的压力源,然后指导其采取有效的应对措施。

1.协助适应患者角色

社区护士不仅自身做到也要指导其家属对患者表现出接纳、尊重、关心和爱护。患者通常容易对自身所患疾病有很多顾虑和担忧、害怕和不安,或将疾病看得过于严重,看不到希望。社区护士要向患者详细介绍病情,要设法了解患者的真实感受,倾听他们的诉说,并给予适当的解释、诱导和安慰。通过心理疏导,启发患者接受现实,找出对自己有利的方面,劝导患者以积极的态度和行为面对疾病,还可以介绍成功战胜疾病的真实案例,以促进其积极主动地进行自我健康管理。当患者理解并积极去做时,其焦虑程度会减轻、自信心也会逐渐提升,并由依赖向独立转变。同时,还应鼓励患者自立,对过度安于"患者角色"者,社区护士要启发其对生活与工作的兴趣,逐渐放松保护,使患者感受到医务人员及家人对他的信任和鼓励。

2.协助患者保持良好的自我形象

慢性病患者经常处于不舒适的状态,其穿着、饮食、活动等受到一定限制,由于疾病影响不能自我照料时,更会使患者感到失去自我而自卑。社区护士应尊重患者,主动真诚地与患者交谈,了解他们的需求,帮助患者改善自我形象。如协助患者保持整洁的外表,适当照顾患者原来的生活习惯和爱好,使患者身心得到一定的满足,从而使患者获得某种自尊和自信。

3.尊重患者的选择

慢性病患者在患病过程中,总会面临各种问题和困境,在不断应对各种压力因素的活动中,每个人都有自己的经验和教训。当患者再次面临疾病所带来的压力时,他们仍然会针对自己的身心状态和环境条件做出选择。社区护士有责任评估患者采取措施的有效性,并尊重患者的选择。还应帮助患者认识到人生中的压力是不可避免的,促使患者坚定而自信地采取行动,在成功地应对压力的过程中积累经验,进而增强自身的压力管理能力。

4.指导患者采用积极的应对方式

患者所采取的措施有积极和消极两种,乐观、积极面对、寻求支持、依赖自我等都是积极的应对方式,而逃避、听天由命、掩饰等都是消极的应对方式。研究表明,积极的应对方式更有利于身心健康。因此,社区护士应指导和帮助患者充分认识自身的状况,提供治疗、护理、疾病预后等方面的相关信息,增强患者的自我控制感。同时,帮助患者保持乐观的心态,采取积极的应对方式,以获得更大的应对有效性。

（张瑞娟）

参考文献

[1] 陈晓燕.内科护理[M].北京:北京师范大学出版社,2023.

[2] 陈晓燕.护理技术[M].北京:北京师范大学出版社,2023.

[3] 陈朝亮,兰庆新,班华琼.外科护理[M].武汉:华中科学技术大学出版社,2023.

[4] 刁咏梅.现代基础护理与疾病护理[M].青岛:中国海洋大学出版社,2023.

[5] 梁艳,甄慧,刘晓静,等.临床护理常规与护理实践[M].上海:上海交通大学出版社,2023.

[6] 刘明月,王梅,夏丽芳.现代护理要点与护理管理[M].北京:中国纺织出版社,2023.

[7] 李阿平.临床护理实践与护理管理[M].上海:上海交通大学出版社,2023.

[8] 王燕,韩春梅,张静,等.实用常见病护理进展[M].青岛:中国海洋大学出版社,2023.

[9] 程艳华.临床常见病护理进展[M].上海:上海交通大学出版社,2023.

[10] 郑玉莲,刘蕾,赵荣凤,等.内科常见病护理规范[M].上海:上海科学技术文献出版社,2023.

[11] 包玉娥.实用临床护理操作与护理管理[M].上海:上海交通大学出版社,2023.

[12] 杨正旭,贤婷,陈凌,等.基础护理技术与循证护理实践[M].上海:上海科学技术文献出版社,2023.

[13] 李建波,刘畅,齐越.现代护理技术与疾病护理方法[M].北京:中国纺织出版社,2023.

[14] 崔国峰,何小云,邓小凤,等.临床护理策略与个案[M].南昌:江西科学技术出版社,2022.

[15] 刘晓.临床护理集萃与案例[M].南昌:江西科学技术出版社,2022.

[16] 夏五妹.现代疾病专科护理[M].南昌:江西科学技术出版社,2022.

[17] 兰洪萍.常用护理技术[M].重庆:重庆大学出版社,2022.

[18] 李艳.临床常见病护理精要[M].西安:陕西科学技术出版社,2022.

[19] 秦倩.常见疾病基础护理[M].武汉:湖北科学技术出版社,2022.

[20] 郑泽华.现代临床常见病护理方案[M].南昌:江西科学技术出版社,2022.

[21] 廖巧玲.临床护理思维及案例分析[M].南昌:江西科学技术出版社,2022.

[22] 史永霞,王云霞,杨艳云.常见病临床护理实践[M].武汉:湖北科学技术出版社,2022.

[23] 于翠翠.实用护理学基础与各科护理实践[M].北京:中国纺织出版社,2022.

[24] 张海燕,陈艳梅,侯丽红.现代实用临床护理[M].武汉:湖北科学技术出版社,2022.

[25] 谭锦风.临床专科护理实践[M].南昌:江西科学技术出版社,2021.

[26] 高淑平.专科护理技术操作规范[M].北京:中国纺织出版社,2021.

[27] 吴雯婷.实用临床护理技术与护理管理[M].北京:中国纺织出版社,2021.

[28] 孙璇,王雪芬,范慧.医院护理技术及护理管理[M].武汉:湖北科学技术出版社,2021.

[29] 李娟,郭颖,彭骄英.临床疾病的诊疗与综合护理[M].武汉:湖北科学技术出版社,2021.

[30] 张秀兰.现代医学护理要点[M].武汉:湖北科学技术出版社,2021.

[31] 王维娜.临床护理理论与护理管理[M].北京:科学技术文献出版社,2021.

[32] 刘敏,袁巍,王慧.临床护理技术与常见疾病护理[M].长春:吉林科学技术出版社,2021.

[33] 邵秀德,毛淑霞,李凤兰,等.临床专科护理规范[M].济南:山东大学出版社,2021.

[34] 刘晶,马洪艳,荆兆娟.现代全科护理[M].武汉:湖北科学技术出版社,2022.

[35] 杨晓璐,曲淑娜,董玉翠.常见疾病护理技术[M].长春:吉林科学技术出版社,2021.

[36] 杜旭芳,李超,王鹏,等.个体化营养管理策略联合延续护理模式对肝硬化病人营养状况和生活质量的影响[J].护理研究,2023,37(22):4096-4100.

[37] 马燕丽,冯程,郭利清,等."聚焦解决模式"护理干预在慢性丙型病毒性肝炎患者中的应用价值[J].昆明医科大学学报,2023,44(2):177-180.

[38] 胡宏美,杨聪,黎巧玲,等.分级肺康复护理方案预防脑卒中相关性肺炎的效果[J].护理研究,2023,37(21):3917-3924.

[39] 王晓娟,张雪雪,王秀静.乙型病毒性肝炎后肝硬化患者医院感染临床分析与护理干预[J].临床研究,2022,30(5):60-64.

[40] 王莹莹,张晓莹,张毅君.循证护理健康教育应用于病毒性肝炎患者护理中的效果观察[J].保健医学研究与实践,2022,19(9):97-100.